Flüchtlingssozialarbeit im Kontext von Krankheit und Behinderung

Doris Gräber

Flüchtlingssozialarbeit im Kontext von Krankheit und Behinderung

Eine qualitative Studie zum professionellen Selbstverständnis von Sozialarbeitenden

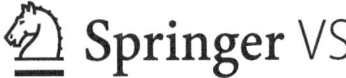

Doris Gräber
Berlin, Deutschland

Dissertation an der Philosophischen Fakultät IV der Humboldt-Universität zu Berlin, 2019

ISBN 978-3-658-28734-4   ISBN 978-3-658-28735-1 (eBook)
https://doi.org/10.1007/978-3-658-28735-1

Die Deutsche Nationalbibliothek verzeichnet diese Publikation in der Deutschen Nationalbibliografie; detaillierte bibliografische Daten sind im Internet über http://dnb.d-nb.de abrufbar.

© Springer Fachmedien Wiesbaden GmbH, ein Teil von Springer Nature 2020
Das Werk einschließlich aller seiner Teile ist urheberrechtlich geschützt. Jede Verwertung, die nicht ausdrücklich vom Urheberrechtsgesetz zugelassen ist, bedarf der vorherigen Zustimmung des Verlags. Das gilt insbesondere für Vervielfältigungen, Bearbeitungen, Übersetzungen, Mikroverfilmungen und die Einspeicherung und Verarbeitung in elektronischen Systemen.
Die Wiedergabe von allgemein beschreibenden Bezeichnungen, Marken, Unternehmensnamen etc. in diesem Werk bedeutet nicht, dass diese frei durch jedermann benutzt werden dürfen. Die Berechtigung zur Benutzung unterliegt, auch ohne gesonderten Hinweis hierzu, den Regeln des Markenrechts. Die Rechte des jeweiligen Zeicheninhabers sind zu beachten.
Der Verlag, die Autoren und die Herausgeber gehen davon aus, dass die Angaben und Informationen in diesem Werk zum Zeitpunkt der Veröffentlichung vollständig und korrekt sind. Weder der Verlag, noch die Autoren oder die Herausgeber übernehmen, ausdrücklich oder implizit, Gewähr für den Inhalt des Werkes, etwaige Fehler oder Äußerungen. Der Verlag bleibt im Hinblick auf geografische Zuordnungen und Gebietsbezeichnungen in veröffentlichten Karten und Institutionsadressen neutral.

Springer VS ist ein Imprint der eingetragenen Gesellschaft Springer Fachmedien Wiesbaden GmbH und ist ein Teil von Springer Nature.
Die Anschrift der Gesellschaft ist: Abraham-Lincoln-Str. 46, 65189 Wiesbaden, Germany

Zusammenfassung / Abstract

Die vorliegende Forschungsarbeit untersucht das professionelle Selbstverständnis von Sozialarbeitenden in einem Berufsfeld, das zwar stark von Paradoxien geprägt ist, bisher aber ein weißer Fleck auf der Landkarte der Professionsforschung geblieben ist: Die Soziale Arbeit in Flüchtlingswohnheimen. Das professionelle Selbstverständnis und damit einhergehende Positionierungen, Rollenzuschreibungen und Aufträge wurden durch episodische Interviews mit Sozialarbeitenden in Flüchtlingswohnheimen erhoben. Mit Hilfe des integrativen Basisverfahrens und der Metaphernanalyse wurden zwölf Szenerien von Sozialer Arbeit in Flüchtlingswohnheimen rekonstruiert, in denen die Sozialarbeitenden sich selbst, ihre Klientel sowie ihr tägliches Tun und Handeln verorten. Aus den vielfältigen und paradoxen Anforderungen des Tätigkeitsfeldes heraus ist es nachvollziehbar, dass die Sozialarbeitenden auf ein flexibles, aber nicht beliebiges Set an Rollen zurückgreifen.

The dissertation examines the professional identity of social workers who are engaged in a field that is highly paradoxical but still a blanc area on the research map about professionality: Social work in refugee homes. By conducting episodical interviews with social workers who work in refugee homes data could be collected about their professional identity, that has a strong connection to the presented professional roles and tasks. With the qualitative analysis method of the "integrative Basisverfahren" in combination with metaphor analysis twelve sceneries of social work in refugee homes could be reconstructed and it could be shown how and where the professionals locate themselves, their clients and their daily acting in these sceneries. Due to the paradoxical setting of the field, it could be seen as a functional strategy of the social workers that they make use of a set of different roles for daily acting.

Ein kleines Vorwort und ein großes Danke

Kann eine Forschungsarbeit ihrer Zeit voraus sein? Und kann sie dann trotzdem von den realen Ereignissen überholt werden? Als ich im Jahr 2010 damit begann, mir Gedanken über eine Dissertation zu machen und sich die Flüchtlingssozialarbeit als Thema herauskristallisierte, war Flucht und Asyl ein Nischenthema, das in der Öffentlichkeit und den Medien nahezu unsichtbar war. Die Soziale Arbeit in diesem Bereich fristete ein unbeachtetes und ungeachtetes Dasein am Rande eines Berufsfeldes und blieb auch von der Forschung unbemerkt. Das hat sich während des Forschungsprozesses unerwartet und schlagartig geändert. Durch den Umschwung der Politik und den damit verbundenen, rasanten Anstieg der Flüchtlingszahlen in Deutschland 2014/2015 standen das Asylsystem und die Flüchtlingspolitik plötzlich über Monate im Rampenlicht und Geflüchtete wurden auch im Alltagsleben vieler Deutscher wahrnehmbare Gesichter und bekannte Nachbarn. Sie veränderten das Leben in Deutschland, sei es als politisches Zeichen für Europa, als neuer Diskurs der Willkommenskultur in den Medien oder als persönliches Engagement in der Nachbarschaft. Auch die Flüchtlingshilfe erhielt eine neue Dynamik: Ehrenamtliche Unterstützerkreise schufen neue Organisationsformen und eine politisch aktive, kritische Öffentlichkeit. Flüchtlinge wurden eine wesentliche Klientel der Sozialen Arbeit, Wohnheime wurden eröffnet, Arbeitsplätze für Sozialarbeitende geschaffen, Stellenausschreibungen geschaltet. Es folgten mit den Asylpaketen I und II auch rechtliche Änderungen, auf Landesebene wurden neue Mindestanforderungen, Ausführungsvorschriften und Verwaltungsverfahren nötig. Auch die Wissenschaft erweiterte ihr Blickfeld, in der Disziplin der Sozialen Arbeit erschien eine Flut von Veröffentlichungen zum Thema Flucht, Asyl und geflüchtete Menschen, das Menschenrechtsparadigma wurde anhand der

Flüchtlingssozialarbeit neu diskutiert und sogar die Gruppe der Geflüchteten mit Behinderung, an deren Existenz es vorher so manchen Zweifel gab, wurde – wenn auch etwas verspätet – zum Thema gemacht.

So musste sich auch die vorliegende Forschungsarbeit nochmal neu orientieren und neu justieren, wesentliche Teile mussten nochmals geprüft, überarbeitet und aktualisiert werden, denn die realen Veränderungen sind in viele Kapitel eingeflossen. Aus einer kleinen, etwas exzentrischen Nischenarbeit wurde eine Studie, die in Teilen Züge einer Längsschnittarbeit trägt. Dazu war ein langer Atem nötig, und vieles hat dazu beigetragen, dass mir auf halbem Wege nicht die Puste ausging. Ein wichtiger Aspekt war sicherlich mein ungebrochenes Interesse am Thema und meine Begeisterung für die tiefschürfende Akribie qualitativer Forschung. Aber auch viele Menschen haben mir geholfen, dabei zu bleiben, weiter zu kommen und schließlich diese Arbeit auch zu einem Ende zu führen.

An dieser Stelle sei der Katholischen Hochschule für Sozialwesen Berlin für ein dreijähriges Stipendium gedankt, das den Startschuss für diese Arbeit legte, vor allem aber auch für den Austausch und die Diskussionen im Promotions- und Forschungskolleg der Hochschule. Herrn Prof. Dr. Ernst v. Kardorff gebührt mein Dank für seine thematische Offenheit und langjährige Begleitung, Herrn Prof. Dr. Rudolf Schmitt danke ich herzlich für inspirierende und erkenntnisreiche Stunden der Diskussion bei „Kaffee intravenös". Herrn Prof. Dr. Ralf Quindel sei für eine recht spontane Betreuungszusage und hilfreiche Literaturtipps gedankt. Herrn Dr. Jan Kruse verdanke ich erleuchtende und mitreißende Workshops und meine Begeisterung für das qualitative Denken und ich möchte ihm mit dieser Arbeit auch ein kleines Andenken setzen. Frau Dr. Grit Wachtel nahm sich immer Zeit für Gespräche voller Verständnis und pragmatischer Umsetzungsvorschläge, meine Kollegin Frau Dr. Ebrahimisadrabadi, hat nicht nur das Büro, sondern auch viel Leid und Zweifel mit mir geteilt. Mein Dank gilt auch meinen verschiedenen Auswertungsgruppen, insbesondere aber den „Rosenthalern" mit Dominique Heyberger, Judith Tröndle und Tanja Jecht. Und ich danke Rumjana Bukowsky für spontanes Gegenlesen und beherztes Kürzen. Besonders danke ich meinen Interviewpartnerinnen und Interviewpartnern dafür, dass sie sich die Zeit für mich und mein Anliegen genommen haben und so ausführlich und offen aus ihrem

Berufsleben, ihrem Erfahrungsreichtum und ihrem Wissensschatz erzählt haben. Insbesondere allen, die täglich mit und für geflüchteten Menschen arbeiten, gebührt mein voller Respekt für den Mut, sich jeden Tag wieder emotionalen Wechselbädern auszusetzen, für die Hartnäckigkeit, mit der sie gegen den Goliath der strukturellen Diskriminierung kämpfen, und für die Unbeirrbarkeit, mit der sie diesem Weg folgen.

Von ganzem Herzen danke ich meinen Eltern, deren Stolz ein großer Motor für diese Arbeit war und deren tatkräftige Unterstützung mir den zeitlichen Freiraum für dieses Unternehmen ermöglicht hat. Ich danke meinem Mann, der mich nicht nur mit dem besten technischen Equipment versorgt hat, sondern auch viel Puste für den Schlusssprint aufgebracht hat und ich danke herzlich meinen Kindern, die viel Geduld bewiesen haben und oft dafür Sorge getragen haben, dass ich mit beiden Füßen auf dem Boden blieb.

Von ganzem Herzen danke ich meinen Eltern, deren Stolz ein großer Motor für diese Arbeit war und deren tatkräftige Unterstützung mir den zeitlichen Freiraum für dieses Unternehmen ermöglicht hat. Ich danke meinem Mann, der mich nicht nur mit dem besten technischen Equipment versorgt hat, sondern auch viel Puste für den Schlusssprint aufgebracht hat und ich danke herzlich meinen Kindern, die viel Geduld bewiesen haben und oft dafür Sorge getragen haben, dass ich mit beiden Füßen auf dem Boden bleibe

Inhaltsverzeichnis

1. **Einleitung**   **1**
2. **Die Professionsdiskussion in der Sozialen Arbeit – eine anhaltende Suche nach Identität**   **9**
   2.1. Professionskonzepte und ihre Implikationen für die Berufsrolle von Sozialarbeitenden 11
   2.2. Empirische Arbeiten zu Identität, Rolle und Selbstverständnis in der Sozialen Arbeit 27
   2.3. Offene Fragen und unbeleuchtete Aspekte 38
3. **Methodisches Vorgehen I: Explorative Experteninterviews**   **41**
   3.1. Offenheit im zirkulären Forschungsprozess 41
   3.2. Exploration des Forschungsfeldes durch Experteninterviews 43
4. **Das Forschungsfeld: Die Soziale Arbeit mit Geflüchteten in Deutschland**   **53**
   4.1. Untersuchungen zur Flüchtlingssozialarbeit 54
   4.2. Die Strukturelemente der Flüchtlingssozialarbeit 58
   4.3. (Noch) Nicht anerkannte Flüchtlinge als Klientinnen und Klienten Sozialer Arbeit 60
   4.4. Das Flüchtlingswohnheim - totale Organisation in einem totalen Raum? 80
   4.5. Wirkmächtige Diskurse für die Soziale Arbeit mit Geflüchteten 94
   4.6. Paradoxien und Dilemmata der Flüchtlingssozialarbeit 108
   4.7. Die Bedeutung des Forschungsfeldes für die Professionalisierungsdikussion 111

5. **Methodisches Vorgehen II: Episodische Interviews mit Sozialarbeitenden in Flüchtlingswohnheimen**   **115**
   5.1. Datenerhebung anhand episodischer Interviews 115
   5.2. Auswertung: Das integrative, texthermeneutische Basisverfahren nach Kruse 121
   5.3. Die befragten Sozialarbeiterinnen und Sozialarbeiter 135

6. **Bildhafte Konstruktionen von Sozialer Arbeit in den Interviews**   **159**
   6.1. Soziale Arbeit funktioniert 159
   6.2. Soziale Arbeit (ist) bewegt 181
   6.3. Soziale Arbeit unterstützt und belastet 207
   6.4. Soziale Arbeit sieht und klärt 225
   6.5. Soziale Arbeit ist (Er-) Forschen 246
   6.6. Soziale Arbeit als Wissensvermittlung und Lehren 263
   6.7. Soziale Arbeit als advokatorischer Kampf 278
   6.8. Soziale Arbeit wird gemacht 294
   6.9. Soziale Arbeit als unternehmerisches Handeln 313
   6.10 Soziale Arbeit versorgt 330
   6.11. Soziale Arbeit erzieht und beeltert 356
   6.12. Soziale Arbeit ist bedrohlich 377
   6.13. Zusammenfassung: Verwobenheit und Muster der beruflichen Rollen 388

7. **Interpretation und Diskussion: Die Selbstpräsentationen der Sozialarbeitenden im Spiegel der Professionsdiskussion**   **405**
   7.1. Die Agency der Sozialarbeitenden – viel Aktivität versus geringe Wirkungsmacht 406
   7.2. Die Positionierung der Sozialarbeitenden 408
   7.3. Die Wahrnehmung von Behinderung und schweren Erkrankungen 411
   7.4. Die professionellen Rollen in den Interviews und in den Professionskonzepten 415
   7.5. Das Wissen von Sozialarbeitenden und die Wissenschaftlichkeit der Praxis 431

7.6. Zusammenfassung: Soziale Arbeit im Flüchtlingswohnheim als sich entwickelndes Professionsfeld 436

8. Yes, but is this for any use? – Finale Einsichten und Ausblicke   **439**
8.1. Ziele und Grenzen der Forschungsarbeit 439
8.2. Das Potenzial metaphorischer Konzepte 441

Literaturverzeichnis   **447**

Dokumentenverzeichnis   **483**
Gesetze und Richtlinien 483
Gerichtsurteile 484
Verordnungen und Verwaltungsdokumente 484

Anhang   **487**
Anhang A Interviewleitfaden (Themenfelder) 487
Anhang B Transkriptionskonventionen 489
Anhang C Übersichtstabelle Forschungsstand 491

1 Einleitung

Die Flüchtlingshilfe hat als Berufsfeld der Sozialen Arbeit lange Jahre ein unbeachtetes und ungeachtetes Nischendasein geführt. Finanziell schlecht ausgestattet und gesellschaftlich schlecht angesehen, war sie für die Praktikerinnen und Praktiker wenig verlockend, für die Wissenschaft blieb sie ein blinder Fleck auf der Landkarte der Forschung. Dabei hätten gerade die vieldiskutierten Fragen der Professionsforschung hier neue Perspektiven und neues Feuer finden können – und vielleicht auch manche Antwort. Gerade durch den Anstieg der Flüchtlingszahlen im Jahr 2015 erlebte die Flüchtlingshilfe auch aus der Sicht der Sozialen Arbeit eine neue Dynamik. Nicht nur, dass dieser Bereich plötzlich eine quantitative Bedeutung als Beschäftigungsfeld für Sozialarbeitende erhielt, auch das Soziale Problem Asyl wurde nach langen Jahren ein mit all seinen Facetten wieder öffentlich und medial diskutiertes Thema. Die Profession Sozialer Arbeit musste sich einmal mehr die Frage stellen – und manchmal auch fragen lassen – wem sie eigentlich diene, welche Interessen sie vertrete und in wessen Auftrag sie handle.

Insbesondere die Arbeit in Flüchtlingswohnheimen – Orte menschenunwürdigen Lebens und professionellen Handelns zugleich – war von diesen Entwicklungen betroffen. Zum einen wurde die Unterbringung dieser großen Zahl an „neuen" Menschen in der Regel in großen Sammelunterkünften realisiert, nicht selten wurden Notunterkünfte in Turnhallen, Containeranlagen und Industriehallen errichtet, denen es mehr denn je an menschenwürdigen Verhältnissen gebrach. Gleichzeitig wurden diese Unterkünfte durch das starke ehrenamtliche Engagement aus breiten Teilen der Bevölkerung plötzlich auch Teil einer gesellschaftlichen Öffentlichkeit, das Thema der Aufnahme, Unterbringung und Versorgung von Geflüchteten rückte in das Blickfeld der Medien. Eine neue Sichtbarkeit und Transparenz entstand, die auch die Soziale Arbeit in diesem Bereich in einem durchaus kritischen Licht erscheinen ließ. Und auch die Disziplin der Sozialen Arbeit ließ ihren Blick und ihre Gedanken über dieses Tätigkeitsfeld schweifen und fragte sich ein weiteres Mal, welches Mandat die Soziale Arbeit eigentlich hätte, welches sie übernehmen sollte und welches sich in der Praxis der Flüchtlingssozialarbeit zeige. Die Arbeit mit einer strukturell diskriminierten Klientel, in einer Organisation mit totalen Zügen und in einem Bereich, der maßgeblich von politischen Diskursen, rechtlichen Reglementierungen, Vorurteilen und Ressentiments bestimmt ist, zwingt die Soziale Arbeit, sich zu positionieren, will sie sich als verlängerter Arm von diskriminierendem Behördenhandeln nicht selbst abschaffen.

Wie gehen die Sozialarbeitenden in diesem prekären und hochgradig von Paradoxien geprägten Tätigkeitsfeld mit den täglichen Anforderungen ihrer Arbeit um? Welche beruflichen Rollen wählen sie, um sich diesen Herausforderungen zu stellen? Welchen Auftrag und welche Aufgaben definieren sie für sich? Und nicht zuletzt: Welches professionelle Selbstverständnis liegt dem zu Grunde?

Diesen Fragen geht die vorliegende Arbeit nach. Sie entstand aus dem persönlichen Interesse an der Frage, wie sich die Umsetzung der EU-Richtlinien zur Aufnahme von schutzbedürftigen Flüchtlingsgruppen in der praktischen Arbeit gestaltet, insbesondere welchen Stellenwert die Gruppe der Geflüchteten mit Behinderung und schweren Erkrankungen in der Praxis hat, wie diese wahrgenommen wird und welche Interventionen eingeleitet werden. Die Untersuchung erfuhr im Laufe der Jahre eine Ausweitung diesbezüglich, dass die Arbeit mit und das Reden über diese Gruppe in das Gesamtbild der Sozialen Arbeit im Flüchtlingswohnheim integriert wurde, wobei der Fokus auf das Querschnittsthema Behinderung stets erhalten blieb. So ist die vorliegende Arbeit disziplinär zwischen der Wissenschaft Sozialer Arbeit und der Rehabilitationswissenschaft angesiedelt, zwei Disziplinen, die sich in ihren Disputen und Paradigmenwechseln (beispielhaft seien hier die Stichworte Menschenrechte und Inklusion genannt) durchaus ähneln und deren Zusammenschau an einigen Stellen auch zu fruchtbaren Erkenntnissen führte.

Die Vorbereitungen für diese Untersuchung begannen bereits im Jahr 2010 und das Vorgehen war spiralförmig angelegt. Ausgehend von ersten Vorannahmen und

1 Einleitung

Ideen fand zu Anfang eine Exploration des Forschungsfeldes statt, wozu Interviews mit „Insidern" der Flüchtlingsarbeit geführt wurden, aber auch das Plenum des Flüchtlingsrats besucht wurde, um einen Eindruck von den Diskursen in diesem Bereich zu bekommen. Nach einer Spezifizierung des Forschungsvorhabens und einer Einarbeitung in die methodischen Grundlagen der Interviewanalyse wurden in einem ersten Erhebungszeitraum episodische Interviews mit Sozialarbeitenden geführt, die anschließend ausgewertet wurden. Erste Erkenntnisse wie zum Beispiel zur Besonderheit der Organisation „Wohnheim" wurden theoretisch fundiert. Eine zweite Erhebung von Interviewmaterial fand nach der sog. Flüchtlingskrise und verstärkt außerhalb des Landes Berlin statt, das in Bezug auf die Flüchtlingshilfe als Sonderraum eingeschätzt werden muss. So konnte die Variationsbreite des Datenmaterials erweitert werden. Zwischen diesen Phasen der Felderkundung wurden immer wieder Recherchen zum rechtlichen Hintergrund und zur theoretischen Unterfütterung der Zwischenergebnisse eingebaut und die Auswertung modifiziert. Dieses Vorgehen, das immer wieder Literatur mit Daten, Vorhandenes mit Entstandenem, Vorgegebenes mit Erarbeitetem zueinander in Beziehung setzt, ist schwer darstellbar. Wie kann also diese zirkuläre Form der praktischen Forschung in eine lineare Darstellung überführt werden?

Aufgrund des Umfangs musste die zeitliche Dimension der Arbeit, deren Implikationen oben ausgeführt wurden, an nicht wenigen Stellen zurücktreten und so stellt die Abfolge der Kapitel nicht die Chronologie ihrer Erarbeitung dar. Als „Restgröße" der Zirkularität kann die Aufteilung des Methodenkapitels in die zwei Kapitel zum methodischen Vorgehen gesehen werden, die Verwobenheit der Kapitel untereinander versuche ich mit Hilfe zahlreicher Querverweise aufzunehmen und transparent zu machen.

Das erste Kapitel rahmt die Arbeit theoretisch als einen Beitrag zur Professionalisierungsdiskussion der Sozialen Arbeit. Ausgewählte Theorien zur Professionalität Sozialer Arbeit werden vorgestellt und daraufhin hinterfragt, welche Bilder von den Rollen und dem Tun der Sozialarbeitenden sich dahinter verbergen. Ergänzend wird der Forschungsstand zu dieser Frage, die als berufliche Identität, professionelles Selbstverständnis oder Habitus operationalisiert ist, dargestellt und in der Zusammenschau eine identitäre Verortung der Sozialen Arbeit vorgenommen und die Forschungslücken aufgezeigt.

Dies führt zu der Annahme, dass die Flüchtlingssozialarbeit sich als ein Berufsfeld, das sich gerade erst professionalisiert, anbietet, um die aufgezeigten Forschungslücken ein Stück weit zu füllen. Die in Kapitel 3 vorgestellte Exploration des Forschungsfeldes bestätigt diese Annahme und führt zu der Konkretisierung, dass der Fokus des Forschungsinteresses auf die Organisation Flüchtlingswohnheim und die Arbeit mit der vulnerablen Gruppe der Geflüchteten mit Behinderung und schwerer Erkrankung gelegt wird, da sich hier die der Sozialen Arbeit immanenten Paradoxien und Dilemmata in ausgeprägter Weise zeigen.

Diese werden denn auch in Kapitel 4 en detail anhand der Strukturmerkmale Klientel, Organisation und Diskurse herausgearbeitet, nachdem zuvor der Forschungsstand zur Sozialen Arbeit mit Flüchtlingen vorgestellt wurde. Es zeigt sich, dass bisherige Untersuchungen einen Fokus auf die Erarbeitung und Beschreibung der Paradoxien dieses Tätigkeitsfeldes legen und summa summarum die Anforderungen an die Sozialarbeitenden als schwer bewältigbar darstellen, es gibt aber keine Untersuchung dazu, welches professionelle Selbstverständnis die Sozialarbeitenden für sich entwickeln und welche Handlungsrollen sie sich zuschreiben. Ergo erfolgt von dieser Seite auch kein Anschluss an die Professionalisierungsdiskussion der Disziplin.

Im fünften Kapitel wird dann die eigentliche Forschungsmethode dieser Arbeit ausgeführt. Die Sozialarbeitenden in Flüchtlingswohnheimen wurden mit Hilfe episodischer Interviews zu ihrem beruflichen Alltagshandeln befragt, wodurch sowohl generalisiertes Wissen als auch kontextuell gebundenes Wissen erhoben werden konnte. Die Auswertung erfolgte nach dem integrativen Basisverfahren nach Kruse (2011), wobei sich ein Fokus auf die Dimensionen Agency und Positioning herauskristallisierte. Die Metaphernanalyse, ursprünglich als Teilanalyse innerhalb des Basisverfahrens angedacht, entpuppte sich als richtungsweisend. Sie wurde in Anlehnung an die systematische Metaphernanalyse von Schmitt (2017) zum zentralen Analyseinstrument und dominiert auch den Duktus der Ergebnisdarstellung. Vor derselben wird jedoch das Sample der Untersuchung vorgestellt

1 Einleitung

und die Einzelinterviews porträtiert, um das Vorgehen der Datenerhebung in Bezug auf das „theoretical sampling" zu diskutieren.

Im Anschluss werden in Kapitel 6 die Ergebnisse der Untersuchung in Form von metaphorischen Szenerien, in denen die Sozialarbeitenden sich und ihr Handeln verorten, präsentiert. Es konnten insgesamt zwölf dieser Szenerien rekonstruiert werden, in denen die Rollen der Sozialarbeitenden in Beziehung zur Institution Asyl, zur Organisation Wohnheim und zur Klientel Geflüchtete dargestellt werden. Zusammenfassend werden diese Rollen in ihrer Verwobenheit herausgearbeitet und nach Mustern und auf Leerstellen hin untersucht.

In Kapitel 7 erfolgt dann der Rückbezug der Forschungsergebnisse auf die in Kapitel 2 erarbeiteten Erkenntnisse aus der Professionsforschung in Zusammenschau mit den Professionstheorien. Nachdem zuerst die Agency und das Positioning der Sozialarbeitenden zusammenfassend interpretiert wird, erfolgt eine Diskussion entlang der drei zentralen „Orte", an denen die Arbeit im Flüchtlingswohnheim vollzogen wird: im Kontakt und der Interaktion mit der Klientel, innerhalb der Strukturen der Organisation sowie an den Außengrenzen der Organisation. Zuletzt wird noch auf zwei wichtige Aspekte in der Professionsdiskussion eingegangen, nämlich der Wissenschaftlichkeit Sozialer Arbeit sowie dem rekonstruierten Wissensbestand.

Zuletzt wird in Kapitel 8 noch eine kurze Gesamteinschätzung der Untersuchung, ihres Nutzens und ihrer Grenzen gegeben und Ausblicke auf das Potential der Metaphernanalyse geboten.

Noch ein paar letzte Gedanken zur Bezeichnung von Personengruppen und die Organisation Flüchtlingswohnheim. Eine Arbeit, die inhaltlich in einem Bereich angesiedelt ist, der hochgradig diskursiv geprägt ist, verortet sich durch die Wahl der Begrifflichkeiten auch immer selbst in diesen Diskursen. Das ist unvermeidlich, sollte aber wohlüberlegt erfolgen. Die Entscheidung, wie ich die Personen- und Rollenbezeichnungen in dieser Arbeit realisiere, war keine leichte, denn es gab vielerlei Aspekte zu berücksichtigen.

Zum einen ist da der Genderaspekt, der sich in jeder wissenschaftlichen Veröffentlichung stellt, in Texten über die Soziale Arbeit aber ganz besonders, weil es hier um eine Profession geht, die historisch gesehen ein Frauenberuf ist und bis heute überwiegen in den Studiengängen und den Berufsfeldern Sozialarbeiterinnen. Das zeigt sich auch im Sample, insbesondere weil das Geschlecht der Befragten zwar als ein Kontrastmerkmal mitgedacht wurde, es jedoch nicht als Ein- oder Ausschlusskriterium für die Erhebung Anwendung fand. Gleichzeitig überwiegen auf der Seite der Klientel rein zahlenmäßig die Männer. Letztlich habe ich mich dafür entschieden, wo möglich eine geschlechtsneutrale Formulierung (Sozialarbeitende, Lehrende) zu wählen oder die feminine und die maskuline Form zusammen zu verwenden, in zusammengesetzten Nomen wurde aus Gründen der Lesbarkeit auf das Feminin verzichtet.

Durch die sog. Flüchtlingskrise ist das Thema Flucht und Asyl nicht nur wieder in die Aufmerksamkeit von Medien und Öffentlichkeit gerückt, sondern es hat auch eine neue Auseinandersetzung mit dem Begriff „Flüchtling" hervorgebracht. Gerade im politisch oft linken Helfermilieu tauchte immer häufiger der Terminus „Geflüchtete" auf, anstatt des als verniedlichend eingeschätzten Begriffs Flüchtling. Das hat sicherlich seine Berechtigung, lenkt die Aufmerksamkeit auf eine vergangene Situation in der Biografie, nicht auf eine Merkmalszuschreibung und ist – einfach weil neu – noch unbesetzt von paternalisierenden Assoziationen. Andererseits bezeichnet der Begriff Flüchtling auch eine Gruppe von Menschen, die tatsächlich aufgrund dieser Merkmalszuschreibung schon sehr früh als vulnerabel für Diskriminierung und Menschenrechtsverletzungen eingeschätzt wurde und deshalb mit der Genfer Flüchtlingskonvention als erstes gruppenspezifisches Menschenrechtsabkommen besonderen Schutz erhalten sollte. Auch die Organisation des Flüchtlingswohnheims wird je nach Kontext als Gemeinschaftsunterkunft, Sammelunterkunft, Sammellager, Massenunterkunft oder einfach Wohnheim bezeichnet, wobei Gemeinschaftsunterkunft in den Gesetzestexten verwendet wird, der Begriff „Lager" betont eher eine kritisch-politische Perspektive.

Ich habe in der Arbeit dem Ansatz eines nicht-einheitlichen, aber kritisch-reflektierten Einsatzes dieser Begrifflichkeiten den Vorzug gegeben und ich hoffe, es ist mir nachvollziehbar gelungen. So verwende ich den Terminus „Geflüchtete"

1 Einleitung

immer dann, wenn inhaltlich der Bezug auf die biografische Vergangenheit im Vordergrund steht, während der Begriff Flüchtling als Zuschreibungsbegriff die Situation im Hier und Jetzt hervorheben soll. Wenn erforderlich findet sich auch eine Spezifizierung der Gruppe als Asylsuchende, Asylbewerber oder Geduldete, als Zielgruppe der Sozialen Arbeit werden Flüchtlinge als Klientinnen und Klienten bezeichnet. Die Organisation wird in der Regel Flüchtlingswohnheim genannt, da dies einerseits auch die Bezeichnung ist, die von allen Interviewten für ihren Arbeitsort genutzt wird, anderseits der Begriff die Funktion als Wohnort für eine bestimmte Personengruppe hervorhebt. War es inhaltlich angezeigt, so wurde punktuell auch auf die Bezeichnung Gemeinschaftsunterkunft oder Massenunterkunft zurückgegriffen.

2 Die Professionsdiskussion in der Sozialen Arbeit – eine anhaltende Suche nach Identität

Die Diskussion um die Professionalität und/oder die Professionalisierungsbedürftigkeit der Sozialen Arbeit kann auch als eine Geschichte der Suche gelesen werden, als Suche nach Identität, nach einem gemeinsamen Selbstverständnis, einem einheitlichen Berufsbild. So sieht Wendt (1995b) Soziale Arbeit „im Wandel ihres Selbstverständnisses", Staub-Bernasconi kritisiert, ihre „*rastlose Identitätssuche*" (Staub-Bernasconi 1995, S. 66, Herv. i. O.), die sie als unwürdig empfindet und die die Soziale Arbeit eben davon abhält, ihr Selbstverständnis mit Hilfe einer „soliden Wissensbasis" (ebd.) zu gründen. Während Thiersch der Sozialen Arbeit im Jahr 1984 immerhin noch eine „Krisenidentität" (ebd., S. 212) bescheinigt, spricht (Kleve 2000a) fünfzehn Jahre später von einer „koordinierten Identitätslosigkeit" der Sozialen Arbeit in der Postmoderne, die er in ihrer Vermittlungsfunktion begründet sieht (ebd., S. 137).

Diese Suche ist also so alt wie die Soziale Arbeit selbst – und sie ist bei weitem noch nicht abgeschlossen. Dabei wird auf unterschiedlichen Ebenen gesucht und auch durch unterschiedliche Akteure. Zum einen geht es darum, die Soziale Arbeit als Beruf oder Profession innerhalb der Gesellschaft zu verorten, ihre Funktion für diese zu erfassen und daraus ihren gesamtgesellschaftlichen Status abzuleiten. Zum anderen hat dies natürlich auch Auswirkungen auf die Praxis der Sozialen Arbeit. In der Folge dreht sich diese Suche auch um das berufliche Selbstverständnis derjenigen, die Soziale Arbeit leisten. Es geht also darum, welchen Auftrag die Sozialarbeitenden für ihre Arbeit sehen, welche Aufgaben sie daraus für ihre berufliche Praxis ableiten und in welcher Rolle oder welchen Rollen sie diesen Auftrag verwirklichen.

So kommt es, dass die Suche nach Identität nicht nur die Praktiker und Praktikerinnen beschäftigt und die Berufsverbände auf den Plan gerufen hat, sondern auch die Gesellschaftswissenschaften im Allgemeinen sowie die Sozialarbeitswissenschaft im Besonderen haben sich ihrer angenommen. Disziplinen wie die Soziologie und die Erziehungswissenschaft haben sich auf unterschiedliche Pfade begeben, um quasi „von außen" in Theorien über die Soziale Arbeit Antworten in dieser Suche zu geben. Aber auch aus der Sozialen Arbeit selbst heraus, wurden Theorien und Ansätze entwickelt, die dazu geeignet sind, identitätsstiftend zu wirken. Hinsichtlich der Frage nach Professionalität dominieren Ansätze aus der Soziologie und aus der Sozialarbeitswissenschaft selbst.

So different die zugrunde gelegten Theorien sind, so vielgestaltig sind auch die Antworten ausgefallen. Sie haben sich in der sogenannten – und auch häufig bemühten – „Professionalisierungsdiskussion" der Sozialen Arbeit niedergeschlagen.[1]

Im Folgenden werden Professionstheorien herausgegriffen, die in den letzten 40 Jahren diese Diskussion bestimmt und die sich maßgeblich an der Identitätssuche der Sozialen Arbeit beteiligt haben. Nachfolgend wird in Kapitel 2.2 ein Überblick zu empirischen Forschungsarbeiten zu Selbstverständnis und beruflicher Identität der Sozialarbeitenden gegeben und ausgewählte Forschungsergebnisse vorgestellt. Die Ergebnisse beider Kapitel werden anschließend zueinander in Bezug gesetzt, es werden offene Fragen und Leerstellen herausgearbeitet und daraus das forschungsleitende Interesse der Arbeit entwickelt (Kap. 3.2.3)

---

[1] In der Professionalisierungsdiskussion ging es zuerst um die Frage, ob Soziale Arbeit ihren Merkmalen nach eine Profession ist. Dies wurde je nach theoretischer Ausrichtung durchaus unterschiedlich beantwortet (konträre Positionen nehmen Etzioni 1969, Schütze 1992, Staub-Bernasconi 1995 und Oevermann 1996 ein). Insbesondere durch die Arbeiten von Schütze gab es eine Abkehr von dem bis dato die Auseinandersetzungen bestimmenden Merkmals- und Strukturansatz, der Fokus lag nun mehr auf den tatsächlichen Handlungsvollzügen. So gab es einen Umschwung hinsichtlich der Inhalte der Diskussion. Es ging nun nicht weiter darum, ob Soziale Arbeit eine Profession ist, und wenn nicht, ob sie professionalisierbar ist oder nicht, sondern um die Frage, was Professionalität in der Praxis ausmacht (zusammenfassend Heiner 2004; Staub-Bernasconi 2009). Eine detaillierte Übersicht über den Verlauf und die Kontroversen der Professionalisierungsdiskussion ist bereits an vielen Stellen geleistet worden (Gall und Hitz 1996; Helsper et al. 2000; Schweppe 2003; Heiner 2004; Nadai et al. 2005; Messmer 2008; Helsper und Tippelt 2011; Motzke 2014.).

2.1. Professionskonzepte und ihre Implikationen für die Berufsrolle von Sozialarbeitenden

Die Entscheidung darüber, welche Theorien der Sozialen Arbeit oder über Soziale Arbeit relevant für die Identitätssuche und die damit verbundene Diskussion ist, ist weder einfach noch eindeutig. Dies liegt zum einen daran, dass systematische, umfassende Überblickswerke meines Erachtens bisher fehlen (eine Ausnahme bildet das jüngst erschienene Werk von Hammerschmidt et al. 2017). Zum zweiten wird aber auch der Begriff der „Theorie" zwar häufig verwendet, selten jedoch trennscharf expliziert. So versammeln sich unter diesem Emblem konzeptionelle Entwürfe, empirische Beobachtungen, analytische Rekonstruktionen oder theoretische Überlegungen. Die Perspektive wiederum unterscheidet sich nach den praktischen Wurzeln und der Einbettung in Disziplinen. So kann Soziale Arbeit inhaltlich sowohl als Erziehung als auch als Hilfe gefasst werden. Bezüglich der Reichweite schreiben Rauschenbach und Züchner allgemein zur Theorie der Sozialen Arbeit:

> „Theorien in der Sozialen Arbeit müssen nicht in jedem Fall große gesamterklärende Aussagesysteme produzieren, sondern können auf unterschiedlichen Ebenen ansetzen, etwa als subjektzentrierte Theorien auf der Ebene des Individuums, als Interaktionstheorien auf der Ebene der Intersubjektivität, als institutionsbezogene Theorien auf der Ebene von Organisationen oder eben als Funktionstheorien auf der Ebene der Gesellschaft." (Rauschenbach und Züchner 2002, S. 171)

Diese Vielfalt gilt auch für die Beiträge zur Professionalisierungsdiskussion in der Sozialen Arbeit. Entsprechend kann die folgende Darstellung nur eine Auswahl sein. Drei Kriterien sind für deren Auswahl relevant: Zum einen wurden Ansätze ausgewählt, die für sich beanspruchen, theoretische Grundannahmen von Gesellschaft als Ausgangsbasis zu haben. Zum zweiten wurden Ansätze mit internationalen Bezügen aufgegriffen. Und zum Dritten wurden alle Ansätze auf ihre Aussagekraft hinsichtlich des Selbstverständnisses und der Rolle der Sozialarbeitenden hinterfragt.

2.1.1. Sozialarbeitende als stellvertretende Deuter und Krisenbewältiger

Mit theoretischen Bezug auf den auf Parsons zurückgehenden Strukturfunktionalismus und insbesondere dessen Sozialisationstheorie, in die auch psychoanalytische Aspekte einflossen, arbeitete Oevermann zur Frage der Professionalität der Sozialen Arbeit (Oevermann 1996 und 2009). Die zentralen Termini wie „Arbeitsbündnis" und „stellvertretende Deutung" dominieren bis heute viele Veröffentlichungen zu diesem Thema. In dieser Theorie haben die Professionellen eine machtvolle Position gegenüber ihrer Klientel, ein Ethikkodex bindet sie daran, diese nicht aus zu nutzen, sondern dem Wohl der Klienten zu dienen.

Nach Oevermann findet Soziale Arbeit in einem Arbeitsbündnis statt, das zwischen dem Professionellen als Experten mit wissenschaftlich fundiertem Wissen und einem fachspezifischen Methodenrepertoire auf der einen Seite und dem Hilfesuchenden als jemanden, der sich in einer Krise befindet, die er selbst nicht mehr bewältigen kann, auf der anderen Seite besteht. Dieses Arbeitsbündnis entsteht günstigenfalls auf freiwilliger Basis und zeichnet sich dadurch aus, dass der Klient dieses als ganzer Mensch eingeht und dem Experten einen Vertrauensvorschuss entgegenbringt (diffuse Beziehung). Gleichzeitig ist der Experte in einer spezifischen Beziehung gefragt, in der er vor allem, wenn auch nicht ausschließlich, in seiner Berufsrolle erscheint (spezifische Beziehung). Der Zweck des Arbeitsbündnisses besteht darin, dass Professioneller und Klient in Zusammenarbeit und gemeinsamer Anstrengung die Lebenskrise des Klienten bewältigen und so die Integrität von dessen Lebenspraxis wiederherstellen. Dazu ist eine stellvertretende Deutung darüber, was eigentlich das Problem ist, nötig.

Die Professionellen nehmen in diesem Hilfeprozess eine Rolle ein, die verschiedene Aspekte vereinigt. Sie besitzen eine prinzipielle, von den Klienten zugebilligte, Vertrauenswürdigkeit, sie werden als Experten für das Verstehen und die Deutung der Lebenskrise anerkannt und es wird stellvertretendes Bewältigungshandeln erwartet. Oevermann selbst sieht hier die Nähe zur Eltern-Kind-Beziehung auf der Seite der diffusen Beziehung (Oevermann 2009, 122 und 138f). Für die Seite der spezifischen Beziehung wäre aus meiner Sicht die Forscherrolle des suchenden, analysierenden und interpretierenden Experten zu ergänzen, der mit der wissenschaftlichen Methode der Fallrekonstruktion arbeitet. Heiner schreibt, dass die stellvertretende Deutung auch immer das Ergebnis eines kreativen und schöpferischen Aktes ist (2004, 19) oder mit den Worten Oevermanns: eine „Kunstlehre" (Oevermann 1983). Damit wird sie von einem rezeptartigen, routinehaften „handwerklichen" Können abgegrenzt, verbleibt aber metaphorisch in der Sphäre des intuitiven Gestaltens (siehe auch Oevermann 1996, 123ff). Des Weiteren benennt Oevermann für die Soziale Arbeit auch noch die Rolle eines Sozialanwalts (2009, 135), mit der er die Wahrung und Ermöglichung der gesetzlichen Ansprüche der Klienten verbindet.

In allen Rollen sind die Professionellen die an Erfahrung und Wissen Überlegenen in Bezug auf das Problem oder die Lebenskrise. Ziel der Intervention ist es, letztendlich die Klientinnen und Klienten über die kooperative Mitwirkung derselben zu Selbsthilfe und damit zu neuer Autonomie in ihrer Lebenspraxis zu führen.

2.1.2. Sozialarbeitende als bewusst Handelnde in paradoxen Interaktionssituationen

Während im strukturfunktionalistischen Ansatz ein idealer Handlungstypus nach Weberschem Vorbild entworfen wird, nimmt die interaktionistische Theorie die realen Handlungsbezüge in der Sozialen Arbeit in den Blick.

Mit theoretischen Bezügen zu Parsons, Mead und Goffman arbeitete Schütze vor allem in den 1990er Jahren eine interaktionistische Theorie Sozialer Arbeit heraus, die in ihren Grundannahmen zu gesellschaftlicher Funktion und Struktur der Sozialen Arbeit dem oben genannten strukturfunktionalistischen Ansatz durchaus nahesteht (Schütze 1992, 1996). Allerdings fokussiert Schütze die Paradoxien und Ambivalenzen der Sozialen Arbeit. Diese sind strukturell bedingt und unauflösbar und zeigen sich in der Praxis in Form von vielfältigen Handlungs- und Entscheidungsdilemmata. Diese führen unweigerlich zu „Irritationen der professionellen Identität" bei den Praktikerinnen und Praktikern (Schütze 1996, S. 218). Für die Fragestellung dieser Arbeit ist besonders interessant, dass Schütze die strukturellen Paradoxien am Beispiel der Sozialen Arbeit in einer totalen Organisation mit einem machtvollen hoheitsstaatlichen Auftrag (Gefängnis) herausgearbeitet hat (Schütze 1996). Später legte er eine allgemeine Systematisierung vor (Schütze 2000).

Zentraler Kern der professionellen Sozialen Arbeit ist auch hier die Interaktion mit Klientinnen und Klienten, die innerhalb eines Arbeitskontraktes stattfindet, der dem Oevermannschen Arbeitsbündnis stark ähnelt. Im Unterschied zu alltäglichen Interaktionen, nehmen die Professionellen jedoch Bezug auf höhersymbolische Sinnwelten wie Profession und Wissenschaft und bedienen sich sogenannter „mächtiger Handlungs- und Interaktionsverfahren" (Schütze 1996, S. 184). Diese können auch Einfluss auf die Identität des Klienten oder der Klientin nehmen, sodass auch bei diesem Ansatz die machtvolle Position gegenüber den Klienten deutlich wird.

Die Handlungsdilemmata greift Schütze mit verschiedenen Berufsrollen auch bildlich auf. Auf der Handlungsebene sind Sozialarbeitende in erster Linie Kommunikations- und Interaktionspartner für die Klientinnen und Klienten, mit denen sie sich in einem Prozess befinden, den Schütze als „Gang durch das Problemterritorium der Klienten" (Schütze 2000, S. 58) beschreibt. So sind Sozialarbeiterinnen und Sozialarbeiter einerseits Begleitende in Krisenzeiten, andererseits sind sie aber auch Führende, die mit Hilfe der Orientierung an höhersymbolischen Sinnwelten die Laufrichtung vorgeben. In einem anderen Bild unterstreicht Schütze die Vorbildfunktion, die sich durch das Mehr an Wissen und Handlungsmöglichkeiten ergibt. Im sogenannten pädagogischen Grunddilemma sieht Schütze die Sozialarbeitenden in der Rolle der professionellen „Meister", die den Klientinnen und Klienten als „Lehrlingen" die problembearbeitenden Handlungsschritte „vormacht" (Schütze 2000, S. 71), sie gleichzeitig aber auch anleiten muss, diese zu erlernen, um sie dann selbst durchführen zu können.

Diesem Handeln muss eine Analyse und Interpretation der Problemkonstellation des Falls in Orientierung auf die höhersymbolischen Sinnwelten vorangehen. Hier gibt es Parallelen zum stellvertretenden Deutung bei Oevermann, denn in beiden Fällen rekurrieren die Professionellen auf eine Rolle als rational arbeitende Wissenschaftler, denen wissenschaftlich fundierte Methoden zur Verfügung stehen.

2.1.3. Sozialarbeitende als helfende Inklusionsvermittler

Auch die Systemtheorie nach Luhmann wurde für die Identitätsfindung der Sozialen Arbeit herangezogen. Im Unterschied zu den bereits genannten Theorien stehen hier weniger die Mikroprozesse zwischen Sozialarbeitenden und Hilfesuchenden im Mittelpunkt, sondern die Frage, welche Funktion die Soziale Arbeit im Funktionssystem der modernen Gesellschaft hat. Entsprechend geht es in der Systemtheorie auch nicht um Handlungen von Menschen und Interaktionen zwischen Menschen, sondern um Operationen von Systemen, die wiederum in Kommunikation geschehen.

Innerhalb der Systemtheorie gibt es eine Diskussion darüber, ob Soziale Arbeit nun als eigenständiges Funktionssystem oder als nachgeordnetes, vermittelndes System zwischen anderen Funktionssystemen gesehen werden soll (siehe hierzu Merten 2000; Hammerschmidt et al. 2017). Einigkeit besteht jedoch darüber, dass die relevante Operation für die Soziale Arbeit das Helfen ist, und Hilfe wiederum einen Beitrag zur Befriedigung von individuellen Bedürfnissen darstellt (Luhmann 1975, S. 134). Der binäre Code des Funktionssystems Soziale Arbeit ist dementsprechend Hilfe/Nicht-Hilfe; Fall/Nicht-Fall; bedürftig/nicht bedürftig. Das Kommunikationsmedium der Sozialen Arbeit ist die Fürsorglichkeit, die symbolisch für eine generalisierte Hilfsbereitschaft steht (Baecker 1994). So entsteht mit dem Hilfesystem eine „organisierte Fürsorglichkeit" (Sommerfeld 2000).

Zur Funktionsbestimmung der Sozialen Arbeit wird jedoch noch ein weiterer Aspekt herangezogen, nämlich der Meta-Code Inklusion/Exklusion, der durch die Ausdifferenzierung der modernen Gesellschaft in Funktionssysteme emergiert. Entsprechend wird im Funktionssystem der Sozialen Arbeit die Operation Helfen in Hinsicht auf den Metacode Inklusion/Exklusion konzipiert, mit anderen Worten also als Kompensation oder Korrektur von Exklusionsverhältnissen.[2] Der Auftrag der Sozialen Arbeit ist die „stellvertretende" Inklusion, ihre Klienten sind Personen, die von anderen Funktionssystemen bereits ausgeschlossen sind oder denen dieser Ausschluss droht (Baecker 2000). Entsprechend des Meta-Codes und der

---

[2] Zum Vergleich: Im Gesundheitssystem würde Helfen als Heilen konzipiert werden (Sommerfeld 2000, 131).

sich daraus ergebenden Einordnung der Sozialen Arbeit als „sekundäres Primärsystem" sind Sozialarbeitende Exklusionsvermeider, Inklusionsvermittler oder Exklusionsverwalter. Insbesondere mit ihrer Aufgabe als Exklusionsvermeider nehmen sie die Rolle von Anwälten ein, die die Interessen und Rechte der Klientinnen und Klienten stellvertretend wahrnehmen (Sommerfeld 2000). Mit der Rolle der Exklusionsverwalter haben sie für den Fall, dass eine Vollinklusion nicht möglich ist, eine kompensatorische Aufgabe: Dann werden sie zu gestaltenden Akteuren, die dafür zuständig sind, im Exklusionsbereich menschenwürdige Lebensverhältnisse zu schaffen (Sommerfeld 2000). Als Kontingenzformel für das System Soziale Arbeit schlägt Baecker die „Gerechtigkeitsidee" vor, allerdings nicht in der Form wie sie für das System Recht gilt, nämlich gleiche Fälle gleich zu behandeln, sondern als „Regeneration von Inklusionschancen" (Baecker 1994).[3]

Obwohl der Sozialen Arbeit also eine zentrale Funktion zukommt, bleibt ihre Reichweite und damit ihr Machtanspruch beschränkt. Dies erklärt sich aus der Beziehung der Systeme zueinander. Da Personen, Gesellschaft, Wirtschaft oder Politik eigene Funktionssysteme in der Umwelt des Hilfesystems sind, können Interventionen des Systems Soziale Arbeit diese nicht verändern: „Die Sozialhilfe kann *in* psychische Systeme oder Personen ebenso wenig hineinintervenieren wie *in* die Wirtschaft, *in* die Politik oder *in* die Gesellschaft. Intervention in diesem Sinne ist unmöglich. Aber sie kann Kommunikationen anbieten, die *von* diesen Personen, *von* Wirtschaft, Politik und Gesellschaft anhand eigener Kriterien als hilfreich aufgegriffen werden und *insofern* dann auch diese Personen, Funktionssysteme und auch die Gesellschaft verändern. [...] Das heißt, der Erfolg einer Intervention ist Zufall." (Baecker 1994, S. 108; Herv. i. O.)). Die Systeme bleiben füreinander sog. „black boxes" (ebd.). Sie können aber in Bezug auf eine Intervention, die angeboten und angenommen wird, eine "white box" herstellen (Transparenz). (Baecker 1994, S. 106–109).

---

[3] Die Kontingenzformel für das Erziehungssystem ist dann Bildung, für das Gesundheitssystem Heilung und Therapie, für das Wirtschaftssystem Knappheit (Baecker 1994, 103)

Als Rolle für die Sozialarbeitenden bleibt aus systemtheoretischer Sicht festzuhalten, dass diese als Menschen außerhalb des Funktionssystems Soziale Arbeit stehen, als Personen in ihrer Berufsrolle diesem jedoch angehören. In dieser Rolle haben sie anwaltschaftliche, stellvertretende, kompensatorische, korrigierende und gestaltende Aufgaben, die Exklusionsvermeidung, Inklusionserhaltung oder Exklusionsverwaltung zum Ziel haben. Der Erfolg ihrer Interventionen ist jedoch immer in Abhängigkeit der Kriterien der Referenzsysteme zu sehen, mit denen auf der Basis von Fürsorglichkeit kommuniziert wird.

2.1.4. Sozialarbeitende als professionelle Menschenrechtler

Eine alternative systemtheoretische Sicht auf die gesellschaftliche Funktion Sozialer Arbeit bietet die Systemtheorie nach Bunge, auch als emergentischer Systemismus oder ontologische Systemtheorie bezeichnet. Sie wurde insbesondere von Obrecht und Staub-Bernasconi für die Soziale Arbeit ausformuliert. In Bunges Systemtheorie erscheinen alle Systeme miteinander verwoben und als Subsysteme ineinander verschachtelt. Jedes System, sei es Mensch oder Organisation, strebt einen Gleichgewichtszustand an, der es ihm ermöglicht, seine Funktion zu erfüllen und damit auch die Bedürfnisse des Systems zu erfüllen. Werden Bedürfnisse dauerhaft nicht erfüllt, so entstehen Soziale Probleme, mit deren Lösung die Soziale Arbeit beschäftigt ist. Da sich Systeme auf allen Ebenen finden, erhält die Soziale Arbeit eine Art Allzuständigkeit für Soziale Probleme auf der Mikro-, der Meso-, der Makro- und auch der globalen Ebene. Damit hat Soziale Arbeit aus systemistischer Sicht sowohl eine individuumsbezogene als auch eine gesellschaftsbezogene Funktion.

> "Es geht also zum einen darum, Menschen zu befähigen, ihre Bedürfnisse wieder so weit wie möglich und soweit zumutbar aus eigener Kraft, d. h. dank unterstützten Lernprozessen zu befriedigen. Und es geht zum andern darum, darauf hinzuarbeiten, dass institutionalisierte, menschenverachtende soziale Regeln und Werte von sozialen Systemen in menschen- und bedürfnisgerechte Regeln und Werte – kurz, dass behindernde Machtstrukturen in begrenzende Machtstrukturen transformiert werden." (Staub-Bernasconi 2002, S. 277)

Mit dem Einbezug aller Systeme auf allen Ebenen weitet sich auch der Kreis der Adressaten und Adressatinnen Sozialer Arbeit. Das sind nicht länger nur Individuen, sondern auch die Gesellschaft, deren Organisationen und Institutionen (Staub-Bernasconi 2014). Den Professionellen steht ein wissenschaftlich fundiertes Handlungswissen und eine Professionsethik zur Verfügung wie sie im internationalen Ethikkodex der International Federation of Social Workers (IFSW) und der International Association of Schools of Social Work (IASSW) dargelegt sind (IFSW und IASSW 2004). Menschenwürde und Menschenrechte dienen als Orientierungsrahmen Sozialer Arbeit und auf dieser Basis muss auch unterschieden werden, welche Bedürfnisse legal und welche legitim sind. Obwohl Staub-Bernasconi für das System der Sozialen Arbeit als „Menschenrechtsprofession" eine griffige Identitätsformel gefunden hat, bleibt die Rolle von Sozialarbeitenden diffus, weil vielgestaltig. Ermächtigung, Anwaltschaft, Befähigung und Capability sind häufig gebrauchte Schlagworte, es bestehen Verknüpfungen zu den antikolonialen Ansätzen von Amartya Sen und Martha Nussbaum, zu gerechtigkeitstheoretischen Positionen (John Rawls, siehe Höffe 1998) und zu Anerkennungstheorien (Honneth 2010, 2015).[4]

Zwei zentrale Aspekte können jedoch herausgearbeitet werden. Sozialarbeitende sind in dieser theoretischen Perspektive nicht allmächtig. Es ist jedoch Teil ihres professionellen Auftrags verändernd auf Systeme oder Subsysteme einzuwirken, insofern diese von ihnen beeinflussbar sind. Dazu müssen sie im Systemismus selbst Komponenten von diesen Systemen sein, da Systeme untereinander, aber auch mit ihren Subsystemen in Wechselbeziehung stehen und dadurch veränderbar sind. Sozialarbeitende werden also aus dieser Perspektive Gestalter von Systemen, sie haben eine prinzipielle Veränderungsmacht.

Welche Systeme es wie zu verändern gilt, also was der eigentliche Fall ist, das gilt es in der Praxis Sozialer Arbeit stets aufs Neue herauszufinden. So liegt jedem sozialarbeiterischen Handeln eine systemische Analyse zugrunde, die sich nicht nur auf die Adressatinnen und Adressaten, sondern auch auf deren Systeme erstreckt wie zum Beispiel beteiligte Akteure, Strukturen und Organisationen. Für

---

[4] Die Bezüge werden anschaulich in Ziegler et al. (2002) hergestellt.

die Analyse stehen den Sozialarbeitenden nicht nur ein breites Wissen aus den vielfältigen Bezugswissenschaften zur Verfügung, sondern auch eine Analysemethode, die als „systemische Denkfigur" bezeichnet und durch W-Fragen operationalisiert wird (Geiser 2004; Sagebiel und Nguyen-Meyer 2012). Damit sollen Probleme in den vier Dimensionen der Ausstattung, des Austauschs, der Macht und der Werte beschrieben werden. Auch in diesem Ansatz ist also das Wissenschaftliche in Form von Wissen und Analysekompetenz für das Handeln von Sozialarbeitenden grundlegend. Die Mikroebene der Kooperation, der Beziehung oder des Vertrauens wird hingegen nicht beleuchtet.

2.1.5. Sozialarbeitende als Verteidiger ihrer professionellen Zuständigkeit

Abbott (1988) entwickelte eine ökologische Theorie von Profession, mit der er die Geschichte der Professionen als Kampf um sogenannte Reviere („turfs") beschreibt, über die es Zuständigkeit („jurisdiction") zu erlangen gilt. Zentral ist die Aussage, dass die Soziale Arbeit wie andere Professionen auch, keine statische Struktur aufweist, die sich aus ihrer gesellschaftlichen Funktion heraus ergeben würde. Vielmehr stehen die Professionen in Wechselbeziehung zueinander, die sich durch den Kampf um Funktionen, Positionen und damit verknüpftes gesellschaftliches Ansehen, auszeichnet. Es entsteht ein bewegtes Bild, in dem Professionen entstehen, sich aneinander reiben und drängen, sich verändern und schließlich wieder vergehen.

Als Entstehungshintergrund der Profession Soziale Arbeit in den USA und Groß-Britannien führt Abbott mehrere parallele Entwicklungen wie die Industrialisierung, Landflucht, Einwanderung und den Sozialdarwinismus an (Abbott 1995). Im Zusammenspiel dieser entstand ein Bereich, der gleichzeitig komplex und diffus war, sich über „problems of social order and welfare" (Abbott 1995) definierte und der nur an seinen Rändern von anderen Professionen wie der Medizin bearbeitet wurde. So entstand die Profession Soziale Arbeit durch die Verknüpfung von Begrenzungen anderer Professionen.

"In short, I am proposing that social entities come into existence when social agents tie social boundaries together in certain ways. The first things are the boundaries. The second are the entities." (Abbott 1995, S. 555)

Damit wird auch klar, dass es in der Sozialen Arbeit von Anbeginn keine feste Feldstruktur mit einem eindeutig zu definierenden Gegenstand und Klientel gab. Vielmehr kann angenommen werden, dass sich das „Revier" der Sozialen Arbeit bis heute stetig verändert, um neue Berufsfelder erweitert und neue Gruppen von Klientinnen und Klienten erschließt, da sie eine Profession ist, die auf die von ihr selbst und von der Politik identifizierten sozialen Problemlagen reagiert. Auch die Struktur der beteiligten Personengruppen verändert sich in diesem Prozess.

Soziale Arbeit sieht Abbott aufgrund seiner Feldforschung als Profession der „Interstitialität", also des „Zwischenraums", deren Funktion eine vermittelnde zwischen den vier klassischen Professionen[5] ist (Abbott 1995)[6]. Er konkretisiert Soziale Arbeit als Übersetzer zwischen den Systemen, die Sozialarbeitenden als „broker", also als Makler oder Vermittler (ebd.). Doch diese Vermittlungsposition verändert sich stetig, je nachdem in welchen Bereichen die Soziale Arbeit relevant für die Vermittlung zwischen den anderen Professionen und Institutionen wird.

Überträgt man Abbotts Ausführungen auf Beispiele aus dem Hier und Jetzt werden die Verschiebungen im Feld der Sozialen Arbeit nicht nur deutlich, sondern auch verstehbar. Während einerseits die Ausbildung von Sozialarbeitenden in den letzten Jahrzehnten akademisiert wurde (Kruse 2004; Rauschenbach 2006),

---

[5] Abbott nennt aus seinem früheren theoretischen Bezug auf Parsons als vier klassische Professionen die „medicine" als Funktionssystem für den Körper, „psychiatry" als Funktionssystem für die Seele, „law" für das Sozialsystem und „religion" für das Kultursystem (1995, 549), merkt allerdings selbst kritisch an, dass er in Kenntnis der europäischen Historie für den vierten Funktionsbereich „arts" statt der Psychiatrie gewählt hätte. An dieser Stelle sei kurz darauf verwiesen, dass die Frage danach, welche Berufe und Systeme als Professionen gelten dürfen, von der Professionssoziologie je nach theoretischer Ausrichtung unterschiedlich beantwortet wurden und stets noch werden. Ein Minimum an Einigkeit besteht lediglich über die drei als „klassisch" bezeichneten, historisch hergeleiteten Professionen der Medizin, der Theologie und der Jurisprudenz. Einen fundierten Überblick über diese Debatte in der Professionssoziologie gibt Pfadenhauer (2003).
[6] Stichweh bedauert die spätere Abwendung Abbotts von der funktionalistischen Perspektive (Stichweh 2000, 31) und entwickelt selbst eine Bestimmung Sozialer Arbeit über die funktionale Kategorie der Vermittlung (siehe Kap. 1.1.3). An diesem Beispiel ist deutlich zu sehen, wie sich die o.g. Theorien trotz aller Abgrenzung voneinander in wesentlichen Punkten aufeinander beziehen.

professionalisieren sich in anderen Arbeitsfeldern die Klientinnen und Klienten, was den Sozialarbeitenden neue Rollen zuweist (wie zum Beispiel mit der Antipsychiatrie-Bewegung). Auch die ehrenamtliche Tätigkeit ist in vielen Arbeitsfeldern verbreitet, vor allem an den Stellen, wo es um die klassische Case-Arbeit und den direkten Kontakt mit Klientinnen und Klienten geht (Nadai et al. 2005), während sich ausgebildete Sozialarbeiterinnen und Sozialarbeiter vermehrt in Leitungspositionen, in Behörden oder in der Wissenschaft finden. Aus dieser Sicht kann Sozialarbeitenden keine feste Berufsrolle zugeschrieben werden. Als Agenten ihrer Profession arbeiten sie jedoch immer in Abgrenzung zu anderen Professionen und werden damit nicht nur zu Vermittlern sondern auch zu Verteidigern und Bewahrern ihres Auftrags gegenüber diesen anderen Professionen. Dieser Auftrag, der auch gleichzeitig die Legitimationsbasis der Profession darstellt, ist jedoch nicht kanonisiert und zudem paradox. Obwohl das Selbstbild der Profession Soziale Arbeit sich stark auf die Rationalisierung und wissenschaftliche Fundierung der Arbeit beruft, ist die Wahrnehmung von außen eine andere: Sozialarbeitende helfen. Die Legitimation schöpft sich aus der Sicht der Gesellschaft also aus Altruismus, nicht aus wissenschaftlicher Expertise (Abbott 1995).

2.1.6. Sozialarbeitende als reflexive, deutende Professionelle

Die reflexive Theorie der Professionalität nach Dewe und Otto sieht Soziale Arbeit als eine soziale, personenbezogene Dienstleistungsprofession und rekonstruiert das Besondere des professionellen Handelns, indem sie auf Differenz gegenüber den klassischen Professionen setzt. Sie tritt mit dem Ziel an, der Sozialen Arbeit eine „kognitive Identität" anzubieten oder diese zu entwickeln.

Soziale Arbeit als moderne Dienstleistungsprofession bietet die „Bearbeitung" von Handlungsproblemen der Klientinnen und Klienten und Unterstützung für deren Lebenspraxis. Dewe (2001) entwirft ausgehend von diesen Überlegungen ein Professionalisierungskonzept, in dem Sozialarbeitende weder „professionelle Altruisten" (ebd. 55) noch „Sozialingenieure" (60) sind. Sozialarbeitende sind in diesem Konzept „stellvertretende Deuter"[7] (64), und bringen in dieser Rolle wissenschaftliches Erklärungswissen und alltagspraktisches Handlungswissen in Einklang. Dies soll durch hermeneutisches Fallverstehen ermöglicht werden, für das wissenschaftlich erarbeitete universalistische Regeln angewandt werden. Der Bezugspunkt für das Deuten ist die (Wiederherstellung der) (Handlungs-) Autonomie der Klientinnen und Klienten. Die Deutung erfolgt also „wissenschaftlich reflektiert" und zwar in einem kooperativen, dialogischen und demokratischen Austausch mit den Adressatinnen und Adressaten der Dienstleistung. Für das professionelle Handeln entwickeln die Autoren drei „Qualitätsmodi", nämlich den *analytischen Modus der Relationierung* (zwischen den verschiedenen Wissensformen der Professionellen einerseits sowie zwischen dem Wissen der Professionellen und der Klientinnen und Klienten andererseits), den *systematischen Modus der Reflexivität* und den *strukturellen Modus der demokratischen Rationalität*, den die Autoren mit einem politischen Mandat verbinden (Dewe und Otto 2011).

Dewe und Otto nennen das, was die Sozialarbeitenden in diesen drei Qualitätsmodi tun, „Dekomposition", also das Zerlegen von etwas in seine Bestandteile. Dies scheint aber nur der erste Schritt in einem mehrstufigen Bearbeitungsprozess zu sein, an dessen Ende gleichsam in einem gemeinsamen Schöpfungsakt zusammen mit den Klientinnen und Klienten, etwas Neues Gestalt annimmt. So schreiben die Autoren:

> "Mittels Fallrekonstruktion und wissenschaftlich angemessener Analyse
> wird der Alltag bzw. ein Problemzusammenhang gewissermaßen dekom-
> poniert, wobei im Prozess der Relationierung von Wissens- und Urteils-
> formen das ‚Neue' in Gestalt einer handhabbaren und lebbaren Problem-
> bearbeitung/-lösung gemeinsam mit dem/der AdressatIn der Dienstleis-
> tung hervorgebracht wird." (Dewe und Otto 2002, S. 211).

Bezogen auf das Selbstverständnis professioneller Sozialarbeiter und Sozialarbeiterinnen kann gesagt werden, dass diese auch in diesem Ansatz die Haltung von wissenschaftlich Arbeitenden einnehmen, wenn sie „analysieren". Gleichzeitig ist die wissenschaftliche Analyse und die wissenschaftliche Methode der

---

[7] Die Nähe zum strukturfunktionalistischen Ansatz von Oevermann wird hier nicht nur sprachlich vollzogen.

Fallrekonstruktion nur ein Teilprozess in einer umfangreicheren Problembearbeitung. Diese wird gemeinsam mit den Hilfesuchenden gestaltet oder hervorgebracht, was eine produktive, kooperative Aktivität bezeichnet. Die Kooperation wiederum steht jedoch im Kontrast zur Definition von Sozialer Arbeit als Dienstleistung, die impliziert, dass hier eine Tätigkeit für die Hilfesuchenden übernommen und stellvertretend ausgeführt wird.

Eine Erklärung für diesen Widerspruch findet sich möglicherweise in der Verwendung der Begrifflichkeiten. Obwohl Dewe und Otto den Anspruch formulieren, dass sich ihr Ansatz auf den „Mikrobereich sozialpädagogischen Handelns" (Dewe und Otto 2002) bezieht, geht es in der Hauptsache um die dafür nötige Kernkompetenz, nämlich die Reflexivität, und das dafür notwendige Wissen. Die reflexive Kompetenz hängt eng mit einem „deutenden Verstehen" zusammen, womit Dewe und Otto sich von einem bloßen Transfer von Problemlösungsstrategien genauso abgrenzen wie von der Übersetzung von einer Wissensform in die andere (ebd.). Der Ansatz verbleibt jedoch – entgegen seines Anspruchs – auf der Ebene von Denkoperationen und Reflexivität als handlungsbegleitendes Denken. Der Begriff der „kognitiven Identität" scheint sich hauptsächlich auf die Identität einer Disziplin der Sozialpädagogik zu beziehen (Dewe 2008).

2.1.7. Zusammenfassung

Die vorgestellten theoretischen Beiträge zur Professionsdiskussion decken unterschiedliche Perspektiven und Reichweiten ab. Die strukturfunktionalistische Professionstheorie von Oevermann bezieht zwar auch eine Verortung von Professionen in Gesellschaft ein, fokussiert aber in der Hauptsache auf die Mikroebene der Beziehung und Interaktion zwischen Individuen. Originär in der Soziologie verankert, wird im Konzept des Arbeitsbündnisses auch die psychoanalytische Theorie von Übertragung und Gegenübertragung einbezogen (Oevermann 1996, 2000). Eine Verknüpfung von Interaktionsebene zu sozialen Räumen findet über Bourdieus Konzept des Habitus statt.

Auch die interaktionistische Theorie stellt – wie schon der Name deutlich macht – die Handlungs- und Kommunikationsebene zwischen Individuen in den

Mittelpunkt. Diese werden jedoch immer im Rahmen von Organisation, Institution und gesellschaftlichen Werten gesehen und erklärt. So werden auch Meso- und Makroebene und deren Wirkung auf die Mikroebene berücksichtigt. Aus dieser Perspektive schlagen sich zum Beispiel ambivalente Wertvorstellungen als Paradoxien auf die Struktur von Organisationen nieder und führen zu dilemmatischen Handlungssituationen für die dort interagierenden Individuen.

Die Systemtheorie nach Luhmann ist eine Theorie mit hohem Abstraktionsniveau, deren Fokus – zumindest was die Soziale Arbeit betrifft – auf der Ebene von Gesellschaft und Organisation liegt. Die gesellschaftliche Funktion Sozialer Arbeit wird als Hilfefunktion verstehbar, der Auftrag Sozialer Arbeit als „stellvertretende Inklusion" bezeichnet. Damit bekommt die Soziale Arbeit als System eine Vermittlerrolle. Die Sozialarbeitenden stehen als Menschen außerhalb des Systems, innerhalb dessen sind sie als Personen präsent, an die spezifische Erwartungen adressiert sind. Mit ihrer Berufsrolle als Inklusionsvermittler oder Exklusionsvermeider nehmen sie eine korrigierende Position in dem Zusammenspiel der Funktionssysteme ein.

Die systemistisch orientierten Beiträge von Staub-Bernasconi, die sich recht griffig auf den Nenner „Soziale Arbeit als Menschenrechtsprofession" bringen lassen, rekurrieren auf die Theorie nach Bunge. Auch sie ist eine Systemtheorie, die sich jedoch in wesentlichen Punkten von der Systemtheorie Luhmanns unterscheidet. Der Ansatz nimmt einerseits konsequent Bezug auf globale Entwicklungen von Sozialen Problemen und Sozialer Arbeit und bietet damit eine internationalisierte Perspektive. Andererseits wird die Theorie mit Hilfe der „systemischen Deutung" und den W-Fragen für die Praxis operationalisiert. Die Rolle der Sozialarbeitenden wird nicht im Verhältnis zu den Klientinnen und Klienten gesehen, sondern in der systematischen und analytischen Bearbeitung Sozialer Probleme.

Abbotts essayistisch gehaltene Abhandlung zu Professionen vereinigt historische und empirische Perspektiven und nimmt die Dynamik von der Entstehung, Abgrenzung und dem Verfall von Professionen in modernen Gesellschaften unter die Lupe. Die Theorie fokussiert damit auf die Makro- und Mesoebene, obwohl zu ihrer Entstehung Beobachtungen auf der Mikroebene ebenso beigetragen haben.

Aus diesem sog. „ökologischen" Blickwinkel wird das Tun und die Rolle der Professionellen immer zurückbezogen auf das Ringen der Professionen untereinander. So ist die Rolle von Sozialarbeitenden abhängig davon, in welchem Berufsfeld sie sich bewegen, mit welchen Professionen sie dort zusammenarbeiten oder von welchen sie sich abgrenzen müssen. Sie werden im System der Professionen zu Vermittlern zwischen den Professionen, sind aber auch immer Verteidiger der Profession Soziale Arbeit.

Der von Dewe und Otto ausgearbeitete Ansatz der „reflexiven Professionalität" wurde entlang wissenssoziologischer Theorien entwickelt. Er fokussiert auf die Verwendung von verschiedenen Wissensformen in der konkreten Praxis der Sozialen Arbeit. Aus diesem Blickwinkel wird die Rolle der Sozialarbeitenden vor allem selbstbezogen beschrieben, da es hauptsächlich um ihre Kompetenz der Reflexion und Relationierung von Wissen geht. Obwohl diese immer nur im dialogischen Austausch mit den Klienten Anwendung finden kann, werden die Sozialarbeitenden in der Hauptsache als rationale, reflexive Denker präsentiert.

Traditionellerweise wird in einer Forschungsarbeit nun an dieser Stelle eine Positionierung der Autorin zugunsten einer Theorie erwartet, deren Auswahl häufig mit der Reichweite oder der Perspektive verargumentiert wird, die für das Forschungsinteresse als schlüssig angesehen wird. Dieser Anforderung kann hier nicht nachgekommen werden, denn tatsächlich hat die Arbeit einen Prozess in anderer Richtung genommen. Ausgehend von dem persönlichen Interesse der Autorin sollte ursprünglich die systemistische Theorie nach Staub-Bernasconi die theoretische Grundlage der Arbeit bilden, um daran nachzuvollziehen, wie und ob die Implikationen dieses stark diskutierten und auch kritisierten Ansatzes in die berufliche Praxis Eingang gefunden haben. Während der Datenanalyse wurde jedoch klar, dass eine derart verkürzte Sichtweise den Daten nicht gerecht werden würde, viele Spuren wären nicht weiterverfolgt, manches nur eindimensional erfasst worden und vieles unerklärbar geblieben. So wurde der theoretische Blick erweitert. Ziel war nun nicht mehr, *einer* theoretischen Sichtweise den Vorzug zu geben und dieser im Datenmaterial nachzugehen, sondern aus den Theorien heraus eine Landschaft der Identitätssuche zu zeichnen, in der sich die Daten verorten können.

Die wesentlichen Eckpunkte, gemeinsamen Bereiche und Leerstellen dieser Landschaft werden im Folgenden zusammenfassend dargestellt.

So unterschiedlich die Theoriebezüge der vorgestellten Beiträge zur Professionsdiskussion sind, scheint es eine Einigkeit in Bezug auf die Wissenschaftlichkeit Sozialer Arbeit zu geben. Alle Autorinnen und Autoren stimmen überein, dass wissenschaftliches Wissen ein Kernelement der Sozialen Arbeit ist und zum praktischen Tun auch die Anwendung wissenschaftlicher Methoden gehört. Die (angestrebte) Verwissenschaftlichung muss dabei auf der einen Seite auch als Legitimation von Eigenständigkeit gegenüber den zentralen Bezugswissenschaften der Sozialen Arbeit, der Pädagogik, der Psychologie und der Soziologie, gesehen werden, auf der anderen Seite zur Legitimation und Positionierung gegenüber anderen Institutionen und Systemen. Allerdings wird die Bedeutung wissenschaftlichen Wissens für die Praxis unterschiedlich ausgelegt und damit auch mit unterschiedlichen Rollen verbunden. Bei der hermeneutischen Fallrekonstruktion werden die Sozialarbeitenden Anwender wissenschaftlicher Erkenntnismethoden. Eng verknüpft damit sind Deuten, Analysieren und Interpretieren als wissenschaftliche Arbeitsweisen. Auch Reflexion und Relationierung lassen sich darunter fassen. Staub-Bernasconi hat das systematische „Erforschen" durch die systemische Denkfigur in ihren Ansatz integriert. Alle diese Operationen sollen dazu beitragen, herauszufinden, was eigentlich der Fall ist. Soziale Arbeit ist in ihren Grundzügen also immer Forschungsarbeit.

Mit dieser Rolle sind Sozialarbeitende auch immer Träger von einem spezifischen Wissen, welches ihre Klientinnen und Klienten nicht haben und das sie vor diesen als Experten auszeichnet. So ist die Beziehung zu und die Interaktion mit den Hilfesuchenden immer auch eine asymmetrische. Wie die konkreten Situationen mit den Klientinnen und Klienten gestaltet werden (sollen), ist jedoch unterschiedlich. Sie bewegen sich zwischen Stellvertretung, Unterstützung und Kooperation.

Eines haben diese theoriegeleiteten Konzeptionen gemein. Sie sind ihrer Definition nach allgemein-theoretisch, ermöglichen der Praxis (wenn sie denn von dieser wahrgenommen werden) eine reflexive Sicht auf sich selbst und enthalten zum Teil durchaus Idealvorstellungen, was und wie diese sein sollte. Was sie nicht tun

– und als solche auch nicht können: Sie bilden nicht ab, wie die Praxis Sozialer Arbeit tatsächlich aussieht, welches professionelle Selbstverständnis sich in einzelnen Arbeitsfeldern herausgebildet hat und welche berufliche Identität die Praktizierenden Sozialer Arbeit für sich entwickelt haben.

Diesen Forschungsfragen wurde in den letzten Jahren eine erhöhte Aufmerksamkeit entgegengebracht. Vor allem qualitative Forschungsarbeiten haben sich in unterschiedlichen Berufsfeldern der Sozialen Arbeit dem Thema „Identität" im weitesten Sinne angenommen, einige ausgewählte werden nachfolgend vorgestellt.

2.2. Empirische Arbeiten zu Identität, Rolle und Selbstverständnis in der Sozialen Arbeit

Die Suche nach einer gemeinsamen Identität, einem einheitlichen Berufsbild oder einigenden Selbstverständnis der Sozialen Arbeit hat sich auch auf die Forschungsarbeiten niedergeschlagen. So haben Untersuchungen zu sehr verschiedenen Aspekten von Professionalität in der Sozialen Arbeit in den letzten drei Jahrzehnten zugenommen. Das Feld ist hinsichtlich der theoretischen Bezüge, der Berufsfelder, der gewählten Erhebungs- und Auswertungsmethoden und der Forschungsziele recht weit, die Arbeiten widmen sich in unterschiedlicher Art und Ausprägung der Kompetenz, dem Handeln, den Identität(en), dem Habitus, dem beruflichen Selbstverständnis oder den Deutungs- und Orientierungsmustern von Sozialarbeitenden (siehe tabellarischer Überblick im Anhang).[8] Die Datenbasis ist in der überwiegenden Zahl der Untersuchungen Interviewmaterial, das in Gesprächen mit Sozialarbeitenden erhoben wurde, die Auswertungsmethodik hingegen

---

[8] Daneben gibt es eine Reihe von empirischen Arbeiten zum Arbeitsfeld der Erwachsenenbildung wie zum Beispiel von (Nittel 2002) und (Gieseke 1996). Dieser Arbeitsbereich ist ein relativ neu, ein Berufsbild ist erst im Entstehen, weshalb er sich für Untersuchungen zu professioneller Identität und beruflichem Selbstverständnis besonders anbietet. Da er sich jedoch in wesentlichen Punkten vom Tätigkeitsbereich der Flüchtlingsarbeit in Wohnheimen unterscheidet (Freiwilligkeit des Arbeitsbündnisses, Dauer des Kontakts, institutioneller Auftrag, rechtliche Situation der Klientel), werden diese Arbeiten nicht berücksichtigt.

ist different.⁹ Der Untersuchungsgegenstand bezieht sich auf Habitus, Identität oder Selbstverständnis, wobei sich hinter gleichen Begriffen nicht zwangsläufig dieselben theoretischen Konzepte und Grundannahmen verbergen. Dazu kommt, dass der Untersuchungsgegenstand mit sehr unterschiedlichen Forschungsinteressen verbunden ist. So werden Zusammenhänge zu verschiedenen Formen des Wissens, zu Biografie, zu Ausbildungsinhalten, zu Organisationskultur oder zu Handlungsstrukturen und Kompetenzen hergestellt.

2.2.1. Professioneller Habitus oder biografisch konturierte Selbstverständnisse?

Besonders in den Forschungen seit Mitte der Neunziger Jahre stand immer wieder die Frage im Mittelpunkt, ob das berufliche Selbstverständnis durch eine „kollektive Identität" (Gall und Hitz 1996), die sich am Kollektiv der Berufsangehörigen orientiert und im Studium erworben werden kann, geprägt wird, oder ob nicht biografische Erfahrungen und individuelle Eigenschaften als weitaus gewichtiger eingeschätzt werden müssen. Große Hoffnungen wurden dabei in das wissenschaftliche Fachwissen gesetzt, von dem angenommen wurde, dass es als Basis für ein fachlich fundiertes Handeln auch eine habitusformende und gemeinsinnstiftende Wirkung auf die Praktikerinnen und Praktiker der Sozialen Arbeit hätte.

Übereinstimmend kommen die Autorinnen und Autoren allerdings zu dem Ergebnis, dass die formale Qualifikation im Studium und damit auch die Ausbildungsinstitutionen kaum am Zustandekommen von beruflicher Identität bei Sozialarbeitenden beteiligt sind. Thole und Küster-Schapfl (1996) stellen fest, dass das Studium der Sozialpädagogik oder der Sozialen Arbeit keinen grundlegenden Einfluss auf die Habitualisierung der Fachlichkeit der interviewten Sozialarbeitenden in der außerschulischen Kinder- und Jugendhilfe hat.

---

⁹ Ausnahmen sind Klüsche 1990) sowie Gall und Hitz 1996), die eine quantitative Untersuchung mittels Fragebogen vorlegen, Bourmer 2012), die Autobiographien analysiert, Kutscher 2002) mit der Analyse von Gruppendiskussionen, Cloos 2006); mit einer ethnographisch ausgerichteten Feldforschung, Harmsen 2004) , der ebenfalls eine Fülle von Material einbezieht und Becker-Lenz und Müller 2009a), die Daten aus einer Längsschnitt- und einer Querschnittstudie kombinieren.

2.2 Empirische Arbeiten zu Identität, Rolle und Selbstverständnis in der Sozialen Arbeit

> "Ihr Habitus ist feld- und berufskodifiziert und nur minimal in einer impliziten expertenkritischen Fassung wissenschaftsorientiert ausbuchstabiert. Er folgt und konstruiert sich unsystematisch entlang der beruflichen Praxis über das Netzwerk biographischer Erinnerungen und Erfahrungen." (Thole et al. 1997, S. 65)

Auch Ackermann kann keine wissenschaftliche Fachlichkeit in den von ihm erhobenen Interviews mit Berufseinsteigerinnen und Berufseinsteigern rekonstruieren und resümiert:

> „Eine Identität Sozialer Arbeit wird im Bewußtsein der Befragten a) im Studium nicht vermittelt, ist insofern b) auch empirisch nicht aufweisbar und wird c) auch außerhalb des Studiums nicht kompensiert oder in der Praxis nachholend konstituiert." (Ackermann 2000, S. 167)

Die Diffusität der vorgefundenen Handlungsorientierungen erklärt er mit der Heterogenität der Berufsfelder und der Vielfalt der angewandten Methoden. Und fünfzehn Jahre später kommen auch Becker-Lenz und Müller (2009b) in ihrer umfassenden Längs- und Querschnittuntersuchung zu dem Ergebnis, dass sich bei Studierenden der Sozialen Arbeit während des Studiums kein professioneller Habitus herausbildet, obwohl durch die Umstrukturierung der Studiengänge eine Veränderung in dieser Beziehung hätte erwartbar sein können.

Umgekehrt ist der Einfluss der Biografie auf das berufliche Selbstverständnis von Sozialarbeitenden unumstritten stark (zusammenfassend Nagel 1997, Graßhoff und Schweppe 2009 und Braun 2010). So stellt Bourmer (2012) in ihrer Analyse von Autobiografien fest, dass die berufliche Identität nicht durch professionelles Wissen charakterisiert ist, sondern von Erfahrungen und Deutungsmustern, die auch schon vor dem Studium erworben sein können (ebd., S. 427). Diese können gesellschaftlich-politisch orientiert, kulturell-religiös oder wissenschaftlich basiert sein und liegen in den analysierten Autobiografien als sozialdemokratische Überzeugungen, preußisch-protestantische Werte und geisteswissenschaftliches Wissen vor. Auch Gall und Hitz (1996) kommen mit einer Fragebogen-Befragung, also einem völlig anders gearteten methodischen Zugang, zu demselben Ergebnis. Studierende der Sozialen Arbeit orientieren sich fast ausschließlich an einem individuellen Modell professioneller Identität. So werden beispielsweise Erfahrung,

Reflexion und Charakter als die drei maßgeblichen Einflussgrößen auf das berufliche Handeln eingeschätzt (ebd., S. 115), wobei die Erfahrung prospektiv als sehr viel relevanter eingeschätzt wird als die Ausbildung (S. 118). Auch beim beruflichen Selbstverständnis wird biografischen Erfahrungen in Form von Praktikumserfahrungen, dem Einfluss der Anleiter und Anleiterinnen sowie „persönlichen Erfahrungen" (S. 139) eine hohe Bedeutung zugemessen. Und auch Thole et al. (1997) sehen das Handeln von Sozialarbeitenden in der Hauptsache von biografischen Erfahrungen und gesellschaftlichen Diskursen beeinflusst, während das Studium für die Rezeption der Alltagspraxis unbedeutend bleibt und mehr die Funktion einer „Zertifizierung" erfüllt (ebd., S. 61).

Wenn in der Ausformung einer beruflichen Identität oder eines beruflichen Selbstbildes bei den Praktikerinnen und Praktikern der Sozialen Arbeit die individuelle Biografie eine größere Rolle spielt als die Ausbildung oder das Studium, dann kann auch angenommen werden, dass die vorgefundenen Identitäten vielfältig sind und umgekehrt die Suche nach einem professionsbezogenen Habitus scheitern muss. Während es Nagel (1997) noch gelingt, mit der „engagierten Rollendistanz" einen Habitus zu entwickeln, der nicht inhaltlich konturiert ist, sondern selbst als eine "paradoxe Antwort auf die widersprüchliche Strukturlogik des sozialarbeiterischen Berufs" gelesen werden muss (ebd., S. 204) stellen andere Untersuchungen die Pluralität und Heterogenität der in der Praxis vorgefundenen Konzepte zur Diskussion. Es scheint aber auch hier einen starken Drang zu geben, die Vielfältigkeit der Praxis zu kanonisieren und ein Gemeinsinn stiftendes Ideal herauszuarbeiten, das die Soziale Arbeit mit einer als professionell eingestuften Identität versorgt. Möglicherweise liegt hierin auch der Grund, warum viele Studien in der Darstellung der Ergebnisse den Ansatz der Typisierung wählen, der dann – je nach Studiendesign und Kriterium – eine Reduktion auf drei bis fünf Identitätstypen zulässt. Diese sind dabei immer eng an dem Forschungsinteresse konstruiert und überschneiden sich demnach nur wenig, weil sie auf verschiedenen konzeptionellen Ebenen angesiedelt sind. Nachfolgend werden diese Studien vorgestellt, um danach deren Beitrag für die Frage nach der Identität der Sozialen Arbeit zu diskutieren.

2.2.2. Empirische Typen von Sozialarbeitenden

Die Untersuchung von Thole et al. (1997) ist die erste ihrer Art und rekonstruiert aus narrativen Interviews mit Praktikerinnen und Praktikern aus der außerschulischen Kinder- und Jugendhilfe den Einfluss biografischer Verläufe auf das fachliche Können und Wissen. Die Autoren unterscheiden fünf Typen, die sie als „MacherInnen", „Netzwerkorientierte", „Dienstleistende", „pragmatische Idealisten" und „Emigrierte" bezeichnen. Die „MacherInnen" handeln selten methodisch fundiert und setzen Reflexionsressourcen unsystematisch und zufällig ein. Wissen liegt ausschließlich als Erfahrungswissen oder biografisch prägende Erlebnisse vor, ihre Handlungskompetenz generieren sie aus alltagspraktischen Fertigkeiten und Geschick sowie persönlichkeitsspezifischen Eigenschaften. Sie arbeiten oft in marginalisierten Handlungsorten und ihr Dilemma lässt sich aus der Kluft zwischen der Fraternisierung mit ihrer Klientel und ihrer Berufsrolle beschreiben. Die „Netzwerkorientierten" haben ein theoriegeleitetes, reflektiertes oder berufserfahrungsgeleitetes Wissen und orientieren sich an sozialstrukturellen Perspektiven und Handlungsstrategien, die sie an der Einrichtung, dem Stadtteil oder der Hilfelandschaft ausrichten. Sie haben oft organisatorische, (an-) leitende oder verwaltende Positionen inne und legen daher ihren Fokus eher auf soziale Gruppen als auf Individuen. Ihnen sehr ähnlich ist der Typus der „Dienstleistenden", die ebenfalls auf theoretisches Wissen zurückgreifen, allerdings stärker dienstleistungsorientiert arbeiten. Die „pragmatischen Idealisten" haben einen emanzipatorischen Anspruch an ihre Arbeit, der biografisch bedingt ist und mit welchem eine gesellschaftspolitische Einflussnahme verfolgt wird. Problematisch für diesen Typus ist die Begrenzung des selbstgesetzten Anspruchs, sei es durch Normen, den institutionellen Rahmen oder die Bedürfnisse der Klientel, und eine hohe Vulnerabilität durch die Vermischung von Privat- und Berufsleben. Der letzte Typus, die „Emigrierten", kann im eigentlichen Sinne nicht als beruflicher Habitus angenommen werden, da den Befragten eine Identifizierung mit dem Berufsbild fehlt, was sich entweder in innerer Emigration und dem Rückzug auf eine Nischentätigkeit zeigt oder in einer beruflichen Neu- oder Umorientierung.

Als zentrales Ergebnis dieser Typisierung kann die Abhängigkeit des beruflichen Habitus vom Berufsfeld und den damit verbundenen Tätigkeiten gesehen werden, gleichzeitig werden aber von den Befragten Organisationen und Institutionen *nicht* als Relevanzsystem für die Orientierung in der Praxis benannt. Neben der an Fällen orientierten Typenbildung wurden auch sogenannte „Anforderungsprofile" herausgearbeitet, die eine Legitimationsfunktion sowohl für die Tätigkeiten als auch für die Haltung der Sozialarbeitenden haben (ebd., S. 62f). Diese werden als pädagogischer Anspruch im Sinne von Erziehen, Ausgleichen von Defiziten und Emanzipation durch Vermittlung, als dienstleistungsorientierter Anspruch im Sinne von Beraten und Bereitstellen von Möglichkeiten, als emanzipatorischer Anspruch im Sinne von Freiräumen und der Initiierung von Prozessen und als kulturell bildender Anspruch, der aber auf die Berufsgruppen von Künstlern und Kulturpädagogen beschränkt bleibt, bezeichnet. Eine Zuordnung dieser Anforderungen zu den Habitustypen nehmen die Autoren nicht vor.

Ackermann (2000) rekonstruiert aus Interviews mit Studierenden an einer Fachhochschule, Berufspraktikantinnen und Sozialarbeitenden im Jugendamt fünf Typen beruflicher Habitualisierungen, die er als die „Profis", die „SelbstverwirklicherInnen", die „pragmatischen Idealisten" (sic!), die „alten Hasen" und die „Orientierungslosen" bezeichnet. Für diejenigen Befragten, die bereits im Berufsleben stehen sind dabei nur drei nachfolgend dargestellten Typen relevant.

Die „Profis" zeichnen sich durch eine hohe Identifikation mit dem Beruf aus, sie nutzen wissenschaftliche Theorien und Methoden wie die Fallrekonstruktion bei gleichzeitiger empathischer Adressatenorientierung und haben einen selbstbewussten Umgang mit der Verwaltung. Mit den prinzipiellen Widersprüchlichkeiten aus der gleichzeitig kollektiven und Fallorientierung gehen die Profis reflexiv und bewusst um. „Wie selbstverständlich vertritt dieser Typus die kollektiv legitimierten Normen und versteht sich dennoch als Anwalt des (Einzel)Falles" (Ackermann 2000, S. 171). Der Typus der „alten Hasen" ist bei denjenigen Befragten, die schon länger in der Praxis sind, das zentrale Deutungsmuster. Sie haben ein stark ausgeprägtes und veränderungsresistentes (weil biografisches) Erfahrungswissen, das oft schon vor dem Studium erworben wird. Das Studium ändert daran nichts, sondern wird eher für den Erwerb von "Handwerk" wie Recht und Medizin genutzt. Die Vertreterinnen und Vertreter dieses Typus haben keine theoretisch fundierte Fachlichkeit, ihr Umgang mit der Verwaltung ist je nach

2.2 Empirische Arbeiten zu Identität, Rolle und Selbstverständnis in der Sozialen Arbeit

Erfahrung entweder unsicher oder planerisch. Die „Orientierungslosen" werden von Ackermann als Kontrastfall zu den Profis beschrieben. Sie haben weder einen theoretischen Referenzrahmen noch zeigen sie Sensibilität für den Einzelfall. Sie zeigen keine Agency, funktionieren lediglich im Feld und arbeiten der Verwaltung zu. Die mangelnde Anerkennung, die die Orientierungslosen in ihrem beruflichen Handeln erfahren, führen zu Resignation. Der Typus der Selbstverwirklicherinnen konnte nur für die Studierenden und Berufspraktikantinnen rekonstruiert werden, der Typus der pragmatischen Idealisten findet sich nur im Sample der Berufspraktikantinnen.

Auch Schulewski (2002) kann kein einheitliches berufliches Selbstverständnis in den von ihr durchgeführten Interviews finden, obwohl sie im Gegensatz zu Thole et al. (1997) nur Sozialpädagoginnen mit FH-Abschluss in einem bestimmten Berufsfeld, nämlich in der beruflichen Qualifizierung von benachteiligten Jugendlichen, berücksichtigt, sodass das Argument der „Feldkodifizierung" hier nicht greift. Die Unterschiede zwischen dem Selbstverständnis als „Hilfsausbildern", „Beratern", Helfenden bei Verwaltungsangelegenheiten und Krisenmanagern mit „Feuerwehrfunktion" erklärt Schulewski aus den Zusatzqualifikationen und den vorherigen Praxiserfahrungen, also weniger biografisch.

Die drei „Ausformungen" von beruflichem Selbstverständnis, die Daigler (2008) mit Hilfe von drei Fallrekonstruktionen aus dem Bereich der Mädchenarbeit herausarbeitet, orientieren sich sehr stark an der Wahrnehmung und der Bezugnahme auf die Klientel. Beim „Einwirken" geht es um die "Einpassung" der Klientinnen in einen von der Sozialarbeiterin vordefinierten "Normalitätsentwurf", was durch Beeinflussung oder Erziehung erreicht wird. Dieses Selbstverständnis resultiert aus eigenen biografischen Erfahrungen, die übernommen werden, damit verbundene Deutungs- und Erklärungsmuster sind "klischeehaft" und "generalisierend" (ebd., S. 211). Im „Dialog" nimmt die Sozialarbeiterin die Rollen des authentischen Gegenübers einerseits und der Begleiterin andererseits ein. Es geht um ein Verstehen und Erkennen der Klientinnen und ihrer Probleme, das auch als "Ringen mit den Adressatinnen" (ebd.) beschrieben wird. "Respekt und Dialog sowie das ‚Aushalten' stehen im Mittelpunkt der pädagogischen Handlungspraxis, die auf Perspektivenpluralität aufbaut." (ebd.). Die dritte Ausformung wird als „Hilfe zur (ökonomischen) Autonomie" beschrieben. Das Berufsfeld steht hier als "Angebot zur Thematisierung der äußeren und inneren Widersprüche" und wird als "Ort" aufgefasst, von dem aus öffentlichkeitswirksam "im Sinne von Gerechtigkeit gestritten wird." (ebd., S. 212). Die Beschreibung gerät leider sehr kurz und unspezifisch, sodass unklar bleibt, welche konkreten Handlungsanforderungen oder Rollen damit verbunden werden und ob sich hier ebenfalls biografische Bezüge finden lassen. Schulewski hebt hervor, dass alle drei Eckfälle das berufliche Selbstverständnis im Kontext von Wandlungs- und Entwicklungsprozessen erzählen, sei es als ein "Hineinwachsen" in die Praxis, sei es als aufgrund sozialen Wandels oder biografischer Brüche (ebd., S. 212), was möglicherweise dem Sample, das ausschließlich Frauen aus Ostdeutschland berücksichtigt, geschuldet ist.

Auch Braun (2010) präsentiert drei Fallrekonstruktionen aus biografischen Erzählungen von Sozialarbeitenden mit Migrationshintergrund. Die „Macherin" legt ihren beruflichen Fokus auf „Management" und konzeptionelle Veränderungen, die sie mit starken Normalitätsvorstellungen, klaren Wertungen und einem festgelegten Weltbild verbindet. Sie zeigt eine „theoretische Empathie" (ebd., S. 113f), die auf einer rationalen Ebene verortet ist, während sie sich auf der Handlungsebene eher distanziert zur Klientel und zum Kollegium verhält. Eine „Anti-Oppressive Social Work" (S. 150f) sieht die Identifizierung und Kommunikation von Unterdrückung als Kernaufgabe Sozialer Arbeit. Das Interesse am Thema Einwanderung ist nicht biografisch gesetzt, sondern hat sich aus der theoretischen und berufspraktischen Beschäftigung mit dem Thema ergeben. Mit Hilfe ausgewählter Theorien werden Machtstrukturen und Organisationskonzepte kritisch beleuchtet und entsprechende Veränderungen in der Organisationsstruktur verfolgt. Die Theorie dient auch der Reflexion von Welt und Selbst im Sinne von biografischen Suchprozessen, wird aber wenig kritisch, dafür polarisierend angewendet. Auch der Blick auf die Klientel unterliegt einer starken Schematisierung und Verklärung. Bei der dritten Fallrekonstruktion (ebd. S. 181ff) arbeitet Braun einen starken Fokus auf den sozialen Kontext heraus, der auch in der eigenen Biografieerzählung zum Tragen kommt. Damit einher geht eine fragende Haltung und eine verständigungsorientierte Interaktion mit der Klientel sowie eine große Vorsicht gegenüber Zuschreibungen, um die Stigmatisierung von Klientinnen und Klienten zu vermeiden. Das Handeln wird als Begleitung, als dialogisches Bearbeiten und gemeinsame Reflexion beschrieben. Die enge Verknüpfung von Biografie und Profession wird von Braun auch als problematisch eingeschätzt, wenn Erfahrungswissen fachliches Wissen ersetzt, die professionelle Haltung sich in Mitgefühl erschöpft und die eigenen biografischen Erfahrungen generalisiert werden.

Die Untersuchung von Schmegner (2011) kommt der eigenen Untersuchung am nächsten und soll deshalb ausführlicher dargestellt werden. Den theoretischen Hintergrund bilden der systemtheoretische Ansatz nach Bommes und Scherr (2000) sowie der strukturfunktionalistische Ansatz nach Oevermann (1996). Anhand von problemzentrierten Interviews mit Sozialarbeitenden, die im Bereich der Jugendhilfe in sehr unterschiedlichen Einrichtungen aber mit ähnlicher Klientel, nämlich mit Kindern und Jugendlichen mit Migrationshintergrund arbeiten, arbeitet Schmegner drei empirisch begründete, berufliche Rollen der Sozialarbeitenden heraus, wobei einzelne Fälle nicht einer einzigen Rolle entsprechen müssen, sondern auch Mischformen vorliegen (ebd., S. 206f). Entsprechend des ausgewählten Berufsfeldes orientiert sich die Typenbildung stark an den Vorstellungen der Befragten von Kultur, Nationalität und Ethnie. Die Autorin beschreibt anhand der Berufsrolle die zugrundeliegenden Orientierungsmuster, das Selbstverständnis von Fachlichkeit sowie damit verbundene zentrale Tätigkeiten der Sozialarbeitenden.

Der „Mediator" (ebd., S. 213-222) ist der Typus der national-kulturellen und ethnischen Differenzierung. Das bedingt eine Normalitätskonstruktion, in der er selbst der kulturellen Mehrheit angehört, während die Klientel einer kulturellen Minderheit zugeordnet wird, der wiederum katalogartig stigmatisierende Eigenschaften und Merkmale zugeschrieben werden (kommen vom Land, korrupte Gesellschaft, temperamentvoll etc.). Der mit der Rolle des Mediators verbundene Auftrag ist die Vermittlung, die auf drei Ebenen gesehen wird, nämlich zwischen Kulturen, zwischen den Eltern und den Jugendlichen und zwischen Behörden und "allochthonen Probanden" (ebd., S. 216). Dementsprechend sind die zentralen Tätigkeiten „vermitteln", "moderieren" und "übersetzen". Die Legitimation dieser Rolle besteht aus der fachlichen Expertise, die sich aus dem (kulturellen) Wissen über beide Seiten ergibt. Die Perspektive ist mit den Worten Osterkamps (1996) eine Herr-im-Hause-Perspektive, die für sich beansprucht, dass die normativen Wertungen "richtig" sind. Entsprechend der fachlichen Spezialisierung wird die Klientel über das Merkmal "nationale Zugehörigkeit" definiert, die damit verbundene stigmatisierende Katalogisierung ist als Hilfe zum Verstehen und Abarbeiten des Auftrags zu verstehen. Die Arbeitsbeziehung ist stark asymmetrisch und die Klientinnen und Klienten werden als "Kinder" gesehen, die durch Erziehung verändert werden müssen. Die Richtung und Art der Veränderung gibt der Professionelle vor, der einem hoheitsstaatlichen Auftrag nachkommt (der Eckfall arbeitet als Bewährungshelfer). Die Dichotomisierung der nationalen Zugehörigkeit zeigt sich auch in der Sprache, wenn zwischen "denen" und "uns" unterschieden wird.

Der Coach (S. 244-260) orientiert sich an der individuellen Biografie der Klientinnen und Klienten. Kultur wird als etwas Prozesshaftes gesehen, das in Veränderung ist und deshalb auch nicht konfliktfrei verläuft. Aus dieser Perspektive sind Konflikte "natürliche" Begleiterscheinungen von Veränderungen und Entwicklungen und nicht per se bedrohlich oder negativ. Ethnische Zuschreibungen werden als Reduktion der Persönlichkeit eines Individuums empfunden. Die Position der professionellen Sozialarbeiterin ist wiederum eine Vermittlungsposition, sie orientiert sich aber am Auftrag von Unterstützung und bezieht auch parteiisch Stellung für die Klientel. Die Klientinnen und Klienten werden als Experten ihrer eigenen Biografie wahrgenommen und dementsprechend ist das fachliche Selbstverständnis das eines Lernenden. Weil es dem Coach um den Aufbau einer persönlichen Arbeitsbeziehung geht, die von Empathie getragen ist, werden Selbstreflexion, Kontakt- und Konfliktfreudigkeit als zentrale Kompetenzen gesehen. Neben der individuell-biografischen Perspektive hat der Coach auch eine system- und machtkritische Sicht auf den sozialarbeiterischen Auftrag. Durch die Verortung der Klientel als sozial benachteiligt ergibt sich auch ein politischer Auftrag für die Einrichtungen der Sozialen Arbeit. Integration wird dann nicht als Assimilationsaufgabe von Migranten und Migrantinnen gesehen, sondern als Veränderungsprozess einer heterogenen Gesellschaft. Machtmechanismen auf allen Ebenen, also zwischen Individuum und Gesellschaft, zwischen zwei Individuen, zwischen Professionellen und Klientel, zwischen Mädchen und Jungen, sind ein Querschnittsthema.

2.2 Empirische Arbeiten zu Identität, Rolle und Selbstverständnis in der Sozialen Arbeit 37

Als dritten Typus beschreibt Schmegner leider nur sehr kurz den „Anwalt", den sie auch als „Bürgerrechtler" bezeichnet (ebd., S. 270-270). Dieser Typ des Professionellen setzt sich anwaltschaftlich für die "Bürgerrechte" seiner Klientel ein, im Fallbeispiel sind dies unter anderem Strukturen von Gleichberechtigung zwischen Schülerschaft und Lehrenden an einer Schule. Die Klientinnen und Klienten sollen in ihrer Autonomie und Selbstbestimmung unterstützt werden und ihre emanzipatorischen Potentiale sollen gefördert werden. Dazu ergreift der Sozialarbeitende Partei für seine Klientel, wofür sich die eigene Betroffenheit als förderlich erweist.

Hervorzuheben bleibt, dass die Eckfälle, die für die Beschreibung der reinen Typen richtungsweisend sind, in sehr unterschiedlichen Berufsfeldern und Positionen arbeiten, nämlich in der Bewährungshilfe, im Jugendzentrum und in der Schulsozialarbeit. So verwundert es nicht, dass Schmegner resümiert, dass es einen starken Zusammenhang zwischen der Organisation, in der die Sozialarbeitenden beschäftigt sind, dem sich daraus ergebenden Auftrag und Aufgaben und dem beruflichen Selbstverständnis gibt. Sie kann für alle drei Typen zeigen, wie sich die Semantiken und Codes der Einrichtungen, also die Einrichtungskultur, auch in den selbst zugeschriebenen Rollen niederschlagen (ebd., S. 309-312).

Was kann nun also aus der empirischen Forschung zu Habitus, beruflicher Identität oder beruflichem Selbstverständnis geschlossen werden? Vieles und zugleich auch wenig. Der Versuch, die Vielschichtigkeit der vorgefundenen Realität mittels Typenbildung beschreibbar und begreifbar zu machen, liefert eine Vielzahl von Begriffen, die einige Überschneidungen aufweisen, manchmal aber auch sehr unterschiedlich gefüllt werden. Während die früheren Untersuchungen von Thole et al. (1997) und Ackermann (2000) noch einen starken Fokus auf die Wissensbasis und die Wissenschaftlichkeit von Sozialarbeitenden legen, konzentrieren sich die neueren Untersuchungen stärker auf den Auftrag und die damit verbundenen Tätigkeiten. Als Gemeinsamkeit kann festgehalten werden, dass es in der Praxis der Sozialen Arbeit keinen Habitus oder eine einende Berufsidentität geben würde. Die Begründungen hierzu sehen die Autorinnen und Autoren wahlweise in dem Fehlen eines systematischen Rückgriffs auf die Wissensbestände der Disziplin, in der starken Prägung des Auftrags durch das Berufsfeld oder dem großen Einfluss biografischer Erfahrungen. Welche Variante favorisiert wird, hängt stark vom Forschungsinteresse und dem Untersuchungsdesign ab. Allerdings wird in keiner Untersuchung systematisch den Zusammenhängen von Organisation/Institution und Diskursen mit dem beruflichen Selbstverständnis nachgegangen (eine Ausnahme ist die Studie von Sommerfeld und Gall (1998), die die berufliche Identität von Sozialarbeitenden in einer psychiatrischen Klinik untersucht haben). Auch fehlen Studien über Berufsfelder, bei denen diese Einflussfaktoren als besonders ausgeprägt angenommen werden können, sei es aufgrund der starken Marginalisierung und/oder Stigmatisierung der Klientel, aufgrund wirkmächtiger Strukturen der Organisation, einem explizit hoheitsstaatlichen Auftrag oder omnipräsenter gesellschaftlicher Diskurse. Über die unterschiedlichen Binnenlogiken einzelner Berufsfelder und den damit verbundenen professionellen Anforderungen ist kaum etwas bekannt (Cloos 2006, S. 187).

2.3. Offene Fragen und unbeleuchtete Aspekte

In der Zusammenschau von Theorie und Forschung zur Identität der Sozialen Arbeit ergibt sich das Bild einer weiten Landschaft, von der bei weitem nicht alle Bereiche erforscht sind. Die Bemühungen der Forschung, eine einheitliche Identität Sozialer Arbeit zu finden oder zu beschreiben, muss mit Kleve (2000b) als gescheitert angesehen werden. Trotz vieler Forschungsbeiträge und theoretischer Diskussionen bleibt die Soziale Arbeit „ein schlecht identifizierbarer Beruf" schreibt Lüssi (1995, S. 23). Allerdings kann mit dem Blick auf die vielfältigen Typisierungen davon ausgegangen werden, dass sich dieses Identitätsproblem der Profession nicht unbedingt auch als solches in der Praxis darstellt. Vielmehr scheinen die Sozialarbeitenden aus den Anforderungen der Praxis heraus, verschiedene Möglichkeiten zu entwickeln, berufliche Selbstverständnisse zu entwickeln, die sie auch biografisch einbetten können. So ist es nach Wendt (1995a) einfacher, die verschiedenen Berufsrollen zu benennen, die in der Tätigkeit ausgefüllt werden und die für verschieden Praxisfelder rekonstruiert wurden. Schwer beschreibbar hingegen ist eine identitätsstiftende Rolle, die das Gesamtkollektiv der

2.3 Offene Fragen und unbeleuchtete Aspekte

Sozialarbeitenden einen würde, ein Vorhaben, das weder empirisch noch theoretisch eingelöst werden konnte. So ist der Wunsch nach einer „professionellen Einheit" (Kleve 2000a, S. 138), die über „Identität, Ordnung, Eindeutigkeit, Ambivalenzfreiheit" (ebd.) hergestellt wird, bisher unerfüllt. Die Normalität ist vielmehr, dass sich die Identität der Sozialen Arbeit in einem „*permanenten Übergang*" (ebd.; Herv. i. O.) befindet, was sich in der Praxis darin niederschlägt, dass die Sozialarbeitenden mit instabilen und dynamischen Selbstbeschreibungen umgehen müssen.

Um im Bild der Landschaft zu bleiben, kann die Frage der Identität vielleicht so gestellt werden, dass der Blick auf Identität nicht nur wesentlich vom eigenen Standpunkt abhängig ist, sondern diese von den klimatischen Bedingungen, dem Höhenrelief, der Bodenbeschaffenheit etc. beeinflusst wird, gleichzeitig aber auch neue Bereiche dieser Landschaft erst „erobert" oder besetzt werden, was den theoretischen Anschluss an (Abbott (1998)) herstellt.

Schlüssig wäre zu vermuten, dass gerade in diesen neu besetzten Bereichen, die Dynamik der Identitätssuche und -herstellung besonders groß ist und dieser permanente Übergang daher auch gut beobachtet werden kann. Andererseits können auch extreme oder ungewöhnliche Rahmenbedingungen dazu verhelfen, die Prozesse und Konstitutionsbedingungen der Identitätssuche deutlich werden zu lassen. Als ein solcher Bereich kann die Soziale Arbeit in Flüchtlingswohnheimen eingestuft werden, was sich mehrfach begründen lässt. Zum einen ist der Flüchtlingsbereich ein vergleichsweise neues Tätigkeitsfeld Sozialer Arbeit, in dem Sozialarbeitende weder auf eine lange Traditionslinie professionellen Handelns noch auf ein breites Spektrum an Literatur sehen können. Zum zweiten weisen die Rahmenbedingungen, die in Kapitel 4.2 als die Strukturmerkmale der Klientel „Flüchtling" und der Organisation „Wohnheim" analysiert werden, einige Besonderheiten auf und sind mit wirkmächtigen gesellschaftlichen und politischen Diskursen verbunden. Von der Wissenschaft wurde das Berufsfeld der Flüchtlingssozialarbeit lange Zeit kaum wahrgenommen, im Zuge der sog. Flüchtlingskrise aber auch von der Wissenschaft Sozialer Arbeit quasi als lohnenswertes Forschungsfeld entdeckt. So schreibt Scherr im „Flüchtlingsjahr" 2015:

„[…] die Soziale Arbeit mit Flüchtlingen stellt eine besondere Herausforderung für die Soziale Arbeit dar; sie wirft Fragen auf, die nicht nur für die Akteure in diesem Arbeitsfeld, sondern genereller für das Selbstverständnis der Sozialen Arbeit bedeutsam sind: Im Fall der Sozialen Arbeit mit Flüchtlingen wird die Diskrepanz zwischen den Idealen der Profession und ihrem normativ fundierten Selbstverständnis einerseits, und den faktischen Grenzen, die aus ihrer Einbindung in die Strukturen des nationalen Wohlfahrtsstaates resultieren in zugespitzter Weise deutlich […]."
(Scherr 2015, S. 16–17)

So versucht diese Arbeit ein Stück weit die Lücke zu füllen, die auch Köngeter aufzeigt, wenn er zwar bestätigt, dass die professionstheoretisch geleiteten empirischen Studien zahlreicher geworden sind, gleichzeitig aber kritisiert, dass insbesondere Studien, die die Besonderheiten bestimmter Handlungsfelder Sozialer Arbeit systematisch berücksichtigen, weiterhin rar gesät sind (ebd. 2009, S. 175).

Um das Forschungsfeld kennen zu lernen, Vorannahmen prüfen und Eingrenzungen vornehmen zu können, wurde der Forschungsstand zur Sozialen Arbeit mit Flüchtlingen recherchiert und eine erste Exploration des Feldes mit Hilfe von Experteninterviews vorgenommen. Dieses methodische Vorgehen und dessen Ergebnisse werden nachfolgend vorgestellt und sind weiter unten auch in die Analyse der Strukturmerkmale des Berufsfelds eingeflossen.

3 Methodisches Vorgehen I: Explorative Experteninterviews

Das Forschungsinteresse der Untersuchung sowie die Wahl eines weitgehend unbeleuchteten Forschungsfeldes waren richtungsweisend für die Entscheidung, eine qualitative Forschungsstrategie zu verfolgen. Die qualitative Forschung bietet hier die Möglichkeit, den untersuchten Phänomenen offen zu begegnen und durch diese Offenheit gegenüber Erfahrungswelten ein plastisches Bild des Untersuchungsgegenstandes zu erzeugen (Flick et al. 2007, S. 17). Sie bietet aber auch die Möglichkeit neuer Erkenntnis. Während bei quantitativen Untersuchungen mit dem Verfahren der Subsumtion in der Regel deduktive Schlüsse gezogen werden, eröffnen qualitative Methoden prinzipiell Erkenntnisgewinne, die sogar zu neuen Theorien führen können. Durch offene Verfahren werden Deutungen zulässig, für die es keine bereits vorhandenen Erklärungsmuster gibt. Solche Momente der Abduktion fördern wiederum neue Erkenntnisse, wenn neue, kreative Erklärungen gefunden werden müssen (Reichertz 2007).

3.1. Offenheit im zirkulären Forschungsprozess

In der vorliegenden Untersuchung gab es Offenheit und Unwissen auf verschiedenen Ebenen. Zum einen wurde ein Forschungsfeld gewählt, das bisher wissenschaftlicher sowie öffentlicher Aufmerksamkeit nahezu völlig entgangen war. Weder war die Soziale Arbeit in Flüchtlingswohnheimen bisher Gegenstand von Forschung (mit Ausnahme von Osterkamp 1996) noch gibt es Erhebungen zur Situation von Flüchtlingen mit Behinderung. Zum zweiten unterlag auch das

Forschungsinteresse einer Entwicklung. Während die Suchbewegungen anfangs noch stark von einem persönlichen Interesse an einem Nischenthema geleitet waren, erschien das Forschungsfeld im weiteren Verlauf immer mehr als Kristallisationsort für die brennenden Fragen der Professionalitätsforschung in der Sozialen Arbeit. Dank des offenen Forschungsprozesses konnte die Forschungsfrage daraufhin konkretisiert werden.

Das Vorgehen in der Untersuchung war zirkulär angelegt. Dies gründet in der Auseinandersetzung mit Forderungen und Prämissen, wie Vorwissen, Vorkenntnisse und Literatur auf den Forschungs- und Erkenntnisprozess Einfluss nehmen sollten, dürften oder müssten. Die Diskussion, die ihren Anfang in der Auseinandersetzung zwischen Strauss und Glaser genommen hat, ist weiterhin aktuell. Die „Tabula-rasa"-Metapher aus den Anfängen der Grounded Theory wird als „künstliche Dummheit" von Hitzler (1986) und als „kontextfreie Interpretation" von Wernet (2009) wieder aufgegriffen. Es wird gefordert, dass qualitativ Forschende sich von ihrem Vorwissen befreien sollen, um so mit größtmöglicher Offenheit für Neues an die Analyse der Daten heranzugehen (zusammenfassend Meinefeld 2007; Kruse 2011). Diese Vorstellung halte ich für idealisiert und nicht einlösbar und wird im Übrigen von Glaser und Strauss selbst nicht in dieser radikalen Form umgesetzt (Glaser et al. 1974, S. 263f). Vielmehr teile ich die Ansicht, dass Vorwissen immer besteht und nicht zuletzt ein entscheidender Motor für die Entwicklung eines Forschungsinteresses ist. Daher ist es für den Erkenntnisgewinn fruchtbarer, sich des häufig implizit vorliegenden Vorwissens und der damit verbundenen Vorannahmen bewusst zu werden, sodass Wissen und Erkennen in einem zirkulären Suchverlauf einfließen können. Für die vorliegende Arbeit bedeutet dies konkret, dass die Untersuchung methodisch aus drei Schritten besteht, In einem ersten Schritt wurde das fehlende Wissen zum Forschungsfeld mit Hilfe von Experteninterviews erarbeitet. Damit wurden weitere Entscheidungen zur Eingrenzung der Forschungsfrage möglich und erste Überlegungen zu den Strukturmerkmalen des Tätigkeitsfeldes konnten bestätigt und konkretisiert werden. Daraus folgend wurden episodische Interviews mit Sozialarbeitenden in Wohnheimen für Flüchtlinge durchgeführt. Diese wurden in einem dritten Schritt mit Hilfe des integrativen Basisverfahrens und der Metaphernanalyse ausgewertet. In der Darstellung erfolgt in diesem Kapitel zuerst die explorative Phase, da sie entscheidenden Einfluss auf die Erarbeitung des Kapitels 4 zum Forschungsfeld hatte.

3.2. Exploration des Forschungsfeldes durch Experteninterviews

Die Debatte um Experteninterviews ist relativ neu und hat sich erst in den letzten 20 Jahren mit dem stärkeren Durchsetzen qualitativer Methoden in der Sozialforschung entwickelt. Oft werden Leitfaden-Gespräche als ergänzende Methode eingesetzt, sie dienen "der Felderschließung, der Vertiefung vorwissenschaftlichen Wissens, der Hypothesengenerierung", sodass das Experteninterview vor allem informatorischen Charakter hat (Bogner und Menz 2009b, S. 14). In diesem Sinne wurden insgesamt sechs Experteninterviews durchgeführt, die vor allem der Exploration des Forschungsfeldes dienten.

> "Explorative Interviews helfen [...] das Untersuchungsgebiet thematisch zu strukturieren und Hypothesen zu generieren. [...] Der inhaltliche Schwerpunkt des explorativen Interviews liegt im Bereich der thematischen Sondierung. Auf Vergleichbarkeit, Vollständigkeit und Standardisierbarkeit der Daten wird dabei nicht abgestellt." (Bogner und Menz 2009a, S. 64)

Dementsprechend sollten die Expertinnen und Experten zum einen Insiderwissen über den Bereich der Flüchtlingshilfe und hier vor allem in Bezug auf das Thema „vulnerable Flüchtlingsgruppen" haben, zum anderen möglichst auch Spezialwissen in Bezug auf das Thema Krankheit und Gesundheit bei Flüchtlingen beziehungsweise zu Flüchtlingen mit Behinderung vorweisen.

3.2.1. Die Durchführung der Experteninterviews

Die Recherche und Kontaktaufnahme fand teils über das Internet, teils über öffentlichen Sitzungen des Flüchtlingsrates statt. Den Interviews lag ein Leitfaden zugrunde, der Fragen zu folgenden Themen enthielt:

- Struktur der Flüchtlingshilfe in Berlin
- Berliner Modell für schutzbedürftige Flüchtlinge
- Situation von Flüchtlingen mit Behinderung und chronischer Erkrankung
- Soziale Arbeit in Flüchtlingswohnheimen
- Querschnittsthemen: Menschenrechte, Fremdheit, Vulnerabilität

Der Leitfaden wurde je nach Art der Kontaktaufnahme und Position der Befragten recht flexibel gehandhabt. Der Verlauf der Interviews folgte dem Schema Erzählstimulus (meist die Geschichte und Konzeption des Projektes, für das die Experten arbeiten), offene Fragen zu den relevanten Themenbereichen, offene Ausstiegsfrage mit der Möglichkeit, eigene Themen einzubringen. Starkes Gewicht wurde auf das Wie der Gesprächsführung gelegt. Die Fragen sollten offen sein und – auch in Vorbereitung auf die episodischen Interviews – längere narrative Passagen erzeugen. Dies gelang in der Regel gut, die Interviews dauerten zwischen 50 und 85 Minuten.

Sie fanden bis auf eine Ausnahme alle in den Arbeitsräumen der Befragten statt.

Folgende Personen wurden interviewt:

Frau Eva Gebel-Martinetz: Fachstelle für behinderte Flüchtlinge des Berliner Netzwerks für schutzbedürftige Flüchtlinge

Herr Joachim Rüffer: zfm – Zentrum für Flüchtlingshilfen und Migrationsdienste und Koordination des Berliner Netzwerkes für schutzbedürftige Flüchtlinge

Herr Georg Classen: Geschäftsführung des Flüchtlingsrats Berlin – Sozialrecht für Flüchtlinge (mit Behinderung)

Frau Johanna Karpenstein: HibB - Hilfe für Flüchtlinge mit besonderem Bedarf, Projekt der Kontakt- und Beratungsstelle für Flüchtlinge und MigrantInnen e.V. in Berlin

Frau Ricarda Wank: Handicap International Deutschland, Projektleiterin des ComIn in München, einer Anlaufstelle für Flüchtlinge mit Behinderung

Frau Claudia Heinrich: Berliner Netzwerk für schutzbedürftige Flüchtlinge; Ersterkennung von vulnerablen Flüchtlingsgruppen in der Erstaufnahmestelle in Berlin und Vernetzung der Fachstellen

Alle Interviews wurden vollständig mit dem Programm f4 transkribiert. Die Auswertung erfolgte inhaltsanalytisch orientiert, jedoch nicht explizit regelgeleitet. Vielmehr dienten die Interviews als Informationsbasis für folgende Fragen:

Welche konkreten Erfahrungen haben die Befragten in ihrer Arbeit mit behinderten Flüchtlingen gemacht?
Wie beschreiben die Befragten die Lebenssituation von Flüchtlingen mit Behinderung in Berlin/ Deutschland?
Welche Bedeutung im Hilfesystem messen die Befragten den Sozialarbeitenden in den Wohnheimen zu?

3.2.2. Ergebnisse aus den Experteninterviews

Aus den Experteninterviews konnten Erkenntnisse gewonnen werden, die sehr unterschiedliche Themen einschließen und entweder ergänzend oder völlig neu waren. Auch konnte die Bedeutung von Querschnittsthemen wie Menschenrechte und Fremdheit für den Bereich der Flüchtlingshilfe besser umrissen werden.[10]

Flucht und Behinderung: Die Bezüge zwischen Flucht und Behinderung sind vielfältig und komplex, wie bereits aus der Literatur herausgearbeitet wurde. Fallbeispiele der Befragten bestätigen diese Einschätzung. Zum einen können Fluchtursache und Behinderung eng verknüpft sein. Eine Behinderung – oder zumindest die Ereignisse, die in Zusammenhang mit dem Erwerb der Behinderung stehen – einen Fluchtgrund darstellen. In den Fallbeispielen werden hier häufig körperliche Behinderungen genannt, die in Zusammenhang mit Folter oder Krieg erworben wurden.

Auch das Thema Traumatisierung wird von den Experten oftmals mit den Erfahrungen, die vor der Flucht im Herkunftsland oder auch während der Flucht gemacht wurden, verknüpft. Becker (2006) weist in seinem auf den Fluchtkontext

---

[10] An dieser Stelle sei daran erinnert, dass die Experteninterviews in den Jahren 2010 und 2011 erhoben wurden und damit eine Situation abbilden, die sich seitdem sowohl rechtlich als auch organisatorisch verändert hat.

ausgerichteten Konzept der sequentiellen Traumatisierung darauf hin, dass das traumatische Erleben mit der Ankunft im Zielland jedoch nicht unbedingt zu Ende ist. Im Gegenteil wird durch die existenzielle Unsicherheit und Überforderung in der Anfangszeit sowie die Chronifizierung von Unsicherheit (zum Beispiel bei langjährigen Asylverfahren oder Leben mit Duldung und der Bedrohung von Abschiebung) und die durch den eingeschränkten gesellschaftlichen Zugang erzwungene Passivität eine Bearbeitung der traumatischen Erlebnisse erschwert oder verunmöglicht. Nach den Erfahrungen der interviewten Experten äußert sich die hohe psychische Belastung der Flüchtlinge, die auch mit der engen Wohnsituation in den Heimen und mit den prekären finanziellen Möglichkeiten in Zusammenhang gebracht werden, oft als depressive Stimmung oder psychosomatisch.

Dies verweist auf einen anderen Aspekt der Wechselbeziehung zwischen Flucht und Behinderung. In den Experteninterviews wurde vermehrt darauf hingewiesen, dass Flüchtlinge einem höheren Gesundheitsrisiko ausgesetzt sind, das sich nicht nur aus den psychischen und physischen Belastungen erklärt, sondern eng mit dem eingeschränkten Zugang zu Leistungen im Gesundheitssektor zu tun hat. Gesundheitliche Einschränkungen können durch fehlende oder eingeschränkte Behandlung chronisch werden und im Zuge von Folgeschäden zu dauerhaften Behinderungen führen. Behinderungen können sich damit auch erst nach der Flucht im Zielland ergeben. Die Übergänge zwischen dem Risikofaktor Krankheit und dem Vulnerabilitätsmerkmal Behinderung sind damit fließend (siehe dazu ausführlich Kapitel 4.3.3).

Heterogenität der Gruppe der Geflüchteten mit Behinderung: Diese vielfältige Verquickung von Flucht und Behinderung hat zur Folge, dass die Gruppe der behinderten Flüchtlinge sehr heterogen und damit nur schwer beschreibbar ist. Dies wird in den Experteninterviews darin deutlich, dass Erfahrungen in der Regel als Fallbeispiele dargestellt werden. Eine Behinderung bei geflüchteten Menschen erscheint dadurch eher als (zusätzliches) individuelles Problem, welches individuelle Lösungen erfordert, die als zeitaufwendig und rechtlich schwer durchzusetzen geschildert werden. Die Wahrnehmung von Behinderung als Vulnerabilitätsmerkmal, mit welchem präventive Ansätze verbunden sind, tritt in den Hintergrund.

Auch die Identifizierung von Behinderung ist durch die Heterogenität des Phänomens sehr schwierig.

Vulnerabilität von Geflüchteten mit Behinderung: Die Vulnerabilität von Geflüchteten mit Behinderungen und chronischen Erkrankungen wird von allen Befragten bestätigt. Insbesondere wurde auch die Betroffenheit von mehreren Faktoren, die eine Schutzbedürftigkeit oder Verletzlichkeit begründen, hervorgehoben. Traumatisierung wird dabei an erster Stelle genannt. Gleichzeitig sind Flüchtlinge häufig aufgrund mehrerer Merkmale schutzbedürftig, woraus sich sehr unterschiedliche Bedürfnisse ergeben, bei denen eine Behinderung nicht immer unbedingt im Vordergrund stehen muss. Flüchtlinge mit Behinderung haben manchmal besondere Bedürfnisse, für die es keine systematischen Lösungen in Deutschland gibt (Interview Wank; siehe auch Kapitel 4.3.3).

Sozialarbeitende in Flüchtlingswohnheimen: Die Expertinnen und Experten wurden auch zur Rolle der Sozialarbeitenden in den Flüchtlingswohnheimen und Erstaufnahmeeinrichtungen befragt, um deren Bedeutung für das Hilfesystem im Allgemeinen und für die Identifizierung und Unterstützung von behinderten Flüchtlingen im Speziellen zu erschließen. Insgesamt wird die Position der Sozialarbeitenden in den Wohnheimen und Erstaufnahmeeinrichtungen als wichtig für das Hilfesystem eingeschätzt. Diese grundlegende Bedeutsamkeit wird von den realen Personen, die in dieser Position arbeiten, in den Augen der Expertinnen und Experten nicht unbedingt erfüllt, was aber recht unterschiedlich erklärt wird.

Einigkeit herrscht darüber, dass Engagement ein Kernelement „guter" Arbeit in der Flüchtlingshilfe ist. Das Urteil darüber, wie engagiert die Sozialarbeitende *tatsächlich* sind, geht aber weit auseinander: Manche sehen engagierte Sozialarbeitende als seltene Ausnahme, andere bescheinigen prinzipiell großes Engagement, das jedoch häufig mit Überforderung einhergeht und so seine Grenzen findet. Diese unterschiedliche Beurteilung mag darin begründet sein, woraus die Expertinnen und Experten eine engagierte Haltung ableiten und worin sie Bedingungen für Engagement sehen. Auf der einen Seite wird Engagement als eine Haltung erklärt, die mit personenabhängigen Faktoren einhergeht wie Sympathie und Interesse für und guten Kontakt zu den Klientinnen und Klienten, „guten Willen", sympathisches Auftreten oder Idealismus (insbesondere bei Berufsanfängern; Interview Wank). Die Einstellung zum Klientel spielt dabei eine zentrale Rolle. Auf der anderen Seite wird Engagement von den Expertinnen und Experten als etwas gesehen, das sich aus strukturellen Gegebenheiten wie einer hohen Qualifikation, guter Bezahlung und einem angemessenen Betreuungsschlüssel ergibt. Damit sind engagierte Sozialarbeitende auch immer ein Produkt der Trägerorganisationen, die sich Engagement „einkaufen" (Interview Classen) oder vermeiden. In diesem Zusammenhang wird Engagement auch als ein Faktor bewertet, der „Ärger machen" kann und der von den Einrichtungen nicht unbedingt gewollt ist.

Ob die Expertinnen und Experten einen Sozialarbeiter oder eine Sozialarbeiterin konkret als engagiert einstufen, hängt damit zusammen, ob und wie sie selbst ihn oder sie aus ihrer Position im Hilfesystem heraus wahrnehmen. Das zentrale Beurteilungsmerkmal ist, ob die Sozialarbeitenden Kontakt zu anderen Einrichtungen, vor allem zu der Organisation der Befragten, aufnehmen, ob sie mit anderen Einrichtungen kooperieren und ein Interesse haben, sich über Probleme auszutauschen.

Arbeitsbedingungen in Flüchtlingswohnheimen: Einheitlich beurteilen die Expertinnen und Experten die Arbeitssituation in den Wohnheimen und Erstaufnahmeeinrichtungen als hoch belastend. Engagiertes Handeln leidet nach ihrer Ansicht unter den Arbeitsbedingungen, die als extrem stressig eingestuft werden (Interview Gebel-Martinetz und Rüffer). „Überforderung" und „Burn-Out" sind Begriffe, die in diesem Zusammenhang verwendet werden. Die Überforderung wird mit dem zu breiten Aufgabenspektrum erklärt, für das die Befragten zahlreiche Beispiele schildern. Immanent ist allen Schilderungen, dass es sich um Probleme handelt, die nicht nur sehr vielfältig sind, sondern unvorhergesehen auftreten und schnell gelöst werden müssen. Die Expertinnen und Experten schildern aus ihrer Außenperspektive unterschiedliche Strategien, wie die Sozialarbeiter auf diese hohen Anforderungen reagieren. Besonders wird hier Abgrenzung genannt, die entweder durch eine klare Einschränkung des Aufgabenspektrums oder durch innere Abgrenzung vom Adressatenkreis hergestellt wird. Bedarfsorientiertes Handeln und der Versuch, jedem gerecht zu werden, wird eher als Ausnahmeerscheinung gesehen.

Fremdheit: Den Begriff der „Fremdheit" haben die Expertinnen und Experten nur auf Nachfrage und vor allem auf einer strukturellen Ebene behandelt. Sie sehen das Problem, dass Flüchtlinge mit Behinderung kaum eine Möglichkeit haben, hilfreiche Beratung und Angebote zu erhalten, da sie von den Hilfesystemen nicht erfasst werden. Weder sind die Einrichtungen der Behindertenhilfe kompetente Partner in Fragen von Asyl und Aufenthalt und damit zusammenhängenden Leistungsansprüchen, noch hat die Flüchtlingshilfe einen Einblick in die Leistungen und Bedarfe von Menschen mit Behinderung. Eine Zusammenarbeit dieser Bereiche findet bisher nicht statt (siehe auch Kapitel 4.3.3). Kaum thematisiert wurde der Aspekt von Fremdheit und Befremdung im Hilfeprozess und die damit zusammenhängende oder eben fehlende Bereitschaft, sich auf individuelle Geschichten und Probleme einzulassen.

Menschenrechte: Die Bedeutung der Menschenrechte beziehungsweise der in Deutschland gültigen Verträge wird von den befragten Expertinnen und Experten nicht hervorgehoben. Auf Nachfrage bestätigen jedoch alle Befragten diesen Aspekt ihrer Arbeit und belegen mit Bespielen die Bedeutung einer menschenrechtlichen Orientierung in der Arbeit mit und für die Situation von Flüchtlingen mit Behinderung. Besondere Hoffnungen auf eine Verbesserung der Hilfe und Lebenssituation scheinen allerdings nicht damit verknüpft.

Flüchtlingshilfe als loses Netzwerk: Die Interviews im Gesamt ergeben ein Bild von einem Hilfesystem, welches stark ausdifferenziert ist und dessen Mitglieder in einem losen Netzwerk organisiert sind, das wenig kanonisiert und reguliert erscheint und auf Freiwilligkeit beruht. Das Wissen um die tatsächliche Rolle und Arbeitsleistung der anderen Netzwerkmitglieder scheint mir eingeschränkt oder zumindest stark von der eigenen Position im Hilfesystem und dem damit verbundenen Rollenverständnis geprägt. Keiner der Befragten sieht die Sozialarbeitenden als Kolleginnen und Kollegen, mit denen gemeinsam für eine bestimmte Zielsetzung gearbeitet wird. Die manchmal stark negativen Einschätzungen zur Qualität der Sozialen Arbeit in den Flüchtlingswohnheimen scheinen auch die Funktion zu haben, den Expertenstatus der Befragten zu untermauern. Gleichzeitig gibt es deutliche Missverständnisse und Unwissen, das sich auf ein Spezifikum des Forschungsfeldes bezieht. In den Flüchtlingswohnheimen gibt es neben

Sozialarbeitenden auch sog. Sozialbetreuer (Abgeordnetenhaus Berlin 2010).Diese haben keine formale Qualifizierung für eine wie auch immer geartete soziale Arbeit. Sie sind häufig Hausmeister oder Wachschützer, die aufgrund ihrer Arbeitserfahrung auch eine betreuende Tätigkeit ausüben und in manchen Einrichtungen professionelle Sozialarbeiterinnen oder Sozialarbeiter ersetzen. Dass hier dann im Umkehrschluss eben keine Soziale Arbeit stattfindet, dessen sind sich die Befragten nicht oder kaum bewusst. Vielmehr werden Sozialbetreuer und Sozialarbeitende in der Außenwahrnehmung als eine – schlecht qualifizierte – Gruppe von Beschäftigten wahrgenommen. So trifft Kritik, die an bestimmte Personen der einen Untergruppe gerichtet ist, die Gesamtgruppe (siehe auch der Newsletter des Bündnis gegen Lager 2009).

3.2.3. Spezifizierung des Forschungsinteresses

Durch die explorative Phase hat sich das ursprüngliche Forschungsinteresse grundlegend verschoben. Ausgehend von der Entdeckung, dass 2010 in Berlin das Berliner Modell für schutzbedürftige Flüchtlinge ins Leben gerufen wurde, mit dessen Hilfe auch die Gruppe der Flüchtlinge mit Behinderung erfasst und unterstützt werden sollte, zielten meine ersten Fragen verstärkt in diese Richtung. Zum einen interessierte mich, wie die Erstidentifizierung von sog. schutzbedürftigen Flüchtlingen umgesetzt werden könnte, insbesondere wenn es sich um das uneinheitliche und häufig unsichtbare Merkmal „Behinderung" handelte. Welche Kompetenzen bringen die Professionellen dafür mit, woran orientieren sie sich und welches Wissen steht ihnen dazu zur Verfügung? Welche Bedeutung haben die Menschenrechte als Orientierungsrahmen in der Praxis? Zum anderen erhoffte ich mir auch Einblicke in die Lebenssituationen von Flüchtlingen mit Behinderung in Deutschland.

Der Fokus auf das Modellprojekt wurde schließlich aufgegeben und das Forschungsinteresse mehr an den Diskussionen zur Professionalisierung der Sozialen Arbeit ausgerichtet. Damit wurden sowohl Fokussierungen als auch Verallgemeinerungen vorgenommen. Das bedeutet konkret, dass

... Sozialarbeitende in Flüchtlingswohnheimen als Zielgruppe für die weitere Befragung ausgemacht wurden. Diese Entscheidung begründet sich einmal darin, dass Sozialarbeitende in Wohnheimen einen intensiven Kontakt über einen längeren Zeitraum mit Flüchtlingen haben. Zum anderen stellt das Wohnheim aber auch eine besondere Form von Organisation dar, sodass angenommen werden konnte, dass sich die organisationellen Rahmenbedingungen hier besonders deutlich darstellen würden. Und zum dritten gehören Sozialarbeitende einer Berufsgruppe mit hoher Qualifikation an. Durch die akademische Ausbildung war zu erwarten, dass ihnen theoretisches Wissen sowie die Kontroversen in der Professionsdiskussion bekannt sind.

... der Fokus auf die Gruppe der Geflüchteten mit Behinderung aufgehoben wurde zugunsten eines erweiterten Interesses an der Bedeutung von gesundheitlichen Problemen, Krankheit und Behinderung in der Sozialen Arbeit im Flüchtlingswohnheim. Dies geschah aus der Erkenntnis heraus, dass sich der Zusammenhang zwischen Flucht, Aufenthalt und Gesundheit als komplex darstellt und damit auch die Gruppe der betroffenen Flüchtlinge sehr heterogen ist, ja sogar die Betroffenheit als solche als dynamische Variable gesehen werden muss. Diese nur zu erahnende Breite kann nur mit einer entsprechend allgemeinen und offenen Verbalisierung erfasst werden kann.

... die Themen Fremdheit und Befremdung, Menschenwürde und Menschenrechte sowie Inklusion und Vulnerabilität nicht explizit abgefragt werden sollen. Diese Themen konnten durch die noch vorzustellende Analyse der Strukturelemente und Dilemmata des Tätigkeitsfeldes als die Soziale Arbeit mit Geflüchteten durchziehende Querschnittsthemen herausgearbeitet werden. Sie liegen vielen Herausforderungen und Problemen der Praxis zugrunde. Interessant war für mich zu sehen, ob diese Themen als Orientierungs- oder Deutungsmuster, als Wissen, als Reflexions- oder Erklärungsfolie in den Interviews sichtbar werden. Da diese sowohl in expliziter als auch in impliziter Form zur Verfügung stehen können, bot sich dazu eine Strategie an, die ich fokussierte Sensibilität nennen möchte. So bezog ich in Nachfragen oder Bitten um Beispielerzählungen diejenigen Stellen ein, bei denen ich den Eindruck hatte, dass diese Themen „aufscheinen".

Auch die Forschungsfrage wurde aus diesen Erkenntnissen noch einmal konkretisiert.

Wie erleben Sozialarbeiterinnen und Sozialarbeiter in Flüchtlingswohnheimen ihre professionelle Rolle im Kontext der Arbeit mit Geflüchteten mit Behinderung und schweren Erkrankungen und welches Handeln leiten sie daraus ab?

Diese lässt sich in drei Erkenntnisbereiche operationalisieren:

Professionelle Rolle: Wie definieren die Sozialarbeitenden ihre Rolle im Wohnheim und welche Aufgaben leiten sie daraus ab? Wie kommt ihre Rollendefinition in konkreten Situationen mit Flüchtlingen mit Behinderung zum Tragen? Welche Ambivalenzen und Paradoxien bezüglich der professionellen Rolle erleben die Befragten?

Ethisches Wissen: Welche Orientierungsmaßstäbe leiten die Befragten aus ihrer professionellen Rolle und ihrem professionellen Auftrag ab? Inwieweit spiegeln sich diese in konkreten Handlungs- und Entscheidungssituationen bezüglich der Arbeit mit vulnerablen Flüchtlingsgruppen wider?

Behinderungsbegriff: Welche Bilder haben Sozialarbeitende in Flüchtlingswohnheimen von Geflüchteten mit Behinderung? Wie wird diese Gruppe von ihnen wahrgenommen? Welches Modell von Behinderung liegt dieser Wahrnehmung zugrunde? Wie wirkt sich diese Konzeption auf die Erkennung von einem gesundheitsbedingten Unterstützungsbedarf aus?

Bevor nun dargestellt wird, wie das Forschungsinteresse methodisch umgesetzt wurde, wird im folgenden Kapitel das Forschungsfeld analysiert.

4 Das Forschungsfeld: Die Soziale Arbeit mit Geflüchteten in Deutschland

Die Flüchtlingshilfe als Tätigkeitsfeld Sozialer Arbeit ist noch relativ jung, was in den Migrations- und Fluchtbewegungen begründet ist. Erste Veröffentlichungen zum Thema reichen bis in die 1980er Jahre zurück (Hennig 1982; Bethlenfalvy 1985; Deutscher Caritasverband (DCV) 1987), Heinhold schreibt 2007 von „30 Jahren Flüchtlingssozialarbeit" in Deutschland. An den Publikationen zum Thema Flucht und Asyl lassen sich durch ihren inhaltlichen Bezug die Wellen ablesen, in denen das Thema einmal im Zuge des sog. Asylkompromisses 1993 und ein zweites Mal im Zuge der sog. Flüchtlingskrise 2015, in die Öffentlichkeit schwappte. Die Veröffentlichungen beschäftigen sich mit unterschiedlichen Themen wie Integration (Aumüller und Bretl 2008), Bildung (Neumann et al. 2003; passage gGmbH 2005; Krappmann et al. 2009), rechtlichen Aspekten (Heinhold 2007; Markard 2015), Rassismus und Diskriminierung (Internationale Liga für Menschenrechte e.V. 2002). Ein breites Spektrum gibt es an Publikationen im Gesundheitsbereich (Junghanss 1998; Niedersächsischer Flüchtlingsrat e.V. 2002, 2004; Groß 2000, 2003; Gardemann 2007; Golsabahi 2008; Bay et al. 2008; Eichenhofer 2013) und spezifisch zum Thema Trauma (Forster et al. 2003; Becker 2003; Zimmermann 2012). Viele Veröffentlichungen zum Thema Soziale Arbeit im Bereich Flucht und Asyl sind „Graue Literatur" und haben die Form von Projektberichten, Praxisleitfäden, Stellungnahmen oder Positionspapieren, nur wenige gehören der Gattung der wissenschaftlichen Literatur an und empirische Untersuchungen sind kaum zu finden.

4.1. Untersuchungen zur Flüchtlingssozialarbeit

Neben der therapeutischen und psychosozialen Arbeit mit traumatisierten Geflüchteten ist in den letzten Jahren die Beschäftigung mit der Situation von unbegleiteten Minderjährigen in das Blickfeld der sozialen Arbeit gerückt. Veröffentlichungen zu beiden Themen sind vor allem deskriptiver Natur oder liegen in Form von Handbüchern vor (Woge e.V. 1999; Forster et al. 2003; Fritz und Groner 2004b; Ehring 2011; Filsinger 2017). Die Anforderungen an die Soziale Arbeit in spezifischen Settings, Erfahrungsberichte sowie good practice Beispiele nehmen hier einen großen Platz ein. In vielen Beiträgen werden aus der Praxis heraus die Ambivalenzen und unaufhebbaren Paradoxien der sozialen Arbeit in der Flüchtlingshilfe benannt (bspw. Meinhardt und Schulz-Kaempf 1994; Zepf 1996; Deimann 2015; Hotz 2015), selten jedoch finden sie eine theoretische Einordnung oder systematische Aufarbeitung. Brumlik (1999) benennt für die Arbeit mit Kinderflüchtlingen vier Konfliktfelder (extraprofessionelle Konflikte, interkollegiale Konflikte, intraprofessionelle Konflikte und intrapsychische Konflikte) und betont die Bedeutung ethischen Wissens als Orientierungsmaßstab in diesen Konflikten. Basierend auf dem Professionalitätsmodell von Oevermann bezeichnet er „ethisches Wissen als Kern einer reflektierten Professionalität" (ebd., S. 518). Nettelroth (2008) nimmt auf dem Niveau einer studentischen Hausarbeit eine theoretische Verortung der erfahrenen Konfliktpotentiale in der Flüchtlingsarbeit mit Hilfe der systemistischen Theorie der Sozialen Arbeit von Staub-Bernasconi vor und plädiert im Sinne des Tripelmandats für eine Orientierung der Flüchtlingssozialarbeit an den Menschenrechten. Und auch Hahm (2014) wählt die systemistische Theorie für seine Bachelor-Arbeit und erkennt aus dieser Perspektive die Unterbringung in Gemeinschaftsunterkünften als soziales Problem. Sulimma und Muy (2012) nehmen eine an Foucault ausgerichtete, machtkritische Analyse der ökonomischen und rechtlichen Rahmenbedingungen der Sozialen Arbeit mit Geflüchteten vor. Sie diskutieren anhand der Themen Ressourcenverteilung, Rückkehrberatung und Arbeit mit Migrantinnen und Migranten ohne Aufenthaltsstatus, welche Funktion die Soziale Arbeit als Akteurin im postfordistischen Migrationsregime ausübt und welche Perspektiven sich daraus für eine kritische Migrationssozialarbeit ergeben.

Es liegen nur wenige Beiträge empirischer Natur vor, die in stärkerer oder geringerer Ausprägung die Lebens- und Arbeitssituation in Flüchtlingswohnheimen berücksichtigen. In dem Forschungsprojekt von Osterkamp (1996) werden aus der Perspektive der kritischen Psychologie Flüchtlingswohnheime als Mikrokosmos für Bewältigungs- und Abwehrhandeln untersucht. Als einmalig kann hervorgehoben werden, dass in die Untersuchung alle Betroffenen, also sowohl Mitarbeiter und Mitarbeiterinnen als auch Bewohnerinnen und Bewohner einbezogen wurden. Dabei werden deren Beziehungen und Verhalten nicht vor dem Hintergrund von Professionalität und Sozialer Arbeit aufgearbeitet, sondern als institutioneller Rassismus interpretiert. Der vorgefundene alltägliche Rassismus ist aus der Perspektive der kritischen Psychologie nicht persönliche Gesinnung, sondern wird vielmehr als Produkt von Strukturen und Verhältnissen gesehen. Dazu gehören auch die widersprüchlichen Anforderungen, Hilfe unter Abschreckungsbedingungen zu leisten, Menschlichkeit unter menschenunwürdigen Bedingungen zu zeigen und das Handeln wider besseres Wissen und Wollen (ebd., S. 53). Osterkamp beschreibt die Tendenz in dieser unauflöslichen Dilemma-Situation zum „perfekten Problembewältiger" zu werden, für den die Klientinnen und Klienten selbst zum Problemfall werden.

In der Untersuchung von Pieper (2008) werden Flüchtlingswohnheime als Teil eines deutschlandweiten dezentrales Lagersystem identifiziert. Die beschränkenden, entmenschlichenden und entrechtenden Strukturen dieses Systems werden aus der Innenperspektive der Bewohnerinnen und Bewohner sowie der Mitarbeiterinnen und Mitarbeiter erarbeitet. Die Soziale Arbeit in den Wohnheimen wird als Soziale Arbeit in einem Ausnahmezustand beschrieben (ebd., S. 211), da die Wohnheime einen potentiell rechtsfreien Raum darstellen, in dem die Rechte und deren Auslegung an die Beschäftigten delegiert werden. Obwohl diese die strukturellen Einschränkungen des Lagerraums nicht verändern und damit auch prinzipiell keine Hilfe aus der Exklusion anbieten können, gibt es positive Möglichkeiten aus persönlichem Engagement heraus. Insbesondere durch die Unterstützung in der Auseinandersetzung mit Behörden und durch die Beschaffung von materiellen Ressourcen, können die Handlungsspielräume der Klientinnen und Klienten erweitert werden.

Auch Deimanns (2015) systemtheoretisch ausgerichteter Beitrag bezieht sich auf die Frage der Exklusion und zwar mit dem Fokus auf die Situation geduldeter Flüchtlinge, die wiederum häufig und über Jahre in Wohnheimen untergebracht sind. Anhand von zwei Fallbeispielen stellt er dar, dass Soziale Arbeit mit geduldeten Asylsuchenden politisch lediglich als Exklusionsverwaltung gedacht ist und fordert, dass die Praxis an dieser Stelle nicht nur selbstreflexiv ihr Selbstverständnis als Menschenrechtsprofession überprüft, sondern mit Hilfe einer guten Netzwerkarbeit vor allem auch inklusionsvermittelnd arbeitet.

Forster (2003) fokussiert auf die Arbeitsbeziehung und Interaktionen zwischen den Flüchtlingsarbeiterinnen und -arbeitern und den Flüchtlingen und untersucht vor diesem Hintergrund die Bedeutung des Professionalitätsbegriffs in den Erzählungen von „FlüchtlingsarbeiterInnen". Die Interaktionen sind auf Seiten der Helfenden geprägt von dem Spannungsfeld zwischen Ohnmacht und Omnipotenz, dem Wunsch nach Nähe und Vertrauen und dem Bedürfnis nach Abgrenzung und Distanz. Die von Nagel (1997) entwickelte engagierte Rollendistanz als professioneller Habitus greift hier nach Forster zu kurz und kann die Spannungen in den Interaktionsbeziehungen nicht auflösen. Dies vor allem auch, weil das ambivalente Erleben der Arbeit nicht losgelöst von den Aufgaben, den Mandaten sowie den politischen, gesellschaftlichen und rechtlichen Rahmenbedingungen gesehen werden kann. Professionalisierung wird in diesem Feld als „phantasmatisches Konstrukt" (Forster 2003, S. 106) entlarvt, das den Sozialarbeitenden einerseits zwar hilft, nötige Grenzziehungen zwischen dem Mandat der Kontrolle und der Hilfe, zwischen den Bedürfnissen der Klientinnen und Klienten und den Verfahren der Behörden zu ziehen, das andererseits aber gerade deshalb aus hoheitsstaatlicher Sicht unerwünscht ist.

Hotz (2015) nimmt in seinem Beitrag die Positionen der Interagierenden unter die Lupe. Flüchtlinge werden nicht nur als Opfer von Problemen und Restriktionen beschrieben, sondern es wird auch ihre Stärke als Akteure und Akteurinnen in der Alltagsgestaltung betont. So wird der subjektive Erhalt von Eigenständigkeit und Handlungsspielräumen durch kreative Strategien der Aneignung und Kompensation von fehlenden Ressourcen erzeugt. Auf Seiten der Helfenden gibt es umgekehrt durchaus Anteile von Handlungsohmacht, die auf Ressourcenknappheit, den

4.1 Untersuchungen zur Flüchtlingssozialarbeit

Kontrollauftrag der Institution Asyl und daraus resultierende Überlastung der Sozialarbeitenden zurückgeführt werden. Auch Hotz benennt hier Spannungsfelder, die dazu führen, dass wenig Spielraum für eine kritische politische Position bleibt, sich die Sozialarbeitenden auf Einzelfallarbeit zurückziehen und Unterstützungsangebote an Ehrenamtliche auslagern. Als Fazit hält er fest, dass Flüchtlinge nicht nur Opfer, sondern handelnde Akteure sind, während Sozialarbeitende als helfende Akteure auch Opfer der restriktiven, die Handlungsmacht einschränkenden Rahmenbedingungen sind.

> "Mit Blick auf beide Perspektiven wird deutlich, dass die dichotome Darstellung von ‚hilflosen Opfern' und den helfenden Akteur_innen Sozialer Arbeit zumindest teilweise aufgebrochen werden muss." (Hotz 2015, S. 292)

Muy (2016b) befragt mit Hilfe leitfadengestützter Interviews Sozialarbeitende in Flüchtlingswohnheimen, die von gewerblichen Trägern betrieben werden. Die Interviews wurden inhaltsanalytisch ausgewertet und insgesamt elf „Interessenskonflikte" herausgearbeitet, die anschließend unter den theoretischen Perspektiven der sozialen Ausschließung, des Menschenrechtsparadigmas sowie der Profitorientierung und Ökonomisierung diskutiert werden. Als Probleme für das sozialarbeiterische Handeln werden damit die Vorenthaltung materieller und immaterieller Ressourcen, die fehlende Orientierung an den Interessen, Bedürfnissen und Rechten der Klientinnen und Klienten sowie die Orientierung an Profitmaximierung deutlich.

In einer Diplomarbeit aus der Zeit nach dem „Asylkompromiss" analysiert Wurzbacher (1997) mit Hilfe von Interviews die Spannungsfelder der Flüchtlingssozialarbeit anhand der Strukturelemente Politik, Öffentlichkeit, Organisation/Institution und Adressatinnen und Adressaten. Er berücksichtigt damit explizit auch den Einfluss von Diskursen wie die Asylmissbrauchsdebatte und die Kriminalisierungsdebatte und reißt auch die Wohn- und Arbeitsbedingungen in Wohnheimen kurz an. Als fünftes Strukturelement, das gleichzeitig die Analysefolie für die Spannungsfelder und Konflikte darstellt, benennt Wurzbacher das Professionskonzept nach Buchkremer(1995), das mit seinen paradigmatischen Grundsätzen auch den „Anspruch" der Sozialen Arbeit begründet, nämlich innovative Kritik an

Staat und Gesellschaft auf der einen Seite und Parteilichkeit und Engagement für, Solidarität mit sowie emanzipatorische Prozesse bei Flüchtlingen auf der anderen Seite. Wurzbacher bezieht auch die Ebene des Erlebens mit ein und benennt hier die Ohnmacht sowohl in der Auseinandersetzung mit Behörden und Klientel als auch in Bezug auf rechtliche und materielle Handlungsspielräume als allgegenwärtiges Problemfeld. Obwohl die theoretische Verortung dieser Arbeit als mangelhaft eingestuft werden muss, rekonstruiert sie doch sehr gewissenhaft die Strukturelemente als entscheidende Einflussfaktoren auf die Professionalität der Sozialen Arbeit. Die von Wurzbacher vorgenommene Einteilung soll im Folgenden übernommen werden, um die in den Beiträgen benannten Interessenkonflikte, Paradoxien und Spannungsfelder miteinander in Beziehung zu setzen.

Neben der Deskription der Rahmenbedingungen eint die Untersuchungen die gemeinsame Perspektive, Soziale Arbeit im Flüchtlingsbereich im Allgemeinen und in Flüchtlingswohnheimen im Besonderen als höchst ambivalent darzustellen. Spannungsfelder, Interessenskonflikte und Handlungsparadoxien sind in allen Beiträgen zentrale Begrifflichkeiten. Die Art der Ambivalenzen wird jedoch je nach Analysestandpunkt unterschiedlich akzentuiert dargestellt und deren Einfluss auf die Rolle und das Handeln der Sozialarbeitenden zwar beschrieben, jedoch nicht systematisch analysiert.

4.2. Die Strukturelemente der Flüchtlingssozialarbeit

Das Handeln der Sozialarbeitenden in der Flüchtlingshilfe findet in einem komplexen Bedingungsgefüge statt, welches von zwei Ebenen maßgeblich beeinflusst wird: Den handelnden Akteurinnen und Akteuren und deren Systemen sowie den das Feld bestimmenden Diskursen aus Politik, Öffentlichkeit und Wissenschaft.

4.2 Die Strukturelemente der Flüchtlingssozialarbeit

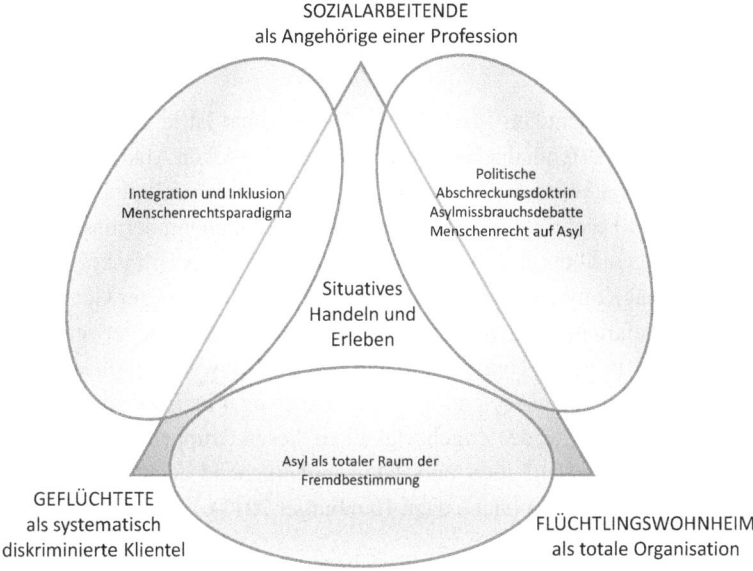

Abb. 1: Strukturelemente der Flüchtlingssozialarbeit in Anlehnung an Wurzbacher (1997, S. 100)

Das Forschungsfeld ergibt sich aus der Eingrenzung, Sozialarbeitende in Flüchtlingswohnheimen zu befragen und damit ganz gezielt ein Forschungsfeld zu wählen, das zum einen ein Tätigkeitsfeld Sozialer Arbeit ist, welches nicht als etabliert und anerkannt gelten kann, sondern – das war zumindest zu Beginn der Erhebung der Fall – ein Nischendasein führte. Es besteht die Vorannahme, dass sich in dieser wenig beachteten und geachteten Nische, Entwicklungen von und Kämpfe um Professionalität besonders zeigen. Zum anderen wird dieses Feld von sehr konkreten, die Handlungspraxis einschränkenden und damit das Professionsideal und die Professionsethik herausfordernden Paradoxien bestimmt, die sich in allen Strukturmerkmalen wiederfinden.[11] Diese Paradoxien werden im Folgenden an den Strukturmerkmalen Klientel, Organisation und Diskurse herausgearbeitet.

---

[11] Dass auch mein persönliches Interesse an diesem Tätigkeitsbereich eine nicht geringe Rolle spielte, soll an dieser Stelle gar nicht verschwiegen werden. Immerhin ist die persönliche Motivation nicht

4.3. (Noch) Nicht anerkannte Flüchtlinge als Klientinnen und Klienten Sozialer Arbeit

Die Gruppe der geflüchteten Menschen in Deutschland ist je nach Herkunftsregion, Fluchtgrund, Aufenthaltsdauer und zwischenstaatlichen Abkommen sehr heterogen. Zu Ihnen gehören Asylsuchende, deren Verfahren noch nicht abgeschlossen ist, De-Facto-Flüchtlinge, die aufgrund von Abschiebehindernissen geduldet werden, Kontingentflüchtlinge, die im Rahmen humanitärer Hilfsaktionen aufgenommen wurden, Konventionsflüchtlinge, die unter den Schutz der Genfer Flüchtlingskonvention fallen, Bürgerkriegsflüchtlinge, die vor den kriegerischen Auseinandersetzungen in ihrem Heimatland geflohen sind, sowie illegalisierte Flüchtlinge, die entweder keinen Asylantrag gestellt haben oder im Laufe des Verfahrens „untergetaucht" sind. Aus der Zugehörigkeit zu diesen Gruppen resultieren unterschiedliche Ansprüche auf Asyl und damit einhergehend auch unterschiedliche Aufenthaltsberechtigungen (siehe dazu Hamburger 2011).

Eine umfassende Darstellung des Asylverfahrens, der gesetzlichen Grundlagen sowie der Flüchtlingsgruppen und Aufenthaltstitel würde an dieser Stelle den Rahmen sprengen.[12] Es sollen folgend jedoch einige bedeutsame Aspekte herausgearbeitet und Antworten auf die Fragen gegeben werden, wer die Klientinnen und Klienten der Sozialen Arbeit in Wohnheimen sind und in welcher Lebenssituation sie sich befinden. In Zuge dessen werden auch die rechtlichen Änderungen im Untersuchungszeitraum dargestellt, die durch das Asylpaket I und II bei allen drei Gesetzen, nämlich dem Asylgesetz, dem Aufenthaltsgesetz und dem Asylbewerberleistungsgesetz vorgenommen wurden.

---

zwangsläufig eine Beschneidung für wissenschaftliche Argumentation, gleichzeitig ist sie aber ein tragender Pfeiler für die Durchführung und auch das Durchhalten bei einem solchen Forschungsprojekt.

[12] Es gibt eine Reihe Veröffentlichungen, die den rechtlichen Rahmen ausführlich und verständlich darstellen, wie zum Beispiel Fritz und Groner (2004), Classen (2008), Täubig (2009), Clodius (2009), Bergmann et al. (2011), Classen (2016) und Schirilla (2016) hingewiesen. Hier lassen sich auch Veränderungen gut ablesen. Der geschichtliche Hintergrund der Rechtslage für Flüchtlinge in Deutschland wird beispielsweise in Heinhold (2007), Pieper (2008) und Cremer (2013) erläutert.

4.3.1. Flüchtlinge in sog. Gemeinschaftsunterkünften

Nach § 47 AsylVfG müssen alle Geflüchteten, die in Deutschland einen Asylantrag stellen, die ersten Wochen (bzw. seit 2016 bis zu sechs Monaten) in einer der Erstaufnahmeeinrichtungen der Länder leben.[13] Danach sollen sie laut § 53 (1) AsylG (früher: AsylVfG) „in der Regel in Gemeinschaftsunterkünften untergebracht werden". In Flüchtlingswohnheimen leben Geflüchtete also zu Beginn ihres Aufenthalts in Deutschland, sodass sie sich in der Regel noch im Asylverfahren befinden. Aber auch Flüchtlinge mit dem Status der Duldung nach § 60a Abs. 4 AufenthG, deren Asylverfahren also negativ beschieden wurde und die damit prinzipiell ausreisepflichtig sind, die aber aus tatsächlichen oder rechtlichen Gründen zum aktuellen Zeitpunkt nicht abgeschoben werden können (ausführlich dazu die Studie von Deimann 2012).

Wie die Unterbringung umgesetzt wird, fällt jedoch in die Zuständigkeit der Länder und ist hier sehr unterschiedlich geregelt. In Berlin galten hierzu die „Ausführungsvorschriften über die Anmietung von Wohnraum durch Leistungsberechtigte nach dem Asylbewerberleistungsgesetz" (AV Wohn-AsylbLG), die bisher mehrmals geändert wurden und 2015 mit dem Rundschreiben Soz Nr. 05/2015 aufgehoben wurden und das Anmieten von Wohnungen vorrangig vor der Unterbringung in Gemeinschaftsunterkünften empfehlen.

Muy (2016) stellt jedoch dar, dass diese Vorschriften nicht zwangsläufig auch bedeuten, dass in Berlin die meisten Geflüchteten tatsächlich in Wohnungen untergebracht sind. Vielmehr sei die Wohnungsquote auch oder vor allem von der allgemeinen Lage auf dem Wohnungsmarkt, wohnungspolitischen Maßnahmen und rassistischer Diskriminierung bei der Vermietung von Wohnraum abhängig (ebd., S. 27). Mit dem Anstieg der Flüchtlingszahlen ging in Berlin auch ein Anstieg der Gemeinschaftsunterkünfte einher und so hat sich die Situation in Berlin während des Forschungszeitraums gravierend geändert. Anfang 2009 gibt es in Berlin lediglich fünf Gemeinschaftsunterkünfte mit insgesamt gut 1000 Bewohnerinnen und Bewohnern (Abgeordnetenhaus Berlin 2009). Ende 2013 wurden bereits 20

---

[13] Die Verteilung von Asylsuchenden auf die Bundesländer erfolgt im EASY-Verfahren aufgrund des sog. Königsteiner Schlüssels.

Unterkünfte mit über 5600 Geflüchteten betrieben, zusätzlich noch 10 Notunterkünfte (Classen 2013). Im Jahr 2015 gibt es in Berlin 39 Gemeinschaftsunterkünfte, 6 Erstaufnahmelager und 35 Notunterkünfte, die insgesamt über 23500 Plätze verfügen. Nur gut die Hälfte der Geflüchteten wohnt in Heimen oder Notunterkünften, die von gemeinnützigen Trägern betrieben werden. (Abgeordnetenhaus Berlin 2015). Insgesamt gesehen, hat sich die Zahl der Flüchtlingswohnheime von fünf im Jahr 2009[14] (Abgeordnetenhaus Berlin 2009) auf 68 Gemeinschaftsunterkünfte zum Ende des Jahres 2017[15] (LAF 2017) vervielfacht hat. Ende 2015 lebten nach Angaben des Flüchtlingsrats Berlin 85% aller Asylsuchenden in Berlin in Massenunterkünften (Muy 2016b, S. 27).

Die Trägerschaft der Wohnheime ist je nach Bundesland unterschiedlich. In Berlin gibt es keine kommunalen Flüchtlingswohnheime, das Land vergibt Verträge an Wohlfahrtsverbände oder private Betreiber, die Unterkünfte zur Verfügung stellen (siehe dazu auch Pieper 2008 und Muy 2016b). In Brandenburg hingegen sind die Wohnheime alle in kommunaler Trägerschaft und damit direkt dem Sozialamt unterstellt.

4.3.2. Lebensbedingungen für Flüchtlinge aus menschenrechtlicher Perspektive

Geflüchtete, vor allem diejenigen, die sich noch im Asylverfahren befinden und diejenigen mit einer Duldung, leben in Deutschland in einem rechtlichen Sonderraum. Für sie gilt das Grundgesetz (GG) nur eingeschränkt soweit es die sog. Jedermannsrechte betrifft, sie haben aber keine Bürgerrechte wie zum Beispiel das Wahlrecht, das Recht auf Freizügigkeit und das Recht auf Versammlungsfreiheit. Sie sind im Wesentlichen den gesetzlichen Regelungen des Asylbewerberleistungsgesetzes (AsylbLG), dem Asylverfahrensgesetz (AsylVfG; seit 2015 Asylgesetz (AsylG)) und dem Aufenthaltsgesetz (AufenthG) unterworfen.[16] Hinzu

---

[14] exklusive einer Erstaufnahmeeinrichtung
[15] exklusive 10 Erstaufnahmeeinrichtungen und 23 Notunterkünfte
[16] Die restriktive Auslegung des Menschenrechts auf Asyl sowie die mangelhafte Durchführung der Asylverfahren durch das Bundesamt für Migration und Flüchtlinge (BAMF) wurde schon in den

kommen auf Länderebene Verfahrensregelungen und Verordnungen zum Beispiel zur Unterbringung, zu Integrationsmaßnahmen, zur Residenzpflicht und dem Leistungsbezug, die einen wesentlichen Einfluss auf die tatsächliche Lebenssituation von Flüchtlingen haben. So kommt es zwischen den Bundesländern zu enormen Unterschieden zum Beispiel, ob Flüchtlinge ausschließlich Sachleistungen[17], Gutscheine oder Geld erhalten, ob Flüchtlingskinder ein Recht auf Schulbesuch haben (Harmening 2005) und eben auch, wo und wie viele Sozialarbeiterstellen für Flüchtlinge eingerichtet werden (Gögercin 2016, S. 348).

> "In Berlin wird [...] die Aufnahme und Verteilung von Asylsuchenden und Geduldeten nicht über ein eigenes Landesaufnahmegesetz geregelt, sondern alleine durch Ausführungsvorschriften und verwaltungsinterne Anweisungen und Lesehilfen zu den Bundesgesetzen, hier speziell die Anwendungshinweise für die Ausländerbehörde. [...] Unterschieden werden kann bei den Anwendungshinweisen zwischen den offiziellen, veröffentlichten und den verwaltungsinternen, die der Öffentlichkeit in der Regel nicht bekannt sind, die den Behördenumgang und die Auslegung der Gesetze jedoch entschieden mitbestimmen." (Pieper 2008, S. 158)

Einen Einblick, wie die Umsetzung der Asylgesetzgebung konkret in Berlin umgesetzt wird und was das für die Lebenssituation von Flüchtlingen bedeutet, bietet die Dokumentation Projekttutorien „Lebenswirklichkeiten von Flüchtlingen in Berlin"/ „Behörden und Migration" (2003).
Verallgemeinernd kann gesagt werden, dass sich (fast) alle Geflüchteten nach der Ankunft und Registrierung in Deutschland in einer Lebenssituation wiederfinden, die basierend auf der Gesetzgebung für Asylbewerber die Wahrung der Menschenwürde stark in Frage stellt. So haben Flüchtlinge, die sich noch im Asylverfahren befinden, nur sehr eingeschränkte Chancen auf Erwerbstätigkeit und keine freie

---

1990er Jahren vor allem von den Kirchen stark kritisiert, was jedoch zu keiner grundsätzlichen Änderung des gesetzlichen Rahmens führte (Kühne 2010, S. 56).
[17] Der Sachleistungsvorrang nach § 3 AsylbLG wurde ab 1. März 2015 auf Asylsuchende beschränkt, die in einer Erstaufnahmeeinrichtung nach § 44 AsylVfG wohnen. Gleichzeitig wurde aber durch das Asylpaket I die Mindestverweildauer in Erstaufnahmeeinrichtungen von drei auf sechs Monate erhöht, Asylbewerber aus sog. sicheren Herkunftsstaaten sind verpflichtet, bis zum Entscheid in einer Erstaufnahmeeinrichtung zu wohnen (§ 47 (1) AsylG). Mit der erneuten Änderung des § 47 AsylG vom 29.07.2017 wurde den Ländern die Möglichkeit eingeräumt, Asylbewerber bis zu 24 Monate in einer Erstaufnahmeeinrichtung unterzubringen.

Wohnungswahl. Das Recht auf Freizügigkeit ist durch die Residenzpflicht (§ 56 AsylG; § 61 AufenthG) und durch die Wohnsitzauflage (§ 60 AsylG) auch für anerkannte Flüchtlinge seit 2015 massiv eingeschränkt. Das Leben ist ein nicht absehbares Warten in Massenunterkünften (Pieper 2008), in welchen grundlegende Menschenrechte wie das Recht auf Privatsphäre massiv verletzt werden und deren Zustände in einigen Fällen katastrophal sind.

An der Frage des Existenzminimums lässt sich die rechtliche Diskriminierung von Flüchtlingen in Deutschland und die Verletzung von Menschenwürde und Menschenrechten gut veranschaulischen. Mit dem sog. Asylkompromiss von 1993, im Zuge dessen das Grundrecht auf Asyl durch die Einführung des Art. 16a GG beschnitten und das Asylverfahren neu geregelt wurde, wurde für Asylsuchende auch eine eigene „Sozialgesetzgebung" eingeführt. Durch das Asylbewerberleistungsgesetz (AsylbLG) fiel die Versorgung von Asylbewerbern, Asylfolgeantragstellern und Flüchtlingen mit Duldung nicht mehr unter die Regelungen der Sozialhilfe (damals § 20 Bundessozialhilfegesetz (BSHG)). Der Satz für Grundleistungen wurde in § 3 AsylbLG festgelegt und im Sinne der Abschreckungspolitik wurden die bisherigen Leistungen unter den Sozialhilfesatz des BSHG abgesenkt. Trotz jahrelanger Proteste änderte sich daran nichts und auch die Beträge wurden nicht angehoben, bis 2012 das Bundesverfassungsgericht die Höhe der Grundleistungen für verfassungswidrig erklärte. In der Begründung heißt es:

> 1. Die Höhe der Geldleistungen nach § 3 des Asylbewerberleistungsgesetzes ist evident unzureichend, weil sie seit 1993 nicht verändert worden ist.
>
> 2. Art. 1 Abs. 1 GG in Verbindung mit dem Sozialstaatsprinzip des Art. 20 Abs. 1 GG garantiert ein Grundrecht auf Gewährleistung eines menschenwürdigen Existenzminimums (vgl. BVerfGE 125, 175). Art. 1 Abs. 1 GG begründet diesen Anspruch als Menschenrecht. Er umfasst sowohl die physische Existenz des Menschen als auch die Sicherung der Möglichkeit zur Pflege zwischenmenschlicher Beziehungen und ein Mindestmaß an Teilhabe am gesellschaftlichen, kulturellen und politischen Leben. Das Grundrecht steht deutschen und ausländischen Staatsangehörigen, die sich in der Bundesrepublik Deutschland aufhalten, gleichermaßen zu." (1 BvL 10/10)

Im März 2015 wurde das AsylbLG daraufhin angepasst, sodass die Grundleistungen nur noch 10% unter den Leistungen des ALG II liegen (vorher über 30% weniger), doch bereits ein Jahr später wurden mit dem Asylpaket II die Barbeträge für alle Leistungsberechtigten des AsylbLG um 10€/Monat (bzw. 6€/Monat für Kinder) gekürzt, was Classen nicht nur als „willkürlich", sondern auch als Verstoß gegen das o.g. Urteil bewertet (Classen 2016). In Kombination mit dem Arbeitsverbot bzw. dem eingeschränkten Zugang zum Arbeitsmarkt aufgrund der Vorrangprüfung ergibt sich eine gravierende Verletzung der sozialen und kulturellen Menschenrechte von Flüchtlingen durch ein Leben in erzwungener Armut.[18] Nachfolgend soll die Lebenssituation in Wohnheimen und die gesundheitliche Situation von Asylbewerbern in Deutschland ausgeführt werden, da diese beiden Bereiche für die Untersuchung von besonderer Bedeutung sind.

4.3.2.1. Recht auf angemessenen Wohnraum und Privatsphäre

Die Wohn- und Lebenssituation in den Wohnheimen für Flüchtlinge steht seit Jahren in der Kritik. 1994 resümiert Thimmel die Ergebnisse seiner Untersuchung, dass mit der Unterbringung in Gemeinschaftsunterkünften ein „Substandard baulich manifestiert" wird (S. 175). Auch die Untersuchungen von Pieper und Muy konstatieren, dass es Mindestanforderungen für diese Art der Unterbringung entweder nicht gibt, diese nicht eingehalten werden oder unter den Mindestanforderungen für die Unterbringung anderer Bevölkerungsgruppen wie Wohnungslose liegen (Pieper 2008, 159ff; Muy 2016b, 35ff). Zudem gibt es keine gesetzlich festgelegte, zeitliche Einschränkung für die Unterbringung in einem Wohnheim, sondern lediglich Mindestzeiträume in denen die Flüchtlinge in Sammelunterkünften leben müssen (Neubauer 1995, S. 122). Die Beschreibung von Pieper gibt auch den Eindruck wieder, der im Laufe der Interviews in den unterschiedlichen Einrichtungen entstanden ist.

---

[18] Nach der Neufassung des § 61 (2) AsylG 2015 können Asylbewerber mit einer Aufenthaltsgestattung bereits nach drei Monaten eine Arbeitserlaubnis beantragen (vorher ein Jahr), die Vorrangprüfung gilt nicht mehr nach dem 15. Monat. Gleichzeitig erhalten Flüchtlinge aus sog. sicheren Herkunftsstaaten ein Arbeitsverbot.

> "13 m² Zimmer inklusive zwei Betten, zwei Spinden, einem Tisch und zwei Stühlen, einem Kühlschrank, in der Regel noch einem kleinen Fernseher und einer einfachen Anlage. Es bleibt also kaum Platz um sich zu bewegen oder um normal zu leben. Diese Zweibettbelegung und die daraus resultierenden 6,5 m² Wohnfläche stellt sowohl in Berlin als auch in Brandenburg eine sehr seltene positive Ausnahme dar. Verallgemeinern lassen sich für beide Bundesländer trotz anderer Mindestanforderungen eher 4-5 m² pro Person in einem Vierbettzimmer." (Pieper 2008, S. 106)

Neubauer (1995) kommt in seiner juristisch ausgerichteten Arbeit zu der Einschätzung, dass die Unterbringung in Gemeinschaftsunterkünften nicht verhältnismäßig ist und damit gegen die Verfassung verstößt. Er führt dazu insbesondere die zeitliche Unbeschränktheit der Unterbringung an und auch die Unterbringung aus "generalpräventiven Gesichtspunkten" (ebd., S. 172) wie dem Gedanken der Abschreckung sei nicht verfassungskonform: Sie verstoße gegen die Menschenwürde (Art. 1 Abs. 3 GG), da die Asylsuchenden damit "zum Objekt staatlichen Handelns" gemacht würden (ebd.).

4.3.2.2. Recht auf körperliche Unversehrtheit, Gesundheit und medizinische Versorgung

Flüchtlinge haben, solange sie unter das AsylbLG fallen, nur einen sehr eingeschränkten Zugang zu medizinischer Versorgung und Behandlung, solange sie unter den Leistungsbezug des AsylbLG fallen[19]. Nach der aktuell geltenden Fassung erhalten nach § 4 Abs. 1 AsylbLG erhalten sie ärztliche Behandlung nur bei akuten Erkrankungen oder Schmerzzuständen, außerdem können nach § 6 Abs. 1 „sonstige Leistungen" gewährt werden, wenn sie zur Sicherung der Gesundheit „unerläßlich" sind. Um einen Arzt konsultieren zu können, werden von den Sozialämtern sog. Krankenscheine ausgestellt, die in der Zwischenzeit von einigen Bundesländern durch eine Gesundheitskarte ersetzt wurden, was die Inanspruchnahme von ärztlichen Leistungen deutlich leichter macht (einen Überblick gibt Classen 2016, S. 5–11).

---

[19] Zum Zeitpunkt der ersten Erhebung galt das AsylbLG noch für alle Asylsuchenden in den ersten 48 Monaten, mit dem Asylpaket I wurde die Geltungsdauer auf 15 Monate ununterbrochenen Aufenthalt im Bundesgebiet abgesenkt (§ 2 Abs. 1 AsylbLG).

Im Gesamt muss allerdings festgestellt werden, dass in der Praxis die Ansprüche von Flüchtlingen auf medizinische Behandlung, Therapie, Medikamente und Hilfsmittel sehr restriktiv ausgelegt wird. Classen dokumentiert dies anhand einer Fülle von Fallbeispielen und Gerichtsurteilen, in denen ärztliche Untersuchungen von Verwaltungsangestellten, Sicherheitspersonal oder Heimleitern verweigert wurden, chronisch erkrankten Flüchtlingen keine medizinische Behandlung zugestanden, durch aufwändiges Prüf- und Antragsverfahren unaufschiebbare Behandlungen verschleppt werden oder auch bei einer langen Aufenthaltsdauer die Leistungsberechtigung nach dem Sozialgesetz aberkannt wird (Classen 2008, 2016). Auch Todesfälle und Verurteilungen von Medizinern, Verwaltungsangestellten oder Wohnheimpersonal wegen unterlassener Hilfeleistung sind dokumentiert, die belegen, dass die Auslegung des AsylbLG die ohnehin schon eingeschränkte Behandlung und Versorgung zusätzlich rechtswidrig beschnitten wird (Classen 2016, 12ff).

Gleichzeitig bestätigen vielfache Erfahrungsberichte aus der Flüchtlingsarbeit, dass die Lebenssituation Asyl selbst „krank" macht. Besonders die Lebensbedingungen in den Massenunterkünften werden in der Literatur häufig mit gesundheitlichen Schwierigkeiten und Erkrankungen in Verbindung gebracht. Dabei stehen jedoch weniger die hygienischen Bedingungen im Vordergrund als das "psychologische Klima" und die Perspektivlosigkeit der Flüchtlinge sowie das erzwungene Nichtstun. Statistische Erkenntnisse oder wissenschaftliche Untersuchungen dazu gibt es nicht, stattdessen viele Berichte aus der Praxis und hier vor allem aus der psychotherapeutischen Praxis (Rauchfuss 2002; Golsabahi 2008; Dünnwald 2009; Laban et al. 2009).

Groß schätzt die Gesamtsituation von Flüchtlingen in Deutschland als „gesundheitsgefährdend" ein, weil die Versorgung durch Großküchen und das Sachleistungsprinzip Mangelernährung und Vitaminarmut begünstigten und der beengte Wohnraum, die fehlende Privatsphäre und die erzwungene Tatenlosigkeit zu einer Verschärfung psychosozialer Probleme führten (2000, S. 9).

Classen fasst seine Erfahrungen und Recherchen zusammen, indem er auf das Problem von Chronifizierung von Krankheiten und der Manifestation von gesundheitlichen Problemen, wenn sie unbehandelt bleiben:

> „Ich würde sagen, dass das Leben als Flüchtling hier auch krank macht und natürlich dann Behinderung auch fördert bis hin zur Erwerbsunfähigkeit" (Classen Interview 00:27:09-6)

Dass das Thema Gesundheit bei Asylsuchenden so restriktiv gehandhabt wird, mag mit zweierlei zusammenhängen: Zum einen wird auf Verwaltungsseite häufig mit dem Kostenfaktor argumentiert. Wesentlich ist aber sicherlich auch, dass Krankheit und Behinderung als Thema eng mit dem Aufenthaltsrecht verknüpft sind. Nach dem § 60 Abs. 7 AufenthG können Ausländer nicht abgeschoben werden, wenn ihnen dadurch eine „erhebliche konkrete Gefahr für Leib, Leben oder Freiheit" droht. Mit dem Asylpaket II wurde diese konkrete Gefahr bezüglich des Themas Gesundheit konkretisiert: „Eine erhebliche konkrete Gefahr aus gesundheitlichen Gründen liegt nur vor bei lebensbedrohlichen oder schwerwiegenden Erkrankungen, die sich durch die Abschiebung wesentlich verschlechtern würden." Gleichzeitig kann aber eine Erkrankung, die mit einer Einschränkung der Erwerbsfähigkeit einhergeht, auch Einfluss auf die Entfristung einer Aufenthaltserlaubnis haben, wenn der Lebensunterhalt der betroffenen Person nicht gesichert ist (§ 9 Abs. 2 (2) AufenthG). Besonders bei den Bleiberechtsregelungen für langjährig in Deutschland lebende Asylsuchende oder geduldete Ausländer nach § 25b Abs. 1 (3) AufenthG schätzt Classen diese Einschränkung als ein wesentliches Hindernis für die Entfristung des Aufenthalts ein (Classen Interview 00:17:49-2; siehe auch Pro Asyl e.V. 2017).

4.3.2.3. Fazit: Leben in einem totalen Raum

Während des Asylverfahrens und im Falle einer Duldung auch darüber hinaus sind die Rechte von Flüchtlingen in allen zentralen Bereichen des Lebens stark beschnitten. Daraus ergibt sich eine Situation, die von Fremdbestimmung, Handlungs- und Entscheidungsohnmacht gekennzeichnet ist. Was bedeutet das nun für den Einzelnen?

In ihrer Pilotstudie zu den Bildungserfahrungen eines jungen Flüchtlings in Hamburg fasst Lewes dessen Lebenssituation wie folgt zusammen:

> "Für Jecob stellt sich seine gesamte aktuelle Lebenssituation in Deutschland als Belastungssituation dar, die maßgeblich von ausländer- und aslyrechtlichen Regelungen bestimmt ist, durch die seine Handlungsfähigkeit insgesamt sehr eingeschränkt wird." (Lewes 2003, S. 16)

In dem Forschungsprojekt der Hamburger Forschungsgruppe um Schroeder und Niedrig versuchen die Autorinnen und Autoren diesen sozialen Raum auch theoretisch zu fassen und ziehen dazu die "totale Institution" (Goffman 2014) und das Raumkonzept der Heterotopie von Foucault (1992) heran. Ausgangspunkt ist das Erleben der Fremdbestimmung bei Flüchtlingen, die als Eingriffe in die „Territorien des Selbst" (Goffman 1982, 54ff) bezeichnet und in fünf Dimensionen systematisiert werden (Niedrig 2003, S. 397). Als erste Dimension wird die „Kontrolle über die Platzierung des Körpers im Raum" genannt, die über rechtliche Einschränkungen der Freizügigkeit realisiert wird. Die zweite Dimension sieht Niedrig in den „Eingriffen in die körperliche Integrität", wozu nicht nur Körperverletzungen zum Beispiel bei Abschiebungen zählen, sondern auch die Versorgung mit Essenspaketen (Sachleistungsprinzip) und die medizinische Minimalversorgung (Niedrig 2003, S. 401). Die dritte Dimension, die Beschränkung der sozialen Integration und Selbstbestimmung, begründet Niedrig vor allem über den Ausschluss aus den Bereichen Arbeit und Bildung (ebd., S. 402), aber auch das Wohnen und ganz allgemein der Ausschluss vom kulturellen Leben aufgrund der erzwungenen Armut finden hier ihre Platz. Als vierte Dimension der Fremdbestimmung wird die Reglementierung der Biografie- und Identitätskonstruktion genannt, die Niedrig den Anhörungen im Asylverfahren, also vor allem den Behörden und der Verwaltung, zuschreibt (ebd. S. 404ff). Aus meiner Sicht wären hier auch die Etikettierungs- und Stigmatisierungsprozesse zu nennen, die sich innerhalb politischer wie gesellschaftlicher Diskurse realisieren (siehe dazu Kap. 4.5.1). Die vier genannten Dimensionen der Fremdbestimmung erzeugen eine fünfte Dimension der permanenten Angst und Unsicherheit, die das innere Erleben der vorherigen Dimensionen bezeichnet.

> "Die Abfolge der ersten vier Dimensionen folgt einer Logik, die man als zunehmendes Eindringen in das ‚Innerste' des Selbst beschreiben kann, während die fünfte Dimension quer zu allen anderen Formen der Fremdbestimmung und Überwachung liegt. Die ersten beiden Dimensionen beziehen sich auf den Körper, die dritte und vierte hingegen auf die Konstruktionsbedingungen sozialer und psychischer Identität. Die fünfte Form der Fremdbestimmung umfasst und durchdringt alle Bereiche des ‚Selbst'." (Niedrig 2003, S. 397)

Mit diesen fünf Dimensionen wird ein totaler Raum erzeugt, der auf alle Facetten des Selbst wirkt. Dieser Raum ist nicht nur durch Orte und die Parzellierung einer geografischen Fläche bestimmt. Die biografische Situation des „Fremdseins", die rechtliche Situation des „Nicht-Bürgerseins", die gesellschaftliche Situation des „Unerwünscht-Seins" und die künstlich erzeugte ökonomische Situation des „Arm-Seins" manifestieren sich in einer Situation des völligen sozialen Ausschlusses, in einem sozialen „Nicht-Raum", den Niedrig als totalen Raum bezeichnet. In diesem totalen Raum agiert auch die Soziale Arbeit mit Geflüchteten, doch zuvor soll die Gruppe der geflüchteten Menschen mit Behinderung als besonders vulnerable Gruppe eingeführt werden.

4.3.3. Die vulnerable Gruppe der Geflüchteten mit Behinderung und chronischer Erkrankung

Der Personenkreis der Geflüchteten mit Behinderung fand in der deutschen Fachliteratur bislang kaum Berücksichtigung (Tietze 2009, S. 5). Dabei – oder gerade deshalb – muss diese Personengruppe als besonders vulnerabel eingestuft werden (Enns 1988; Despouy 1993; Harris 2003; Gräber 2007; Reilly 2008), da sie mindestens zwei Diskriminierungsmerkmale trägt, denen mit der Genfer Flüchtlingskonvention und der Behindertenrechtskonvention international bereits Rechnung getragen wurde. Zudem sind Flucht und Behinderung eng miteinander verknüpft: Einerseits kann eine Behinderung zum Fluchtgrund werden, wenn sie mit Diskriminierung und Verfolgung verbunden ist (Harris 2003, S. 403). Flucht und

Behinderung können aber auch dieselben Ursachen haben wie z.b. in Kriegs- und Konfliktsituationen (Despouy 1993; Gräber 2007).[20]

Im europäischen Raum sieht die Datenlage sehr dünn aus. Es konnten lediglich zwei Forschungsprojekte aus Groß-Britannien zu Flüchtlingen und Asylsuchenden mit Behinderung recherchiert werden (Harris und Roberts 2002, 2003, 2004, o. J.; Harris 2003; Roberts 2000; Amas und Lagnado 2010; Ward et al. 2008).[21] Beide Forschungsgruppen bestätigen, dass Flüchtlinge mit Behinderung „zwischen den Stühlen sitzen". Organisationen der Flüchtlingshilfe, insbesondere Selbsthilfegruppen, die eine wichtige Rolle in der Begleitung und Versorgung behinderter Flüchtlinge spielen, haben häufig keine Informationen über die Organisationen der Behindertenhilfe und deren Leistungen und Angebote. Umgekehrt wird von Anbietern sozialer Dienstleistungen die Anspruchsberechtigung von Flüchtlingen in Zweifel gezogen. Insbesondere für Asylbewerber, deren Verfahren noch nicht abgeschlossen ist oder abgelehnt wurde, die also keine gültige Aufenthaltsgenehmigung besitzen, wird die Verantwortlichkeit von den Mitarbeitern oftmals abgelehnt. Die komplexe und fast unüberschaubare Gesetzeslage leistet hierzu einen nicht unwesentlichen Beitrag.

Zusätzlich ergeben sich für Flüchtlinge mit Behinderung jedoch weitere Zugangsprobleme, die aus dem Zusammenspiel von Flucht/ Asyl und Behinderung resultieren. Genannt werden neben sprachlichen Barrieren, v.a. in Bereichen, in denen eine hohe Fachsprachenkompetenz nötig ist wie dem Gesundheitsbereich und im Asylverfahren, Kommunikationsprobleme, die aus dem Fehlen von qualifizierten

---

[20] Bereits Anfang der 1990er Jahre fanden Flüchtlinge mit Behinderung Eingang in die Arbeit des Hochkommissars der Vereinten Nationen für Flüchtlinge (UNHCR 1996), in den letzten Jahren rückte diese Gruppe auch in den Blick von Organisationen in der humanitären und Katastrophenhilfe. Als mainstreaming-Thema stehen in diesen Beiträgen vor allem die barrierefreie Gestaltung von Flüchtlingslagern und die Berücksichtigung vulnerabler Bevölkerungsgruppen einschließlich Menschen mit Behinderungen in Katastrophensituationen im Mittelpunkt (Heeren 2006; Scherrer et al. 2006; The Sphere Project 2011; NRC 2008). Die erste globale Studie zur Situation von Geflüchteten mit Behinderung wurde 2008 von der Women's Commission for Refugee Women and Children vorgelegt (Reilly 2008). Diese Studie belegt, dass Geflüchtete mit Behinderung weltweit zu der am meisten marginalisierten Gruppe gehören, da sie bei Hilfsmaßnahmen und in Flüchtlingscamps häufig unsichtbar und vergessen bleiben. Allerdings bezieht diese Studie keine Länder der sog. Ersten Welt mit ein.
[21] Forschungsstand von 2012

(Gebärden-) Dolmetschern resultieren, häufig aber auch der kulturell unterschiedlichen Wahrnehmung von Behinderung zuzuschreiben sind. Als hohe Barriere für die Nutzung von Angeboten der Behindertenorganisationen wird sowohl die finanziell prekäre Lage vieler Asylsuchender genannt als auch das Fehlen kultur- und gendersensibler Angebote. Auch das Asylverfahren als solches wird als schwer zugänglich und wenig sensibel für behinderungsspezifische Belange (z.b. durch die Notwendigkeit persönlichen Vorsprechens) geschildert.

Obwohl sowohl die Gesetzeslage als auch die Angebotsstruktur in Groß-Britannien nicht identisch mit der Situation in Deutschland sind, lassen Fallschilderungen aus der Beratungsarbeit vermuten, dass die Lebenssituationen von geflüchteten Menschen mit Behinderung in beiden Ländern große Ähnlichkeit aufweisen.

4.3.3.1. Diskriminierung von geflüchteten Menschen mit Behinderung in Deutschland

Die Lebenssituation von Geflüchteten mit Behinderung in Deutschland ist bisher nicht systematisch erfasst. Obwohl es seit 2003 eine EU-Richtlinie zur Festlegung von Mindestnormen für die Aufnahme von Asylbewerbern in den Mitgliedstaaten (2003/9/EG)[22] gibt, nach der Flüchtlinge mit Behinderung als vulnerable Gruppe einzustufen sind und dementsprechend ihre „spezielle Situation" bei der materiellen und medizinischen Versorgung berücksichtigt werden soll (Artikel 17), ist über die tatsächliche Anzahl Betroffener bisher nichts bekannt (Deutscher Bundestag 2016, 2017a). Schätzungen gehen aber davon aus, dass ca. 15% aller Flüchtlinge in Deutschland mit einer Behinderung leben, psychische Erkrankungen sind dabei noch nicht berücksichtigt (ebd.). Um die tatsächliche Lebenssituation von geflüchteten Menschen mit Behinderung in Deutschland darzustellen, muss daher auf Praxisberichte, Tagungsdokumentationen und die Experteninterviews zurückgegriffen werden.

Am besten dokumentiert ist bisher die Lage der gesundheitlichen Versorgung von Asylsuchenden und Flüchtlingen (Classen 1996; Aurien 1996; Weber 2003;

---

[22] Seit 2013 „Richtlinie 2013/33/EU des Europäischen Parlaments und des Rates zur Festlegung von Normen für die Aufnahme von Personen, die internationalen Schutz beantragen"

Streitberger 2004), was einen deskriptiven Blick auf die Situation von Flüchtlingen mit Behinderung ermöglicht. Wie bereits dargestellt ist die gesundheitliche Versorgung von Flüchtlingen auf das allernotwendigste beschränkt, sodass Leistungen, die über die Behandlung von akuten Erkrankungen oder Schmerzzuständen hinausgehen, im Einzelfall durch die Sozialbehörden bewilligt werden müssen (§ 6 Absatz 1 AsylbLG).

> „Für geflüchtete Menschen mit Behinderungen bedeutet dies, dass sie notwendige Hilfen in aufwendigen Verfahren beantragen müssen und nie gewiss ist, wie die Behörden entscheiden. Einen subjektiven Rechtsanspruch auf behinderungsbedingte Leistungen haben sie nicht. Dies betrifft unter anderem Psychotherapie, Rehabilitationsleistungen (Ergotherapie, Logopädie, Krankengymnastik), Hör- und Sehhilfen, orthopädische Hilfsmittel (wie Prothesen, Rollstühle, Gehhilfen), Blutdruck- und Zuckermessgeräte, sowie Hilfen zur Pflege (Inkontinenzmaterial, Windeln)." (Leisering 2018, S. 3)[23]

Die Verweigerung von medizinischen Leistungen bei chronischen Erkrankungen nach § 6 AsylbLG wird von Classen als „weithin übliche Ämterpraxis" bezeichnet (Classen 1996, S. 16). Die Gewährung von Hilfsmitteln erfolgt – wenn überhaupt – oftmals nach monatelangen Prüfverfahren durch Amtsärzte, wobei Ablehnungen häufig sind. Hilfsmittel gehören nicht zur Notfallversorgung des AsylbLG, gleichzeitig gehört es zur Ämterpraxis, den Anspruch von behinderten Flüchtlingen auf Leistungen des SGB IX mit Verweis auf den „gewöhnlichen Aufenthalt" (§ 2 Abs. 2 SGB IX) nicht anzuerkennen.

Die Möglichkeit für geflüchtete Menschen mit Behinderung, einen Schwerbehindertenausweis zu bekommen und damit auf Vergünstigungen wie den Behindertenfahrdienst und die kostenlose Nutzung öffentlicher Verkehrsmittel zugreifen zu können, unterliegt in der Praxis immer wieder Änderungen (Interview Classen und Interview Wank). Nachdem 1999 das Bundessozialgericht entschieden hatte, dass Flüchtlingen mit Behinderung ein Schwerbehindertenausweis zustehe, wenn sie absehbar länger als drei Jahre ihren Wohnsitz in Deutschland haben würden,

---

[23] Dieselbe Situation mit nahezu identischen Beispielen schildert Groß fast zwanzig Jahre zuvor. (Groß 2000, S. 7.)

wurde in der Ämterpraxis die Genehmigung des Ausweises mit dem Zuwanderungsgesetz 2005 wieder eingestellt. Argumentation der Versorgungsämter ist wiederum der fehlende Anspruch aufgrund des § 2 Abs. SGB IX, der die Anspruchsberechtigung daran koppelt, dass die Betroffenen „ihren Wohnsitz, ihren gewöhnlichen Aufenthalt oder ihre Beschäftigung auf einem Arbeitsplatz im Sinne des § 156 rechtmäßig im Geltungsbereich dieses Gesetzbuches haben". Ein zweiter Entscheid des Bundessozialgerichts 2010 erweitert jedoch den Anspruch von Flüchtlingen mit Behinderung sogar, wenn der Grad der Behinderung mindestens 50 und ihr Aufenthalt in Deutschland voraussichtlich mehr als sechs Monate beträgt (B 9 SB 2/09 R). Argumentationsgrundlage für diesen Entscheid ist das Menschenrecht auf Schutz vor Diskriminierung:

> „Das Bundessozialgericht sagt, man muss hier schlussendlich auch den Zweck des Gesetzes betrachten, nämlich den Schutz vor Diskriminierung. Hier geht es nicht um eine Sozialleistung wie zum Beispiel Kindergeld, wo man die gleiche Frage anders entscheiden könnte, hier geht es schlicht um den Schutz vor Diskriminierung, um Grundrechtsschutz und da muss man sich auch den Zweck des Gesetzes angucken und da geht es schlussendlich um Menschenrechte" (Classen 00:11:36-3)

In anderen Bereichen sind Flüchtlinge mit Behinderung deutschen Bürgern aber weiterhin nicht gleichgestellt. So haben sie kein Anrecht auf Pflegegeld, auch stationäre Pflege wird häufig nicht bewilligt, ebenso fehlt ein Anspruch auf Eingliederungshilfe nach SGB XII für erwachsene Flüchtlinge mit Behinderung.

Neben dieser rechtlichen Diskriminierung gibt es aber auch eine Vielzahl von Zugangsbarrieren, die daraus entstehen, dass die Versorgung von Flüchtlingen und die Versorgung von Menschen mit Behinderung in Deutschland nicht nur rechtlich, sondern auch organisatorisch zwei völlig unterschiedliche Bereiche sind, die keine oder kaum Überschneidungen haben. Classen beobachtet, dass sich die Überschneidungen auf die beiden Bereiche Trauma und Flucht sowie HIV/Aids und Flucht begrenzen. Seitens der Behindertenorganisationen oder Selbsthilfegruppen gäbe es wenig Interesse am Themenbereich Flucht und Asyl (Classen Interview 00:42:21-6). Die Erfahrungen von Wank gehen sogar dahin, dass es bei den Behindertenverbänden Vorbehalte gibt, die mit der Angst verbunden sind, dass die ohnehin geringen Ressourcen dann mit noch mehr Leistungsberechtigten geteilt werden müssten (Wank Interview 00:59:27-2), sodass auf dieser Seite eher Skepsis als Offenheit vorherrscht.

Das kulturabhängige Verständnis von Krankheit, Behinderung und damit verbundener Behandlung und Heilung trägt ebenfalls dazu bei, dass etablierte Behandlungsmethoden oder Lösungswege manchmal als unangemessen empfunden und/oder nicht angenommen werden. Soyer berichtet aus der Therapie von traumatisierten Flüchtlingen:

> "Psychotherapie orientiert sich meist am Ziel der Entfaltung des Individuums. Dies erscheint uns so selbstverständlich, hat aber in anderen Kulturen bei weitem nicht diesen Stellenwert wie bei uns. Auch der Zusammenhang zwischen körperlichen Beschwerden und Erfahrungen der Vergangenheit ist ein Konzept unseres Denkens. Vielen Flüchtlinge ist dieses Denken fremd. Sie haben aus ihrer Kultur heraus andere Konzepte, wie mit den Beschwerden umgegangen werden kann." (Soyer 2004a, S. 101)

Als besonders schwierig wird auch die Wohnsituation für geflüchtete Menschen mit Behinderung beschrieben. Wohnheime für Asylsuchende sind in der Regel nicht barrierefrei, die Suche und Genehmigung einer angemessenen Wohnung zieht sich häufig über Jahre. Neben dem angespannten Wohnungsmarkt und dem Mangel an barrierefreien Wohnungen, kommt es manchmal zu absurden Situationen, in denen Familien mit einem behinderten Kind nicht aus einem ungeeigneten Wohnheim in eine Wohnung umziehen dürfen, weil Sozialamt und Jobcenter unterschiedliche Kulanzräume für die Mietkosten einräumen oder der Wohnberechtigungsschein für eine größere Zimmeranzahl ausgestellt ist als die gefundene aufweisen kann.

Aber auch der Bereich der Flüchtlingshilfe ist nicht darauf eingestellt, dass Flüchtlinge mit Behinderung manchmal besondere Bedürfnisse haben, für die es keine systematischen Lösungen gibt. Dies liegt einerseits daran, dass Angebote für Geflüchtete prinzipiell nicht barrierefrei gestaltet sind. Neben den augenfälligen Barrieren im Wohnbereich, gibt es z.B. auch kaum Deutschkurse, Integrationskurse oder Beratungsangebote, die in Braille oder Gebärdensprache angeboten werden (Deutscher Bundestag 2017b). Dazu kommt, dass geflüchtete Menschen mit

Behinderung durch fehlende Frühförderung oder präventive Maßnahmen im Heimatland manchmal Krankheitsbilder oder Ausprägungen von Behinderung haben, die den Medizinern und Therapeuten in Deutschland so nicht (mehr) bekannt sind (Wank Interview 01:05:12-7). Interventionen in dieser Richtung können nicht nach standardisierten Verfahren abgearbeitet werden. Geflüchtete Menschen, die aufgrund ihrer Behinderung im Heimatland keinen oder kaum einen Schulbesuch ermöglicht bekommen haben, finden für sich keine passenden Möglichkeiten aus den ohnehin wenigen Bildungsmöglichkeiten für Flüchtlinge. Angebote müssten sich auch hier eng an die individuellen Möglichkeiten und Bedürfnisse anlehnen.

Flüchtlinge mit Behinderung leben wie Espenhorst und Berthold (2010) das auch für die Gruppe von unbegleiteten minderjährigen Flüchtlingen beschreiben, in einer Heterotopie (Foucault 1992). Sie werden regelmäßig von den unterschiedlichen Versorgungs-, Unterstützungs- und Hilfeorganisationen nicht als Klientel eingestuft. Aufgrund eines der beiden Merkmale wird die Zuständigkeit an den jeweils anderen Bereich abgegeben. Die fehlende Zuständigkeit trägt dazu bei, dass diese Gruppe von Flüchtlingen aus dem Blickfeld gerät und dadurch unsichtbar wird.

4.3.3.2. Die Unsichtbarkeit von Geflüchteten mit Behinderung

Bereits 2000 zitiert Esch, Projektleiter von SIREN (Deutschland), die Auskunft einer Behörde, dass Flüchtlinge mit Behinderung "kein Speichersachverhalt" seien (ebd., S. 4) und bezeichnet dies als "treffende Charakterisierung des Problemrangs" (ebd.). Daran hat sich prinzipiell nichts geändert. Obwohl das Interesse an dieser Gruppe im Zuge der allgemeinen Aufmerksamkeit für das Thema Flucht größer geworden ist (Lebenshilfe e.V. et al. 2014; Böllert 2015; Schwalgin 2014) , scheint es von Seiten der Politik und der Wissenschaft kein Interesse an statistischen Auswertungen zu geben (Leisering 2018). Vielmehr geht die Wahrnehmung dahin, dass Flüchtlinge mit Behinderung eine zahlenmäßig kleine und damit zur Erfassung und Erforschung weniger geeignete Gruppe sind. Solcherart Reaktionen hat auch die vorliegende Forschungsarbeit erfahren, wenn sie in verschiedenen Zusammenhängen vorgestellt wurde, und es gab Zweifel, ob die Sozialarbeitenden in Flüchtlingswohnheimen überhaupt von Erfahrungen mit Behinderung bei ihrer Klientel berichten könnten.

Gleichzeit geht aus den Experteninterviews aber auch hervor, dass manchmal Behinderungen und Erkrankungen erst während der Zeit des Asylverfahrens oder der Duldung auftreten oder im Wohnheim entdeckt werden. Wegen der sprachlichen Verständigungsschwierigkeiten kann es schwierig sein, unspezifische Symptome richtig zu deuten, oder es treten gesundheitliche Probleme auf, weil sich die Lebens- und Ernährungsweise ändert. Es kann also festgehalten werden, dass Gesundheit und Krankheit eine große Rolle in der Sozialen Arbeit mit Flüchtlingen spielen, dass dieses Thema aber nicht unter dem Begriff „Behinderung" wahrgenommen wird.

> „Unter dem Begriff Behinderung wird es kaum diskutiert, aber Krankheit ist ein ganz großes Thema, auch chronische Krankheit und Traumatisierung, wird auch viel diskutiert. Aber faktisch würde ich schon sagen da chronische Krankheit per definitionem, wenn es länger als sechs Monate dauert, jedenfalls nach dem deutschen Recht, und zu einer erheblichen Teilnahmeeinschränkung führt, so eingeschränkte Arbeitsfähigkeit zum Beispiel, dann ist es auch eine Behinderung und somit ist das ein Riesenthema. Krankheit ist ein ganz großes Thema" (Classen Interview 00:27:55-2)

So wird es verständlich, dass „Praxisberichten zufolge, viele Menschen mit Behinderungen über Monate oder Jahre in einer Flüchtlingsunterkunft, ohne als solche erkannt und unterstützt zu werden." (Leisering 2018, S. 2) Und das, obwohl zum einen die Richtlinie 2013/33/EU konkret behinderte Menschen, Personen mit schweren körperlichen Erkrankungen und Personen mit psychischen Störungen als vulnerable Flüchtlingsgruppen benennt, zum anderen die Betreiber von Flüchtlingsunterkünften in Berlin dazu verpflichtet sind, diese Flüchtlinge zu melden und an die entsprechenden Fachstellen weiterzuvermitteln (LaGeSo Leistungsverzeichnis 2016 I.13). Tatsächlich kann gerade die „Unsichtbarkeit" von Flüchtlingen mit Behinderung sowohl in der Flüchtlingssozialarbeit wie auch in der Wissenschaft als typisches Zeichen für deren tatsächliche Vulnerabilität gedeutet werden.

4.3.4. Fazit: Soziale Arbeit mit einer strukturell diskriminierten Klientel

Die Situation der Klientel Flüchtlinge stellt sich als ein Spannungsfeld zwischen einem hohen idealen Menschenrechtsschutz, faktischer struktureller Diskriminierung und einer marginalisierten Lebenssituation dar. Dies ist an der Gruppe der Flüchtlinge mit Behinderung besonders deutlich zu sehen und wurde für diese herausgearbeitet (Schwalgin 2014). Was bedeutet diese Feststellung aber nun für die Soziale Arbeit mit dieser Klientel? Werfen wir dazu einen Blick auf die Professionsliteratur und ihre Aussagen zu den Aufgaben und Zielen Sozialer Arbeit.

Diese Aufgaben haben zwei Richtungen: Zum einen zielt Soziale Arbeit auf die Klientinnen und Klienten selbst, indem sie Hilfe zur Selbsthilfe und zu einem gelingenden Alltag leistet, ihnen dabei hilft, ihre Lebenssituation zu gestalten und individuelle Problemlagen zu bearbeiten, die Autonomie der Klientinnen und Klienten zu fördern oder die Autonomie der Lebenspraxen wiederherzustellen (Überblick in Becker-Lenz und Müller 2009a, S. 60–72). Für diese Aufgabe sind Tätigkeiten zentral, „deren Ziel darin besteht, dahingehend zu wirken, dass der Klient, Patient oder Adressat seine Autonomie, Integrität oder Handlungsfähigkeit innerhalb der Gesellschaft weitestmöglich zurückerlangt (Erwachsene) oder Kompetenzen zur autonomen Krisenbewältigung überhaupt erst herausbildet (Kinder)" (Schallberger o. J., S. 28).

Dies ist in mehrfacher Hinsicht in der Arbeit mit Flüchtlingen nur eingeschränkt möglich. Die diskriminierende Gesetzgebung zielt gerade darauf ab, die Lebenspraxen dieser Klientel systematisch heteronom zu halten, indem sie deren Handlungsmöglichkeiten minimiert und damit ein aktives Gestalten ihrer Lebenssituation unmöglich macht. Damit geht es in der Sozialen Arbeit mit Flüchtlingen in erster Linie nicht darum, dass die Klientinnen und Klienten ihre Handlungsfähigkeit wieder zurückerlangen, sondern Handlungsmöglichkeiten überhaupt eröffnet werden. Das eigentliche Soziale Problem der Klientel liegt nicht in einer individuellen Krise, fehlenden Bewältigungsmöglichkeiten oder einer biografischen

Verlaufskurve des Erleidens[24], sondern im gewollten sozialen, kulturellen und rechtlichen Ausschluss und einem erzwungenen Verweilen in Handlungsohnmacht. Es sind nicht die Klientinnen und Klienten, die sich „der gesellschaftlichen Kollektivität entgegensetzen und die Zentralwerte der Gesellschaft ablehnen" (Schütze 1996, S. 248), sondern es ist vielmehr das Kollektiv der Gesellschaft, das sich gegenüber der Klientel verschließt und zentrale Werte wie Menschenwürde, Autonomie und Integrität verletzt. So bleibt zu bezweifeln, ob die Legitimation Sozialer Arbeit in der Flüchtlingshilfe tatsächlich in der Aufgabe der Gestaltung, Herstellung oder Wiederherstellung eines würdigen Alltags liegt, wie Varchim schreibt (1990, S. 233).

Die Klientel „Flüchtlinge" ist eine „untypische" Klientel, da die klassischen Ziele der Sozialen Arbeit wie Integration, Integrität und Autonomie staatlich nicht gewollt und strukturell per Gesetzgebung verhindert werden. Gleichzeitig muss die Soziale Arbeit in Flüchtlingswohnheimen als „Basisarbeit" eingestuft werden, deren Handlungsperspektive sich auf die direkte Interaktion mit der Klientel ausrichtet. Ein erstes Paradoxon. Als zweites Paradoxon kann festgestellt werden, dass geflüchtete Menschen als Klientel auch „untypisch" sind, weil ihre Bedürftigkeit nicht vorrangig aus einer Verlaufskurve des Erleidens oder individuellen Handlungsunfähigkeit hervorgeht, sondern mit dem von außen zugeschriebenen Status als Flüchtling verbunden wird. So läuft die Soziale Arbeit gerade in Flüchtlingsheimen auch Gefahr, diese Menschen als Flüchtlinge zu „klientelisieren" wie Meinhardt und Schulz-Kaempf befürchten: „in Verwechslung von Ursache und Wirkung wird dabei den Geflüchteten die Rolle von defizitären, handlungsunfähigen, genuin hilfebedürftigen Menschen zugeschrieben." (Meinhardt und Schulz-Kaempf 1994, S. 16). Ein zweites Paradoxon, in dem das Angebot der Hilfe gleichzeitig auch erst die Hilfsbedürftigkeit konstruiert.

---

[24] Obwohl diese als zusätzliche Faktoren natürlich auch eine Rolle spielen können, wenn durch die extreme Beschneidung von Handlungsmöglichkeiten und -räumen Sinn- und Bewältigungskrisen erst hervorgerufen werden.

4.4. Das Flüchtlingswohnheim - totale Organisation in einem totalen Raum?

Neben der Klientel sind auch die Organisationen, in denen Soziale Arbeit geleistet wird, deren gesellschaftlicher Auftrag, ihre Strukturen und Prozesse ein wesentliches Strukturelement der Sozialen Arbeit. Sie bestimmen den Rahmen, in welchem Interaktionen innerhalb sowie an den Grenzen der Organisation stattfinden. Das Flüchtlingswohnheim als Organisation ist dabei wiederum eingeschlossen in ein größeres System von Organisationen und Institutionen. Nach der Unterscheidung von Löw (2012) sind die Wohnheime einerseits konkret benennbare, geografisch bestimmbare Orte, an denen die Klientel wohnt und die befragten Sozialarbeitenden arbeiten. Deren Lage, Ausstattung und Umgebung wird in Kapitel 5.3.2 konkretisiert. Gleichzeitig aber ist „das Flüchtlingswohnheim" als eine abstrakte Kategorie der Unterbringung von Menschen auch ein Raum. Dieser Raum ist durch bestimmte Merkmale, die allen Wohnheimen mehr oder weniger eigen sind, beschreibbar. Für diesen Raum sind nicht die einzelnen Personen, die diesen Raum besetzen von Bedeutung, sondern vielmehr die sozialen Rollen, die diese Personen einnehmen und das „Kapital" (Bourdieu 2015), das ihnen zur Verfügung steht. Die Rollen und das Kapital müssen immer in Relation zum umgebenden Raum (sozial wie geografisch) gedacht werden, da sie nur in der Wechselwirkung ihren Wert entfalten (Löw 2012, S. 199).

Nachfolgend werden diese beiden Komponenten – Ort und Raum – und deren Wechselwirkung diskutiert, wobei zuerst eine prototypische Beschreibung des Flüchtlingswohnheims als Ort erfolgt, zum zweitens eine Einordnung dieses Ortes in das Konzept der totalen Institution von Goffman vorgenommen wird und in einem dritten Schritt der Raumaspekt des Lagers behandelt wird. Abschließend wird das Strukturmerkmal als restriktiver Raum identifiziert.

4.4.1. Das Wohnheim als Organisation

Ein Flüchtlingswohnheim ist eine Organisation, die typische Strukturen aufweist, die auch in anderen Wohnheimen anzutreffen sind. Der Zweck aller Formen von

Wohnheimen ist vorrangig – wie der Name besagt – die Unterbringung einer größeren Zahl von Menschen, die sich in der Regel in einem Merkmal gleichen. Im Fall von Flüchtlingswohnheimen handelt es sich bei diesem Merkmal weder um ein unveränderbares Merkmal noch um ein Persönlichkeitsmerkmal. Flüchtling zu sein ist eine biografische Übergangssituation und so wird auch das Wohnheim zu einer, wenn auch oft zeitlich sehr ausgedehnten, lebenssituationsspezifischen Organisation. Gleichzeitig ist ein Flüchtlingswohnheim kein Angebot, sondern hat durch die rechtlich vorgeschriebene Unterbringung einen Zwangscharakter (siehe auch Kap. 4.4.3), der sich auf seine Strukturen und Prozesse wesentlich auswirkt wie noch zu zeigen sein wird (Deimann 2012, 49ff).

Für die Ausstattung von Flüchtlingswohnheimen gibt es keine bundesweit geltenden, rechtlich verbindlichen Regelungen, was einen Vergleich schwierig macht (Wendel 2014). Trotzdem sind die Strukturen in allen Flüchtlingswohnheimen ähnlich, denn sie sollen das Funktionieren der Organisation gewährleisten. Zu diesen Strukturen gehören eine Hausordnung, die Definition von Bereichen wie Verwaltungsbereich, Gemeinschaftsbereiche, Privatbereiche und ein Sicherheitsdienst als Überwachungs- und Kontrollorgan. In allen untersuchten Wohnheimen sind Bereiche zentraler Alltagsverrichtungen als Gemeinschaftsräume konzipiert, wobei Räume zur Befriedigung grundlegender körperlicher Bedürfnisse, also Bad, Toiletten, Küche und Waschraum in allen Einrichtungen vorhanden sind, Räume für Freizeitgestaltung und soziales Leben in Form von Bibliothek, Bastelraum, Fitnessraum, Unterrichtsraum oder Computerraum stehen nur in einigen Einrichtungen und niemals in voller Breite zur Verfügung. Die Gemeinschaftsräume zeichnen sich nicht nur dadurch aus, dass sie von allen Bewohnerinnen und Bewohnern genutzt werden (müssen), sondern auch darin, dass sie nur zu festgelegten Öffnungszeiten zur Verfügung stehen. Der Anteil der „privaten" Bereiche ist minimal und auf das Grundbedürfnis auf Schlaf reduziert, in Fällen, in denen sich fremde Menschen ein Zimmer teilen müssen, beschränkt sich der private Bereich auf ein Bett und einen Spind oder Schrank. Die Regeln zur Nutzung der Gemeinschaftsflächen werden in den Wohnheimen sehr unterschiedlich gehandhabt. Während in manchen Wohnheimen die Flure sauber, steril und völlig unpersönlich sind und eine fast erdrückende Stille herrscht, reicht in anderen Wohnheimen der kleine Raum der Zimmer bis vor die Tür, die Flure werden als „Wohnraum" mitgenutzt. Hier stehen Schuhe, kleine Regale und die Wäsche trocknet auf klappbaren Wäscheständern, am Nachmittag spielen hier die Kinder.

Die Grundausstattung der Wohnheime ist minimal, sie wird über Verordnungen je nach Bundesland unterschiedlich geregelt, häufig handelt es sich um Soll-Vorschriften (einen Überblick gibt Wendel 2014). In der Praxis wird alles was über ein Bett mit Bettwäsche, Handtücher, Geschirr, Reinigungsmittel und einen kleinen Schrank pro Person, gemeinschaftliche Duschen, Toiletten, Waschmaschine und Küche hinausgeht, über Spenden organisiert. So ist die Ausstattung auch stark vom Engagement, der Kreativität und der Hartnäckigkeit der Mitarbeiterinnen und Mitarbeiter und der Leitung abhängig, gleichzeitig sind ihr aber durch die hohe räumliche Auslastung und die – vor allem im zweiten Interviewzeitraum – häufige Überbelegung der Wohnheime enge Grenzen gesetzt.

Am Beispiel des obligatorischen Sicherheitsdienstes wird deutlich, dass das Wohnheim auch einen Kontrollauftrag hat. Alle untersuchten Wohnheime haben einen Wachschutz, also Mitarbeiterinnen und Mitarbeiter einer Sicherheitsfirma, die in einer Pförtnerloge direkt am Eingang sitzen und 24 Stunden am Tag überwachen und kontrollieren, wer ein- und ausgeht. Auch Besucher müssen sich in der Regel dort anmelden und werden dann weitergeleitet. Pieper merkt an, dass Nachtdienste, in denen auch Kontrollgänge gemacht werden, eigentlich eine Aufgabe ist, die sozialpädagogische und interkulturelle Qualifikation erfordert. Der Einsatz von Sicherheitsdiensten ist aus seiner Perspektive eine kostengünstige Alternative, die aber häufig mit repressivem Verhalten gegenüber den Flüchtlingen verbunden (Pieper 2008, 153ff).

In den Wohnheimen gibt es Personal für sehr unterschiedliche Zwecke, vor allem für Instandhaltungsarbeiten, Verwaltungsarbeiten, Kontrollarbeiten, Betreuungs- und Beratungsarbeit, die von Sicherheitspersonal, Erzieherinnen oder Erzieher, Hausmeister, Hauswirtschafter, Putzkräfte, Leitung, Sekretariat, Sozialarbeitenden und Sozialbetreuern geleistet wird. Für die Soziale Arbeit ist zu sagen, dass ihre Aufgaben in manchen Einrichtungen nicht nur von den Sozialarbeitenden übernommen werden, was den (fremd-) sprachlichen Anforderungen geschuldet

4.4 Das Flüchtlingswohnheim - totale Organisation in einem totalen Raum?

ist. So übernehmen auch Leitungskräfte oder die Sekretärin die Betreuung von Klientinnen und Klienten, wenn sie deren Sprache sprechen, in Zeiten, in denen keine Sozialarbeitenden vor Ort sind (zum Beispiel nachts) wird auch der Wachschutz mit konkreten Aufgaben betraut. Neben Sozialarbeitenden gibt es in Berliner Wohnheimen auch Sozialbetreuer, die keine fachliche Ausbildung für die soziale Arbeit mit Menschen haben, jedoch mit Betreuungsaufgaben betraut sind und in der Außenwahrnehmung oft als Sozialarbeitende gesehen werden.

Im Bundesland Berlin, in dem vier der sechs untersuchten Einrichtungen liegen, gelten die Qualitätsanforderungen der Unterbringungsleitstelle des Landesamts für Gesundheit und Soziales (LaGeSo; seit 2016 Landesamt für Flüchtlinge – LaF), die zwischen den Erhebungszeiträumen der Studie einer Überarbeitung unterzogen wurden. Viele Anforderungen wurden detaillierter ausformuliert und von Soll- in Muss-Vorgaben umgewandelt.[25] Einen festen Personalschlüssel für die Soziale Arbeit in Flüchtlingswohnheimen gibt es in Berlin und auch in vielen anderen Bundesländern nicht, das Personal berechnet sich nach den jeweiligen in den Betreiberverträgen (darin § 5) festgesetzten Tagessätzen mit dem LaGeSo.[26]

Die Aufgaben der Sozialen Arbeit in Berliner Unterkünften waren bis 2015 in den Qualitätsanforderungen dargestellt (III.2.a bis f). Die Aufgaben erstreckten sich auf Beratung und Unterstützung bei der Wohnungssuche, der Schuldenregulierung, beim Schulbesuch, in der gesundheitlichen Versorgung und bei häuslicher Gewalt sowie die Organisation von Sprachkursen. Aktuell sind die Aufgaben im Leistungsverzeichnis festgehalten und wurden dazu ausgeweitet und spezifiziert. Die Bewohnerinnen und Bewohner sollen allgemeine rechtliche Informationen zu ihrer Situation erhalten, schutzbedürftige Gruppen wie Frauen, Kinder und LSBTI-Flüchtlinge[27] sollen besonders berücksichtigt werden, die Einrichtungen

---

[25] Interessant für den Untersuchungsgegenstand ist, dass Vorgaben zur baulichen Barrierefreiheit jedoch völlig rausgenommen wurden (ehemals Punkt I.2.)
[26] Für diese Berechnung wiederum gibt es seit Mai 2016 sogenannte „Richtwerte", die für eine Einrichtung mit bis zu 150 Plätzen eine volle Leitungsstelle, eine halbe Stelle für deren Stellvertretung, 1,2 Sozialarbeitsstellen und 2 Betreuungsstellen vorschlagen. In den untersuchten Einrichtungen liegt der Personalschlüssel zwischen 70 und 113 Geflüchteten pro Sozialarbeiterstelle, wobei zum Teil die Beratung bestimmter Flüchtlingsgruppen auch anteilig von der Heimleitung übernommen wird.
[27] Die Abkürzung LSBTI benennt lesbische, schwule, bisexuelle, trans- und intergeschlechtliche Menschen, die sich selbst auch oft kurz als „queer" bezeichnen.

müssen ein Gewaltschutzkonzept und ein Kinderschutzkonzept erstellen und Beschwerdemöglichkeiten einrichten. Von herausragender Bedeutung für den gesellschaftlichen Auftrag ist, dass die Einrichtung die Geflüchteten „beim Einleben in die Gesellschaft" und bei dem „Integrationsprozess in die Stadtgesellschaft und in die Regelversorgung" unterstützen soll (A.III.2). Der hier klar formulierte Integrationsauftrag unterscheidet sich wesentlich von den politischen Vorgaben in anderen Bundesländern.[28] Die Einschätzung von Wendel (2014), der den Einfluss von Vorschriften der Länderregierungen auf die Soziale Arbeit in den Wohnheimen als eher gering einschätzt, teile ich an dieser Stelle nicht. Ich gehe vielmehr davon aus, dass der politische Auftrag der Integration eine wichtige Argumentations- und Begründungsbasis liefert, wenn es darum geht, Hilfs- und Unterstützungsangebote auch strukturell vor Ort zu verwirklichen.

Was bedeuten die hier deskriptiv dargestellten Strukturen in den untersuchten Wohnheimen aber nun für den sozialen Raum des Flüchtlingswohnheims? Da Flüchtlingswohnheime aufgrund der rechtlichen Lage weniger als Angebote sondern vielmehr als Orte der Zwangsunterbringung eingestuft werden müssen, bietet sich für eine erste Annäherung das von Goffman entwickelte Konzept der totalen Institution an.

4.4.2. Das Flüchtlingswohnheim als totale Organisation

In seinem Buch „Asyle" (Erstveröffentlichung 1961, deutsch 1973) entwirft Goffman ein universales Konzept für stationäre Einrichtungen, die er „totale Institutionen" nennt und als deren zentrales Merkmal er die Aufhebung der in der modernen Gesellschaft übliche Trennung der drei Lebensbereiche Arbeit, Freizeit und Schlaf beschreibt (2014, S. 17). In totalen Organisationen[29] finden die damit

---

[28] Die bayrische Asylsozialberatungsrichtlinie (AsylSozBR) von 2016 verbietet zwar nicht mehr ausdrücklich Maßnahmen, die zur beruflichen, sozialen oder sprachlichen Integration der Geflüchteten in die deutsche Gesellschaft beitragen könnten, sie benennt als Ziel der Sozialberatung aber lediglich, dass die Flüchtlinge sich „in dem für sie fremden Lebens- und Kulturbereich für die Dauer ihres Aufenthalts in Deutschland orientieren können" (1.1) und „die auftretenden Alltagsprobleme besser bewältigen zu können" (1.2).

[29] Goffman verwendet hier den Begriff Institution, meint aber tatsächlich Organisationen, die natürlich Institutionen zugeordnet werden können. So ist die psychiatrische Klinik, in der Goffman seine

verbundenen Tätigkeiten am selben Ort unter einer Autorität mit denselben Menschen statt, sie unterliegen einer exakten Planung, sind durch die Autoritäten der Einrichtung erzwungen und sollen dazu beitragen, den „rationalen Plan", also die offiziellen Ziele der Organisation zu verfolgen. Um dies zu gewährleisten müssen die Bedürfnisse der beteiligten Menschen bürokratisch organisiert werden und das hat wiederum einen großen Einfluss auf das Verhältnis der beiden in totalen Organisationen zusammentreffenden Gruppen von Menschen: das Personal und die von Goffman sog. Insassen.

In Bezug auf die Organisation „Flüchtlingswohnheim" wurde das Konzept der „totalen Institution" bereits von mehreren Autorinnen und Autoren herangezogen (einen zusammenfassenden Überblick gibt Täubig 2009), eine fundierte Analyse dazu findet sich allerdings nur bei Pieper 2013, 2008). Im Folgenden werden dessen Ergebnisse herangezogen und mit eigenen Beobachtungen und Erkenntnissen abgeglichen und ergänzt. Es kann hinsichtlich der von Goffman genannten Merkmale festgestellt werden, dass die zentralen menschlichen Bedürfnisse wie Schlafen, Essen, Körperhygiene aber auch Freizeit, Medienkonsum und sozialer Kontakt im Flüchtlingswohnheim in einer mehr oder weniger bürokratischen Weise organisiert sind. So werden Betten und Zimmer zugeteilt, es gibt feste Regeln für die Nutzung der Räume, die sich sowohl in Vorschriften für die Art als auch für die Zeit der Nutzung niederschlagen. Nicht alle Angelegenheiten des Lebens finden zwangsläufig und regelmäßig unter ein und derselben Autorität statt, doch wird gerade durch die Soziale Arbeit vieles direkt im Wohnheim geregelt, gesteuert, überwacht und ausgeführt. Der Lebensbereich „Arbeit" ist für Flüchtlinge per Gesetz stark eingeschränkt. Allerdings gibt es in vielen Heimen die Möglichkeit oder auch die Verpflichtung, dass Bewohnerinnen und Bewohner Arbeiten wie das Reinigen der Gemeinschaftsräume oder die Pflege des Außengeländes übernehmen und dafür eine kleine finanzielle Aufwandsentschädigung erhalten, sodass dann auch der Lebensbereich „Arbeit" unter die Autorität des Heimpersonals fällt. Die Anzahl und Nutzungsmöglichkeiten der Infrastruktur sind auch wegen der Überbelegung in der Regel knapp bemessen, eine zeitliche „Taktung" der Nutzung

---

Beobachtungen machte, eine Organisation der Institution Psychiatrie, Flüchtlingswohnheime sind Organisationen der Institution Asyl.

ist daher zwar nicht von der Leitung oder der Hausordnung vorgegeben, wird in der Praxis aber nötig. Die fehlenden Rückzugsmöglichkeiten für Einzelne bedingen zwangläufig, dass die Alltagsaktivitäten immer in der Nähe oder dem Beisein anderer „Insassen" verrichtet werden müssen (Goffman 2014, S. 17).

Gleichzeitig ist das Wohnheim keine „geschlossene Organisation", die die Bewohnerinnen und Bewohner nicht verlassen dürfen, wie das für Gefängnisse, Militär oder Kloster gegeben ist. Im Gegenteil erfordert es die Situation, dass Ämtergänge unternommen werden und die Flüchtlinge das Wohnheim zum Einkaufen, für den Schulbesuch oder Sprachkurse regelmäßig verlassen. Dieses Verlassen jedoch ist überwacht, reglementiert und oft faktisch eingeschränkt. Das Personal, vor allem die Sozialarbeitenden, weiß um Termine und Verpflichtungen außer Haus, durch den Wachschutz wird überwacht und notiert, wer das Haus verlässt und betritt. Durch die Begrenzung der Besuchszeiten ist das soziale Leben innerhalb des Hauses stark eingeschränkt. Zudem dürfen Flüchtlinge das Wohnheim zwar verlassen, ihr Radius außerhalb wird aber zum einen durch die Residenzpflicht (§ 56 AsylG, § 61 AufenthG) und zum anderen durch den Zeitfaktor (Abwesenheiten von mehr als drei Tagen sind genehmigungspflichtig und müssen dem Sozialamt gemeldet werden)[30] limitiert. Es ist unschwer nachvollziehbar, dass sich für die von Pieper interviewten Flüchtlinge das Wohnheim als „offenes Gefängnis" darstellt.

> "Aus der komplexen Wirkungsweise der einzelnen Dimensionen entsteht die subjektive Einschätzung, *in einem offenen Gefängnis* zu wohnen. Die symbolischen wie repressiven in die Gesellschaft hineinverlagerten Grenzen und Zäune sind nicht sichtbar, zum Gefängnis wird hier die Stadt Berlin als *legaler Aufenthaltsort* und damit die übrige Gesellschaft zum *‚illegalen' Aufenthaltsort*. Alles ist begehbar und dennoch fern, das eigene Leben immer potentiell durch polizeiliche Repression kontrolliert und durch die Gewalt des Rassismus gefährdet. Der staatliche Verwaltungsapparat beschränkt mit viel Geld und Aufwand die Handlungsfähigkeit der

---

[30] Die Kostenübernahme des Unterkunftsplatzes ist mit der Inanspruchnahme des Platzes gekoppelt. Bleiben Flüchtlinge länger als drei Tage dem Wohnheim fern, so muss das behördlich gemeldet werden. Der Umgang mit Zeiten der Abwesenheit wird in den Wohnheimen allerdings unterschiedlich gehandhabt, in manchen werden in Absprache mit den Bewohnerinnen und Bewohnern auch längere Abwesenheiten toleriert und sogar Post weitergeleitet. In den Interviews äußern sich die Befragten nicht zu diesem Thema nicht.

BewohnerInnen, netzwerkartig durchzieht diese Entmündigung den gesamten Alltag." (Pieper 2008, S. 143; Herv. i. O.)

An der Bewegungsfreiheit von „Insassen" von Flüchtlingswohnheimen kann man gut nachvollziehen, was Goffman meint, wenn er von dem „rationalen Plan" spricht, mit dem die offiziellen Ziele der Organisation verfolgt werden sollen und der damit eine Legitimationsfunktion für die Regelungen und Reglementierungen bekommt. Auch die Hausordnung[31] und das Sicherheitspersonal werden mit dieser Zielsetzung begründet, wobei dahinter auch die Annahme steht, dass ein „gutes" Zusammenleben und ein „richtiges" Verhalten der Bewohnerinnen und Bewohner nicht selbstverständlich ist. Über diese implizite Annahme wird das Kontroll- und Überwachungshandeln des Personals nicht nur gerechtfertigt, sondern erscheint auch geboten, was sich zum Beispiel in regelmäßigen Kontrollen der Zimmer niederschlägt[32].

So kann das Flüchtlingswohnheim durchaus als eine totale Organisation gesehen werden, mit der ein gesellschaftlicher Überwachungs- und Kontrollzweck verfolgt wird und zwar über eine Klientel, über deren Verhältnis zur Gesellschaft erst noch entschieden werden muss – in die eine oder andere Richtung. Das hat Auswirkungen auf die Rollen von Personal und Insassen, in unserem Fall auf die Rollen von Flüchtlingen und Sozialarbeitenden, die nachfolgend unter die Lupe genommen werden und bei denen sich dann doch noch wesentliche Unterschiede zu Goffman zeigen.

---

[31] Neubauer (1995, S. 137) merkt an, dass die in den Wohnheimen üblichen restriktiven Hausordnungen häufig gesetzlich nicht zulässig sind. Die Hausordnungen sind ein Reglementierungsinstrument, indem sie der Verwaltung und dem Wachschutz Kompetenzen einräumen (wie z.B. die Kontrolle der Wohnräume), andererseits Ge- und Verbote für die BewohnerInnen enthalten wie das Eintragen in Anwesenheitslisten oder Besuchsverbot. Fehlt eine gesetzliche Grundlage für diese Ordnungen, so sind sie verfassungswidrig.
[32] Zum Vergleich: Auch Studentenwohnheime oder Angestelltenwohnheime weisen prinzipiell ähnliche Strukturen wie Flüchtlingswohnheime auf, was die Ausstattung und das Zusammenleben angeht. Es gibt auch in diesen Wohnheimen Hausordnungen, die Ruhezeiten oder die Benutzung bestimmter Gemeinschaftsbereiche regeln. Allerdings unterliegen die Gemeinschaftsräume in der Regel keinen „Öffnungszeiten", es gibt keine zeitlichen Auflagen für Besuch, keine An- und Abwesenheitskontrollen und kein Sicherheitspersonal. Auch wird der Zustand der Zimmer nicht kontrolliert.

Das „Außen" ist für geflüchtete Menschen keine vertraute Welt, in die sie vor ihrem Leben im Flüchtlingswohnheim integriert waren, sondern es ist eine völlig fremde Welt, mit der sie bisher kein soziales Leben verknüpfen. Der Bruch mit früheren Rollen findet bei Geflüchteten schon vor dem Eintritt in das Wohnheim, nämlich mit dem Entschluss zur Flucht statt. So kann der Auftrag der „Rehabilitierung" des Flüchtlings, im Sinne der „Wiedergewinnung seiner selbst-regulativen Mechanismen" (ebd., S. 74), den Goffman als zentral für das Selbstverständnis vieler totaler Organisationen ansieht, nicht auf die Organisation Flüchtlingswohnheim übertragen werden. Es wird anhand der Analyse noch zu diskutieren sein, wie die Sozialarbeitenden dann den Auftrag „ihrer" Organisation interpretieren.

Das ist umso spannungsreicher, weil das Erleben von Totalität und Fremdbestimmung für die Bewohnerinnen und Bewohner auch innerhalb der Organisation Flüchtlingswohnheim seine Fortsetzung findet. Durch die räumliche und organisatorische Struktur eines Flüchtlingswohnheims wird den Bewohnerinnen und Bewohnern der Aufbau neuer Rollen systematisch verunmöglicht, weil sie beispielsweise das Knüpfen von Freundschaften und Beziehungen sehr erschwert. So „unterbinden oder entwerten totale Institutionen gerade diejenigen Handlungen, die in der bürgerlichen Gesellschaft die Funktion haben, dem Handelnden und seiner Umgebung zu bestätigen, daß er seine Welt einigermaßen unter Kontrolle hat - daß er ein Mensch mit der Selbstbestimmung, Autonomie und Handlungsfreiheit eines ‚Erwachsenen' ist" (Goffman 2014, 49f). Von anderen Rollen sind Flüchtlinge per Gesetzgebung ausgeschlossen, was zu einer totalen Gesamtsituation führt, die Goffman den „bürgerlichen Tod" (ebd., S. 26) nennt. Auch Pieper sieht hier deutliche Parallelen und macht diese an den Zeitstrukturen des Lagers fest, die nicht einem "normalen" Leben eines integrierten Erwachsenen entsprechen (2008, S. 442ff). Auf der einen Seite produzieren das Arbeitsverbot und das örtliche Gebundensein an das Lager/Wohnheim einen Überschuss an unproduktiver Zeit, was zu einem Verlust "normaler" Tagesabläufe führt. Auf der anderen Seite sind die Aufgaben des täglichen Lebens mit einem ungleich höheren Zeitaufwand verbunden, wenn die Funktionsräume im Wohnheim nur eingeschränkt genutzt werden können oder durch die abseitige Lage der Wohnheime die Wege für

4.4 Das Flüchtlingswohnheim - totale Organisation in einem totalen Raum?

Einkauf, Arztbesuche oder für Behördengänge unverhältnismäßig lang sind. Auch gemeinnützige Arbeit wird von Pieper als "Kontrolle der Menschen durch kontrollierte Zeitbindung in der Ausführung unnötiger Tätigkeiten" (ebd., S.446) gewertet und er fasst zusammen:

> "Die Zeitarchitektur innerhalb der Lager besteht zwar aus Punkten der Zeitbindung, wirksam für die soziale Degradierung sind jedoch die Zeitfragmente, die nicht strukturiert sind." (Pieper 2008, S. 447)

Demütigungen und Erniedrigungen von geflüchteten Menschen sind nicht nur an die Aufnahmesituation „Asylverfahren" geknüpft, sondern auch an den Aufnahmeort „Flüchtlingswohnheim" gebunden. „Entblößung" (Goffman 2014, S. 33) findet in vielen Wohnheimen statt, wenn sich Fremde ein Zimmer teilen oder in den Duschen Vorhänge fehlen, was häufig berichtet wird. Auch die „Verunreinigung" gehört hier dazu, die in sehr verschiedener Form erfahren werden kann, zum Beispiel durch eine schmutzige Umgebung, was aus vielen Wohnheimen berichtet wird, oder durch Übergriffe anderer Bewohnerinnen und Bewohner (auch die von Frau Homfeldt geschilderten rassistischen Bemerkungen gehören hier dazu).

Das Lagerinnere beschreibt Pieper als "potentiell rechtsfreien Raum" (2008, S. 128), indem die „Insassen" keine Träger von Bürgerrechten sind und die Sozialarbeitenden die Macht und die Möglichkeiten haben, Rechte umzusetzen oder zu verweigern und damit Teil der Exekutive zu werden. So kann das Flüchtlingswohnheim in der Gesamtschau seiner Wirkung auf Bewohnerinnen und Bewohner sowie Personal als eine im Goffmanschen Sinne totale Institution eingestuft werden.

Es ist aber auch deutlich geworden, dass das Flüchtlingswohnheim als Organisation in ein größeres System von Organisationen, Vorschriften und Gesetzen eingebunden ist, das als Institution Asyl (Täubig 2009) bezeichnet werden kann. Aus diesem Grund erweitert Pieper in seiner vergleichenden Studie den Blick von der Organisation Flüchtlingswohnheim auf die Institutionalisierung des Asylbereichs und analysiert diesen mit einem eher kritisch-politischen als analytisch-soziologischen Blick unter dem Begriff des „Lagers".

4.4.3 Das Wohnheim als Teilstruktur eines dezentralen Lagersystems

Pieper zieht zur Analyse der Organisation Flüchtlingswohnheim auch die Struktur heran, in welcher sich die Einzelorganisation befindet. Mit dieser Betrachtungsweise wird der von den Bewohnerinnen und Bewohnern geprägte und auf den ersten Blick paradox anmutende Begriff des „offenen Gefängnisses" beschreibbar. Die Wohnheime sind nicht durch räumliche Barrieren wie Zäune, verschlossene Türen und ähnliches abgeschlossen, gleichzeitig haben Flüchtlinge nur sehr eingeschränkte Bewegungs- und Handlungsfreiräume. "Alles ist begehbar und dennoch fern" (Pieper 2011, S. 127), denn Flüchtlinge werden sowohl in der Einzelorganisation als auch im System durch symbolische Barrieren festgehalten, indem sie von der (kapitalistisch strukturierten) Außenwelt materiell ausgeschlossen werden. Dieser Ausschluss wird beispielsweise über die niedrigen Sozialleistungen des AsylbLG, über das Arbeitsverbot, die verweigerte Anerkennung von im Ausland erworbenen Qualifikationen und die Sachleistungsauszahlung realisiert.

So sind Flüchtlingswohnheime nicht in erster Linie Organisationen des Einschlusses, sondern Teil eines Systems der strukturellen Exklusion, die nicht nur über die diskriminierende Asylgesetzgebung, sondern auch durch ein Lagersystem realisiert wird. Zu diesem Lagersystem gehören die Flüchtlingswohnheime als dezentrale, halboffene Lager ebenso wie die Erstaufnahmelager, die Ausreizezentren, die Abschiebungsgefängnisse und die exterritoriale Unterbringung auf Flughäfen. Mit Hilfe dieser dezentralen Einrichtungen in Zusammenwirken mit der Residenzpflicht[33], der Wohnsitzauflage und/oder den administrativen Vorgaben, dass

---

[33] Die Residenzpflicht (nach § 56 AsylG für Asylsuchende und nach § 61 AufenthG für vollziehbar ausreisepflichtige Ausländer) verpflichtet die Betroffenen sich in dem Bundesland aufzuhalten, in dem das Asylverfahren durchgeführt wird oder wurde. Ist der Lebensunterhalt von vollziehbar ausreisepflichtigen Ausländern nicht gesichert, so kann das Land zusätzlich eine Wohnsitzauflage erteilen und den Betroffenen ihren Wohnsitz vorschreiben. Eine Entfernung vom Wohnsitz ohne Erlaubnis ist nur vorübergehend zulässig (§ 61 Abs. 1d AufenthG). Seit 2016 gilt zusätzlich für anerkannte Flüchtlinge die Wohnsitzregelung nach (§12a AufenthG), nach der sie sich drei Jahre innerhalb des Bundeslandes aufhalten müssen, in dem das Verfahren stattgefunden hat. Lebt der oder die Betroffene noch in einem Wohnheim, so kann ihm oder ihr ein Wohnort zugewiesen werden. Diese neuen Regelungen wurden mit dem Hinweis auf die Einschränkung des Rechts auf Freizügigkeit heftig kritisiert. Für Berlin ist in §3 Abs. 6 der Heimordnung für Gemeinschaftsunterkünfte geregelt, dass bei einer Abwesenheit von mehr als einem Tag die Heimleitung sofort unterrichtet werden muss, nach

4.4 Das Flüchtlingswohnheim - totale Organisation in einem totalen Raum?

Flüchtlinge in Wohnheimen diesen nicht länger als wenige Tage fernbleiben dürfen, entsteht ein parzellierter Raum, über den die Flüchtlinge verteilt werden und in welchem „die Kontrolle der einzelnen Körper im Raum lokal ‚vor Ort' organisiert wird" (Pieper 2008, S. 10). Mit dem Lagersystem und damit auch mit den Flüchtlingswohnheimen als Teilstruktur dessen ist der politische Auftrag der „Festsetzung, Kontrolle und Verwaltung von Flüchtlingen" (Pieper 2011, S. 125) verbunden, der auf diese Weise administrativ umgesetzt wird.

> "Von den erhobenen Daten ausgehend fasse ich diese Form der Verwaltung als modernes Kontrolldispositiv (Foucault). Dieses besteht aus der Kombination eines Einschlusses der Menschen in den dezentralen Lagern und ihrer Exklusion aus der Umgebungsgesellschaft durch ein (partielles) Arbeitsverbot, der Auszahlung von Sachleistungen und rassistischen Alltagsstrukturen. In der Verzahnung mit der symbolischen Ordnung führt dies dazu, die symbolischen und kulturellen Kapitalien (Bourdieu) der BewohnerInnen abzuwerten und rassistisch zu markieren und die Exklusion zu verstärken." (Pieper 2008, S. 18; Herv. i. O.)

Das Ziel ist die Regulation von Zuwanderung einerseits und die Abschreckung zuwanderungswilliger Menschen andererseits.

Das halboffene, dezentralisierte Lagersystem ist eine geografisch fassbare Lokalisierung des totalen Raums. Der „gesellschaftliche Ausschluss durch den räumlichen Einschluss im Lager" (Pieper 2008, S. 411) evoziert die Nähe zur Systemtheorie von Luhmann[34], die dafür den Begriff der „inkludierenden Exklusion" kennt.

> "Die Institutionen der inkludierenden Exklusion sind primär Organisationen (Gefängnisse, Psychiatrien, Beschäftigungsgesellschaften etc.). Sie sind insofern Indikatoren einer „künstlichen" sozialen Umwelt (i.e. einer intentional selbstproduzierten Umwelt), die konsequent innergesellschaftliche Umwelt ist. [...] Soweit die moderne Gesellschaft aber irreversible Exklusionen hervorbringt, wird auch für diese die Form Organisation benutzt. Das Lager ist eine spezifisch moderne Erfindung. Es ist als

---

spätestens drei Tagen unentschuldigter Abwesenheit der Anspruch auf den Platz erlöschen kann. Dies gilt auch für Krankenhausaufenthalte. (LaGeSo Mai 2016)

[34] Pieper selbst bezieht sich nicht auf die Systemtheorie, möglicherweise aus dem Grund, weil seine Arbeit eher politisch ausgerichtet und explizit kritisch angelegt ist, während sich die Systemtheorie immer wieder vorwerfen lassen muss, dass sie keine herrschaftskritische Perspektive zulässt.

Gefangenenlager oder als Umerziehungslager eine typische Instanz der inkludierenden Exklusion, und es tritt in der Form des Vernichtungslagers als eine radikal moderne Organisationsform des Völkermords auf." (Stichweh 2009a, S. 38)

Greift man diesen Gedankengang auf, dann müssen auch Flüchtlingswohnheime als Orte inkludierender Exklusion gesehen werden, die "die exkludierten Personen verwalten und kontrollieren" (Stichweh 2013, S. 5). Ob sie dies allerdings mit einem Auftrag verbinden, diese Personen in die Gesellschaft zu (re-)integrieren, wie Stichweh dies weiter ausführt, bleibt zu bezweifeln. Vielmehr gibt es hier eine große Übereinstimmung der Autoren, dass die Festsetzung in Flüchtlingswohnheimen die Handlungsspielräume von geflüchteten Menschen beschneidet und damit Integrationspotential verringert. Zudem muss vor dem Hintergrund, dass es immer wieder Bestrebungen der Politik gibt, „Ausreisezentren" für Flüchtlingsgruppen mit schlechter Bleibeperspektive zu schaffen, angenommen werden, dass ein vorrangiges Ziel von Gemeinschaftsunterkünften das Fernhalten von der Mehrheitsgesellschaft ist.[35] Wenn Soziale Arbeit aber „in entscheidenden Hinsichten ein professioneller Akteur [ist; D.G.], ohne den die Institutionen der inkludierenden Exklusion nicht betrieben werden könnten" (Stichweh 2013, S. 6), dann muss danach gefragt werden, welche Rolle die Sozialarbeitenden in Flüchtlingswohnheimen haben, ein Aspekt, der in den Forschungsarbeiten bisher nur wenig Aufmerksamkeit bekommen hat.

---

[35] Aktuell ist dieser Gedanke wieder auf der politischen Agenda der Bundesregierung durch die im Koalitionsvertrag geplanten ANkER-Einrichtungen (kurz für Aufnahme-, Entscheidungs- und Rückführungseinrichtungen), in denen Asylbewerber bis zum Entscheid über ihren Antrag untergebracht und gegebenenfalls direkt „zurückgeführt" werden können. „Wir streben an, nur diejenigen auf die Kommunen zu verteilen, bei denen eine positive Bleibeprognose besteht. Alle anderen sollen, wenn in angemessener Zeit möglich, aus diesen Einrichtungen in ihre Heimatländer zurückgeführt werden." (Koalitionsvertrag 2018, Zeilen 5021-5023)

4.4.4. Fazit: Soziale Arbeit in einem extrem restriktiven Raum

Wenn Flüchtlingswohnheime „offene Gefängnisse" in einem dezentralen, bundesweiten Lagersystem sind, dann muss auch die Soziale Arbeit in diesen Wohnheimen als Soziale Arbeit in einer totalen Organisation gesehen werden.

Im Gegensatz zu den Bewohnerinnen und Bewohnern gehört das Personal eines Flüchtlingswohnheims zur Außenwelt, das Wohnheim ist lediglich der Arbeitsort, an dem sich das Personal zu eben dem Zweck für eine begrenzte Zeit aufhält (Goffman 2014, S. 18). Auch ist das Personal – und das gilt auch für die befragten Sozialarbeitenden mit einem Fluchthintergrund – rechtlich in die Außenwelt als Bürgerinnen und Bürger integriert.

Die Rolle oder Rollen des Personal ergeben sich aus dem Auftrag der Organisation, von dem es aber eine offizielle und eine inoffizielle Version gibt.

> „Anscheinend dienen viele totale Institutionen die meiste Zeit über als bloße Aufbewahrungslager für die Insassen, aber wie bereits festgestellt, stellen sie sich der Öffentlichkeit gegenüber für gewöhnlich als rationale Organisationen dar, die in jeder Hinsicht bewußt als effektive Apparate zur Hervorbringung einiger offiziell anerkannter und gebilligter Ziele eingerichtet wurden. Wie ferner bereits festgestellt wird häufig als offizielles Ziel die Besserung der Insassen im Sinne einer bestimmten idealen Norm angegeben. Dieser Widerspruch zwischen dem, was die Institution tut, und dem, was sie offiziell als ihre Tätigkeit angeben muß, bildet den grundlegenden Kontext für die tägliche Aktivität des Personals." (Goffman 2014, S. 78)

Goffman benennt hier lange vor der in Kapitel 2.1 dargestellten Professionalisierungsdiskussion ein typisches Dilemma der Sozialen Arbeit, welches sich nicht nur in Flüchtlingswohnheimen zeigt. Operierend zwischen gegenläufigen Aufträgen, die auch als Auftrag der Institution und Auftrag der Profession gesehen werden können, sind Sozialarbeitende in Flüchtlingswohnheimen widersprüchlichen Aufgaben und damit verbundenen Rollenerwartungen ausgesetzt. Von Goffman wird an dieser Stelle der Widerspruch genannt zwischen dem Erzwingen von Gehorsam und dem gleichzeitigen Aufrechterhalten des Anscheins. Pieper allerdings stellt fest, dass Mitarbeiterinnen und Mitarbeiter in Gemeinschaftsunterkünften in bewusster Abgrenzung zu behördlichen Interessen handeln und Handlungsspielräume haben, die ihnen ein "humanitäres Engagement" ermöglichen (2011, S. 128). Es wird mit Hilfe der Analyse der Interviews zu sehen sein, welche Aufträge die befragten Sozialarbeitenden tatsächlich sehen, ob sie darin Widersprüchlichkeiten erleben und ob und wie sie diese in ihrer beruflichen Rollenwahl umsetzen.

4.5. Wirkmächtige Diskurse für die Soziale Arbeit mit Geflüchteten

Wie im vorherigen Kapitel bereits angerissen, ist der Auftrag der Sozialen Arbeit in Flüchtlingswohnheimen von zum Teil konträren Diskursen aus den Bereichen Politik, Gesellschaft und Wissenschaft beeinflusst, die zum Teil unterschwellige Wirkung entfalten. Doch welche Diskurse sind das genau und was verbirgt sich hinter ihnen? Es finden sich zwar in vielen Veröffentlichungen zur Flüchtlingshilfe und zu Asyl Hinweise, die Termini „Abschreckungsdoktrin" und „Asylmissbrauchsdebatte" gehören zum festen sprachlichen Repertoire, allerdings gibt es bisher keine spezifische Forschung dazu. In folgenden wird den „Schlagwörtern" nachgegangen und ihre Bedeutung für die Soziale Arbeit mit Flüchtlingen diskutiert.

4.5.1. Zur „Rede" über Flüchtlinge

Der politische und der gesellschaftliche Diskurs über Flüchtlinge und Asyl sind eng miteinander verschränkt und wurde insbesondere für die Jahre 2014 bis 2016 für die Medienberichterstattung analysiert.

4.5.1.1. Der politische Wille der Abschreckung

Als grundlegend für den gesamten Bereich von Flucht und Asyl wird übereinstimmend der politische Wille der „Abschreckung" gesehen, der schon seit Jahrzehnten eine bestimmende Zielrichtung in der Asylpolitik Deutschlands vorgibt

(Wießner 1982, S. 100; Osterkamp 1996; Zepf 1996; vgl. Glöde 1999/2000; Dünnwald 2009, S. 41; Espenhorst und Berthold 2010; Schroer 2012, S. 179; Muy 2016b, S. 39). Während diese Zielrichtung bis in die 1980er Jahre hinein noch direkt formuliert wird, wenn zum Beispiel davon gesprochen wird, dass mit der Einrichtung von Sammellagern „potentiellen Neuankömmlingen entgegengewirkt" werden soll, wird ab den 1990er Jahren der Abschreckungsgedanke nicht mehr zur offiziellen Begründung herangezogen (Neubauer 1995, S. 117).[36] Er fungierte jedoch als wichtiger Motor für die grundlegenden Einschränkungen im Asylrecht in Deutschland 1993 und ist bis heute ungebrochen wirksam.

> "Tatsächlich ist [...] das Drücken von Anerkennungsquoten und die Abwehr von Fluchtmigranten an den eigenen und seit einiger Zeit auch den Europäischen Grenzen das bestimmende Motiv deutscher Asylpolitik. Zur weiteren Abschreckung werden Flüchtlinge in Deutschland in schäbigen Lagern untergebracht, Entmündigung prägt den Alltag derjenigen, die in Deutschland Schutz suchen. Auch der Zugang zum Gesundheitssystem unterliegt scharfen Restriktionen, erschwert ist ebenfalls der Zugang zu psychotherapeutischen Maßnahmen." (Dünnwald 2009, S. 35)

Wir finden hier vieles wieder, was in den vorherigen Kapiteln mit der Diskriminierung der Klientel und der Zwangsunterbringung im Wohnheim bereits dargestellt wurde, und mit dem Diskurs der Abschreckung nun auch als systematisch und gewollt eingeschätzt werden muss. Auch 2015 wird in den Medien die Unterbringung von Flüchtlingen und das Asylpaket I als „Ausdruck einer Abschreckungsideologie" kritisiert (Jäger et al. 2017, S. 55).

Dass die Abschreckung von Flüchtenden einhergeht mit der Unerwünschtheit der Integration von Asylsuchenden, also bereits in Deutschland angekommenen Flüchtlingen, erschließt sich logisch. Sie wird sogar als Argumentationshilfe eingesetzt, um die Verweigerung von Integrationsmöglichkeiten positiv zu rechtfertigen. So die damalige Bundesministerin für Familie und Senioren, Hannelore Rönsch (CDU), zur Einführung des Asylbewerberleistungsgesetzes:

---

[36] Genauso verschwindet auch der Terminus „Lager" aus den Gesetzestexten und wird durch den euphemistischen Begriff „Gemeinschaftsunterkünfte" ersetzt (erstmals in § 23 AsylvfG von 1982), der sich bis heute gehalten hat (siehe § 53 AsylG).

> "Der Versuch, Menschen, die aus ganz anderen Lebensumständen kommen und in aller Regel in Kürze auch wieder dorthin zurückkehren werden, zu einer gesellschaftlichen **Eingliederung** hier zu motivieren, würde ihnen nur zum Nachteil gereichen. Denn nach der **Rückkehr** in ihre Heimat fiele ihnen eine Reintegration in ihr kulturelles und ihr soziale Umfeld sicher viel schwerer. Ich glaube, daß wir ihnen damit keinen Gefallen tun würden." (Deutscher Bundestag 1993, S. 13591; Herv. i. O.)

Dass die Abschreckungsdoktrin weiterhin ungebrochen wirksam ist, zeigt sich, wenn Muy (2016) in einem Artikel über die Soziale Arbeit in Flüchtlingswohnheimen titelt: „Hilfe zwischen Abschreckung und Profit".

Die Abschreckungsdoktrin ist mit Vorannahmen und Bildern von Flucht und Migration verbunden, die sich auch in der Sprache niederschlagen. Vorherrschend ist eine Versprachlichung als „Last", wenn Geflüchtete als untragbare soziale und finanzielle Belastung thematisiert werden oder die Grenzen der Belastbarkeit des deutschen Staates als erreicht eingestuft werden. Die „Das Boot ist voll"-Rhetorik, ein beliebter Dauerbrenner seit Beginn der 1990er Jahre, bezieht sich auf die Überlastung der „Arche Noah" Deutschland und fängt gleichzeitig auch das Bedrohungsszenario des Kenterns ein, das zu einer zweiten Versprachlichung, nämlich der „Bedrohung" gehört. Damit wird Flucht und Einwanderung als Gefährdung der inneren Sicherheit thematisiert, was die „Abschottung" der Grenzen genauso rechtfertigt wie eine stärkere Kontrolle der bereits im Land lebenden Einwanderer (siehe hierzu auch Glöde 1999/2000; Jäger et al. 2017, S. 28). Hier überwiegt die Katastrophenmetaphorik, die Asylantenflut, die Flüchtlingsströme und die uns vor kurzem erreichte Flüchtlingswelle lassen Eindämmung und Regulierung als notwendige Schutzreaktionen erscheinen (Jäger et al. 2017, S. 26, S. 140). Damit verbundene Befürchtungen sind beispielsweise, dass der „Zustrom" der Flüchtlinge die deutsche Kultur „verwässern" könnte, der Spiegel titelt gleich zweimal identisch mit der Parole „Der Ansturm der Armen" (Der Spiegel 1991, 2006). Während 1991 auf dem Titelblatt Deutschland als Schiff dargestellt ist, das geentert wird, zeigt die Ausgabe von 2006 afrikanisch aussehende Menschen, die an einem Strand dem Meer entsteigen. Die Bilder ebenso wie die dazugehörigen Artikel verquicken zwei Themen: das der Flucht und das der Armut.

4.5.1.2. Die Asylmissbrauchsdebatte

Diese Verquickung setzt sich fort in der Rede vom Asylmissbrauch, eine Debatte, die den öffentlichen Diskurs entscheidend prägt und mit Begriffen wie Scheinasylant, Asylmissbrauch und Wirtschaftsflüchtling verbunden ist.

Der Missbrauchsverdacht bei Asyl liegt in der Annahme begründet, dass es eine Gruppe von „echten" Flüchtlingen gibt, die aufgrund politischer Verfolgung (§ 16a Abs. 1 GG) oder der Anerkennung der Flüchtlingseigenschaft aufgrund der Genfer Flüchtlingskonvention (GFK), also nach § 3 Abs. 1 AsylG, Asylrecht erhalten. Und dass es daneben eine Gruppe von „unechten" Flüchtlingen gibt, die das Menschenrecht auf Asyl zu Unrecht in Anspruch nehmen (wollen), um beispielsweise bessere ökonomische Lebensbedingungen zu haben. Dass viele Menschen weltweit ihre Heimat aufgrund von Hungersnöten, Umweltkatastrophen oder Bürgerkriegen verlassen müssen und dass vielen Asylsuchenden in Deutschland kein Recht auf Asyl gewährt wird, weil die erlittene Verfolgung in ihrem Heimatland als nicht „zielgerichtet" oder „schwerwiegend" eingestuft wird, bleibt bei dieser Polarisierung unbemerkt. Angeschürt und quasi legitimiert wurde die Missbrauchsdebatte durch die Einführung von sog. „sicheren Herkunftsstaaten" im Zuge des Asylkompromisses 1993, für die die Annahme gilt, dass es in diesen Ländern keine politische Verfolgung gibt, weshalb Asylanträge von Asylsuchenden aus diesen Ländern in der Regel als „offensichtlich unbegründet abzulehnen" sind (§ 29 Abs. 1 AsylG). In der Asylmissbrauchsdebatte wird die Ausgangslage umgekehrt:

> "Die Ausgangslage wird auf den Kopf gestellt. Nicht die mißbräuchliche Behandlung des Flüchtlings wird zum Thema, sondern die mißbräuchliche Nutzung des Grundrechtes auf Asyl durch den nunmehr als Wirtschaftsflüchtling stigmatisierten Asylbewerber." (Varchim 1990, S. 35)

Die Missbrauchsannahme ist wirkmächtig, sie besteht mindestens so lange, bis das Asylverfahren positiv beschieden wird und lässt den Aufenthalt von geduldeten Flüchtlingen als „unzulässig" erscheinen. Sie besteht sogar nach der Anerkennung als Flüchtling noch fort und zeigt sich ganz konkret darin, dass die Aufenthaltserlaubnis für anerkannte Flüchtlinge auf drei Jahre befristet ist (§ 3 AufenthG) und seit 2016 nur dann in eine unbefristete Niederlassungserlaubnis umgewandelt wird, wenn die Anerkennung nicht widerrufen ist und der Betroffene sich gut „integriert" hat. Dass die Legitimität des Anspruchs auf Asyl und die Legalität des Aufenthalts hier eine starke, wenn auch unzulässige Verbindung eingehen, wird nicht zuletzt in dem Status der „Duldung" offensichtlich, den Asylbewerber erhalten, deren Asylantrag abgelehnt wurde, die jedoch aufgrund der realen Gegebenheiten nicht in ihre Heimat zurückkehren können.

Auch die Berichterstattung während der sog. Flüchtlingskrise hat an der polarisierenden Perspektive auf Migration nicht wesentlich etwas verändert. Zwar schreibt Bonfadelli (2015), dass sich die Berichterstattung von dem marginalisierten und negativ konnotierten Thema „Migration und Integration" verschoben hat zugunsten der positiv dargestellten Aufnahme von Flüchtlingen, doch löst diese Verschiebung nicht die Unterscheidung in gewünschte und ungewünschte, zulässig und unzulässige Einwanderung auf, es rückt lediglich eine andere Gruppe in den Fokus und so schreibt Bonfadelli auch:

> „Es stehen nicht mehr nicht integrationswillige, gewalttätige, kriminelle und das Sozialwesen aktiv missbrauchende Migranten im Zentrum der Medienberichterstattung, sondern eine große Anzahl positiv geframter Flüchtlinge als Opfer von Krieg, Terror, Hunger und Schleppern." (Bonfadelli 2015, S. 9)

Jäger et al. finden auch in der Berichterstattung aus den Jahren 2015 und 2016 wieder die Rede von Armutsmigranten und „Wirtschaftsflüchtlingen" (2017, S. 173f), ebenso beschreiben Hemmelmann und Wegner (2016) für den Beginn des Jahres 2015 eine dichotomisierende Medienberichterstattung über flüchtende Menschen. Diese werden entweder als Opfer von Kriegen, Krisen oder Schlepperbanden dargestellt oder sie sind als „Wirtschaftsflüchtlinge" Täter, die es auf den deutschen Sozialstaat abgesehen haben, nicht anpassungswillig sind und eine Bedrohung für die deutsche Kultur bedeuten (Hemmelmann und Wegner 2016, S. 23). Für die weitere Medienberichterstattung zur „Flüchtlingskrise" arbeiten die Autorinnen insgesamt fünf „Wellen" heraus, die jeweils einen anderen inhaltlichen Fokus legen, jedoch in der Darstellung stark pauschalisierend bleiben und so in der Gesamtschau die Dichotomisierung von „guten" und „schlechten" Zuwanderern nicht aufheben.

4.5.1.3. Die Einverleibung der Willkommenskultur

Das Narrativ der Willkommenskultur, ursprünglich eine politische Begriffsschöpfung aus den Diskussionen um den Fachkräftemangel in Deutschland, konnte sich im öffentlichen Diskurs erst mit der Übertragung auf den Asylbereich durchsetzen. Er wurde hier mit ehrenamtlichen Engagement und Integration verbunden, wandelte sich mit dem inhaltlichen Bezug zur Flüchtlingskrise von einer „anfangs opportunistisch verstandene Formel zur moralisch aufgeladenen Maxime" und entfaltete eine „auf Konformität gerichtete Meinungsmacht" (Haller 2017, S. 137). Aus der stärker semantisch ausgerichteten Analyse von Jäger et al. (2017) wird deutlich, dass der Diskurs der Willkommenskultur mit dem Imperativ des Mitgefühls für Schutzsuchende verbunden ist, was wiederum die Geflüchteten als eine Gruppe von Opfern imaginiert. Innerhalb des Diskurses der Willkommenskultur gibt es dann einen weiteren „Turn", der die Willkommenskultur – verkörpert durch die vielen freiwilligen und ehrenamtlichen Unterstützerinnen – als eine naive Gefühlsduselei definiert, der (leider) eine pragmatische Rationalität im Umgang mit Zuwanderung entgegengesetzt werden müsse. Und schließlich wird sprachlich auch der Terminus der Willkommenskultur dem bedrohlichen Katastrophenszenario einverleibt, wenn vom „Sog der deutschen Willkommenskultur" die Rede ist (Jäger et al. 2017, S. 124).

Auch mit dem neuen Terminus der Bleibeperspektive wird in sehr euphemistischer Form letztlich ebenfalls die Unterscheidung in „echt" und „unecht", „reguläre" und „irreguläre", „legitime" und „illegitime" Flüchtlinge aufrechterhalten und beeinflusst auch die politische Debatte um das Grundrecht auf Asyl. Eine schlechte Bleibeperspektive wird dabei einerseits für Geflüchtete aus „sicheren Herkunftsländern" definiert, andererseits mit ökonomischen Fluchtmotiven assoziiert. Die Beschleunigung des Asylverfahrens für Asylbewerber mit eben dieser schlechten Bleibeperspektive und deren Festsetzung in Aufnahmeeinrichtungen wird nicht länger mit Abschreckung verargumentiert, sondern soll nun den „tatsächlichen Flüchtlingen zu Gute kommen" (ebd., S. 105). Gleichzeitig wird über die Definition neuer sicherer Herkunftsstaaten und der Drittstaatenregelung die Gruppe letzterer immer kleiner konstruiert.

> „Die von Beginn an vorgenommene Aufspaltung der Geflüchteten eröffnete den Raum, sukzessive immer mehr Geflüchtete in die Gruppe der ‚illegitimen' Flüchtlinge einzuordnen. Die Gruppe derer, die als legitime Flüchtlinge bewertet wurden, wurde so immer kleiner." (Jäger et al. 2017, S. 105)

Was hat das nun mit der Sozialen Arbeit mit und für geflüchteten Menschene zu tun?

So wie es Abfärbungen des öffentlichen Diskurses auf die ehrenamtlichen Unterstützerinnen und Unterstützer gibt, so gibt es diese Abfärbungen auch auf die in dem Bereich tätigen NGOs. In ihrer Analyse der Rolle der „Helfenden" in den Medien werden diese im Verlauf der Flüchtlingskrise vermehrt als „Asyl-Lobbyisten" und „Aktivisten" bezeichnet. Die negative Konnotation ergibt sich aus den inhaltlichen Verknüpfung mit Protesten, die die Helfenden nunmehr weniger als diejenigen erscheinen lassen, die sich für geflüchtete Menschen einsetzen, sondern als ungeliebte Krawallmacher und Nörgler, die sich gegen die deutsche Politik engagieren (Jäger et al. 2017, S. 66). So stellen Jäger et al. fest, dass der Fluchtdiskurs in Deutschland trotz Willkommenskultur und Aufnahmeland letztlich nach rechts gerückt ist.

Absurderweise macht dieser Rechtsruck die Engagierten und damit auch die Sozialarbeitenden im Flüchtlingsbereich leichter angreifbar, die alltägliche Praxis selbst wird davon aber erleichtert. Wenn die Gruppe legitimer Flüchtlinge rechtlich immer kleiner definiert wird, Obergrenzen für Zuwanderung festgelegt werden und die Abschreckung mehr und mehr durch eine Abschottung an den weit entfernten Außengrenzen Europas ersetzt wird, dann führt das auch dazu, dass zum einen weniger Flüchtlinge als Klientinnen und Klienten „vor Ort" sind, zum anderen diese aber auch als legal gesehen und ihnen damit mehr Rechte und Ansprüche zugesprochen werden. So sollen Flüchtlinge, die eine gute Bleibeperspektive haben, durch das Integrationsgesetz mehr und frühzeitig Angebote wie zum Beispiel Integrationskurse erhalten, während gleichzeitig nach dem Willen der Koalitionsparteien Asylbewerber mit einer schlechten Bleibeperspektive bis zum Asylbescheid in sog. ANkER-Einrichtungen verbleiben sollen und somit gar nicht mehr als Klientel Sozialer Arbeit in kommunalen Flüchtlingswohnheimen erscheinen würden. Die Rahmenbedingungen für die Soziale Arbeit in Flüchtlings-wohnheimen wäre damit entschärft, das Recht auf Asyl würde bereits an einem Ort außerhalb entschieden und damit wird auch der Auftrag des advokatorischen Eintretens für diese Gruppe aus dem Tätigkeitsfeld der Sozialen Arbeit in Flüchtlingswohnheimen ausgelagert.

Ein letztes sei hinzugefügt: Die politischen und gesellschaftlichen Diskurse über Geflüchtete werden nicht von diesen selbst mitgestaltet. Es sind Diskurse eines Redens *über*, nicht eines Redens *mit*. Das belegt auch die Studie von Haller, der für den Untersuchungszeitraum festzustellen, dass Beiträge zum Thema Flüchtlinge in der Hauptsache aus Berichten und meinungsbetonten Beiträgen bestehen, die stark an der politischen Elite orientiert sind. Textformen, die geeignet wären, um den Betroffenen selbst eine Stimme zu verleihen, wie zum Beispiel Interviews oder authentische Reportagen, waren kaum vertreten. Auch die „eigentlichen Hauptakteure", zu denen Haller alle zählt, die sich tatsächlich um Flüchtlinge kümmerten, also auch die Sozialarbeitenden, verschwinden mit 3,5% in der Medienberichterstattung (Haller 2017, S. 133). So kann in der medialen Darstellung des Flüchtlingsdiskurses, in dem die einen über die anderen reden und die, über die gesprochen wird, nichts zu sagen haben, vor allem abgelesen werden, wer *nicht* zu den Meinungsmachern gehört: Das sind sowohl die Geflüchteten selbst als auch die Sozialarbeitenden wie aus der Studie von Haller hervorgeht. Beide Gruppen bleiben – um es systemtheoretisch auszudrücken – aus der Kommunikation der Systeme Gesellschaft, Politik und Medien ausgeschlossen, haben dort keine Adressen.

4.5.2. Zur „Rede" über Soziale Arbeit

Die Diskurse zur Sozialen Arbeit sind so vielfältig wie ihre Theorien, jedoch werden für das Berufsfeld Flucht und Migration vor allem zwei Diskurse als relevant eingestuft, der Menschenrechtsdiskurs und der Integrations-/ Inklusionsdiskurs, die beide auch Entsprechungen als gesellschaftliche Debatten finden.

4.5.2.1. Das Menschenrechtsparadigma in der Flüchtlingssozialarbeit

Dass die Soziale Arbeit mit Flüchtlingen in einem engen Zusammenhang mit Menschenrechten und Menschenwürde steht, ist schwer von der Hand zu weisen. Bereits 1996 schreibt Osterkamp von der „menschenrechtsverletzenden Politik" in Berlin (ebd., S. 28), die entwürdigende Lebenssituation von Flüchtlingen sowie die systematischen Menschenrechtsverletzungen und Diskriminierungen werden in allen Arbeiten hervorgehoben und zum Teil anschaulich mit Fallbeispielen illustriert. Pieper fasst zwanzig Jahre später zusammen, dass in seiner Forschungsarbeit nicht nur systematische Menschenrechtsverletzungen über die letzten 25 Jahre im Flüchtlingsbereich deutlich wurden, sondern dass diese, obwohl sie hunderttausende von Menschen betreffen, weitgehend unbekannt bleiben und von der Öffentlichkeit ausgeblendet werden (2008, S. 23).

Wie sich diese Rahmenbedingungen auf den Auftrag und die konkrete Praxis der Flüchtlingssozialarbeit auswirkt, ist aber durchaus umstritten. Hier reichen die Standpunkte der Autoren und Autorinnen von Allmachtsphantasien bis hin zu ohnmächtiger Resignation – genau wie sie dies auch als beobachtete Phänomene bei den Praktikern und Praktikerinnen beschreiben.

In der Zusammenschau entsteht der Eindruck, dass die Orientierung an Menschenrechten nicht unbedingt als drittes, selbstgewähltes Mandat der Profession Sozialer Arbeit erscheint. Die Orientierung an Menschenrechten ist eng verknüpft mit einer Orientierung an den Bedürfnissen der Klientinnen und Klienten und an der Mitwirkung an einer zwar legal verhinderten jedoch legitimen menschenwürdigen Lebenssituation. So scheint der Disput nicht so weit entfernt zu sein von der Diskussion um das „doppelte Mandat" in den 1970er Jahren, die Gängler als ethische Diskussion begreift (Gängler 2011, S. 615) und in der die damals schon als Paradoxie festgeschriebene Gegenüberstellung der Interessen von Auftraggebern und Klientinnen und Klienten der Sozialen Arbeit fokussiert wird. Gleichzeitig erscheint die Menschenrechtsperspektive nicht als eine empirisch vorgefundene Handlungsorientierung, sie wird lediglich als theoretische Folie über das Vorgefundene gelegt, das in diesem Sinne beurteilt oder auch abgeurteilt wird. Der Einschätzung von Kappler, dass der Menschenrechtsdiskurs im Gegensatz zu anderen Bereichen Sozialer Arbeit in der Flüchtlingshilfe bereits eine „Übersetzung" in die

Praxis gefunden hat, kann ich – zumindest was die Literatur dazu betrifft – nicht zustimmen (Kappeler 2008, S. 36).

Soyer macht deutlich, dass einerseits Soziale Arbeit zwar ein klares Menschenrechtsmandat hat, dass dieses aber gerade in der Praxis der Flüchtlingshilfe zwischen Misstrauen, Abwehr, Vorurteilen und Unterstellungen einfach untergeht.

> "Sozialarbeit ist ein Menschenrechtsberuf. Die Menschenrechte stehen aber im Flüchtlingsbereich nicht immer an erster Stelle, sondern oft das Misstrauen und die Abwehr. [...] Unser Thema ist in erster Linie das Menschenrecht der Flüchtlinge. Es ist klar, dass es Wahrheit und Lüge im Asylbereich gibt. Doch diese Frage sollte gegenüber der Frage der Menschenrechte eine weit untergeordnete Rolle spielen." (Soyer 2004, S. 72).

Varchim lässt Zweifel an der Mächtigkeit der Sozialen Arbeit erkennen, wenn er aus den Erfahrungen der Praxis heraus resümiert, dass sich „Richtigkeitsvorstellungen" mit den Mitteln der Sozialen Arbeit nicht in „Rechtgültigkeitsbedingungen" umgesetzt werden können (Varchmin 1990, S. 231). Die Forderung des Menschenrechtsparadigmas, systemverändernd und systemgestaltend zu wirken, wird hier also nicht als realisierbar eingeschätzt.

Andere Autoren bescheinigen der Sozialen Arbeit mit Flüchtlingen eine quasi automatische Dimension als Verteidiger von Menschenrechten.

> „Ich finde es notwendig und hilfreich als Beschäftigter in der Flüchtlings-Sozialarbeit mir bewußt zu machen, daß [...] die Zuwendung zu einer diskriminierten Randgruppe wie den Flüchtlingen bereits ein politischer Akt ist [...] Flüchtlings-Sozialarbeit sozialethisch kämpft für das Menschenrecht auf Asyl, für Minderheitenschutz, gegen nationale Opportunismen, gegen latenten Rassismus und Sozialneid." (Zepf 1996, S. 33)

Für Zepf ist Flüchtlingssozialarbeit immer auch gesellschaftliche Einmischung und sie sollte einen Status als Kontrollorgan erlangen, das, „die Administration und die Politik zur Einhaltung beziehungsweise Gewährung von Rechts- und Sozialstaatlichkeitsprinzipien zwingt" (ebd.). Auch Fritz und Groner schließen sich der Kampf- und Kriegsrhetorik an, wenn sie die Flüchtlingsarbeit als "extremen Kampf mit beschränkenden Rahmenbedingungen, mit entwürdigenden Gesetzen, behördlicher Willkür und täglich erlebter Hilflosigkeit" beschreiben (Fritz und

Groner 2004b, VI). Und Gögercin (2016) formuliert für Migrationsarbeit im Allgemeinen, dass Soziale Arbeit dort „Integrations-, Antidiskriminierungs- und Gleichbehandlungsarbeit" (ebd., S. 347) ist und folgert daraus, dass Soziale Arbeit in diesem Bereich eindeutig eine Menschenrechtsprofession ist.

Für Varchim liegen ethischer Auftrag und praktische Arbeit auf zwei Ebenen, die offensichtlich nicht in Verbindung stehen. Die Soziale Arbeit verortet er deutlich abgegrenzt von menschenrechtlichen Werten, denn "Würde und Freiheit als Bezugspunkte für eine Soziale Arbeit mit Flüchtlingen verführen geradezu, ethische Höhenflüge anzusetzen [...], um den Niederungen des Alltags zu entgehen. Aber gerade diese sind es, die in der Sozialen Arbeit ständig angefragt sind" (Varchmin 1990, S. 241).

Festzuhalten bleibt, dass also auch im Bereich der Flüchtlingsarbeit eine anhaltende Diskussion zum Auftrag und damit auch zum Status und zur Identität Sozialer Arbeit stattfindet. Stärker als in anderen Bereichen spitzt sich diese Diskussion jedoch auf die Frage zu, ob Soziale Arbeit eine Menschenrechtsprofession ist, sein sollte, werden kann oder nicht ist. Dies mag in den offensichtlich im Berufsfeld vorliegenden und leicht zu identifizierenden, systematischen Menschenrechtsverletzungen liegen. Hervorzuheben bei dieser Diskussion ist, dass es bei aller Meinungsverschiedenheit eine prinzipiell geteilte Grundannahme gibt: Dass nämlich Soziale Arbeit als Menschenrechtsprofession immer in Distanz und Abgrenzung zum Nationalstaat in seiner Ausformung als nationale Gesetzgebung, als leistungsgewährender Wohlfahrtsstaat, als politischer Kurs oder als ausführende Administration steht.

4.5.2.2. Integration und Inklusion im Diskurs

Integration und Inklusion/Exklusion gehören zu den häufigen Schlagworten, wenn es um Soziale Arbeit geht. Mit der Annahme, dass sich Soziale Arbeit vor allem um Menschen kümmert, die marginalisiert sind, am Rande der Gesellschaft leben, wird es zum zentralen Auftrag für die Soziale Arbeit, dass diese Menschen sich wieder reintegrieren können. Dabei zeigen der pädagogische Diskurs zur

Integration/Inklusion und der soziologische Diskurs zu Inklusion/Exklusion wesentliche Unterschiede, aber auch Einflussnahmen.

Der pädagogische Integrationsdiskurs fand parallel in zwei Unterdisziplinen statt. Während es in der sog. Ausländerpädagogik seit Anfang der 1970er Jahre und der späteren Interkulturellen Pädagogik um die Integration von Zuwanderern, später Menschen mit Migrationshintergrund ging, beschäftigte die sich die Sonderpädagogik naturgemäß mit der Integration von Menschen mit Behinderung. In beiden Bereichen konzentrierten sich die Bemühungen in einem ersten Anlauf auf den Schulbereich und in beiden Bereichen entwickelten sich nach und nach kritische Diskussionen zum Integrationsbegriff in den Disziplinen wie in der Praxis.

In der interkulturellen Pädagogik wurde der Integrationsbegriff schon zu Beginn vom politischen Diskurs zur Integration von bleibenden Gastarbeitern und deren Familien besetzt und bereits Mitte der 1980er Jahre von Brumlik in seiner Funktion als Rechtfertigung für die Begrenzung von Zuwanderung enttarnt (1984, S. 79). Der interkulturell-pädagogische Diskurs zur Integration ist daher nicht ohne die (sozial-) politische Implikation des Begriffs zu verstehen. Das macht ihn auch für die Soziale Arbeit mit Flüchtlingen zu einem Problembegriff. So sieht Steffen (2004) zwar die Unmöglichkeit, „globale Strukturen, Problembünden und politische Entscheidungen" (gemeint sind hier steigende Arbeitslosigkeit, Abbau des Sozialstaats und globale Stigmatisierung bestimmter Religionen oder Ethnien, D.G.) durch Soziale Arbeit zu verändern, sieht aber gleichzeitig durchaus einen Integrationsauftrag für die Flüchtlingssozialarbeit:

> "Sozialarbeit muss aber zumindest versuchen [...] ihren Teil // dazu beizutragen, die Lebensbedingungen von Flüchtlingen zu verbessern, die Bemühungen um Integration voranzutreiben und auch Flüchtlingen mit ungewissem Bleibestatus eine Lebensperspektive aufzuzeigen." (Steffen 2004, S. 49)

Auch Gögercin verweist darauf, dass Soziale Arbeit im Flüchtlingsbereich unter anderem auch „Integrationsarbeit" ist (Gögercin, S. 347), Podlech (2004) sieht „Integrationsförderung" als einen Auftrag für die Flüchtlingssozialarbeit und Otto schreibt angesichts der „Flüchtlingskrise", dass es für die Soziale Arbeit an der

Zeit ist, „einen Mentalitätswechsel vorzunehmen, verbunden mit einem Narrativ, das Emanzipation, Gerechtigkeit und Integration in den Mittelpunkt professioneller Aufgaben und gesellschaftlicher Notwendigkeit rückt" (Otto 2015, S. 330). In der Praxis müssen die Betreiber von Gemeinschaftsunterkünften in Berlin seit 2015 ein Betreuungs- und Beratungskonzept vorlegen, dass auch Maßnahmen zur Integration der Bewohnerinnen und Bewohner enthält (Der Senat von Berlin 2015, S. 24).

So wird einerseits der Auftrag der sozialen Integration von geflüchteten Menschen immer wieder gebetsmühlenartig proklamiert, andererseits ist aus den bisherigen Ausführungen hervorgegangen, dass die rechtliche Grundlage für die Integration von Flüchtlingen recht dünn ist.

> „Die Übergangssituation ist für Asylsuchende und Betreuende nur schwer auszuhalten, umso mehr als sie zwar formal eindeutig als solche definiert ist, für die Betreuung aber ganz andere Ziele gelten. Man spricht landläufig von Integration, Fürsorgeunabhängigkeit, Eigenverantwortung, eigentlich von allem, was strukturell teilweise verhindert wird." (Schär Sall 1999, S. 84)

Neben der strukturellen Verunmöglichung der Integration (die sich auch in der Unterbringung in Gemeinschaftsunterkünften sichtbar manifestiert), gibt es in der Sozialen Arbeit auch wenig Auseinandersetzung darüber, *was* Integration eigentlich bedeutet, eine Frage, die von Seiten der Interkulturellen Pädagogik schon seit langem gestellt wird, insbesondere aufgrund der anhaltenden Überformung des wissenschaftlichen Diskurses durch den politischen Diskurs. So wird hier immer wieder kritisch hinterfragt, was sich hinter der politisch gewollten Integration verbirgt und ob sich das mit pädagogischen Zielen vereinbaren lässt und vielfach wird kritisiert, dass das eigentliche Ziel nicht Integration sondern Assimilation sei (Schmid 2010), dass es also weniger um eine Teilhabe an gesellschaftlichen Strukturen sondern um eine Anpassung an Kultur geht (Hamburger 2011, S. 956). Für den Flüchtlingsbereich stellt Schär Sall fest:

> "Die Aufnahmekultur gibt die Strukturen und die Rahmenbedingungen vor. Unsere Herrschaftsverhältnisse und deren Strukturen sind viel mehr auf Anpassung als auf Integration angelegt." (Schär Sall 1999, S. 80)

Wenn sich hinter dem Schlagwort der Integration im Flüchtlingsbereich die politisch gewollte „Assimilation" der „Fremden" verbirgt, dann muss hier einmal mehr hinterfragt werden, in welchem Auftrag die Soziale Arbeit mit geflüchteten Menschen handelt, wenn sie Integration als normativen Auftrag verfolgt. Solange Zuwanderung als Problem verstanden und vor allem als Differenz-Erfahrung begriffen wird, trägt diese Perspektive zu einer Kulturalisierung und Ethnisierung bei, die zwangsläufig in ein Integrationsparadigma bzw. einen „Integrationsimperativ" (Hotz 2015, S. 279) mündet. Fragen von Migration und Zuwanderung werden dann anhand von Integration/Nicht-Integration, Integrationswürdigkeit und Integrationswilligkeit diskutiert (Brumlik 2014; Hotz 2015).

Ein Blick auf die Entwicklung des Integrationsdiskurses in der Sonderpädagogik zeigt hier eine neue Perspektive auf. Während sich seit den 1980er Jahren die Integration von Menschen mit Behinderung als Imperativ an die Gesellschaft und Paradigma in der Disziplin durchsetzt, taucht in den 2000er Jahren ein neuer Begriff auf, die Inklusion. Nach einigen „Anlaufschwierigkeiten" setzt sich dieser Terminus nicht zuletzt durch die Ratifizierung der UN-Behindertenrechtskonvention (BRK) 2007 in der sonderpädagogischen Disziplin durch. Verbunden mit dem Terminus „Inklusion" ist nicht nur eine menschenrechtliche Perspektive, sondern auch eine Auftragsverschiebung in der Profession auszumachen. So bezeichnet der 2006 von Dederich herausgegebene Sammelband „Inklusion statt Integration?" im Untertitel „Heilpädagogik als Kulturtechnik" (Dederich 2006). Im Fokus stehen nicht mehr hauptsächlich als behindert kategorisierte Menschen, die wieder in eine als „normal" gedachte Gesellschaft eingegliedert werden sollen, sondern die Veränderung von Gesellschaft hin zu einer „inklusiven" Gesellschaft, die Diversität als Bereicherung sieht.

"Der deutlichste Unterschied zwischen dem Begriff der ‚Integration' und dem der ‚Inklusion', wie er zuvor entwickelt wurde, besteht darin, dass Integration von einer vorgegebenen Gesellschaft ausgeht, in die integriert werden kann und soll, Inklusion aber erfordert, dass gesellschaftliche Verhältnisse, die exkludieren, überwunden werden müssen." (Kronauer 2010, S. 56)

Inklusion und Exklusion sind auch Leitbegriffe der Systemtheorie nach Luhmann (siehe auch Kap. 2.1.3), doch wird hier weniger der Imperativ einer vollen Inklusion aller erhoben, sondern angenommen, dass niemand in alle Funktionssysteme vollständig inkludiert sein kann. Aber auch aus dieser theoretischen Sicht, ist unzweifelhaft, wo Migration zu verorten ist.

> "In Termini von Inklusion und Exklusion leuchtet ein, dass Migrationen hochriskant sein können. Gerade, soweit vorhandene Inklusionsrollen nicht global unterschiedslos aktiviert und ausgeübt werden können, liegt im Akt der dauerhaften Migration das Risiko eines multiplen Ausschlusses mit großen Schwierigkeiten des Wiedereinschlusses." (Stichweh 2009b, S. 371)

Dieser multiple Ausschluss ist es, der die Soziale Arbeit als Funktionssystem auf den Plan ruft, doch bleibt mit Blick auf die bisherigen Ausführungen zur Flüchtlingsarbeit zu fragen, ob ihr Auftrag in einer *Exklusionsverwaltung* (innerhalb der inkludierenden Exklusion des Wohnheims als Lager) oder in einer *Inklusionsvermittlung* (an den offenen Grenzen des inkludierenden Exklusionsraums Wohnheim) gesehen werden muss und ob Integration oder Assimilation Ziele einer solchen Inklusionsvermittlung sein könnten oder sollten. Sicher ist lediglich, dass der Auftrag der *Exklusionsvermeidung* für die strukturell exkludierte Klientel Flüchtlinge ausgeschlossen werden muss.

4.6. Paradoxien und Dilemmata der Flüchtlingssozialarbeit

Die Sozialarbeitenden in Flüchtlingswohnheimen handeln in Situationen, die durch die Organisation vorstrukturiert sind. Die Interaktionen finden entweder innerhalb dieser Struktur statt, und zwar dann, wenn es um die Interaktion mit Klientinnen und Klienten oder mit anderen Mitarbeiterinnen und Mitarbeitern geht. Oder sie verorten sich an den Grenzen dieser Struktur, wenn die Sozialarbeitenden mit anderen Professionellen oder Vertreterinnen und Vertretern von Ämtern, Behörden oder Projekten interagieren. In beiden Situationen sind die Beziehungen der Interaktionspartner von hierarchischen Verhältnissen, unterschiedlichen gesellschaftlichen Positionen und damit einhergehender Entscheidungsmacht und Handlungsfähigkeit geprägt.

Alle Akteursgruppen einschließlich ihrer Systeme agieren stets vor dem Hintergrund von Diskursen, die auf politischer, gesellschaftlicher oder wissenschaftlicher Ebene geführt werden. Aus der Perspektive der Sozialarbeitenden zeigen sich die konträren Positionen dieser Diskurse vor allem in der Ambivalenz ihres Auftrags (Meinhardt und Schulz-Kaempf 1994; Osterkamp 1996; Zepf 1996; Wurzbacher 1997; Fritz und Groner 2004b; Deimann 2015; Hotz 2015; Scherr und Scherschel 2016). Das parteiliche Interesse für sowie das Engagement zugunsten und mit den Adressatinnen und Adressaten gehört zu den zentralen Aufgaben von Sozialarbeitenden. Diese Haltung setzt Solidarität und Empathie voraus. In der Flüchtlingshilfe erleben sich die Mitarbeiter jedoch häufig überfordert, da sie Hilfe unter Bedingungen leisten sollen, die auf Abschreckung, Unterdrückung und Kontrolle abzielen. Eine bedürfnisorientierte Beratung und Begleitung wird durch die engen Möglichkeiten einer restriktiven Gesetzgebung nahezu verunmöglicht, die als Produkt des politischen Diskurses der Abschreckungsdoktrin gesehen werden muss. Im Gegenteil kommen Sozialarbeitende in Flüchtlingswohnheimen immer wieder in die Lage, die ausführende Instanz von angeordneten Kontroll- oder Sanktionierungsmaßnahmen (z.B. bezüglich der allgemeinnützigen Arbeit in den Wohnheimen) zu sein. In dieser Hinsicht sind sie als Vertreter und Vertreterinnen der abschiebenden Mehrheitsgesellschaft immer wieder widersprüchlichen oder sich ausschließenden Rollenanforderungen ausgesetzt. Diese kumulieren in der Dilemmasituation der Beratung, die nicht losgelöst von den rechtlichen Rahmenbedingungen erfolgen kann, sich aber gleichzeitig der ungenauen Grenze zwischen erlaubter Hilfe und strafbarem Handeln bewusst sein muss (Hoffmann 2004).

Der hohe Druck, der durch die beschriebenen Konflikte und die eingeschränkten Handlungsmöglichkeiten entsteht, wird nach Osterkamp (1996) unterschiedlich kompensiert. Das Betonen des eigenen Mitgefühls, die Uminterpretation unterlassener Hilfe in Empowerment der Klienten, Rückzug auf den Auftrag der Kontrolle und die Auslagerung der Schuld auf die Ebene der anordnenden Instanz sind mögliche Reaktionen. Eine Perspektivübernahme, die auf das Verständnis der Zwänge, denen die Interaktionspartnerinnen und -partner ausgesetzt sind, abzielt, ist unter diesen Umständen erschwert, Missverständnisse und Misstrauen vorprogrammiert. Obwohl die Beziehungsebene als grundlegend für das Selbstbild von Sozialarbeitenden und damit für das berufliche Handeln angenommen werden muss, gibt es nur wenig Literatur über die emotionalen Herausforderungen in diesem Berufsfeld. Fritz (2004; S. 86) weist auf die Enttäuschung hin, die mit der Erfahrung der eigenen Hilflosigkeit in Beratungssituationen erfahren wird, Soyer (2004b, 56ff) thematisiert die Bedeutung des Misstrauens und der Abwehr in der Arbeit mit Flüchtlingen, Gefühle, die die Interaktion zwischen allen Parteien maßgeblich beeinflussen.

Gleichzeitig kommen Ambivalenzen zum Tragen, die in der Person des „professionellen Helfers" verankert sind und deren emotionales Konfliktpotential nicht zu unterschätzen ist (Brumlik 1999, S. 524): Auf der einen Seite wird bei Angehörigen pädagogischer Berufe eine professionelle Haltung vorausgesetzt, die sich durch Empathie mit der Klientel und damit einhergehender Sensibilität für deren Bedürfnisse und Problemlagen auszeichnet. Dies ist insbesondere in von sozialen Problemen bestimmten Arbeitsfeldern der Fall, in denen die soziale Arbeit eine vermittelnde, unterstützende oder interessensvertretende Rolle einnimmt. Gleichzeitig jedoch agieren Professionelle in der Sozialen Arbeit auch immer aus ihrer realen gesellschaftlichen Position und Identität heraus, die häufig die Mehrheitsgesellschaft repräsentiert. In der Konfrontation und Interaktion mit dem „Anderen" werden Identitäten auf beiden Seiten produziert, werden Bilder vom „Anderen" transportiert, bestätigt, gebrochen (Bieringer 2003, S. 169) Im Falle der Arbeit mit Flüchtlingen mit Behinderung muss von einer Begegnung mit dem „zweifach Fremden" im Sinne Kemler (1988) ausgegangen werden, die in der Regel eher von Bewältigung als von Offenheit geprägt ist.

In der konkreten beruflichen Praxis ergeben sich aus den bisherigen Betrachtungen folgende Dilemmata, in denen sich Diskurse, soziale Rollen und individuelle Bewältigungsmöglichkeiten vermischen:

Abschreckungspolitik vs. gesellschaftliche Integration
faktische Entrechtung vs. idealer Menschenrechtsschutz
bedürfnisorientierte Beratung vs. strafrechtliche Risiken
Empowerment vs. Machtasymmetrien
Allmachtsphantasien vs. Ohnmachtsgefühle
Solidarität vs. Misstrauen
Professionelle Empathie vs. Bewältigung des Anderssein
hohe ethische Ansprüche vs. geringe gesellschaftliche Anerkennung

Diese Dilemmata sind nicht nur grundlegend für den Bereich der Flüchtlingshilfe als solche, sie vereinigen sich zudem in der Person des Sozialarbeitenden, der/die diese in seiner professionellen Rolle auszuhalten oder auszubalancieren hat.

Als besonders für die Soziale Arbeit in Flüchtlingswohnheimen kann hervorgehoben werden, dass einige Strukturelemente besondere Ausprägungen annehmen. So ist die Klientel nicht in erster Linie durch ein Soziales Problem bestimmt, sondern durch einen sozial und rechtlich marginalisierten Status, der Flüchtlingen von außen zugeschrieben wird. Die Organisation Wohnheim ist als Zwangsunterbringung eine besondere Form systematischer struktureller Ausgrenzung. Und die Diskurse der verschiedenen Bereiche stehen sich zwar inhaltlich zum Teil diametral gegenüber, sind gleichzeitig aber in der Sozialen Arbeit mit Geflüchteten vielfach miteinander verschränkt. Angesichts dieser hoch-paradoxen Ausgangslage soll nun untersucht werden, welche beruflichen Selbstbilder Sozialarbeitende in Flüchtlingswohnheimen entwickeln und ob bzw. wie sich die skizzierten Spannungen und Brüche darin zeigen.

4.7. Die Bedeutung des Forschungsfeldes für die Professionalisierungsdikussion

Aus den oben dargestellten Aspekten in Zusammenschau mit den Forschungsergebnissen aus Kapitel 4.1 können einige Feststellungen zusammenfassend festgehalten werden. Viele Forschungsarbeiten zur Profession Sozialer Arbeit haben sich mit der Frage der Identität Sozialer Arbeit, häufig operationalisiert als Identität, Habitus oder berufliches Selbstverständnis der Praktikerinnen und Praktiker beschäftigt. Die meisten Untersuchungen konzentrieren sich dabei auf berufliche Tätigkeitsfelder, die eher den „offenen Hilfen" oder „ambulanten Hilfen" zugeordnet werden können. Soziale Arbeit in restriktiven Settings wie Zwangsberatung oder totale Institutionen liegen nur vereinzelt vor. Insbesondere das Tätigkeitsfeld der Flüchtlingshilfe hat bisher nur punktuell die Aufmerksamkeit der Professionsforschung erhalten.

In allen Forschungsarbeiten werden Paradoxien und Ambivalenzen Sozialer Arbeit benannt, ihre Vielfalt ist fast erschlagend und sie werden auf allen Ebenen angesiedelt. Gesprochen mit Thiersch, ist Soziale Arbeit „ein einziger ‚Spagat' zwischen unauflösbaren Widersprüchen, zwischen Macht und Ohnmacht, Hilfe und Kontrolle, Distanz und Nähe, Reflexivität und Pragmatik, Vorgabe und Aushandeln" (Thiersch 2002, S. 198). Gleichzeitig jedoch werden sie sehr unterschiedlich eingeordnet. Sie können als Analyseergebnis des erforschten Berufsfeldes vorliegen, sie werden als Interpretationsfolie für Handlungsstrategien oder als Professionalitätskriterium in der Analyse des Umgangs mit Dilemma-Situationen verwendet. Ihre Systematisierung ist stark abhängig von der Forschungsperspektive und den theoretischen Grundannahmen und so eher diversifizierend als kanonisierend. Das Tätigkeitsfeld der Sozialen Arbeit mit Flüchtlingen eignet sich zu diesem Thema in besonderer Weise als Forschungsfeld, da die „Spannungsfelder [Sozialer Arbeit; D.G.] im Asylkontext in besonderer Weise zutage" kommen (Gögercin 2016, S. 346).

Das Menschenrechtsparadigma wird, obwohl es in der Rezeption der Professionstheorien eine eher marginalisierte Rolle einnimmt, in Zusammenhang mit der Flüchtlingssozialarbeit regelmäßig herangezogen. Menschenrechte bekommen in einem Bereich fehlender Bürgerrechte eine tragende Bedeutung, die rechtlich vorgesehenen Verletzungen der Menschenwürde und die systematische Diskriminierung rufen ethische Überlegungen auf den Plan. Die Globalität des sozialen Problems „Flucht" sowie die massiven Menschenrechtsverletzungen im Asylbereich scheinen fast automatisch den Bezug zu der internationalen Definition der Sozialen Arbeit herzustellen. Gleichzeitig erschöpfen sich die Arbeiten in der Frage, ob

Flüchtlingssozialarbeit überhaupt eine Menschenrechtsorientierung haben sollte, kann oder muss. Eine Übersetzung des Paradigmas in Handlungsmethoden findet nicht statt.

Für die Forschung zur Flüchtlingssozialarbeit kann festgestellt werden, dass deren Perspektive stark individualistisch auf die Person des Sozialarbeitenden ausgerichtet ist. Es gilt, was Köngeter (2009) auch für die Professionsforschung angemerkt hat: Eine Kontextualisierung wird nicht oder nur wenig systematisch vorgenommen. So werden die Strukturmerkmale häufig nur oberflächlich benannt oder eines für eine tiefere Analyse herausgegriffen. In den Arbeiten überwiegt dabei der Fokus auf die limitierenden Aspekte der Strukturmerkmale. Daraus folgend wird auch der Professionsdiskurs vor allem an der Einzelperson des Sozialarbeiters oder der Sozialarbeiterin ausgerichtet, die Diskussionen spitzen sich auf die Frage zu, ob die divergierenden Anforderungen von Einzelpersonen bewältigt werden können.

Die Besonderheit des Strukturmerkmals „Flüchtlinge als Klientinnen und Klienten der Sozialen Arbeit" scheint in manchen Arbeiten auf, etwa wenn deren Rechtlosigkeit und systematische Exklusion berücksichtigt werden. Es fehlt jedoch eine kritische Diskussion darüber, wann geflüchtete Menschen insbesondere in Wohnheimen eigentlich zu Klientinnen und Klienten werden. Es kann davon ausgegangen werden, dass dies weder allein vom Aufenthaltsstatus noch von der Art der Unterbringung abhängt, sondern eher eine komplexe Verschränkung von Gestaltungsproblemen und Verlaufskurven des Erleidens mit institutionellen Ablaufmustern und Wandlungsprozessen ist (Schütze 2000, S. 63f). Ob und wann also Flüchtlinge in Wohnheimen wie zu Klientinnen und Klienten werden, ist möglicherweise schon Teil der Sozialen Arbeit in diesem Typ der Organisation.

Letztlich bleibt zu fragen, wie die Sozialarbeitenden mit den dargestellten Paradoxien und Dilemmata im Tätigkeitsfeld Flüchtlingshilfe umgehen, wie sie diese erleben und welche Rollen sie sich in ihrem professionellen Handeln gegenüber Klientel und innerhalb sowie an den Grenzen der Organisation geben. Dazu wurden Sozialarbeiterinnen und Sozialarbeiter in Flüchtlingswohnheimen mit episodischen Interviews befragt.

5 Methodisches Vorgehen II: Episodische Interviews mit Sozialarbeitenden in Flüchtlingswohnheimen

Wissenschaftliche Interviews unterscheiden sich grundlegend in der Art ihrer Durchführung und der damit produzierten Datensorte. So können im einen Extrem Interviews die Form von mündlich erhobenen Fragebögen haben, wenn in ihnen vorformulierte, weitgehend geschlossene Fragen in einer festgelegten Reihenfolge „abgefragt" werden. Das andere Extrem bilden biografisch-narrative Interviews, in denen die Interviewpartnerinnen und -partner mit Hilfe von Erzählstimuli zu langen, gleichsam monologischen Erzählungen aufgefordert werden. Dazwischen lassen sich verschiedene Formen von teilstandardisierten Interviews verorten (zusammenfassend Hopf 2007; Helfferich 2011, 35ff) wie das problemzentrierte Interview (Witzel 2000), das themenzentrierte Interview (Schorn 2000), das Experteninterview (Bogner und Menz 2009a; Meuser und Nagel 2009) oder eben das episodische Interview (Flick 2011).

5.1. Datenerhebung anhand episodischer Interviews

Wie aus der leitenden Forschungsfrage hervorgeht, ist das Anliegen der Untersuchung ein Zweifaches: Zum einen soll analysiert werden, woran sich die Sozialarbeitenden in Flüchtlingswohnheimen in ihrer Arbeit orientieren, zum anderen sind auch die daraus resultierenden Handlungsstrategien interessant. Methodisch kann diese Koppelung durch das episodische Interview erreicht werden, welches den Ansatz des teilstandardisierten Interviews mit dem narrativen Interview kombiniert (Flick et al. 2007, S. 353). Das episodische Interview gehört zu der Gattung der narrativen Interviews, hat jedoch auch strukturierende Momente, die durch den thematischen Fokus begründet sind.

Für die Praxis heißt das, dass durch den Interviewleitfaden einerseits eine Konzentration auf das Themengebiet stattfindet, andererseits bei der Konstruktion der Fragen das Prinzip der Offenheit erfüllt sein muss. Die Fragen sollen den Interviewten Raum für eigene Schwerpunktsetzungen und die Gestaltung des Erzählflusses geben. Hinzu kommt, dass die Interviewten aufgefordert werden, Situationen und Beispiele aus ihrem Erfahrungsbereich zu ergänzen, wodurch rein narrative Passagen erzielt werden sollen. Dadurch werden in einem episodischen Interview unterschiedliche Datensorten erhoben, die von einmaligen Situationserzählungen über Beispielschilderungen und Stereotype hin zu subjektiven Definitionen und Argumentationen reichen (Flick 1996, S. 155). Diese Interviewform bietet damit die Möglichkeit, sowohl generalisiertes Wissen als auch kontextuell gebundenes – episodisches – Wissen zu erheben (Müller 2007, S. 6). Durch die narrativen Anteile bleibt das Interview offen für Neues und Fremdes.

5.1.1. Leitfadenerstellung und Bedeutung des Protokolls

Bei der Entwicklung des Interviewleitfaden habe ich mich an der sog. SPSS-Methode nach Helfferich (Helfferich 2011, 182ff) orientiert. Diese besteht aus den fünf Schritten des Sammelns, des Prüfens und Streichens, des Sortierens und Subsumierens. Für die Sammlung habe ich in einem vierschrittigen Brainstorming mögliche Fragen gesammelt, wobei zwischen den einzelnen Sammlungen einige Tage Abstand gehalten wurden und der letzte Schritt ein Brainstorming zu den bereits erstellten Fragen war. Die gesammelten Fragen wurden inhaltlich sortiert, geschlossene Fragen sowie Faktenabfragen gestrichen. Im letzten Schritt habe ich unter Zugriff auf das vorhandene Material Erzählimpulse und offene Fragen entwickelt und erzählgenerierende und themenbezogene Nachfragen formuliert, die in einem ersten Leitfadenentwurf geordnet wurden.

Das Warmin Up ist durch eine Erzählaufforderung nach dem Arbeitsalltag gewährleistet, das sich in der Durchführung gut bewährt hat. Da die meisten der

5.1 Datenerhebung anhand episodischer Interviews

Befragten angaben, keine Erfahrung zum Thema Behinderung zu haben, wurde die zweite Frage allgemein zum Thema Gesundheit/Krankheit formuliert, bevor weitere Spezifizierungen zu Behinderung erfolgen.

Die Interviews waren bezüglich des Ablaufs und der Erzählstruktur sehr unterschiedlich, sodass der Leitfaden auch unterschiedlich stark zum Einsatz kam. Insgesamt jedoch überwiegen in allen Interviews lange narrative Anteile. Die episodischen Anteile ergaben sich in der Regel von selbst, da die Befragten aufgefordert wurden, von ihren Erfahrungen zu erzählen und dabei häufig Fallbeispiele zur Illustration heranzogen. Als schwieriger erwies es sich für die Befragten, Handlungsroutinen oder Verfahren zu schildern und zu konkretisieren. Auch die Frage danach, wie sie in schwierigen Situationen zu Entscheidungen gelangen, welche Prioritäten sie setzen und woran sie sich orientieren, schien den Befragten nicht leicht zu fallen. Als günstig hat es sich erwiesen, zum Ende des Interviews eigene Sichtweisen, Gedanken oder Statements einzubringen, die mich als Person sichtbar werden ließen. Diese persönliche Öffnung hat bei allen Befragten einen weiteren Erzählimpuls bewirkt, in welchem persönlich relevante Themen behandelt wurden.

Direkt im Anschluss an die Interviews habe ich ausführliche Gedächtnisprotokolle erstellt, die ich frei verfasst habe. Zur Kontrolle der Vollständigkeit habe ich in Anlehnung an Girtler (2001, S. 135ff) den folgenden Fragenkatalog entworfen.

- Wer hat am Interview teilgenommen? (auch passiv, Störungen)
- Wo fand das Interview statt (Raum, Ort, Atmosphäre)
- Wie gelang die Kontaktaufnahme?
- Wie schätze ich die/den Befragten ein? Wie möchte er/sie sich darstellen? (Erzählbereitschaft; Intention; Strukturierung)
- Wie habe ich mich gefühlt? Welche Rolle habe ich eingenommen?
- Was ist mir am Inhalt aus der Erinnerung am Wichtigsten?
- Wie lautet mein erstes Fazit bezüglich der Bedeutsamkeit des Interviews?
- Wie fühle ich mich jetzt? (zufrieden, ausgelaugt, inspiriert, …)
- Wer wäre ein möglicher Kontrastfall?

Am Ende jedes Interviews gibt es eine Übersicht zu den biografischen Daten. Diese ergeben sich teils aus den Interviews, teils aus dem, was mir die Befragten vor oder nach den Interviews mitgeteilt haben. Einige Hintergrundinformationen konnte ich im Internet recherchieren oder aus verschiedenen Hinweisen rekonstruieren.

5.1.2. Erhebungszeitpunkte und Zugang zu den Interviewpartnerinnen und -partnern

Die Interviews wurden in zwei Blöcken zu unterschiedlichen Zeitpunkten erhoben. Die ersten fünf Interviews fanden in den Monaten zwischen November 2011 und Januar 2012 statt. Die letzten vier Interviews wurden im Jahr 2017 erhoben. Dazwischen gab es in Deutschland einen entscheidenden Wendepunkt in der Asylpolitik, der mit den Schlagworten Flüchtlingskrise, Willkommenskultur und Aufnahmeland verbunden wird. Vor allem in Folge des Syrienkriegs entschloss sich Bundeskanzlerin Angela Merkel, das Dublin-Abkommen zu umgehen und Flüchtlinge aufzunehmen, die über sog. sichere Drittstaaten nach Europa eingereist sind. Im Zuge dessen kam es zu einem starken Anstieg der Flüchtlingszahlen, im Jahr 2015 wurden über eine Million Geflüchtete registriert, von denen allerdings weniger als die Hälfte einen Asylantrag stellt. Flucht und Asyl wurde zum ersten Mal seit dem sog. Asylkompromiss 1993 wieder ein großes Thema in den Medien, alte Diskussionen um Fremdenfeindlichkeit, Rassismus, Asylmissbrauch und Flüchtlingskrise wurden neu geführt. Die mediale Präsenz führte zu einer starken Kritik am Asylverfahren und dem Versagen von asylrelevanten Behörden auf Länder- wie auf Bundesebene, Ehrenamtliche in großer Zahl organisierten sich in Unterstützerkreisen. Es kam in den Jahren 2015 bis 2017 zu wesentlichen Veränderungen im Asylrecht (siehe Kapitel 4).

Diese Entwicklung hatte einen großen Einfluss auf die Interviews in sehr unterschiedlicher Hinsicht. Durch die Rezeption in allen Medien und die breite Diskussion von Asylthemen in der Öffentlichkeit rückte auch die Soziale Arbeit mit Geflüchteten aus ihrem Nischendasein in die öffentliche Aufmerksamkeit. Damit wurde ein Feld der Sozialen Arbeit, das bis dahin von der Mehrheitsgesellschaft ebenso wie von der Wissenschaft nahezu unbemerkt geblieben war, plötzlich sprichwörtlich sichtbar. Flüchtlinge als Klientel Sozialer Arbeit erschienen auf einmal wahrnehmbar im Alltagsleben der Bevölkerung und zwar sowohl in den Großstädten als auch auf dem Land. Neben der Veränderung des öffentlichen und politischen Diskurses gab es auch wesentliche strukturelle Veränderungen in der Flüchtlingshilfe. Als Reaktion auf die Überforderung von Behörden zeigten sich große Teile der Mehrheitsbevölkerung solidarisch und engagierten sich ehrenamtlich in der Unterstützung und Betreuung der Geflüchteten. Die ehrenamtlichen Helferinnen und Helfer wurden unentbehrlich und schufen schnell eine eigene Organisations-, Kommunikations- und Informationsstruktur. Durch diese Vernetzung gewann diese Bewegung großen Einfluss auf die professionelle Flüchtlingshilfe und eine durchaus machtvolle Position. Auch in den regulären Übergangswohnheimen haben sich diese Veränderungen niedergeschlagen. So gibt es Angebote, die ausschließlich von Ehrenamtlichen initiiert und unterhalten werden, oftmals gibt es auch einen sogenannten Ehrenamtskoordinator, mit dem oder mit der die Sozialarbeiterinnen zusammenarbeiten. Auf diese Weise entstand aber auch eine kritische Öffentlichkeit *innerhalb* der Einrichtungen der Flüchtlingshilfe, sei es nun in Notunterkünften, Wohnheimen oder in Gremien, die sich auch in die bisherige Arbeit einmischte.

Der Zugang zu den Befragten im ersten Erhebungszeitraum wurde per Telefonanruf in der Einrichtung hergestellt. Mein Anliegen stieß ausschließlich auf Freude über das Interesse und Offenheit für ein Gespräch und wurde durch die Wohnheimleitung oder das Kollegium weitergeleitet. Diese Methode erwies sich für den zweiten Erhebungszeitraum nur wenig erfolgreich. Trotz mehrmaliger Anrufe und Informationen durch E-Mails in verschiedenen Wohnheimen über alle Berliner Bezirke hinweg, konnte nur eine Interviewpartnerin auf diesem Weg gewonnen werden. Hier lag der besondere Fall vor, dass die Einrichtungsleitung selbst Sozialarbeiter war und mein Vorhaben aktiv unterstützte, indem er meinen Wunsch einer von ihm favorisierten Mitarbeiterin antrug. In den anderen kontaktierten Wohnheimen konnten keine Interviewpartnerinnen gewonnen werden, was auf unterschiedliche, zum Teil vermischte Gründe zurückzuführen ist. Zum einen herrschte in vielen Wohnheimen akuter Personalmangel, sodass Interviews während der Arbeitszeit sofort abgelehnt wurden. Zum anderen gab es den Verweis auf die Geschäftsführung, die solches zu genehmigen hatte und sich nicht aufgeschlossen zeigte. In einem anderen Fall wurden meine Anfragen an die Stelle für Presse- und Öffentlichkeitsarbeit weitergeleitet, die mir eine negative Rückmeldung gab. Hier hatte ich den Eindruck, dass meine Anfrage als Presseinterview missverstanden wurde, was ich auch in einer weiteren E-Mail nicht klären konnte. Auch vermute ich, dass sich viele Wohnheime vorsichtig verhielten, um keine negativen Schlagzeilen zu riskieren.[37]

Aus diesen Gründen habe ich für die zweite Erhebung einen anderen Weg eingeschlagen. Für die Verbreitung meines Vorhabens habe ich Soziale Medien und Internet-Plattformen genutzt, was sich als hilfreich und zielführend erwies, vor allem auch deshalb, weil im Sinne des Theoretical Samplings nun Interviewpartnerinnen und Interviewpartner mit bestimmten Merkmalen gesucht wurden (siehe die nachfolgenden Fallporträts und Kapitel 5.3.5). Die aus diesen Kontakten entstandenen Interviews waren besonders lang, worin sich die hohe intrinsische Motivation der Befragten zeigt. Für sie war das Interview eine Möglichkeit, nicht nur von ihrer Arbeit zu erzählen, sondern auch über schwere und belastende Erfahrungen zu sprechen und dadurch die eigene Rolle zu reflektieren und Erlebtes zu verarbeiten.

5.1.3. Transkriptionsverfahren und Konnotationen

Die Interviews der ersten Erhebungsphase wurden von mir persönlich mit Hilfe des Transkriptionsprogramms f4 transkribiert. Dabei wurde die Feintranskription nach den Transkriptionsregeln von Kruse[38] (2011, S. 150) verwendet, bei der auch Pausen, nonverbale Äußerungen, Stimmungen, Hintergrundgeräusche und sprachliche Besonderheiten wie Verschleifungen, Betonungen, Stottern, Dialekt oder

---

[37] Einige Wohnheime privatwirtschaftlicher Unternehmen waren zuvor in die öffentliche Kritik geraten, vom LaGeSo bei der Vergabe von Betreibergenehmigungen bevorteilt zu werden, die Mindestanforderungen an Ausstattung und Personal nicht zu erfüllen sowie Personalkosten mehrfach abzurechnen (zusammenfassend Muy 2016b, S. 31ff).

Mundart festgehalten werden (siehe Transkriptionsnotationen im Anhang). Dies war angezeigt, da zum einen Akzentsetzungen und Intonationen durchaus sinnverändernd sein können (ebd., S. 143ff). Erst durch diese umfassende Verschriftlichung der Kommunikation können also die verbalen Äußerungen folgerichtig eingeordnet, kann z.b. Ironie erkennbar werden. Zum anderen muss ein Transkript, das für das integrative Basisverfahren zugänglich sein soll, nicht nur das Was, sondern vor allem auch das Wie des Gesagten wiedergeben können.

Die Interviews 6 bis 9 der zweiten Erhebung wurden extern nach dem erweiterten Transkriptionsverfahren nach Dresing und Pehl (2015, S. 23ff) transkribiert, welches sich jedoch nur unwesentlich von den zuvor verwendeten Konnotationen unterscheidet. Für die Zitation in der Arbeit wurden die verwendeten Interviewstellen für die bessere Lesbarkeit an die Schriftsprache angepasst, die Markierung betonter Silben, die Darstellung von Pausen und Verzögerungslauten wurde aber beibehalten, um die Charakteristik der gesprochenen Sprache zu erhalten.

Selbstverständlich wurden alle Interviews vollständig anonymisiert. So wurden nicht nur Namen von Personen und Orten geändert, sondern auch namentliche Bezeichnungen von Organisationen durch eine beschreibende Nennung ersetzt (z.B. „Kreiskrankenhaus" statt dem Name der Klinik) und wenn nötig auch die Nationalität der erzählenden oder erzählten Person geändert, wobei hier zum Teil auf nahe Kulturkreise zurückgegriffen wurde, wenn es für das Verständnis der Interviewpassage nötig schien.

5.2. Auswertung: Das integrative, texthermeneutische Basisverfahren nach Kruse[39]

Das episodische Interview zieht nicht zwangsläufig eine festgelegte Auswertungsmethode nach sich. In den (wenigen) recherchierten Forschungsarbeiten, die mit

---

[39] Die Analysemethode habe ich mir in zwei Workshops bei Jan Kruse und in einer Analysegruppe, die mit diesem Verfahren gearbeitet hat, angeeignet. Zu diesem Zeitpunkt diente als Literaturgrundlage der Reader „Einführung in die Qualitative Interviewforschung", der in den Workshops zur

dieser Interviewform durchgeführt wurden, fand sich zwar auch ein inhaltsanalytisches Verfahren (Quindel 2004), in der Mehrzahl jedoch wurde das von Flick (1996, S. 160ff) vorgeschlagene thematische Kodieren verwandt, das sich an die Kodierungsschritte der Grounded Theory anlehnt (Müller 2007; Niessen 2008; Flick und Röhnsch 2008).

Bei der Recherche einer geeigneten Auswertungsmethode waren folgende Überlegungen richtungsweisend:

✓ Das Verfahren soll nicht deduktive Schlüsse, sondern abduktive Momente fördern.
✓ Die Methode soll rekonstruierend sein, das heißt, den Sinn des Textes aus sich heraus interpretativ zugänglich machen, um subjektive Deutungsmuster nachvollziehen zu können.
✓ Die Auswertung soll möglichst nah am Text erfolgen, um auch Äußerungsmodalitäten, Wortwahl etc. berücksichtigen zu können.
✓ Die Methode soll es möglich machen, die in Kap. 4 dargestellten Strukturmerkmale in die Interpretation einzubeziehen, ohne sie schon bei der Analyse als selektierende Suchmaske zu unterlegen.
✓ Die Methode muss den verschiedenen Textsorten des episodischen Interviews gerecht werden.
✓ Die Methode soll ein konkretes „Werkzeug" für die Analyseschritte bereitstellen.

Als geeignetes Analyseverfahren, das diese Anforderungen erfüllt, konnte ich das integrative Basisverfahren nach Kruse identifizieren (Kruse 2011). Es handelt sich um einen gesprächslinguistischen Ansatz, bei dem in der Analyse und der Entwicklung der Interpretation stark datenzentriert vorgegangen wird. Das heißt, dass dem Text prinzipiell Sinnhaftigkeit unterstellt wird und dieser Sinn in der Analyse aus den vorliegenden Daten rekonstruiert wird. Der oder die Forschende tritt mit

---

Verfügung gestellt wurde. In der Zwischenzeit erschien das Buch „Qualitative Interviewforschung. Ein integrativer Ansatz" (Kruse et al. 2015), in dem vieles des nachfolgend Ausgeführten noch detaillierter zu finden ist.

5.2 Auswertung: Das integrative, texthermeneutische Basisverfahren nach Kruse

dem Text gleichsam in eine zweite Gesprächssituation ein, in welcher Sinn aus dem Text herausgearbeitet, nicht hineingelegt wird. Das integrative Basisverfahren übernimmt dazu die Annahme der Dokumentarischen Methode, dass jeder Text nicht nur objektiven/ immanenten sondern auch einen dokumentarischen Sinn enthält, der sich nur aus dem Gesprächszusammenhang erschließen lässt (Bohnsack et al. 2013). In den Auswertungsschritten orientiert sich die Methode an dem Forschungsprogramm der Grounded Theory, wobei die Ermöglichung abduktiver Momente eine zentrale Rolle einnimmt. Die Analyse erfolgt in mehreren Schritten und auf zwei Ebenen.

Ausgangsbasis für die Analyse ist die *Sequenzorientierung*, das heißt die Annahme, dass sich der Text gesprächslogisch in Sequenzen entwickelt. Der sprachlich-kommunikative Sinn entsteht emergent und baut auf dem vorher Gesagten auf. Es darf bei der Analyse also keine Vorgriffe geben, während Rückgriffe nicht nur erlaubt, sondern sogar zentral für das Verstehen des subjektiven Relevanzsystems der Interviewten sind.

Zentral ist die *Deskription* dessen, was eigentlich im Text vorgeht, das heißt, wie Sinn und Wirklichkeit durch die Erzählenden hergestellt werden. Interessant ist an dieser Stelle nicht das WAS an objektivem Inhalt, sondern das WIE der Darstellung. Die Deskription erfolgt in Segmenten, die einen Zugang dazu ermöglichen, wie der Sprecher oder die Sprecherin die Erzählung selbst strukturiert. Hinweise dazu finden sich in sprachlichen Mitteln wie Pausensetzung, Themenwechsel und Gliederungspartikeln.

Innerhalb dieser Segmente wird nun die *mikrosprachliche Feinanalyse* vorgenommen, bei der die Analysierenden gleichsam in den Text abtauchen. Diese Feinanalyse erfasst die Ebenen der *Interaktion und Pragmatik* (Welche Rollen nehmen Interviewende und Interviewte zueinander ein? Welche narrativen Figuren werden genutzt?), der *Syntax* (Welche grammatikalischen Besonderheiten fallen auf?), der *Semantik* (Welche Worte und Metaphern werden an welchen Stellen benutzt? Welche Themen werden nicht versprachlicht?) und der *Erzählfiguren* (z.B. Sprachstil, Erzähldynamik).

Zuletzt werden *zentrale Motive* und *Thematisierungsregeln* durch Bündelung, Strukturierung, Verdichtung der Erkenntnisse aus der Feinanalyse herausgearbeitet.

Die zentralen Motive sind in diesem Zusammenhang keine Handlungsmotive, sie werden vielmehr als sprachliche Bilder, Argumentationen, Figuren, Modelle, Positionierungen (Kruse 2011, S. 177ff) verstanden, die im gesamten Datensatz durchscheinen. Sie gelten als symbolischer Ausdruck für die dahinter liegenden Deutungen und Repräsentationen. In der Regel werden diese Motive bereits im Eingangsteil einer Erzählung eingeführt und wiederholen sich in dichten Erzählpassagen. Nachdem im ersten Schritt diese Motive herausgearbeitet und gebündelt wurden, werden sie innerhalb der Analysegruppe abgeglichen und auf eine Oberkategorie als zentrales Motiv hin überprüft.

Im Gegensatz zum Motiv, das sich ausschließlich auf das *Was* bezieht, geht es bei den Thematisierungsregeln um das *Wie* der Erzählung. Hierzu gehört die Art und Weise der Darstellung des Erzählten, also an welcher Stelle im Interviewverlauf und wie ausführlich das Was erzählt wird oder wer die Protagonisten in der Erzählung sind. Ebenso relevant ist die fehlende Versprachlichung von Themen, an welcher sich Thematisierungsgrenzen zeigen. Diese Grenzen, die in Konventionen, Diskursen, Tabus oder persönlichem Empfinden begründet sein können, zeigen sich z.B. durch ausweichende Antworten, durch Pausen oder „Geräuschfüller" wie Lachen oder unverständlichem Murmeln.

Die Entscheidung für eine qualitative Untersuchung mit Hilfe des episodischen Interviews zog eine intensive Beschäftigung mit den Prinzipien der Strukturiertheit und Offenheit und dem Problem des Fremdverstehens nach sich, die für die Durchführung als auch für die Auswertung von entscheidender Bedeutung sind.

5.2.1. Zum Problem des Fremdverstehens

Die qualitative Forschung hat sich intensiv mit der Frage auseinandergesetzt, wie eigentlich Erkenntnis entsteht. Wichtige Impulse kamen dabei aus der Ethnologie, doch auch in der soziologischen Forschung ist davon auszugehen, dass eine

5.2 Auswertung: Das integrative, texthermeneutische Basisverfahren nach Kruse

prinzipielle Fremdheit zwischen dem Wert- bzw. Wissenssystem der Forschenden und dem Forschungsobjekt beziehungsweise den Interwieten besteht. Girtler weist darauf hin, dass Forschernde einerseits immer ein Vorverständnis mitbringen, das auch notwendig ist, um prinzipiell soziale Prozesse verstehen zu können (2001, S. 53). Andererseits dringen sie in soziale Situationen ein, die ihnen fremd sind, mit dem Ziel, diese mit Hilfe wissenschaftlicher Verfahren zu verstehen.

Die zentrale Blockade des Fremdverstehens liegt in der menschlichen Psyche: Erkennen können wir nur, was wir schon kennen. Fremdes wird in der Regel mit dem eigenen Relevanzsystem wahrgenommen, dadurch gleichsam gefiltert, bekannten Kategorien untergeordnet und häufig auch bewertet. Dies geschieht im Alltag auf allen Ebenen der Wahrnehmung, für die Analyse von Interviews ist jedoch die Ebene der sprachlichen Kommunikation entscheidend. Um das Denken und Handeln der Akteurinnen und Akteure im Forschungsfeld begreifen zu können, müssen Forscher sich deshalb die "sprachlichen Symbole" des Feldes aneignen (Girtler 2001, S. 45).

Damit ist jedoch noch nicht die Gefahr gebannt, vorschnell sprachliche Äußerungen vor dem Hintergrund des eigenen Relevanzsystems zu deuten, ohne deren abweichenden symbolischen Sinn des Feldes überhaupt wahrzunehmen. Um Verstehen im wissenschaftlichen Sinn zu gewährleisten, muss das eigene Relevanzsystem immer wieder bewusst gemacht und hintenangestellt werden. Dieser Prozess einer quasi „künstlichen Verfremdung" wird in den verschiedenen Analysemethoden unterschiedlich umgesetzt. In der Objektiven Hermeneutik ist es eine gängige Methode sogenannte Lesarten zu entwickeln (Wernet 2009). Dies kann dadurch erreicht werden, dass der Kontext eines Textes verändert wird, indem man sich zum Beispiel vorstellt, dass die interviewte Person eine Frau ist statt ein Mann, oder dass die Interviewten in der vorliegenden Untersuchung in einem Hotel arbeiten statt in einem Flüchtlingswohnheim. Mit der Variationsanalyse kann auch gefragt werden, welche Möglichkeiten der sprachlichen Realisierung der Sprecher oder die Sprecherin noch gehabt hätten und was die Wahl einer bestimmten Ausdrucksform bedeuten könnte. In der Analyse der biografischen Daten für biografisch-narrative Interviews hat Rosenthal das Verfahren eingeführt, für jedes Datum mehrere Strukturhypothesen zu entwickeln, die dann im Fortschreiten nach und nach wieder ausgeschlossen werden (Rosenthal 1993). So soll die „Gefahr einer vorzeitigen Determination des Subjekts" (Rosenthal 1995, S. 216) eingedämmt werden.

Um die Autonomie des Textes anzuerkennen und voreilige Schlüsse zu vermeiden, müssen also die eigenen subjektiven Deutungsmuster reflektiert und gezielt zurückgestellt werden, was Kruse als „suspensive Haltung" bezeichnet (2011, S. 155). Die anzuwendenden Deutungsschemata in der konkreten Analyse müssen sich – in Absprache mit dem Forschungsinteresse – aus dem Text selbst herauslesen lassen, was eine Berücksichtigung unterschiedlicher Analyseheuristiken voraussetzt. Dieser Verfremdungsprozess wird in der Analyse durch eine gewollte Verlangsamung des Prozesses erreicht, die durch die Mehrstufigkeit realisiert wird. Durch die kleinschrittige Vorgehensweise bei der Segmentierung und der mikrosprachlichen Feinanalyse wird der Analyseprozess für die Reflexion der eigenen Deutungsmuster geöffnet bzw. können diese erst als Eigenanteile wahrgenommen werden (Kruse 2011, S. 165ff).

5.2.2. Auswertungsheuristiken

Zur Durchführung der mikrosprachlichen Feinanalyse stellt Kruse ein Inventar an sog. Analyseheuristiken zusammen, die auch in den Forschungsprogrammen der Objektiven Hermeneutik, der Konversationsanalyse, der Diskursanalyse sowie der Methaphernanalyse zu finden sind bzw. diese konstituieren. Auch in der Grounded Theory können diese Heuristiken gefunden werden, bei Corbin und Strauss mit dem auf Blumer zurückgehenden Begriff der „sensitizing concepts" (Strauss und Corbin 1996), Glaser spricht von „Kodierfamilien" (eine Zusammenstellung aus verschiedenen Veröffentlichungen findet sich in Mey und Mruck 2007, S. 27).

Diese Analyseheuristiken sind bewusst angewandte, offene Scanner, mit deren Hilfe sprachliche Phänomene erkannt und kommunikative Sinnstrukturen identifiziert werden können. Gleichzeitig geben sie die Möglichkeit, die eigenen Bezugssysteme zu ergänzen und dienen damit der Befremdung und Selbstreflexion. In Bezug auf die Forschungsfrage waren folgende Analyseheuristiken relevant:

Positioning: In welcher sozialen Position sehen sich die Befragten? Welche Begriffe und Metaphern verwenden die Befragten, um die weiteren Akteure im Handlungsfeld zu beschreiben? Welche Positionen verleihen sie damit ihren Kolleginnen und Kollegen, den Klientinnen und Klienten und den Vorgesetzten? Ist die Eigenpositionierung von Nähe oder Distanz bestimmt? Erfahren sich die Befragten als eingebunden oder als außenstehend?

Identität: Wie stellen sich die Befragten selbst dar? Welches (berufliche) Selbstbild lässt sich in ihren Selbstaussagen lesen? Welchen Status schreiben sie sich in ihrem Berufsfeld zu? Mit welcher professionellen Rolle identifizieren sich die Erzählenden? Wie erfolgreich fühlen sie sich darin? Welche Aufgaben sehen sie als zentral an?

Agency: Wie beurteilen die Befragten ihre Handlungsspielräume? Welche Vorstellungen haben sie von der eigenen Beteiligung am Zustandekommen oder in der Lösung von schwierigen Situationen? Sehen sie sich als handelnde Person oder als jemand, dem die „Hände gebunden sind" oder dem „etwas passiert"? Bei wem liegt nach Ansicht der Befragten die Handlungskontrolle im Flüchtlingswohnheim?

Diskurse: Welche Diskurse lassen sich in der Wortwahl erkennen, wenn über Flüchtlinge und über Behinderung gesprochen wird? Welche wissenschaftlichen Diskurse werden herangezogen, um die professionelle Rolle zu beschreiben? Welche politischen Diskurse lassen sich im genannten Auftrag der Sozialarbeitenden im Flüchtlingswohnheim erkennen?

Perspektivität/ Zeitlichkeit/ Reflexivität: Nehmen die Befragten eine reflexive Haltung bezüglich ihrer beruflichen Position und Rolle ein? Ordnen sie ihre Handlungen und Entscheidungen in einen zeitlichen Verlauf oder eine Entwicklung ein? Nehmen sie die Perspektive ihrer Klientinnen und Klienten ein, um Probleme, Bedürfnisse, etc. zu beleuchten? Haben die Befragten Zugang zu ihren Gefühlen? Welche Rolle spielt dieser Zugang zu sich selbst in konkreten Handlungssituationen oder der eigenen beruflichen Identität?

Über die inhaltliche Schwerpunktsetzung der Arbeit konnte ich weitere Heuristiken hinzunehmen:

Gesundheit/Behinderung/Krankheit: Welche Bilder haben Sozialarbeiterinnen und Sozialarbeiter in Flüchtlingswohnheimen von behinderten Flüchtlingen? Wie nehmen die Befragten gesundheitliche Probleme wahr? Welchen Auftrag sehen sie für sich bezüglich erkrankter oder behinderter Klientinnen und Klienten? Welches Konzept von Krankheit/Gesundheit haben die Befragten?

Argumentation: Finden sich Textformen des Argumentierens, Begründens oder Erklärens? Worauf beziehen sie sich? Welche Orientierungsmuster oder Eigentheorien werden in diesen Textformen sichtbar? Welches Wissen wird für Argumentationen herangezogen? Was wird nicht erklärt und warum (kollektives Wissen, konjunktive Erfahrungsräume,…)?

Mit der Auswahl dieser Heuristiken fiel es leichter, die vielen Klein- und Kleinstteile aus der mikrosprachlichen Feinanalyse zu gruppieren. Denn was den Vorteil des integrativen Basisverfahrens, nämlich seine Offenheit und Flexibilität, ausmacht, ist auch sein Nachteil. Das Verfahren schließt durch seine Mehrstufigkeit viele Ebenen und Perspektiven in die Analyse ein und beansprucht die Handlungs- und Wirkmächtigkeit und die soziale Positionierung der Sprechenden genauso zu erfassen wie metaphorische Konstrukte und argumentative Strategien. Das eröffnet eine Fülle von Erkenntnissen, die genauso wertvoll sind wie sie den Analyseanfänger überfordern. Um in Interviewtranskripten metaphorische Konzepte zu erkennen, Textsorten zu identifizieren und grammatikalische Konstruktionen in Agency und Positionierung zu „übersetzen" braucht es nicht nur fundierte Kenntnisse aus der Linguistik und Übung, sondern auch ein breites Wissen zu Analyseperspektiven. Um die Heuristiken Identität, Agency und Positioning besser zu verstehen, hat sich die Narrationsanalyse als hilfreich erwiesen (Lucius-Hoene und Deppermann 2004a, 2004b). In der Anwendung stellte sich jedoch der Eindruck ein, dass sowohl Agency als auch Positioning zweidimensional angelegte Konstrukte zwischen zwei Ausprägungen (aktiv – passiv, vertikal – horizontal, nah – distanziert, außen – innen, individuell – kollektiv) sind. Diese wurden der Vielschichtigkeit der vorgefundenen Phänomene nur bedingt gerecht. Aus dieser

Erkenntnis wurde verstärkt die Metaphernanalyse nach Schmitt (2017) herangezogen, die sich vor allem für die Heuristik der Identität und der beruflichen Rolle als sehr fruchtbar erwies.

5.2.3. Die zentrale Bedeutung der Metaphernanalyse

Die Metaphernanalyse ist ein wichtiger Baustein des integrativen Basisverfahrens (Kruse et al. 2011; Kruse et al. 2015, 505ff). Sie geht zurück auf die kognitiven Linguisten Lakoff und Johnson (2004) und wurde für die qualitative Sozialforschung im deutschsprachigen Raum von Schmitt fruchtbar gemacht (Schmitt 2003, 2004, 2017). Der Metaphernanalyse liegt die Annahme zu Grunde, dass Metaphern nicht nur ein rhetorisches Stilmittel sind, sondern unser Denken und Handeln von metaphorischen Konzepten geprägt ist.

> "Unsere Konzepte strukturieren das, was wir wahrnehmen, wie wir uns in der Welt bewegen und wie wir uns auf andere Menschen beziehen. Folglich spielt unser Konzeptsystem bei der Definition unserer Alltagsrealitäten eine zentrale Rolle. Wenn, wie wir annehmen, unser Konzeptsystem zum größten Teil metaphorisch angelegt ist, dann ist unsere Art zu denken, unser Erleben und unser Alltagshandeln weitgehend eine Sache der Metapher." (Lakoff und Johnson 2004, S. 11)

Wenn wir metaphorische Konzepte benutzen, übertragen wir Konkretes aus einem Quellbereich (Q) auf einen abstrakten Zielbereich (Z). Wird das abstrakte Konzept der Zeit (Z) beispielsweise als Geld (Q) konkretisiert, dann ergibt sich daraus die Vorstellung, dass Zeit eine Substanz ist, die gespart, vergeudet oder geschenkt werden kann. Häufig geht aus dem Kontext des Weiteren hervor, dass diese Substanz wertvoll ist. So wird das Abstraktum „Zeit" beschreib- und begreifbar. Gleichzeitig werden durch die Metaphorisierung aber auch Aspekte ausgeschlossen, wie zum Beispiel, dass Zeit als lineare Abfolge von Vergangenheit – Gegenwart – Zukunft beschrieben werden kann. So kommt es, dass für denselben Zielbereich oft verschiedene Quellbereiche genutzt werden, je nachdem, welche Eigenschaft oder welcher Aspekt betont und welcher vernachlässigt werden soll. Neben „griffigen" sprachlichen Ausdrücken können Metaphern aber auch noch in anderer Form vorliegen. So können Metaphern auch als „Doppelgänger" einen wörtlichen und gleichzeitig einen metaphorischen Gehalt haben, sie können als Metonymie oder Zitat vorliegen und auch szenische Präsentationen, Narrationen und Gesten können metaphorisch gemeint sein (Schmitt 2017, S. 476ff). Das macht ihre Identifizierung nicht immer einfach.

So schlägt Schmitt vor in einem ersten Schritt, den Zielbereich genau festzulegen. Danach wird der Text durch ein Wort-für-Wort-Vorgehen quasi dekonstruiert und alle metaphorischen Konstruktionen gesammelt, die leicht erkennbar den Zielbereich adressieren. Nun werden die Funde zu Mustern gruppiert und in einem zweiten Durchgang auch die „Zweifelsfälle" daraufhin überprüft, ob sie in die gefundenen Muster passen. Ziel ist nicht, wie etwa bei der Objektiven Hermeneutik, eine Fallstruktur herauszufinden, sondern ein Netzwerk von sich ergänzenden Konzepten und Schemata zu erarbeiten (zu den Einzelschritten des Verfahrens Schmitt 2017, S. 472ff).

In der vorliegenden Arbeit sollten zuerst nur „Bilder" oder metaphorische Konzepte zu den Zielbereichen „Behinderung" und „Krankheit" herausgearbeitet werden. Da beides abstrakte Konstrukte sind, war es naheliegend zu vermuten, dass die Befragten bei diesem Thema eher auf die Ebene der metaphorischen Versprachlichung zurückgreifen würden. Muster konnten hier zwar relativ schnell gefunden werden, doch erwies es sich als schwierig, diese interpretativ einzuordnen, da es bisher kaum Literatur zu diesem Thema gibt.[40] Die Metaphorisierung von Krankheit durch Professionelle kann hier nur bedingt herangezogen werden, da Krankheit als zeitlich limitiert und veränderbar gilt, während Behinderung als dauerhafte Konstante gesehen wird. Neue Perspektiven konnten jedoch eröffnet werden, indem die Metaphernanalyse auf den Zielbereich „Soziale Arbeit" ausgeweitet wurde. So wurde zum Beispiel deutlich, dass behinderte Klienten als

---

[40] Einige Veröffentlichungen beziehen sich darauf, wie Arten von Behinderung oder Einschränkung metaphorisch in die Alltagssprache einfließen, wenn wir zum Beispiel sagen, dass jemand „kurzsichtig" gehandelt hat oder sich „taub stellt". Aus den Disability Studies kommt Kritik an den metaphorischen Konzepten von Lakoff und Johnson, die als „ableistisch" identifiziert werden (Vidali 2010). In einem anderen Forschungszusammenhang wird herausgearbeitet, wie Erkrankungen in der Medizin metaphorisiert werden (zusammenfassend Schmitt 2017, S. 274ff) oder wie Betroffene Metaphern nutzen, um ihr Erleben der Erkrankung oder Behinderung zu beschreiben (zusammenfassend zu Erkrankungen Schmitt 2017, S. 277ff, zu Behinderung Smith 1979; Goss 2001; Burden et al. 2007; Danforth 2007; Mitchell et al. 2011).

5.2 Auswertung: Das integrative, texthermeneutische Basisverfahren nach Kruse

„Störfaktor" für ein reibungsloses Funktionieren der Sozialen Arbeit in der Maschine Wohnheim metaphorisiert werden (siehe Kap. 6.1.3). Aus dieser Erkenntnis heraus, wurde die Metaphernanalyse auf den gesamten Textkorpus der durchgeführten Interviews angewendet. So konnte nicht nur eine Vielfalt metaphorischer Konzepte oder Schemata herausgearbeitet, sondern diese in einen größeren Zusammenhang gestellt werden, sodass sie sich zu Szenarien beziehungsweise Konstruktionen verdichteten (ähnlich Buchholz und Kleist 1997). Diese berücksichtigen auch räumliche Verortungen, soziale Fremd- und Selbstpositionierungen, Akteurskonstellationen sowie Handlungs- und Wirkmächtigkeit. Damit unterscheidet sich die Untersuchung grundlegend von der Arbeit von Schmitt, in der die Metaphern des Helfens untersucht wurden (Schmitt 1995), da der Zielbereich deutlich erweitert ist. Diese Entscheidung ist in der Annahme begründet, dass der Hilfeauftrag nur einer von mehreren Aufträgen der Sozialen Arbeit ist. Möglicherweise wird dieser durch die dilemmatische Struktur des Tätigkeitsfeldes im Praxisvollzug sogar in den Hintergrund gedrängt, zumindest aber beschnitten. Es ist wahrscheinlich, dass die Sozialarbeitenden ihre Rolle und ihren Auftrag auch in Relation zu den Restriktionen und Limitierungen in ihrem Tätigkeitsbereich beschreiben, was einen erweiterten Blick auf den metaphorischen Gehalt der Interviews nötig macht.

Zudem wurde während der Analyse der Interviews deutlich, dass es in der Flüchtlingssozialarbeit kaum berufsfeldtypische Erzählungen gibt, also immer wiederkehrende, für das Berufsfeld charakteristische Beschreibungen von Standardsituationen, typischen Konflikte und deren Lösungen, in denen sich die alltäglichen Erfahrungen in der Form professionsspezifischer Deutungs- und Verarbeitungsmuster verdichten (Kardorff 1991, S. 342). Routinisierte Handlungen werden eher dem Verwaltungshandeln zugerechnet und damit nicht als typische Soziale Arbeit präsentiert. „Echte" Soziale Arbeit wird von den Befragten in vielen Fallbeispielen als hochgradig fallspezifisch und individualisiert erzählt, was eine Rekonstruktion von professionsbasierten Deutungsmustern erschwert oder sogar verunmöglicht. Die Metaphernanalyse bietet durch ihre Anschlussfähigkeit an sozialwissenschaftliche Konzepte wie Deutungsmuster, Habitus, soziale Repräsentationen, common sense und tacit knowledge die Möglichkeit, diese Konzepte aus der elementaren Ebene der Sprache heraus zu rekonstruieren (Schmitt 2017, S. 113-188).

Die konkrete Umsetzung dieses vielschichtigen analytischen Prozesses wird nachfolgend an der Anfangssequenz des Interviews mit Herrn Eggert exemplarisch verdeutlicht.

5.2.4. Ankerbeispiel

Die Anfangssequenzen haben für narrative Interviews eine besondere Bedeutung. Durch den Sprecherwechsel entsteht eine (oft implizite) Aushandlung, die eine Positionierung im Gespräch erfordert. Zudem wird hier thematisch häufig schon der „Plot" des Interviews deutlich, wodurch erste Annahmen über die Intention des Sprechenden und sein Präsentationsinteresse gemacht werden können. So ist die Datenfülle in den ersten Sätzen in der Regel sehr hoch. Beim Analysieren werden an dieser Stelle erst einmal alle Hinweise aufgenommen und können auch mit Fragen, Assoziationen oder ersten Thesen versehen werden. Im Sinne des sequentiellen Vorgehens werden diese dann im Laufe der Analyse bestätigt oder wieder verworfen.

Im gewählten Ankerbeispiel (Abb. 2) wird bereits in der ersten Zeile deutlich, dass der Interviewte ein eigenes Ziel verfolgt, indem er sich von der Erzählaufforderung der Interviewerin distanziert und seinen eigenen Anfang, de er als zwingend und regelorientiert („muss man") darstellt, wählt. Dieses Ziel ist die Präsentation der eigenen Person („ich bin"), die als qualifiziert und erfahren gerahmt wird, und es zeigt sich auch im Verlauf des Interviews, dass Schilderungen und Erzählungen des täglichen Tuns im Hintergrund bleiben zugunsten eines deskriptiven Erzählstils. Klientel („Flüchtlinge") und Organisation („Heim") werden nicht nur an prominenter Stelle eingeführt, sondern auch spezifiziert, wenn auch nicht konkretiert. Es wird deutlich, dass sich einerseits Rahmenbedingungen geändert haben (Nationalität der aufgenommenen Flüchtlinge, gleichzeitig wird die Organisation „Heim" als überdauernd (damals und heute) präsentiert. Das „Heim" wird als qualitativ hochwertig („Lobhudelei") bewertet, im Verlauf des Interviews bestätigt sich, dass sich der Interviewte in der Rolle des „Managers" stark mit der

Organisation identifiziert. Eine sich evt. andeutende kritische Haltung gegenüber der Flüchtlingspolitik (Unterbringung statt Sozialarbeit) verbleibt im Interviewverlauf auf der Ebene provokanter, aber oberflächlicher Statements und führt nicht zu einer reflexiven Haltung. Die Wahl des Begriffs „Heim" für den Arbeitsort ist für den Gesamtverlauf des Interviews von größerer Bedeutung. Die Beschreibung der geleisteten „guten" Arbeit eines qualifizierten und erfahrungsreichen Experten (trotz Widrigkeiten wie schlechter Bezahlung und fehlender gesellschaftlicher Anerkennung) ist das Leitmotiv des Interviews.

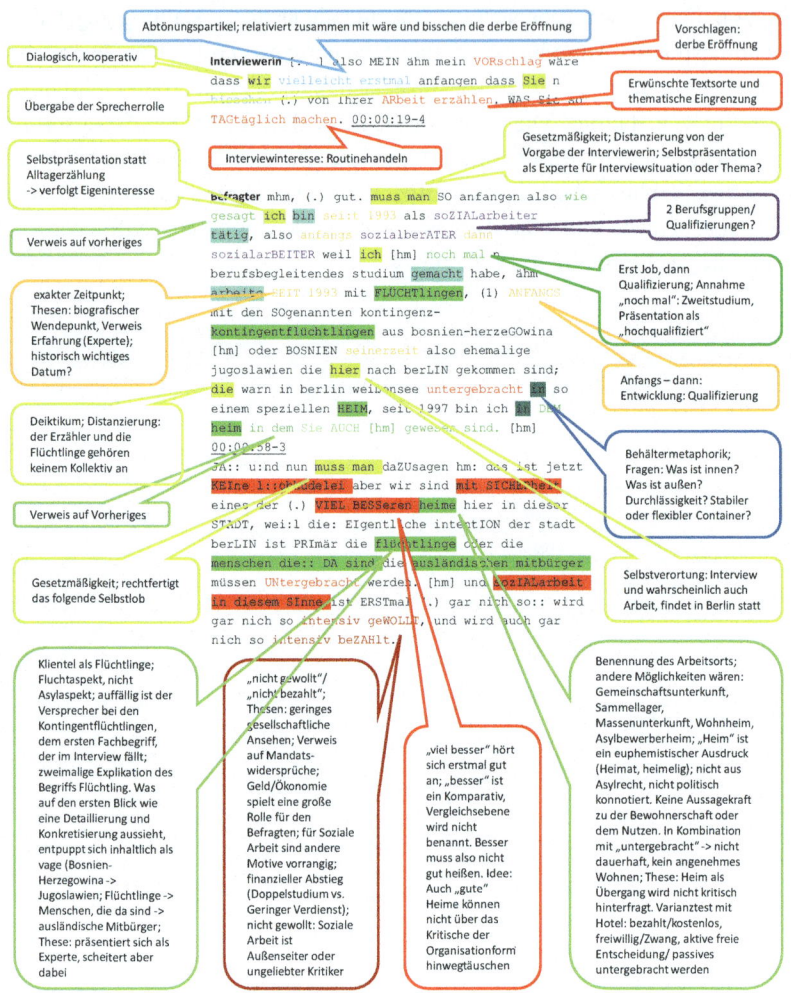

Abb. 2. Ankerbeispiel für die Interviewanalyse nach dem integrativen Basisverfahren

5.2.5. Gütekriterien für die Analysearbeit

Eine qualitative Arbeit unterliegt anderen Gütekriterien als eine quantitative (Steinke 2007; Thole 2003, 61f). Ein besonderes Augenmerk sollte der Analyse gehören. Dazu gehört zum einen die Auswahl einer angemessenen Methode, die ich bereits begründet habe. Zum anderen gehört aber auch eine qualitativ hochwertige Durchführung. Für diese ist es wichtig, nicht nur die einschlägige Literatur zu lesen, sondern auch Übung und ein geschultes Auge zu erlangen (Strauss und Corbin 1996, 10f), was ich durch den Besuch verschiedener Methodenworkshops realisierte. Das wichtigste Gütekriterium ist jedoch das kontrollierte Fremdverstehen. Es ist – trotz aller Bemühungen „theoretisch sensibel" zu sein oder eine „suspensive Haltung" zu bewahren – fast unmöglich, während des gesamten Analyseprozesses *keine* voreiligen Schlüsse zu ziehen. Daher ist eine Kontrolle durch mehrere Forscherinnen und Forscher wie dies zum Beispiel in einer Analysegruppe realisiert wird, das wichtigste Gütekriterium (Kruse et al. 2015, S. 557ff). Durch die langjährige Teilnahme an zwei Analysegruppen und am Promotionskolleg der Katholischen Hochschule für Sozialwesen in Berlin wurde auch dies gewährleistet.

5.3. Die befragten Sozialarbeiterinnen und Sozialarbeiter

5.3.1. Das Sample - ein Überblick

Insgesamt wurden neun episodische Interviews erhoben, deren Länge zwischen einer Stunde und vier Stunden liegt. Sechs der Interviews wurden in den jeweiligen Wohnheimen, also am Arbeitsplatz der Befragten, geführt. Das Interview mit Herrn Eggert und mit Frau Frenzel fand in deren Wohnräumen statt, das Interview mit Frau Schneider wurde bei mir zu Hause geführt. Einige der Befragten sind

Kolleginnen und Kollegen, sodass die Erhebung insgesamt mit Sozialarbeitenden aus sechs verschiedenen Einrichtungen stattfand.[41]

5.3.2. Struktur der Einrichtungen

Die Wohnheime unterscheiden sich in einem wichtigen Merkmal, nämlich in dem Zeitpunkt zu dem der Betrieb aufgenommen wurde. Die Wohnheime in der ersten Erhebungsphase waren Einrichtungen, die schon seit vielen Jahren bestehen, entsprechend gibt es dort bereits Prozesse, die als Organisationsentwicklung bezeichnet werden können und mit denen sich zum Beispiel Strukturen der Zusammenarbeit des Personals und die Aufgabenverteilung zwischen den Mitarbeiterinnen und Mitarbeitern entwickelt haben. Teammeetings und Veranstaltungen für und mit den Flüchtlingen gehören dort zu Routineabläufen und es besteht ein zum Teil auch durch persönliche Kontakte getragenes, verlässliches Netzwerk zu anderen Organisationen, Ämtern, Ehrenamtlichen oder Professionellen. Die Wohnheime der zweiten Erhebungsphase waren vergleichsweise neue Einrichtungen, die im Zuge der sog. Flüchtlingskrise in den Jahren 2014 oder 2015 eröffnet wurden. Die Arbeit in diesen Wohnheimen zum damaligen Zeitpunkt wird von einer Befragten als „Krisenmanagement" bezeichnet. Das Personal war neu eingestellt, viele Mitarbeiterinnen und Mitarbeiter hatten noch keine Berufserfahrung mit Flüchtlingen, Strukturen der Zusammenarbeit und des Austauschs mussten erst entwickelt werden. Es gab zwar einerseits eine hohe ehrenamtliche Hilfsbereitschaft in der Nachbarschaft, andererseits musste diese erst koordiniert und sinnvoll kanalisiert werden. Das Aussortieren, Verteilen und Einlagern von Spenden war eine logistische Herausforderung. Die Arbeit der zuständigen Ämter wie dem LaGeSo in Berlin lag stellenweise völlig brach, die Übernahme von Unterkunfts- oder Behandlungskosten blieb oft lange ungeklärt, Asylanträge kamen auf die lange Bank oder konnten gar nicht eingereicht werden. Den Sozialarbeiterinnen und Sozialarbeitern stand kein funktionierendes Netzwerk an Fachärzten, Beratungsstellen, Jugend-

---

[41] In den Interviews wird auch über Kollegen und Kolleginnen gesprochen. Da aber ein Vergleich von Selbst- und Fremdbild nicht im Interesse dieser Forschungsarbeit steht und zudem durch mögliche Rückschlüsse auch die Anonymität gefährdet ist, nehme ich hier bewusst keine Zuordnung der Befragten zu den einzelnen Einrichtungen vor.

5.3 Die befragten Sozialarbeiterinnen und Sozialarbeiter

und Gesundheitsämtern zur Verfügung. Gleichzeitig war der Handlungsdruck enorm, die Einrichtungen wurden wegen der fehlenden Unterbringungsmöglichkeiten überbelegt, zum Teil wurden direkt auf dem zugehörigen Gelände Notunterkünfte in Zelten oder Containern eingerichtet. Dies verschärfte die Situation für die Soziale Arbeit nicht nur quantitativ sondern auch qualitativ. Unterschiede zwischen den Wohnheimen zeigen sich auch durch deren Lage und Ausstattung, die Angebote und die Trägerschaft. Vier Einrichtungen wurden von Wohlfahrtsverbänden betrieben, eines von einem privaten, profitorientierten Unternehmen und eines war in kommunaler Trägerschaft. Die Ausstattung und Lage zeigt sich wie folgt:

Ein Wohnheim in einem beliebten und zentral gelegenen Wohnbezirk in Berlin mit einem kleinen Außengelände und einem kleinen, gemütlich eingerichteten Raum für Veranstaltungen wie das wöchentlich stattfindende Frauen- bzw. Männercafé.

Ein Wohnheim in einem gehobenen Wohngebiet mit Einfamilienhäusern in einem Außenbezirk von Berlin mit vielen räumlichen Möglichkeiten wie einem Fitnessraum, einer Bibliothek, einem großen Aufenthalts- und Fernsehzimmer, einer Kleiderkammer und einem Kindergarten. Zudem gibt es ein großes Außengelände, das auch für Feierlichkeiten genutzt wird.

Ein Wohnheim in einem heruntergekommenen aber relativ zentral gelegenen Gewerbegebiet in Berlin mit gutem Anschluss durch öffentliche Verkehrsmittel aber ohne Außenfläche.

Ein Wohnheim in Brandenburg im Einzugsgebiet von Berlin mit gutem Verkehrsanschluss und großem Außengelände mit Spielplatz. Zu diesem Wohnheim gehört ein extra gelegenes Wohnhaus mit größeren Wohneinheiten für Familien. Durch die nahen Fernverkehrs- und Verbindungsstraßen ist die Lärmbelästigung hoch.

Ein Wohnheim in einem Gewerbegebiet in einer Kleinstadt in den neuen Bundesländern, die politisch stark rechts geprägt ist.

Eine Erstaufnahmeeinrichtung in einem Gewerbegebiet mit sehr schlechtem Verkehrsanschluss und ohne nennenswerte Infrastruktur.

5.3.3. Merkmale der Befragten

Die Befragten sind zwischen 26 Jahre und 59 Jahre alt. Ihre Berufserfahrung in einem Flüchtlingswohnheim reicht von knapp einem Jahr bis zu 18 Jahren.

Die Mehrzahl der Befragten sind als Sozialarbeiter bzw. Sozialarbeiterinnen in Teilzeit beim Träger des Wohnheims angestellt, nur Frau Nezami arbeitet auf einer Vollzeitstelle mit einer 40-Stunden Woche. Frau Frenzel war jahrelang ehrenamtlich im Wohnheim tätig und wird zum Zeitpunkt des Interviews von einer externen Einrichtung für ihre Arbeit im Wohnheim bezahlt. Frau Schneider war in einem zeitlich befristeten Projekt eines externen Trägers angestellt, örtlich jedoch hauptsächlich in der Erstaufnahmeeinrichtung tätig. Zum Zeitpunkt des Interviews war das Projekt gerade ausgelaufen. Frau Lemberg scheint aufgrund der fehlenden Anerkennung ihrer Qualifikation in Deutschland formal als Sozialbetreuerin angestellt zu sein, worauf sie aber während des Interviews nicht eingeht.

Die formale Qualifikation der Befragten deckt eine große Bandbreite ab.[42] Es gibt einen grundständig studierten Sozialarbeiter mit einem Bachelorabschluss und eine grundständig studierte Sozialarbeiterin mit einem Masterabschluss. Zwei der Befragten haben den Sozialarbeiterabschluss berufsbegleitend während beziehungsweise vor ihrer Tätigkeit im Wohnheim gemacht. Frau Schneider ist Erziehungswissenschaftlerin mit Universitäts-Abschluss, Herr Thomas ist promovierter Sozialwissenschaftler. Zwei der Befragten haben in ihrem Herkunftsland einen Hochschulabschluss in Psychologie, der jedoch in Deutschland nicht anerkannt wurde. Eine Interviewpartnerin hat nach einem abgebrochenen Designstudium einen Abschluss als Heilerzieherin gemacht. Vier der Befragten haben selbst einen Fluchthintergrund und sehen darin auch eine große Motivation für die Wahl ihres

---

[42] Damit hat das Sample wesentliche Gemeinsamkeiten mit dem Sample von Muy (2016) und Thole et al. (1997, S. 17f), in denen nicht nur Sozialarbeitende mit einer formalen Qualifikation berücksichtigt wurden, da dies nicht die Praxis wiedergibt. Der öffentliche Blick auf die Soziale Arbeit als Beruf oder Profession wird aber wesentlich durch die Erfahrungen mit Praktikerinnen und Praktikern geprägt. Außerdem identifizierten sich die Befragten durchweg sehr stark mit ihrer Tätigkeit als Sozialarbeitende.
Es zeigt sich, dass vor allem die Sozialarbeitenden mit Fluchthintergrund hoch bzw. zu hoch qualifiziert sind, ein Phänomen, das schon Osterkamp (1996, S. 29) beschreibt und das aus ihrer Sicht fremdenfeindlich motivierten Diskriminierungen innerhalb des Personals Vorschub leistet.

Arbeitsplatzes. Drei der Befragten sind selbst Muttersprachler deutsch, haben jedoch sehr gute Fremdsprachenkenntnisse.

5.3.4. Fallportraits der Befragten

Die Fallporträts der Befragten geben einen Überblick über die Bedeutung der Interviews für das Forschungsinteresse. Nach einer einleitenden Kurzbeschreibung der Person, die auch relevante biografische Informationen enthält, werden die hervorstechenden Merkmale des Interviews in Fragen des Stils, der Selbstpräsentation, der metaphorischen Konzepte und der Themenfelder dargestellt. Im Anschluss wird jedes Interview in seiner Gesamtbedeutung eingeordnet und es werden Möglichkeiten für kontrastierende Fälle entwickelt.

5.3.4.1. Frau Afarid

Setting und biografische Fakten: Frau Afarid ist die erste Sozialarbeiterin, die ich interviewe. Der Kontakt wurde mir über die Einrichtungsleitung vermittelt. Das Interview findet im Wohnheim statt, in dem Raum, in dem Frau Afarid das wöchentliche Frauencafé leitet und in dem sie sich offensichtlich wohl fühlt. Anfang der 1990er Jahre ist sie als alleinerziehende Mutter mit ihrem Kleinkind als politischer Flüchtling nach Deutschland gekommen. Aus ihren Erzählungen kann ich rekonstruieren, dass sie zum Zeitpunkt des Interviews Mitte Fünfzig sein muss, was sich mit meiner Einschätzung deckt. Sie hat in ihrem Heimatland studiert und als Lehrerin gearbeitet. In Deutschland studiert sie nochmals Psychologie, es bleibt aber unklar, ob sie die Prüfungen ablegt und damit einen anerkannten Hochschulabschluss besitzt. Im Wohnheim arbeitet sie seit zehn Jahren und ist darüber hinaus wechselnd ehrenamtlich oder auf Honorarbasis in der Beratung für Migrantinnen engagiert.

Stil: Frau Afarid erzählt sehr lebhaft und erweckt damit den Eindruck, dass sie ihre Arbeit „mit Leib und Seele" macht. Sie unterstreicht ihre Erzählungen mimisch und gestisch, wechselt häufig die Sitzposition und die Stimmlage. Das Interview setzt sich aus vielen szenischen Darstellungen zusammen, in denen Frau Afarid vor allem sich und die Flüchtlinge sprechen lässt. Viele dieser Redewiedergaben haben einen metaphorischen Gehalt, da Frau Afarid damit Positionen und Rollen der Sprechenden lebendig werden lässt. Gleichzeitig vermittelt sie durch die Wahl der Präsentation auch den Eindruck, dass sie hier „wahre Begebenheiten" darstellt. Sie verschleiert damit die Subjektivität ihrer Erzählungen. Diese vermeintlich objektive Sichtweise wird durch das Fehlen reflexiver Momente noch betont.

Selbstpräsentation: Frau Afarid präsentiert sich als erfolgreiche integrierte Geflüchtete und Feministin. Ihre berufliche Selbstdarstellung orientiert sich stark an den Berufsrollen der Lehrerin und der Psychologin. Als Psychologin stellt sie den persönlichen Kontakt zu ihren Klientinnen in den Vordergrund. In wiederholten Kontaktszenarien stellt sie sich als Initiatorin von Kontakt und Beziehungsaufbau dar und präsentiert sich als Wissende und Geheimnisträgerin. Diesen Aspekt betont sie auch mit der Rolle der Lehrenden. Sie lässt sich selbst als jemand auftreten, der durch Qualifikation, Alter und Erfahrung einen Wissensvorsprung gegenüber den Klientinnen hat und dieses Wissen zu Lehrzwecken weitergibt. Dadurch verleiht sie sich eine machtvolle, übergeordnete Position, die sie auch mit der Rolle einer „Mutter" oder „Großmutter" verbindet.

Diese Selbsterhöhung legitimiert Frau Afarid auf zweierlei Weise. Zum einen betont sie die Nähe zur Klientel, die sie auf geteilte (Lebens-) Erfahrungen und zeitlich intensive Begleitung zurückführt. Zum anderen erfolgt die Legitimation durch die eigene Zuordnung zu einem kollektiven „wir". Damit ist keine konkrete Gruppe von Personen gemeint. Vielmehr versteckt sich in dem „wir" die implizite Annahme, dass ihr Standpunkt geteilt wird und somit gerechtfertigt ist.

Typus – vorherrschende Metaphorik: Mit der Rolle der Lehrerin sind bei Frau Afarid vor allem Metaphern der Wissensvermittlung, der Information und der Erziehung verbunden. Die Psychologin als jemand, der gleichsam Einblick in das Innere von Menschen nimmt, zeigt sich in Metaphern des Sehens und Wahrnehmens, des Forschens und Erkundens. Beides sind Rollen, die darauf hinzielen, dass Menschen sich entwickeln. Da Menschen jedoch triviale Systeme sind, deren Reaktionen nicht vorhergesagt werden können, fehlen Frau Afarid an dieser Stelle Erklärungsansätze für Erfolge oder Misserfolge ihrer Arbeit. Sie zieht sich hier auf die Maschinenmetaphorik zurück, ihre Interventionen „funktionieren", ohne dass sie das Wie erklären kann.

Themenfelder/ Motive: Aus ihrer beruflichen Rolle als Psychologin und Lehrerin fokussiert Frau Afarid das Individuum, nicht die Gesellschaft. So ist ein wiederkehrendes Motiv das Nähe-Distanz Problem. Gelungene Integration thematisiert sie als persönlichen Erfolg, Diskriminierung wird von ihr als persönliche Erfahrung nicht als strukturelles Problem beschrieben. So ist zu erklären, warum sich im Interview keine kritischen Bezüge zu dem politischen, rechtlichen oder institutionellen Rahmen der Flüchtlingsarbeit finden.

Kontrastierung: Als kontrastierende Merkmale zu dem Interview mit Frau Afarid nenne ich am Ende des Interviewprotokolls das Merkmal Geschlecht, also einen männlichen Interviewpartner, sowie das Merkmal biografischer Hintergrund, also ein/e deutsche/r Interviewpartner/in. Die frühere Berufserfahrung von Frau Afarid überdeckt die Berufsrolle als Sozialarbeiterin, sodass auch ein/e Interviewpartner/in mit einer formalen Qualifikation als Sozialarbeiter/in wünschenswert wäre. Frau Afarid argumentiert mehrmals mit ihrem Alter und ihrer Berufserfahrung. So könnte sich ein Kontrastfall auch durch ein Interview mit einem/r wesentlich jüngeren Interviewpartner/in oder mit einem/r Berufseinsteiger/in ergeben.

5.3.4.2. Herr Thomas

Setting und biografische Fakten: Herr Thomas ist der erste männliche Sozialarbeiter, den ich interviewe. Auch dieser Kontakt wurde mir über die Einrichtungsleitung vermittelt. Das Interview findet ebenso im Wohnheim in einem Gemeinschaftsraum statt. Herr Thomas ist Ende Dreißig. Nach einer schweren Kindheit in seinem Heimatland, hat er dort Jura studiert und abgeschlossen und ist danach nach Deutschland geflüchtet. Er hat in Deutschland Soziologie studiert, sich in dieser Zeit ehrenamtlich in der Beratung ausländischer Studierender engagiert und danach zu einem migrationsnahen Thema promoviert. Obwohl er von seinem betreuenden Professor starke Unterstützung erfährt, entschließt er sich gegen eine wissenschaftliche Berufslaufbahn. Seit Anfang 2007 ist er im Wohnheim als Sozialarbeiter tätig, zum Zeitpunkt des Interviews also fünf Jahre.

Stil: Das Interview mit Herrn Thomas ist zuerst hauptsächlich deskriptiv und wirkt an einigen Stellen nahezu analytisch. Erst im Verlauf fängt Herr Thomas an, seine Berichte durch Beispiele zu illustrieren und kommt so auch ins Erzählen. Es entstehen regelrechte Bilder von seiner beruflichen Rolle als Sozialarbeiter, die zeigen, dass er sich darüber bereits Gedanken gemacht hat. Als ich das Interview innerlich abschließe, beginnt er noch eine Sequenz, in der er auch persönliche Perspektiven und Meinungen darstellt.

Selbstpräsentation: Herr Thomas präsentiert sich selbst als rational und gleichzeitig flexibel. Dies betrifft sowohl das Wie als auch das Was seiner Darstellungen. Obwohl seine Biografie Hinweise auf sehr schwierige Lebensphasen gibt, ist sein Sprechen darüber kontrolliert und emotionsfrei. Selbst der Blick auf Entscheidungen für seinen eigenen Lebensweg ist ein analytischer. Auch beruflich versucht er rational Distanz zu wahren, was für ihn ein Zeichen der Professionalität ist. Er beschreibt sich selbst als Begleiter, der Orientierung gibt und eventuell Unterstützung bietet. Gleichzeitig distanziert er sich von einem Bild des Helfers, der seinen Klientinnen und Klienten ihre Probleme abnimmt und sich damit selbst be- oder überlastet. Berufliche Dilemma-Situationen löst er selbst durch Nachdenken.

Typus – vorherrschende Metaphorik: In der Rolle des Begleiters verwendet Herr Thomas Metaphern des Weges, des Stützens und der Orientierung. Besondere Bedarfe von Klientinnen und Klienten, wie sie sich zum Beispiel aus einer Behinderung oder einer schweren Erkrankung ergeben, werden als zusätzliche Belastung für die Arbeit thematisiert. Mit der analytischen Herangehensweise steht für Herrn Thomas weniger der Weg als das Ziel der Arbeit im Vordergrund. Hier spielt die produktive Metaphorik, vor allem im Sinne eines kooperativen Herstellungs- und Gestaltungsprozesses, eine wichtige Rolle.

Themenfelder/ Motive: Bezüglich seiner Arbeit im Flüchtlingswohnheim trifft Herr Thomas eine Unterscheidung zwischen vorgegebenem, vor allem von Verwaltung geprägten Routinehandeln und der Bearbeitung individueller Problemlagen. Herr Thomas greift mehrmals die Asylmissbrauchsdebatte auf, indem er von ihm bekannten Fällen des Sozial- und Asylbetrugs erzählt. Der Wunsch, in Deutschland ein ökonomisch besseres Leben zu führen, ist für ihn nicht legitim, die soziale Vereinsamung und Isolation in der Fremde stellt er als abschreckendes Szenario dar. Seine eigene Fluchtgeschichte bleibt dabei jedoch im Dunkeln.

Kontrastierung: Auch nach dem zweiten Interview bleibt die formale Qualifikation als Sozialarbeiter/in ein wichtiges Kontrastierungsmerkmal. Auffällig ist bisher zudem, dass in den beiden ersten Interviews kein Bezug zu den restriktiven Rahmenbedingungen der Flüchtlingssozialarbeit hergestellt wird, wie in den Vorannahmen vermutet. Eine mögliche Interpretation wäre, dass dies mit dem eigenen Fluchthintergrund der Befragten zusammenhängt: Möglicherweise gibt es hier ein moralisch begründetes Tabu, den Staat, der die Befragten aufgenommen hat, zu kritisieren. Aus dieser Perspektive wäre ein Interview mit einem/r originär deutschen Gesprächspartner/in umso mehr wünschenswert.

5.3.4.3. Herr Eggert

Setting und biografische Fakten: Herr Eggert ist zum Zeitpunkt des Interviews 48 Jahre alt. Geboren in der DDR, studiert er Sprachen und arbeitet als Dolmetscher im Staatsdienst. Mit der Wende wird er arbeitslos und beginnt eine Ausbildung zum Verwaltungsassistenten, die er jedoch 1993 zugunsten einer Arbeitsstelle in einem Flüchtlingswohnheim aufgibt. Ein Jahr später beginnt er ein berufsbegleitendes Studium und erlangt 1998 die staatliche Anerkennung zum Sozialarbeiter. Seit 1997 arbeitet er in dem jetzigen Wohnheim und kann auf insgesamt 17 Jahre Berufserfahrung in der Flüchtlingssozialarbeit zurücksehen. Der Kontakt kommt telefonisch direkt mit ihm zu Stande. Er lädt mich zu einer Wohnheimbesichtigung im Rahmen eines Schulprojektes ein. Das Interview findet eine Woche später bei ihm zu Hause während seiner Urlaubszeit statt.

Stil: Herr Eggert ist es gewohnt, über seine Arbeit zu sprechen. Auf den Erzählstimulus folgen lange Passagen, die stark deskriptiver Natur sind und die Herr Eggert selbst durch Aufrechterhaltungsfragen am Laufen hält. Er spricht selten von sich selbst, sondern aus der Perspektive der Einrichtung als einem System, dem er angehört. Seine Sprache schwankt auffällig zwischen Fremdwörtern und

Fachausdrücken auf der einen Seite, derber Umgangssprache auf der anderen Seite, zentrale Begrifflichkeiten entstammen der Kontroverse um Sarrazins Buch „Deutschland schafft sich ab". Herr Eggert vermittelt Expertise, indem er Aussagen mehrstufig detailliert. Bei der Analyse fällt jedoch auf, dass mit jeder Stufe statt einer Explizierung eine Abstraktion stattfindet, wodurch der Inhalt ungenauer oder sogar falsch wird. Zur Klientel hält er nicht nur inhaltlich Distanz, sondern auch sprachlich, indem er zum Beispiel sich und den Klientinnen und Klienten konträre Eigenschaften zuschreibt und so zwei dichotome Kollektive präsentiert.

Selbstpräsentation: Herrn Eggerts Präsentationsinteresse ist stark ausgeprägt. Beim ersten Telefonat kündigt er an, dass er mir das Interview auf jeden Fall geben wird, im Zweifelsfall auch trotz fehlender Genehmigung durch die Leitung. Er präsentiert sich als Experte für seine Klientinnen und Klienten und stellt sich selbst auf eine weit höhere Stufe als diese, aber auch als seine Kolleginnen. Diese erhöhte Position begründet er zum einen mit seiner Qualifikation, zum anderen mit seinem Mann-Sein und seiner Berufserfahrung. Diese Position berechtigt ihn auch, Klientinnen und Klienten zu verniedlichen (z.B. als Mutti), „ketzerische" Kritik am deutschen Staat zu üben und provokante Ausdrücke wie „Leitkultur" zu benutzen. Er präsentiert sich als ein Sozialarbeiter, der eine bewusste Entwicklung vom verständnisvollen „Gutmenschen" zum distanzierten Professionellen genommen hat.

Typus – vorherrschende Metaphorik: Herr Eggert selbst ist ein „Macher", der sich sprachlich gerne in dieser produktiven Metaphorik ausdrückt, wobei er recht unpräzise bleibt, was sich dahinter verbirgt. Auffällig ist bei ihm als einzigem Befragten zudem eine Geschäftsmetaphorik vorhanden, die seine Arbeit in die Nähe von kalkulierbarer Ökonomie rückt.

Themenfelder/ Motive: Im Gegensatz zu den vorherigen Befragten spricht Herr Eggert gerade anfangs sehr viel von den Angeboten, die die Einrichtung macht. Auch spricht er viel von der Abschätzung von Machbarkeit in der Sozialen Arbeit, kommt aber nicht ins Erzählen, was er im Arbeitsalltag tatsächlich tut. Ein großes Thema ist die Distanz zur Klientel, die er einerseits als professionelles Merkmal sieht, die andererseits aber begründungsbedürftig ist. Einen hohen Stellenwert für seine Arbeit haben seine Fremdsprachenkenntnisse, die er durch den regelmäßigen Gebrauch im Kontakt mit Klientinnen und Klienten „pflegen" kann.

Kontrastierung: Im Protokoll notiere ich: „Ein guter Kontrastfall wäre jemand, der grundständig Sozialarbeit studiert hat und dessen Abschluss noch nicht so lange zurückliegt." Dies liegt darin begründet, dass ich den Eindruck habe, dass der Habitus von Herrn Eggert stärker durch sein erstes Berufsleben geprägt wurde als durch das berufsbegleitende zweite Studium.

5.3.4.4. Frau Lemberg

Setting und biografische Fakten: Frau Lemberg ist 58 Jahre alt. In ihrem Heimatland studiert sie Psychologie und flüchtet in den 1970er Jahren mit Mitte Zwanzig nach Deutschland, wo ihr Studium nicht anerkannt wird. Sie arbeitet seit insgesamt 25 Jahren in der Flüchtlingshilfe, davon seit über zehn Jahren in dem Flüchtlingswohnheim, wo sie wahrscheinliche als Sozialbetreuerin[43] angestellt ist. Sie engagiert sich auch privat aktiv für Menschenrechte. Das Interview kommt sehr kurzfristig zu Stande. Es findet in ihrem winzigen Büro im Wohnheim statt, wo es viele Störungen und Unterbrechungen durch eine Kollegin und mehrere Klienten gibt.

Stil: Frau Lemberg ist auch ohne Erzählaufforderung sofort mitteilungsbereit und kommt über die Darstellung eines aktuellen Fallbeispiels sofort ins Erzählen. Das erweckt den Eindruck, als stecke sie mitten drin in ihrer Arbeit. Sie wirkt hoch engagiert und ebenso belastet, was sich in einem gehetzten Sprachstil und vielen Seufzern niederschlägt. Manches bleibt unverständlich, weil sie sich häufig selbst unterbricht, Sätze mehrmals beginnt oder abbricht. Gleichzeitig benutzt sie Fachbegriffe wie Behördennamen und Verwaltungsvorgänge flüssig, wenn sie diese auch nicht expliziert. Sie spricht fast ausschließlich in der Ich-Form, was einerseits auf eine persönliche, aktive Agency hinweist, andererseits auf eine einsame Position.

---

[43] Zum Begriff des Sozialbetreuers siehe Kap. 3.2.2

Selbstpräsentation: Frau Lemberg bezeichnet sich selbst als Exil-Afghanin[44] und Menschenrechtlerin. Die Arbeit im Flüchtlingswohnheim ist nur ein Puzzleteil aus ihrem Leben, das sie dem Kampf gegen Diskriminierung und für die Rechte von Flüchtlingen widmet. Beruflich ist ihr Hauptkontrahent die Verwaltung in Form von langwierigen Vorgängen, komplizierten Vorschriften und begriffsstutzigen Sachbearbeitern und Sachbearbeiterinnen, die ihr bei Problemlösungen im Weg stehen. Ein zweiter wichtiger Aspekt in ihrem Kampf ist die Einbeziehung ihrer Klienten und Klientinnen. Sie informiert über Demonstrationen oder bringt junge Flüchtlinge in Kontakt mit Lehrern und Lehrerinnen, bei denen sie im Unterricht über ihre Erfahrungen erzählen können. Das ist ihre Form der Lobbyarbeit, zu der sie auch das Interview zählt.

Typus – vorherrschende Metaphorik: Als Kämpferin wählt Frau Lemberg auch oft Begriffe, die sich der Kriegsmetaphorik zuordnen lassen. Gleichzeitig betont sie auch das Mühevolle und Anstrengende dieses Kampfes. Die Beispielnarrationen stehen metaphorisch für die sich immer wiederholenden Kleinkämpfe genauso wie für das taktische Vorgehen in diesen Auseinandersetzungen.

Themenfelder/ Motive: Das den Erzählungen von Frau Lemberg zugrundeliegende Hauptmotiv ist Diskriminierung beziehungsweise ihre persönlichen Anstrengungen, darüber aufzuklären und sich für grundlegende Rechte einzusetzen.

Kontrastierung: In Frau Lemberg habe ich eine Interviewpartnerin gefunden, die explizit und bewusst einen menschenrechtsorientierten Auftrag mit ihrer Arbeit verfolgt. Dieser Auftrag begründet sich allerdings in ihrer Biografie, nicht aus der ethischen Orientierung der Profession heraus. Auch unter diesem Aspekt wäre es interessant, eine/n grundständig studierte/n Sozialarbeiter/in zu interviewen, vielleicht sogar aus einem Studiengang mit einer expliziten Menschenrechtsorientierung.

---

[44] Nationalität aus Anonymisierungsgründen geändert.

5.3.4.5. Frau Schneider

Setting und biografische Fakten: Frau Schneider ist zum Interviewzeitpunkt ca. 30 Jahre alt und hat einen Hochschulabschluss in Erziehungswissenschaft. Bereits in ihrem Studium hat sie sich für die Themen Flüchtlinge und Trauma interessiert und verknüpft Praxis und Theorie, indem sie einerseits ein Praktikum im Flüchtlingsbereich absolviert, andererseits inspiriert davon auch ihre Diplomarbeit thematisch an der Flüchtlingsarbeit ausrichtet. Sie arbeitet zum einen bei einer Beratungsstelle für Flüchtlinge, zum anderen für ein befristetes Projekt, das räumlich in einer Erstaufnahmeeinrichtung angesiedelt ist. Der Interviewkontakt wurde über ihre Kollegin hergestellt, das Interview findet bei mir zu Hause statt.

Stil: Die Sprache von Frau Schneider ist zu Anfang stark von den Termini geprägt, die für das Projekt, in dem sie arbeitet, gewählt wurden. Sie kommt jedoch rasch ins Erzählen, streut immer wieder reflektierende Momente ein und bemüht sich auch, ihre Perspektive und Gedanken zu erklären. Die Perspektivität spielt in ihren Erzählungen eine große Rolle. So ordnet sie Einzelaspekte in größere Zusammenhänge ein, beschreibt Entwicklungen, stellt Überlegungen zu zukünftigen Tendenzen an, diskutiert unterschiedliche Sichtweisen auf ein Thema. Lebendigkeit verleiht sie ihren Erzählungen durch wiederholte Redewiedergaben, wodurch sie auch die Perspektiven dritter Personen einflicht.

Selbstpräsentation: Frau Schneider befindet sich zum Zeitpunkt des Interviews in einer beruflichen Übergangsphase, in der sie eine Neuorientierung anstrebt. In dieser Situation präsentiert sie sich als reflexive, nachdenkliche Beobachterin ihrer Umwelt aber auch ihrer eigenen Person. Obwohl sie lebendig von ihrer Arbeit erzählt, tut sie das aus einer distanziert-analytischen Position heraus. Auch ihre Emotionen sind ihr analytisch zugänglich, sodass sie in ihrer Selbstdarstellung stark rational wirkt. Ihre berufliche Position beschreibt sie inhaltlich mit „Sozialer Arbeit, psychosozialer Arbeit" vom Setting her als Beratungsarbeit.

Typus – vorherrschende Metaphorik: Sehr präsent im Interview ist der Auftrag des Suchens, Ermittelns und Forschens. Mit ihrer analytischen Herangehensweise wird dieser Auftrag zu einer Detektivarbeit. Als zweiter zentraler Auftrag steht die

Vermittlung, die über die Metaphorik der Bewegung und des Weges sowie die Metaphorik des Verbindens, versprachlicht wird.

Themenfelder/ Motive: Inhaltlich liegt ihr das Thema Behinderung sehr am Herzen. Vor allem Fragen der Definition von Behinderung, die Abgrenzung zu schweren Erkrankungen, also „Grenzbereiche" beschäftigen sie. Ein weiteres wiederkehrendes Motiv ist die Frage nach der Bedeutung von Bedarfen und Bedürfnissen und zwar als Herausforderung für eine individuelle, aber gerechte Verteilung von Ressourcen.

Kontrastierung: Mit Frau Schneider habe ich eine Interviewpartnerin, die sich schon während ihres Hochschulstudiums intensiv mit den Thematiken Flüchtlinge und Trauma beschäftigt hat, bevor sie diese durch ihren Berufseinstieg in der Praxis kennengelernt hat. Allerdings unterscheidet sie sich auch durch die Art ihrer Anstellung grundlegend von den bisherigen Befragten: Sie ist im Wohnheim eine externe, temporäre Mitarbeiterin mit einem genau definierten Zuständigkeitsbereich.

5.3.4.6. Frau Nezami

Setting und biografische Fakten: Frau Nezami ist die erste Befragte aus dem zweiten Erhebungszeitraum. Sie ist Sozialarbeiterin mit einem FH-Masterabschluss. Sie ist zum Zeitpunkt des Interviews 26 Jahre alt und seit einem Jahr im Flüchtlingswohnheim beschäftigt. Sie ist von den Befragten diejenige, die am jüngsten ist und wenig Berufserfahrung besitzt. Gleichzeitig hat sie mit dem Master (FH) die höchste formale Qualifikation für Soziale Arbeit. Sie ist selbst als Kind mit ihrer Familie nach Deutschland geflüchtet. Das Interview wird ihr von der Wohnheimleitung vorgeschlagen und findet in der Einrichtung statt.

Stil: Frau Nezami kommt während des ganzen Interviews nicht ins Erzählen. Es überwiegt ein deskriptiver Stil mit einem hohen Anteil an Fachbegriffen aus der Sozialen Arbeit, sodass das Interview etwas sehr Formales hat. Selbst wenn sie über Schwierigkeiten und Belastungen spricht, bleibt Frau Nezami emotional distanziert, und spricht häufig in der „man"-Form. Auf diese Weise betont sie Regelhaftes im Umgang mit schwierigen Situationen und vermeidet das Sprechen über persönliches Erleben. Die Frage nach ihrer Biografie beantwortet sie ausschließlich berufsbiografisch, obwohl sie gleichzeitig hervorhebt, dass ihre Motivation mit Flüchtlingen zu arbeiten auf ihrer eigenen „Fluchterfahrung" beruht, die sie jedoch nicht weiter expliziert. Auch beim Sprechen über ihre Klientinnen und Klienten bewahrt sie Distanz und nutzt hierzu vor allem die hinweisenden, unspezifischen Deiktika „die" und „denen". Häufig spricht sie von Bewohnern, sehr selten von Flüchtlingen und blendet damit die politische Ebene fast vollständig aus.

Selbstpräsentation: Frau Nezamis Selbstdarstellung ist ausschließlich berufsbiografisch ausgerichtet. Gleich zu Anfang klärt sie ihre formale Qualifikation, ihre eigene Fluchtbiografie dient nur zum Begründungszweck ihrer vielfältigen Sprachkompetenzen. Eine Reflexion ihrer Position innerhalb der deutschen Gesellschaft oder zu ihrer Klientel entwickelt sich daraus aber nicht. Auch eigene biografische Erfahrungen von Diskriminierung, Integration, Bewältigung werden nicht erzählt. Sie konzentriert ihre Präsentation vielmehr auf den Mikrokosmos Arbeit im Heim und stellt sich als Teil eines Teams dar, in dem es eine klare Aufgabenverteilung und feste Strukturen des Austauschs und der Dokumentation gibt. Verwaltung, Kontrolle und Versorgung sind dabei wichtige Komponenten der Arbeit.

Typus – vorherrschende Metaphorik: Frau Nezamis Sprache ist insgesamt wenig metaphorisch. Um ihre Arbeit zu beschreiben, bedient sie sich in auffälliger Weise der produktiven Metaphorik, die sich um die Verben „machen" und „fertigen" entwickelt. Es entsteht der Eindruck einer ehrgeizigen jungen Frau, die Dinge abarbeitet, „erledigt" und fertig stellt. Auch Erfahrungen und Erlebnisse werden aus ihrer Sicht „verarbeitet" und damit zu begreifbaren Gegenständen. So ist es auch erklärbar, dass sie es als wichtige Kompetenz für ihre Arbeit ansieht, dass sie das, was sie selbst im Wohnheim erlebt, nicht mit nach Hause nimmt, sondern „auf Arbeit lässt".

Themenfelder/ Motive: Frau Nezami erzählt auf Nachfrage drei komplexe Fälle ausführlicher und geht auch auf ihre Arbeitssituation ein, die sich wegen der Postausgabe als unruhig, chaotisch und spontan darstellt. Interessant ist, dass sie nichts über ihr eigentliches Aufgabengebiet, nämlich die Vermittlung von Schulplätzen erzählt.

Kontrastierung: Frau Nezami ist durch ihr Alter, durch ihre geringe Berufserfahrung und ihre hohe formale Qualifikation als Sozialarbeiterin ein Kontrastfall zu vielen anderen Interviews. Ein Vergleich mit einer jungen, qualifizierten Sozialarbeiterin mit deutschen Wurzeln wäre vielleicht noch interessant, da Frau Nezami in ihrer eigenen Fluchtbiografie die Hauptmotivation für ihre frühe berufliche Orientierung sieht.

5.3.4.7. Herr Kirschning

Setting und biografische Fakten: Herr Kirschning ist zum Interviewzeitpunkt 31 Jahre alt. Nach seinem Fachabitur verpflichtet er sich für ein Sozialpädagogik-Studium bei der Bundeswehr, bricht dieses jedoch nach vier Jahren ab. Im Anschluss studiert er Soziale Arbeit, schließt mit dem Bachelor ab und wird trotz fehlender Berufserfahrung sofort in Leitungsfunktion im Wohnheim angestellt. Dort organisiert er die Inbetriebnahme mit und arbeitet dort zum Interviewzeitpunkt seit über drei Jahren. Das Interview findet in einem Mehrzweckraum des Wohnheims statt.

Stil: Herr Kirschning ist ein guter Erzähler, der seine Erzählungen übersichtlich strukturiert, nie den Faden verliert und selten ins Stocken gerät. Er legt Wert darauf zu vermitteln, dass er in dem Interview seine persönliche Sichtweise darstellt. Er stellt Entwicklungen seiner Arbeit und Veränderungen dar, ordnet seine Erfahrungen in größere Zusammenhänge ein und bemüht sich um Erklärungen. Sein Duktus ist alltagssprachlich und häufig metaphorisch, dadurch gut verständlich, sein Fachwissen fließt in fast bescheidener Manier ein. Auffallend ist, dass er bei Fallbeispielen ausschließlich die soziale Problematik beschreibt, während er Kulturalisierungen über die Nennung von Nationalität, Ethnie oder Religion gänzlich vermeidet.

Selbstpräsentation: Herr Kirschning bezeichnet sich selbst als jemand, der gerne erzählt, bleibt dabei aber immer an dem Interesse seines Gegenübers orientiert. Es entsteht das Bild eines Menschen, der auf eine stille, bescheidene Weise erduldet, aushält und kämpft, der sich aber auch allein gelassen und belastet fühlt. Die Verarbeitung des Erlebten leistet er durch Nachdenken und „Darüber reden", also auf einer rationalen Ebene. Das gibt seiner hohen Erzählmotivation eine weitere Bedeutungsebene als Bewältigungsstrategie.

Typus – vorherrschende Metaphorik: Herrn Kirschnings Konzipierung seiner Arbeit ist stark an der Weg- und Lastmetaphorik ausgerichtet. Er möchte gerne etwas bewegen und viel erreichen, doch in der Alltagspraxis geht es hauptsächlich um die Unterstützung der Klientinnen und Klienten, die mühevoll ist, und aufgrund des schlechten Personalschlüssels, der Komplexität der Probleme und dem fehlenden Rückhalt beim Arbeitgeber zur Belastung gerät. Ein zweiter metaphorischer Erzählstrang ist das Gefangensein in einem System, ein Zustand, der sowohl die Klientinnen und Klienten als auch die Sozialarbeitenden betrifft. Das System (als Asylsystem, als Fremdenfeindlichkeit, als Behördennetz oder Hilfesystem) operiert anonym, unerreichbar und unbeeinflussbar, Menschen werden als Einträge, Papier und Zettel operationalisiert und als wertlos behandelt. Krankheit wird vor allem als schleichende, unsichtbare und dann plötzlich ausbrechende Bedrohung präsentiert, für die das Wohnheim ein „Nährboden" ist.

Themenfelder/ Motive: Herr Kirschning behandelt in dem Interview viele Themenfelder, die er alle mit Sorgfalt, Expertise und reflektiert darstellt. Mit seinen Erzählungen spricht er aus, was tabuisiert wird, was er als erschreckend und schockierend empfindet. Gleichzeitig ist diese Wahrnehmung für ihn möglich, weil er das Erzählte nicht nur erlebt hat, sondern auch darüber nachdenkt. Er nimmt verschiedene Perspektiven ein und macht dadurch, auch wenn es nicht explizit wird, deutlich, dass die Sozialarbeitenden ähnliche Restriktionen erfahren wie ihre Klientinnen und Klienten. So ist sein zentrales Motiv die fehlende Unterstützung und Wertschätzung, weshalb er sich „mutterseelenallein" fühlt.

Kontrastierung: Herr Kirschning ist der zweite männliche, deutschstämmige Sozialarbeiter im Sample. Obwohl er weniger Jahre Berufserfahrung hat als Herr Eggert, sind seine Erzählungen eingebettet in zeitliche Verläufe und multiperspektivisch. Seine Resignation beruht auf der Reflexion seiner engen Handlungsgrenzen, während sich Herr Eggert in diesen Handlungsgrenzen als gegebenem

Rahmen bewegt. Das Interview mit Herrn Kirschning ist das erste, das nicht in einer Einrichtung in Berlin stattfindet. Es wird deutlich, dass die realen Möglichkeiten und Angebote in der Einrichtungsumgebung einen größeren Einfluss auf das Leben der Klientinnen und Klienten und auf die Soziale Arbeit haben als Gesetzestexte und Verordnungen. Weitere Interviews in Einrichtungen mit einer schlechten Infrastruktur wären günstig, um diese Erkenntnis zu vertiefen.

5.3.4.8. Frau Frenzel

Setting und biografische Fakten: Frau Frenzel ist zum Interviewzeitpunkt 59 Jahre alt und frühberentet. Sie lebt geschieden, hat drei erwachsene Kinder, von denen der jüngste Sohn Asperger-Syndrom hat und deshalb noch oft ihre Unterstützung braucht. Ihr beruflicher Werdegang ist von Unterbrechungen und Neuanfängen geprägt. Nach einem Frauensonderstudium in Grafikdesign in der DDR hat sie eine Ausbildung als Heilerzieherin absolviert. Sie hat in der Betreuung von schwer behinderten Menschen und in der Stadtverwaltung gearbeitet und lange Jahre bis heute auf Honorarbasis oder ehrenamtlich in der Offenen Jugendhilfe. Seit 2013 ist sie in der Flüchtlingsarbeit in einem Wohnheim engagiert, die letzten zwei Jahre extern bezahlt als Projektmitarbeiterin. Das Interview findet bei ihr zu Hause statt, wo sie mich mit Kaffee und Tee empfängt.

Stil: Das Interview ist weniger monologisch angelegt als die vorherigen. Frau Frenzel bezieht ihr Gegenüber durch Rückfragen mit ein. Es folgen lange Erzählpassagen, in denen die Interviewerin auch sichtlich und hörbar emotional mitgenommen ist, es gibt viele Satzabbrüche und Korrekturen. Das Interview richtet sich nicht so stark an berufsbiografischen Aspekten und Themen aus, sondern ist als gesamtbiografische Einbettung des Erlebten in der Flüchtlingskrise zu lesen.

Selbstpräsentation: Frau Frenzel präsentiert sich selbst als Kämpferin, die dem Vorbild ihres Vaters folgt, der die Gefangenschaft im Konzentrationslager überlebt hat. Sie bezeichnet sich als weltoffen und tolerant und setzt sich für diese Werte auch politisch ein. Ihre biografischen Entscheidungen sind mehr an Engagement und Interesse ausgerichtet als an Karriere und finanzieller Sicherheit. Für den Kampf und das Engagement erhält sie Achtung und Anerkennung als jemand, der etwas Besonderes leistet.

Typus – vorherrschende Metaphorik: Die Kampfmetaphorik ist bei Frau Frenzel stark ausgeprägt. Sie bleibt aber nicht nur auf ihre Selbstpräsentation bezogen, auch die Unterstützung der Flüchtlinge gerät zu einem Kampf. Die Gegner sind Behörden und „Nazis" auf der einen Seite, die Engagierten, die „pro" Flüchtlinge sind, auf der anderen. Dieser Kampf ist öffentlich und findet sowohl auf den Straßen als auch in den Medien statt. Eine zweite starke Metaphorik ist die der Beelterung, wenn sie sich in vielen Beispielen um „ihre Flüchtlinge" kümmert, diese aber auch ermahnt und ausschimpft.

Themenfelder/ Motive: Alle Schilderungen von Frau Frenzel sind mit der Motivation verbunden, zu erzählen, wie es „wirklich" war, also eine Wahrheit zu verkünden gegen Vorurteile oder verzerrte Medienberichte. Dabei ist ihre Perspektive eine Innenansicht von jemanden, der dabei war und selbst erlebt und erfahren hat. Die subjektive Perspektive wird generalisiert.

Kontrastierung: Frau Frenzel spricht zwar anfangs davon, dass sie schon immer Soziale Arbeit gemacht hat, doch nimmt sie im Weiteren keinen Bezug auf relevante Diskurse und nutzt auch kein Fachvokabular. Auffallend ist zum Beispiel der völlig fehlende Fallbezug. Dies lässt den Schluss zu, dass es in dem Interview nicht um Soziale Arbeit sondern um persönliches Engagement geht, das von dem persönlichen Kontakt zu Flüchtlingen und emotionaler Nähe geprägt ist. Das Interview stellt damit einen Kontrastfall zum Gesamtsample dar, da Frau Frenzel weder als Professionelle auftritt noch eine formale Position in einem Wohnheim innehat. Sie ist als Prototyp ehrenamtlichen Engagements anzusehen und ergänzt damit die Perspektive der Sozialarbeitenden. Obwohl das ehrenamtliche Engagement von den Sozialarbeitenden als häufig unprofessionelle Zusatzleistung mit wenig Verantwortung präsentiert wird, wird in dem Interview mit Frau Frenzel deutlich, dass auf diesem Level durchaus eine intensive Einzelbetreuung geleistet wird und die Ehrenamtlichen einen wesentlichen Beitrag zur gesellschaftlichen Integration und Annäherung leisten. Gleichzeitig gibt es aber auch Parallelen zu den Interviews mit Sozialarbeitenden. Dies sind die Gefühle der Ohnmacht, das

Motiv des Durchkämpfens von Bedarfen und Rechten im Einzelfall gegen ein übermächtiges, undurchschaubares System des Ausschlusses.

5.3.4.9. Frau Homfeldt

Setting und biografische Fakten: Frau Homfeldt ist zum Interviewzeitpunkt 36 Jahre alt, und hat fast vier Jahre im Wohnheim gearbeitet, wobei sie davon 1,5 Jahre im Beschäftigungsverbot bzw. in Elternzeit war. Sie hat einen Bachelor in Sozialwissenschaften und einen (tätigkeitsbegleitenden) Master in Sozialer Arbeit. Schon zeitig hat sie sich für interkulturelle Arbeit und das Thema Migration interessiert, nach einem Praktikum mit unbegleiteten minderjährigen Flüchtlingen ihr Studium dann auf die Flüchtlingssozialarbeit ausgerichtet. Sie ist Mutter zweier Kinder, eines schulpflichtigen Mädchens und eines eineinhalbjährigen Jungen mit Behinderung. Der erste Kontakt erfolgte über eine regionale Facebook-Gruppe, das Interview fand in einem Mehrzweckraum im Wohnheim statt.

Stil: Frau Homfeldt erzählt sehr persönlich. Sie stellt ihre subjektive Perspektive mit Hilfe der Ich-Form dar, spricht viel über ihre Gefühle und gibt Einblick in ihr Inneres, indem sie zum Beispiel ihre Gedanken gleichsam wie Sprechblasen hör- und sichtbar werden lässt. Viele Situationen gibt sie mit Hilfe von Redewiedergaben sehr nah und lebendig wieder und verleiht ihnen damit gleichzeitig etwas Wahrhaftiges. Das Interview hat die Funktion eines biografischen Resümees und es wird deutlich, dass sie über eine berufliche Veränderung nachdenkt. Ihr Duktus ist eine expressive und emotionale Umgangssprache, die Elemente früherer Jugendsprache hat (krass, scheiße, boah). Gleichzeitig hat sie eine starke Tendenz, das Geschilderte zu naturalisieren und zu Gesetzmäßigem zu stilisieren. Auffällig ist, dass Frau Homfeldt auch Fachausdrücke aus der Sozialen Arbeit einstreut (Klient, Mandat, Auftrag), die allerdings nicht inhaltlich unterfüttert werden.

Selbstpräsentation: Frau Homfeldt präsentiert sich als jemand, der an einem Scheidepunkt angelangt ist. Dieser begründet sich in der „Leere", die die Arbeit in ihr verursacht hat. Ausgehend von einer hohen Motivation etwas „Sinnvolles" zu machen, bringt der Arbeitsalltag viel Frustration und kostet Nerven. Sie beschreibt eine Situation der Ohnmacht, die sich aus einer fatalen Kombination aus fehlender Handlungsmacht, Nicht-Anerkennung ihrer Professionalität und fehlender Wertschätzung durch Arbeitgeber, verantwortlichen Dritten und Klientinnen und Klienten ergibt.

Typus – vorherrschende Metaphorik: Frau Homfeldt bedient sich vieler metaphorischer Konzepte, um diese Handlungsohnmacht auszudrücken. Sie kann im Hilfeprozess „nichts erreichen", sie kann Erwartungen nicht „erfüllen", weil sie selbst „leer läuft", sie soll etwas „herzaubern", was nicht „in ihrer Macht liegt". Sie soll Dinge „erklären", die „klar" sind, aber nicht gesehen werden. So kommt es dazu, dass das Wohnheim oder die Hilfe „nicht funktioniert", in vielen Szenarien wird deutlich, dass ihre Interventionsversuche hin- und hergehen, die Hilfe jedoch nicht vorwärtskommt, Gespräche sich im Kreis drehen, ohne sich weiterzuentwickeln.

Themenfelder/ Motive: Frau Homfeldts großes Thema ist Gerechtigkeit. Diese sieht sie in ihrem Tätigkeitsfeld auf keiner Ebene gegeben. Ob es sich nun um Diskriminierung durch Behörden oder Wohnungsbaugenossenschaften handelt, ob es um Diskriminierung der Flüchtlinge untereinander geht, ob es um das Abladen von Frustration bei den Sozialarbeitenden geht oder Sozialbetrug bei ihren Klienten und Klientinnen, viele Fallbeispiele enden mit der Evaluation „ungerecht". Das zweite zentrale Thema ist die hohe Frustration bei ihrer Arbeit. Obwohl sie sich in ihren Augen recht gut abgrenzen kann, führt der geringe Handlungsspielraum häufig zu Situationen von Ohnmacht und faktischer Nicht-Hilfe. Dem stehen die Erwartungen der Klientinnen und Klienten gegenüber, die eben diese unmögliche Hilfe von ihr einfordern. Als drittes Thema durchzieht das Arbeitsbündnis oder vielmehr das Fehlen desselben das Interview. Frau Homfeldt würde sich ein stärkeres Einlassen, Kennenlernen und damit auch Vertrauen wünschen, was sie strukturell in Projektarbeit verwirklicht sieht. Diese gehört jedoch nicht zur Tätigkeit der Sozialberatung und Sozialbetreuung und ist deshalb vom Arbeitgeber nicht erwünscht. Auch die Klientinnen und Klienten verunmöglichen häufig eine vertrauensvolle Beziehung, wenn sie sich unehrlich verhalten.

Kontrastierung: Frau Homfeldt kommt, was die Merkmale Alter, Qualifikation und Berufswunsch betrifft, Frau Nezami am nächsten. Ihre Biografie sowie ihre informelle Position in der Einrichtung wiederum stehen dem Fall Nezami konträr gegenüber. Auch inhaltlich und stilistisch sind die Interviews Kontrastfälle. Während Frau Nezami eher technokratisch auf das Abarbeiten von Problemen fokussiert, thematisiert Frau Homfeldt das regelhafte Misslingen des Arbeitsbündnisses mit den Klientinnen und Klienten. Sie hat konkrete Wunschvorstellungen von kreativer, auch emotional naher und verständnisvoller Hilfe und Zugewandt-Sein, die sie in den Strukturen der Organisation Wohnheim nicht umsetzen kann.

5.3.5. Bedeutung für das Theoretical Sampling

Aufgrund der bei einer Doktorarbeit nicht zu vernachlässigenden begrenzten Ressourcen musste auch die Datenerhebung an diese rahmenden Voraussetzungen angepasst werden. Damit konnte das Prinzip des Theoretical Samplings nicht in Gänze und in aller Form berücksichtigt werden. So wurde die Erhebung in zwei Blöcken realisiert, zwischen denen eine relativ lange Phase der Auswertung und Theorieaneignung lag, während die Grounded Theory eine zirkuläre Verkettung von Datenerhebung, Analyse, Theorieentwicklung und Hypothesengenerierung vorschlägt (Strübing 2014, S. 30). Auch habe ich mich in der Auswahl der Interviewpartnerinnen und -partner immer auf das Forschungsfeld konzentriert. Es wären aber auch andere Kontrastierungen denkbar gewesen wie zum Beispiel mit Sozialarbeitenden aus anderen Bereichen der Flüchtlingshilfe wie der Beratung (Frau Afarid nimmt schon zu Anfang des Interviews hierzu eine klare Abgrenzung vor) oder mit Sozialarbeitenden in ähnlich strukturierten Organisationen in einem anderen Tätigkeitsfeld wie zum Beispiel in psychiatrischen Kliniken.

Auch forschungspragmatische Entscheidungen haben sich in der Auswahl der Interviewpartnerinnen und -partner niedergeschlagen. So habe ich die Tatsache, dass niemand der ersten vier Befragten ein grundständiges Studium Soziale Arbeit absolviert hatte, nicht als Ausschlusskriterium bewertet, sondern als erste Erkenntnis aus dem Feld. Dies vor allem deshalb, weil die Befragten von Dritten als Sozialarbeiterinnen und Sozialarbeiter präsentiert wurden und auch eine offensichtlich hohe Selbstidentifikation mit diesem Berufsbild aufwiesen. Auch die Befragung einer extern angestellten beziehungsweise ehrenamtlich tätigen „Helferin" wie Frau Frenzel war ursprünglich nicht intendiert, ihre paradoxe Position als „externe

Insiderin" hat sich erst während des Interviews herauskristallisiert. Nichtsdestotrotz wurde dieses Interview in das Sample aufgenommen, weil die Befragte bereits im Vorgespräch eine deutlich politische Positionierung zeigte und zudem durch ihre eigene Betroffenheit in Bezug auf Behinderung auch in diesem Bereich neue Perspektiven eröffnete.

Die obigen Entscheidungen lassen sich durchaus auch unter zu Hilfenahme des Theoretical Sampling begründen. So standen nicht Personen mit spezifischen Merkmalen im Mittelpunkt, sondern das Ereignis „Professionalisierung der Sozialen Arbeit im Flüchtlingswohnheim" (siehe hierzu auch Strauss und Corbin 1996). Mit der Berücksichtigung der im Feld vorgefundenen Varietät an Qualifikationen konnte der Bereich Flüchtlingssozialarbeit auch empirisch als ein relativ neues und marginales Feld Sozialer Arbeit bestätigt werden. Auch ein Einblick in die Beschäftigungssituation von Menschen mit Fluchthintergrund und die diskriminierende Wirkung dieses biografischen Ereignisses konnte auf diese Weise gewonnen werden. Ob das Datenmaterial als solches aber „theoretisch gesättigt" ist, ist schwer zu beurteilen. Zwar konnte ich Kontrastierungen verfolgen und auch die Auswertung zeigt eine Vielfalt von Facetten. Doch war die Untersuchung von Anfang an nicht „theoriegenerierend" angelegt, sodass eine theoretische Sättigung im eigentlichen Sinn der Grounded Theory auch nicht verfolgt wurde. Daraus ergeben sich auch Einschränkungen der „Repräsentativität" der Untersuchung aus dem Datenmaterial heraus (Strübing 2014, S. 31).

Insgesamt kann der Einfluss des Konzepts des Theoretical Samplings auf diese Arbeit zwar nicht als Verfahrensstrategie jedoch durchaus als immer präsenter Orientierungsrahmen eingestuft werden. Dies zeigt sich beispielsweise darin, dass in den Gedächtnisprotokollen zu den Interviews immer auch erste Überlegungen zu möglichen Kontrastfällen ausgeführt wurden und die Erhebung zumindest in zwei Zeiträumen mit dazwischenliegender Auswertungs- und Theoriephase durchgeführt wurde. Außerdem wurden als Kontrastierungen auch Kategorien herangezogen, die nicht in den soziokulturellen Merkmalen der Befragten liegen, sondern von ihnen selbst in Form von Argumenten und Ansichten, wie zum Beispiel die Bedeutung von Lebenserfahrung und Alter, eingebracht wurden. Auch Merkmale der Organisation wie die Trägerschaft und die Lage wurden berücksichtigt. Diese wurden in Form von Vorannahmen aus der Literatur nach der ersten Erhebungsphase gewonnen, haben sich dann aber in den Interviews der zweiten Erhebungsphase bestätigt und konkretisiert. Damit geht das Sampling-Verfahren über eine theoretisch begründete Vorabfestlegung der kontrastierenden Merkmale (Kruse et al. 2015) entschieden hinaus.

6 Bildhafte Konstruktionen von Sozialer Arbeit in den Interviews

Nachfolgend werden nun die Analyseergebnisse als rekonstruierte Szenarien der Sozialen Arbeit im Flüchtlingswohnheim dargestellt. Sie orientieren sich an einem zentralen metaphorischen Konzept und enthalten in unterschiedlicher Ausprägung Aussagen zur Agency und Positionierung von Sozialarbeitenden sowie Klientel, Konzeptionen des beruflichen Handelns und den damit verbundenen Rollen. Es werden mentale, szenische und temporale Rahmungen des sozialarbeiterischen Tuns entwickelt, Aspekte der Strukturmerkmale finden sich in Konstruktionen von Klientel, Organisation und Asylsystem.

6.1. Soziale Arbeit funktioniert

Besonders auffällig in allen Interviews ist, dass Soziale Arbeit als etwas beschrieben wird, das „funktioniert" oder eben nicht. Es gibt Dinge, die „laufen reibungslos", anderes „geht gar nicht". Es wird etwas wie z.b. Arbeit „geleistet", doch dafür wird Energie verbraucht, manchmal gibt es „Rückkopplungen" an die Sozialarbeitenden. Insgesamt ergibt sich ein Bild vom Wohnheim als einer Maschine, deren wichtigstes Ziel ihre Funktionsfähigkeit ist und in der sowohl Sozialarbeitende als auch Klientinnen und Klienten Elemente mit unterschiedlichen Funktionen sind.[45]

---

[45] Johnson (1996, S. 130ff) beschreibt zur Maschinenmetaphorik (hier bezogen auf den Körper) eine Reihe von assoziierten Komponenten, zum Beispiel, dass sie aus unterschiedlichen, miteinander

© Springer Fachmedien Wiesbaden GmbH, ein Teil von Springer Nature 2020
D. Gräber, *Flüchtlingssozialarbeit im Kontext von Krankheit und Behinderung*,
https://doi.org/10.1007/978-3-658-28735-1_6

6.1.1. Das Wohnheim als Maschine

Obwohl das Wort „Maschine" als solches in keinem der Interviews Verwendung findet, wird über die Wahl spezifischer Verben das Wohnheim als ein Raum präsent, der einer funktionstüchtigen, effizienten Maschine gleicht. Die Erzählungen bewegen sich häufig in dem Bild einer mechanischen Vorrichtung, deren Funktionieren sich in einer reibungslos ablaufenden Bewegung zeigt. Diese Bewegung ist auch zu hören, wenn etwas „klappt" (Eggert, Kirschning, Homfeldt) und sie wird unterbrochen, wenn etwas „nicht geht". Wenn Herr Eggert von der Öffnung eines Notaufnahmelagers erzählt, so spricht er davon, dass „es [Angabe des Jahres] losging" (00:50:11-7) und Frau Homfeldt beschreibt ihr morgendliches Ankommen mit den Worten „und dann geht es los" (00:02:39-4). Das Ziel ist, dass die Maschine Wohnheim „ruhig läuft" und damit „effektiv" arbeitet, sodass zum Beispiel auch Anträge effektiver gestellt werden können (Schneider 00:46:03-5).

Das Wohnheim wird – genau wie eine Maschine – „betrieben", obwohl hier der Motor nicht sachlich „Antrieb" genannt wird, sondern personifizierend als „Betreiber" bezeichnet wird. Der Betreiber steht außerhalb der Maschine und nimmt als handelnde Person, die die Verantwortung oder das Risiko trägt, sieht und etwas „gewährleistet" eine aktive Rolle mit Entscheidungsmacht ein. Hingegen wird die Maschine betrieben und deren Elemente funktionieren, weisen also eine passive oder fremdgesteuerte Agency auf.

Der Zweck der Maschine liegt nicht in der Herstellung von Produkten, sondern im Generieren von (nicht konkret benannten) Prozessen. Das Prozessorientierte der Maschine wird über das „Funktionieren" oder „Gehen" versprachlicht, zwei Begrifflichkeiten, die häufig sogar parallel gebraucht werden. Die Eigenbewegung der Maschine ist ein Zeichen für das Funktionieren und wird damit zu einem Kriterium für Erfolg oder Misserfolg. Gleichzeitig ist die Bewegung nicht gerichtet, es wird kein Weg zurückgelegt und kein Ziel angesteuert. Vielmehr handelt es sich um eine Bewegung, die in Wiederholung besteht und damit Routinehaftes andeutet. Das Gehen wird, genauso wie das Funktionieren, meist zusammen mit den

---

verknüpften Teilen besteht, dass sie einen Funktionszweck hat, dass die Störung von Einzelteilen zum Ausfall oder zur Zerstörung der Maschine führen kann und dass sie Energie verbraucht.

Deiktika „es" oder „das" verwendet und deutet also auf vorher Genanntes hin. Das sind in der Regel Beispiele aus dem Arbeitsalltag und dem Erfahrungsschatz der Sozialarbeitenden, sodass insgesamt ein Bild von sehr unterschiedlichen Teilprozessen entsteht, die nicht zwangsläufig miteinander in Verbindung oder Abhängigkeit stehen. Es deutet sich aber an, dass die Maschine „Wohnheim" aus Einzelteilen besteht, die wiederum mit spezifischen Funktionen ausgestattet sind. Auch Sozialarbeitende und Klientinnen und Klienten sind Elemente innerhalb dieser Maschine, doch werden ihnen recht unterschiedliche Funktionen und damit auch Rollen zugesprochen wie zu zeigen ist.

Um die Funktionen der Maschine zu erweitern, können weitere Elemente „installiert" werden. Das kann als Funktion für die Sozialarbeitenden Supervision sein (Schneider 00:32:15-1), für die Klientel werden Projekte wie ein Frauenfrühstück oder ein Computerkurs installiert (Homfeldt 00:48:32-6 und 00:48:32-6), die jedoch nicht immer funktionieren. Frau Homfeldt führt die beschränkte Kapazität der Maschine als weiteres Funktionskriterium ein. So können auch die Sozialarbeitenden bestimmte Funktionen nicht erfüllen, können „es nicht leisten", wenn zum Beispiel nicht genug zeitliche Kapazitäten da sind.

> „Also weil wir auch gesagt haben am Anfang, wir wollten auch viel begleiten (.) und wir haben irgendwann gemerkt, dass wir es Kapazitäten mäßig ja (..) (I: hustet) zu zweit gar nicht leisten können. Ja. Also wir waren ja eben eine ganze Zeit immer nur zu zweit und wir haben dann einfach gesagt, ,das funktioniert ja nicht. Dann ist immer einer alleine. (.) Und dafür ist einfach zu viel los.' (.) Und dann haben wir das Begleiten halt irgendwie dann ausgelagert an Ehrenamtliche." (Homfeldt 00:52:30-8)

Hier wird deutlich, dass die Sozialarbeitenden ihre Funktion des Begleitens nicht aufrecht erhalten konnten, weil sie nicht mit ihrem Leistungsspektrum abgedeckt war. Und noch eine andere Lesart ist kommt hier ergänzend in Frage: Das Begleiten als eine Fortbewegung passt nicht in das metaphorische Konzept der Maschine, weil sich die Einzelteile innerhalb einer Maschine zwar in Bewegung sind, sich aber nicht von ihrem Platz fortbewegen. So musste diese Funktion Sozialer Arbeit entsprechend aus der Maschine Wohnheim ausgelagert werden.

6.1.2. Klientinnen und Klienten als störanfällige Maschinenteile

Flüchtlinge als Klientinnen und Klienten werden als Teile der Maschine dargestellt, die nicht immer zuverlässig funktionieren. So passiert es durchaus, dass Klienten „ausrasten" (Eggert, Kirschning und Homfeldt) oder „austicken" (Homfeldt 00:15:55-1), also Störungen verursachen, die „vielleicht aus ner durchgebrannten Sicherung heraus zu erklären" sind (Eggert 01:27:34-3). Herr Thomas bebildert in einer szenischen Erzählung sehr eindrucksvoll, welche Auswirkungen dieser Funktionsausfall auf die Maschine hat.

> „und so sammelt sich irgendein Groll im Magen. ‚Ausländerbehörde nimmt mich nicht wahr, Bundesamt antwortet mich nicht, Sozialamt gibt mir wenig Geld und in Wohnheim werd ich nicht geschätzt.' und bing ein Toilettentür ist kaputt oder a/ Alarm wird gelöst oder wird die Türen äh die Wände beschmiert und so." (Thomas 00:19:50-5)

Die durchgebrannte Sicherung ist in diesem Zitat deutlich zu hören („bing") und markiert den Punkt, an dem das Maschinenteil sich in seiner Bewegung nicht mehr in den großen Ablauf einpasst und Teile der Maschine beschädigt, sodass ein Alarm ausgelöst wird. Auch in größeren Funktionseinheiten kann es zu einem Brand kommen: in einer Erzählung von Frau Afarid ist die Feststellung, dass „etwas BRENNT in der Familie" (00:22:12-9) der Auslöser für das Tätigwerden der Sozialarbeitenden.

Auf der anderen Seite weist Herr Eggert aber auch darauf hin, dass die Maschine Funktionseinbußen ihrer Elemente bis zu einem gewissen Grad durchaus kompensieren kann:

> „es is nich so::, dass wenn jetzt jemand (.) nicht mehr HUNdertprozentig funktioniert, dass wir sagen: ‚es GEHT nicht mehr bei uns.'" (Eggert 01:01:57-2)

Mit der Einteilung des Gesamtteils in Prozente verweist Herr Eggert gleichzeitig darauf, dass sich auch die Einzelelemente der Maschine wiederum aus Teilstrukturen zusammensetzen. So entsteht das Bild einer Maschine, die sich wiederum aus kleineren Maschinen zusammensetzt. Diese Perspektive teilt Herr Eggert mit Frau Afarid, die „weiß, wenn man als Flüchtlinge da ist, (2) den GEHIRN

6.1 Soziale Arbeit funktioniert 163

FUNKTIONIERT <<lachend> überHAUPT nicht.>" (01:30:27-3). So ist erklärbar, wenn Flüchtlinge nach ihrer Ankunft in Deutschland erstmal nicht rational gesteuert handeln:

> „WENN die hier kommen; nach diese ein- die sind=äh mit VIELE Information, äh: aber ä:::hm die sin nich ga:nz äh die kaPIERen es nich erst. die machen automatisch oder mit Hilfe von Dolmetschern oder eine [hm] Verwandte, eine Bekannte, IRGENDWIE." (Afarid 00:47:06-0)

Durch das automatisierte, nicht selbstgesteuerte Handeln erscheinen die Klienten wie Roboter, deren Bewegungen fremdgesteuert und auf ein bestimmtes, zweckmäßiges Ziel ausgerichtet sind. Durch bestimmte Bedingungen und Erfahrungen wird „das Level runtergeschraubt" (Schneider 01:15:49-4), was zu einer Leistungsminderung führt und Herr Kirschning redet „immer wieder gegen jemanden an, der psychisch immer wieder Ausraster kriegt" (00:50:05-4). Es deutet sich an, dass die Störungen, die von Klientinnen und Klienten ausgehen, auch oft mit Erkrankungen oder Behinderungen zusammenhängen.

6.1.3. Behinderung als bedrohlicher Störfaktor

So wird von Herrn Eggert als eine besondere Gruppe von Maschinenteilen die Gruppe der Flüchtlinge mit Behinderung eingestuft. Das, was nicht geht, ist in seinen Schilderungen häufig mit einer Behinderung bei den Klientinnen und Klienten verbunden. Er zeichnet ein Bild, indem körperbehinderte, oder konkreter: bewegungseingeschränkte Klienten, die Maschine Wohnheim zum Stillstand bringen, wenn er sagt, „schwere KÖRPERLICHE Behinderung GEHT nich, e::s funktioniert nich" (00:46:46-9) oder „im Rollstuhl geht GAR nicht" (00:54:54-4).

Deutlicher wird der Bezug bei Behinderung/Krankheit, wenn Herr Eggert in auffälliger Weise „funktionieren" mit „gehen" gleichsetzt und damit auf eine Bewegung innerhalb der Maschine hindeutet, die von „Behinderung" blockiert wird. Das ist – im Gegensatz zu einer imaginierten Verlangsamung der Bewegung – eine totale Stilllegung der Maschine. Damit wird das Bild von „Behinderung" mit einem Bild von Zerstörung verknüpft, wenn die Maschine ihre Funktionsfähigkeit und damit ihren Zweck und ihre Sinnhaftigkeit vollständig einbüßt. „Richtig" behinderte Klientinnen und Klienten werden zu etwas Bedrohlichem.

Es gibt jedoch auch Möglichkeiten, einem völligen Stillstand vorzubeugen. In Bezug auf behinderte Klienten, bei denen der „GRENZwert noch nicht erreicht is wo wir sagen wir könnens nich mehr mittragen" bringt Herr Eggert externe Funktionseinheiten ins Spiel, die das Weiterlaufen der Maschine gewährleisten können.

> „dann installieren wir hm=häusliche Krankenpflege oder so ne hauswirtschaftliche Bedienung und das funktioniert dann auch." (Eggert 01:00:17-8)

Und an anderer Stelle:

> „das heißt um dieses elementare Recht zu realisieren MUSS irgendn Dienstleistung installiert werden" (Eggert 01:12:28-4)

Diese beiden Zitate zeigen, dass die doch sehr begrenzte Spezifikation der Maschine Wohnheim (Unterbringung, Dach überm Kopf, Versorgung) durch die Installation externer Einheiten erweitert werden kann. In anderen Fällen bleibt nur die Möglichkeit, das „gestörte Element" aus der Maschine Wohnheim zu entfernen. Herr Kirschning hofft für einen drogenabhängigen, psychisch erkrankten Klienten, dass vielleicht auch durch dieses Entfernen es „vielleicht doch irgendwann/ irgendwann nochmal äh einen Klick bei ihm macht" (01:20:30-7). So wird durch die Umverteilung von ausrastenden Elementen, die in allen Wohnheimen quasi zum „Standardprogramm" der Maschine gehört, zwar nicht die Störung selbst behoben, die Maschine jedoch am Laufen gehalten.

6.1.4. Sozialarbeitende als leistungsstarke Steuerungselemente

Eine andere Gruppe von Maschinenteilen sind die Sozialarbeitenden. Sie werden nicht nur eingestellt, sie sind auch eingestellt oder haben eine Einstellung, die sich direkt auf ihre Arbeit und Funktionsweise auswirkt. Aus Frau Lembergs Sicht „kommt [es] darauf an wie das man selber eingestellt ist, sozial eingestellt ist"

6.1 Soziale Arbeit funktioniert

(00:52:55-8) und sie resümiert den Zusammenhang zwischen Einstellung und Arbeitsfunktion:

> „wenn man diese Einstellung HAT <<leiser werdend> DENK ich auch
> dann natürlich dann kann man auch in Arbeit viel BESSER weiterkommen bei der Flüchtlingsarbeit; sondern ist Arbeit nicht nur als alleine Arbeit und Geldverdienen betrachten>" (Lemberg 00:38:38-0)

Frau Schneider „scannt" Klientinnen und Klienten darauf, ob sie ein Notfall sind und findet es problematisch automatisiert zu handeln, also „in diesem Modus zu sein ähm blind Anträge zu stellen" (01:28:31-5, 01:15:47-3).

Im Gegensatz zur Gruppe der Klientel, der keine spezifische Leistungsfunktion zugeschrieben wird, haben Sozialarbeitende mehrere verschiedene Funktionen, die eher wie Schlaglichter in den Erzählungen nur kurz aufscheinen. Sie stellen sich selbst als aktive Elemente dar, die Arbeit verrichten, dabei Leistung erbringen und dafür Energie benötigen. Diese Energie ist ein wertvolles Gut, sie darf nicht verschwendet werden und muss immer wieder nachgefüllt, „aufgetankt" werden, sonst wird der Sozialarbeiter „leer" und „nutzlos" (Thomas 00:42:34-6). Auch Frau Schneider weiß, dass ihre Arbeit „ziemlich viel Energie zieht" (01:26:41-0) und Frau Homfeldt erzählt von dem Gefühl „leer zu laufen" (00:22:14-4), welches sie an anderer Stelle mit dem Bild illustriert, dass eine Familie schon „sehr viel Energie von ihr weggenommen" hat (00:33:04-4). Herr Eggert beugt der Verschwendung von Energie vor, indem er als Sozialarbeiter darüber informiert ist, was funktioniert, also Wissen über zumindest Teilaspekte der Prozesse hat.

> "das HILFT einem das Machbare zu realisieren und es bewahrt einen davor unnötige Energie <<sehr leise bis kaum noch hörbar murmelnd> in absolut unmachbare Sachen zu stecken ne. sag ich dann einfach. denn das ist dann auch Arbeits(?zeit/platz?) Verschwendung" (Eggert 01:50:04-2)

Bei den Sozialarbeitenden liegt die Verantwortung dafür, dass die Maschine gleichmäßig, ruhig und ohne Reibungsverluste läuft. Dazu sind zwei Dinge notwendig: zum einen das richtige Tempo der Abläufe und zum anderen das reibungslose Zusammenspiel der einzelnen Elemente.

Das Tempo der Abläufe wird von den Sozialarbeitenden reguliert und, insbesondere wenn es zu schnell wird, abgefangen:

> „das Tagesgeschäft im Wohnheim läuft ja weiter. Das müssen dann die andern Kollegen Kolleginnen mit abfangen." (Eggert 00:27:11-4)

Herr Kirschning „regelt" Probleme im Gespräch (00:49:29-2) und Frau Frenzel sorgt dafür, dass es im Wohnheim „einigermaßen ruhig" ist (01:33:54-8). Herr Kirschning evaluiert eher resigniert, dass „die einzige Erwartung, die man an uns hat, ist, dass es hier [im Wohnheim; D.G.] läuft und so wenig wie möglich Probleme existieren." (02:40:18-4)

Herr Eggert beschreibt sich selbst als jemanden, der „sich nicht so schnell aus der Ruhe bringen lässt" (01:30:52-9) und positioniert sich damit komplementär zur Klientel, das leicht mal ausrastet.

Da der Raum innerhalb der Maschine sehr begrenzt ist, ist es für einen störungsfreien Ablauf wichtig, dass nahe Teile auch zueinander passen.

> „WENN wir ihnen schon nur n Wohnheim anbieten können mit Zwölfquadratmeterzimmer. Dann soll DA wenigstens Ruhe sein. Und wenn DIE nicht gewährleistet ist weil irgendwelche Menschen der Meinung sind sie müssen sich nicht an Regeln halten, dann reagieren wir. und zwar (.) kategorisch." (Eggert 01:29:36-9)

Eine mit ihrer Mitbewohnerin unzufriedene Klientin wird von Frau Afarid darauf aufmerksam gemacht, dass es im Wohnheim eine andere Klientin gleicher Herkunft gibt:

> „kannst du zu ihr gehen und frag mal ob (1) PASST. Ja. Jetzt die sind befreundet. sie ist umgezogen, (.) die sind befreundet. Reibungslos" (Afarid 00:19:08-7)

Durch die Passung der Elemente wird der reibungslose Ablauf gewährleistet und manches funktioniert nur in einer bestimmten Konstellation, also wenn die Funktionselemente spezifisch einander zugeordnet sind. Herr Eggert beschreibt dazu eine Ausnahmesituation, in der die Aufnahme eines schwerbehinderten Mädchens möglich war, weil sich die Familie um deren Pflege kümmern konnte.

> „PSYCHISCH Kranke oder geistige Behinderung sind bei uns (.) eigentlich n Ausschlusskriterium. Geht aber auch in DER Konstellation zum Beispiel wir ham jetzt ne Familie aus Afghanistan, Vater Mutter und zwei Kinder, der Junge ist GANZ helle in der Schule, das Mädchen ist GEISTIG behindert, hat GANZ schlimme traumatische Erlebnisse im Afghanistan gehabt. SCHWERSTbehindert. da KÜMMERT sich aber die Familie darum und aus DEM Grunde war das auch okay" (Eggert 00:47:43-6)

Die Sozialarbeitenden greifen also auch in die Zusammenstellung und Zuordnung der Maschinenteile und in die Abläufe innerhalb der Maschine ein. Auch die Kompensationsfunktion der Maschine kann durch die sie gesteuert werden. Sie können beispielsweise Installationen wie Dienstleistungen vornehmen, die das Funktionsspektrum der Maschine zumindest temporär und punktuell erweitern wie weiter oben beschrieben. Damit schreiben sich die Sozialarbeitenden selbst Funktionen zu, die sie hierarchisch über den einfachen Funktionselementen der Maschine, den Klientinnen und Klienten, ansiedeln.

Für die Steuerung oder Regulation stehen den Sozialarbeitenden laut Herrn Eggert „Instrumentarien" zur Verfügung, um „abzuchecken ist DAS was ich hier eigentlich machen will SINNvoll? GEHT es überhaupt?" (Eggert 01:46:13-8). Diese Instrumentarien können entweder über das Studium oder die jahrelange Lebenserfahrung erworben werden, immer aber werden sie „angewandt" und sollen zur „Effektivität" beitragen. Ausgeführt wird von Eggert jedoch nicht, aus welchen konkreten Mitteln, Möglichkeiten oder Einrichtungen sich diese Instrumentarien zusammensetzen. Es wird von ihm lediglich ein „Realitätssinn" dafür angeführt, dass das Funktionsspektrum der Maschine beschränkt und daher „manche Sachen einfach nicht gehen" (01:45:59-6). Die Wertigkeit der Instrumentarien bleibt im Interview mit Herrn Eggert zwiespältig. Einerseits bezeichnet er das „theoretische Handwerkszeug", das er im Studium erworben hat, als „hilfreich" (02:02:23-0). Andererseits beurteilt er die Instrumentarien seiner Kollegin, die diese aus jahrelanger Erfahrung gewonnen hat, als sehr viel effektiver als „son hochstudiertes Zeug" (02:02:51-7), womit er im Studium Erlerntes abwertet.

6.1.5 Die Schutzfunktion der Sozialarbeitenden bei Überlastung

Eine andere maschinelle Funktion ist die Selbstregulation, bezieht sich also auf die Sozialarbeitenden selbst und wird als Schutzfunktion bei Arbeitsüberlastung thematisiert. Für Frau Schneider ist das „Rhythmushalten in der Arbeit relativ wichtig" (01:27:22-9), wobei sie hier vor allem die Regelmäßigkeit von Pausen und Essenzufuhr nennt, also Maßnahmen, die ihr die Energie, die der Job zieht, wieder zurückgeben. Frau Frenzel muss ihren Ansporn und Ehrgeiz, etwas zu leisten, „zurückschrauben", problematisiert aber, dass ihr da nie ganz gelingt (00:12:08-3).

Frau Afarid, Frau Lemberg und Frau Nezami präsentieren das „Abschalten" als etwas, das allgemein als wichtiges Prinzip und zentral für die professionelle Funktionalität angesehen wird:

> „weil IMMER gesagt äh dann Sozialarbeiter müssen Sozialarbeit soll professionell sein dass man auch abschalten können" (Lemberg 00:24:37-6)

Frau Nezami realisiert dieses Abschalten entweder in der Betriebseinheit der Teambesprechung, in der sie durch die Abgrenzung von den Klientinnen und Klienten und die Kommunikation im Kollegium „abschalten" kann, oder aber sie schaltet ab, wenn sie sich außerhalb der Maschine „im Urlaub" befindet (00:53:10-2 und 00:54:40-4). Frau Afarid und Frau Lemberg jedoch sehen das „Abschalten" zwar als wichtig, aber auch als Anspruch von außen, den sie für sich selbst nur bedingt umsetzen können.

Frau Afarid eröffnet das Zitat mehrmals und fängt damit auch sprachlich das „Stottern" des Maschinenteils Sozialarbeiter ein, wenn es um das Abschalten geht:

> „wir sind sehr NAH mit ein- ICH bin. MEINE Gefühle is (.) äh dass ich ähm manchmal sehr schwer kann ich denn (.) äh (.) abschalten; (2) weil (1) äh ZU NAH sind wir ZU NAH." (Afarid 00:08:05-7)

Ihre Erklärung für die eigene Fehlfunktion in dieser Hinsicht findet sie in einer zu großen Nähe zu den Maschinenteilen der anderen Gruppe, nämlich der Klientel, was den Schluss zulässt, dass es hier nicht nur Nähe sondern eine „enge Verbindung" gibt, die sie beeinflusst. Bei Frau Lemberg ist das Bild weniger deutlich, aber durch die Einführung des Begriffs „Schicksal" wird etwas Omnipräsentes, Unbeeinflussbares, Unentrinnbares präsentiert, dem gegenüber die Selbststeuerung eines Elementes zum wirkungslosen Faktor wird.

> „dann bin ich auch mit Menschen hier zu tun dass sie von meine vor- äh meine (?AHNEN?) sind. wie KANN ich auch in m- das von DEN Schicksal? Dass ich sage ‚jetzt abschalten' und sage ‚JETZT bin ich zu Hause'"
> (Lemberg 00:25:07-9)

Was sich in beiden Zitaten auch zeigt, ist die Paradoxie des selbstgesteuerten Abschaltens, das zwar als erwünscht gilt, jedoch durchaus bedrohliche Seiten hat: Würde das Abschalten wirklich gelingen, würden sich die Maschinenteile tatsächlich vollständig abschalten, so bräuchte es einer übergeordneten Kraft von außen, um sie als Funktionselemente wieder in Betrieb zu nehmen. Mit einem Abschalten würden die Teile die Herrschaft über sich – und zwar bewusst intendiert – abgeben. Auch für Frau Homfeldt ist das „Ausschalten der Sozialarbeiterin" nicht mit einer Erzählung des Erfolgs verbunden, sondern wird von ihr kritisch gesehen.

> „Wir hatten hier auch Bewohner haben zum Teil unter drei verschiedenen Identitäten in drei verschiedenen Bundesländern Leistungen bezogen über einen längeren Zeitraum (.) und da ist es dann tatsächlich ganz kurz so, dass der Sozialarbeiter irgendwie sich ausschaltet und der Steuerzahler irgendwie denkt, ‚boah, echt ja? Ist doch Scheiße'" (Homfeldt 02:25:49-2)

In diesem Zitat wird aber auch deutlich, dass die sprechende Person selbst nicht nur aus dem Funktionselement „Sozialarbeiterin" besteht, sondern auch andere Rollenanteile hat. Diese Perspektive macht eine andere Interpretation des Abschaltens möglich in der Art, dass es beim Prinzip des Abschaltens nur um Teilbereiche einer Person geht. Das kann auch der innere Kontakt zur Arbeit oder dem Erleben der Person sein. Wer den Schalter bedienen kann, ist nach Ansicht von Buchholz und Kleist ein entscheidungsfähiges Subjekt (1997, S. 196). Ist dies nicht der Fall, so ist der Mensch einer größeren Kraft ausgeliefert, was sich in dem „zu nah" ausdrückt, wodurch – genauso wie durch das Schicksalhafte – eine unbeeinflussbare Übermacht konstruiert wird.

6.1.6. Soziale Arbeit als unbestimmtes Funktionieren

Nachdem im vorherigen Kapitel bereits von den Funktionen der einzelnen Maschinenteile, insbesondere auch der Sozialarbeitenden, die Rede war, soll in diesem Kapitel der Frage nachgegangen werden, was eigentlich Soziale Arbeit aus Sicht der Maschinenmetaphorik ist und wo sie positioniert wird. Zuerst einmal ist Soziale Arbeit eine Arbeitsleistung, die innerhalb der Maschine verrichtet wird und zwar von den Sozialarbeitenden, die „so gute Sozialarbeit leisten" (Eggert 01:07:38-5).

Als maschineninterner Prozess gilt auch für die Soziale Arbeit, dass sie „funktioniert" oder eben „nicht funktioniert", dass sie „klemmt" (Eggert 01:07:45-6), ohne dass das Wie des Funktionierens genauer bestimmt ist. Herr Eggert erzählt, dass die Soziale Arbeit, wie er sie zu Anfang seiner Berufstätigkeit im sozialen Bereich aus einem „Helfersyndrom" heraus betrieben hat, nicht „funktionierte" und er sich darauf hin zu einem berufsbegleitenden Sozialarbeitsstudium entschlossen hat:

> „hab DANN gesagt so funktioniert das nicht, musste nochmal Sozialarbeit studiern" (Eggert 01:42:07-2)

Unklar bleibt jedoch, was eigentlich genau funktioniert und wie „es" funktioniert. Herr Eggert erzählt, dass seine Kollegin „Mittel" nutzt, „wo man eigentlich gar nicht denkt, dass das funktionieren könnte, es HAT funktioniert" (02:01:02-9). Auch Frau Afarid kann nur ihre Erfahrung wiedergeben, dass bestimmte Vorgehensweisen „funktionieren" ohne eine Erklärung dafür bereit zu halten.

> „ja machen wir so. ich weiß es nicht wie funktioniert> aber funktioniert es." ((lacht)) (Afarid 01:08:01-5)

Gleichzeitig wird das Funktionieren als entscheidendes Kriterium für Erfolg oder Misserfolg angesehen und Strategien, Vorgehensweisen oder Verfahren danach bemessen, ob sie „funktioniert" haben. Das Funktionieren wird zum Kriterium dafür, ob bestimmte Verfahren wieder angewendet werden und so sagt Herr Eggert zu sich selbst: „Das musste so nich nochMAL machen, det funktioniert nich, oder das HAT funktioniert das können wa wieder so machen." (01:49:01-6)

6.1.7. Soziale Arbeit als Motor

Etwas deutlicher wird der Stellenwert Sozialer Arbeit innerhalb der Maschine, wenn man die zum Teil recht umfangreichen Aufzählungen und Beschreibungen rund um das Funktionieren und Gehen in die Analyse einbezieht. Das was innerhalb der Maschine hin- und herbewegt wird, sind Informationen und Wissen, allerdings finden sich Unterschiede bei den Interviewten in der Art der Weitergabe und auch in der Fließrichtung der Information.

Bei Herrn Eggert dominiert auch hier das Bild eines mechanischen Vorgangs, wie zum Beispiel beim Morsen, wenn er über das Informieren der Klientinnen und Klienten sagt: „das muss man denen alles verKLICKERN [...] aber die SCHNALLN das nich immer gleich" (00:25:12-8). Hier wird das Rattern und Klickern und damit auch die Arbeit, die verrichtet wird, deutlich hörbar.

Bei Frau Afarid deutet sich ein höheres Maß an Automatisierung an, wenn sie sagt: „AUTOmatisch wir geben unsere Information weiter" (01:26:59-4) und „viele Information haben wir, versuchen wir nicht diese Information rausholen von denen, sondern (1) bekommen wir so automatisch" (00:11:31-2). Hier wird auch deutlich, dass die Sozialarbeitenden Informationen aus zwei Richtungen empfangen und weitergeben, sodass Flüchtlinge damit nicht nur Informationen erhalten, sondern auch geben. Die Soziale Arbeit wird zu einer zentralen Schaltstelle, die Informationen sammelt und weiterleitet.

> IMMER diese Information kriegen wir ERST, DANN geben wir weiter
> (Afarid 00:19:45-7)

Da dies aber „automatisch" passiert, bleibt auch der Erzählerin verborgen, nach welchen Kriterien die Speicherung und Weiterleitung erfolgt. Es mag sich hier um eine Routinehandlung („immer") handeln, die nicht (mehr) reflexiv zugänglich und damit auch steuerbar ist. Denkbar ist jedoch auch ein von außen gestellter Arbeitsauftrag und damit verbunden eine Rolle, der sich die Sozialarbeitenden nicht entziehen können. Frau Afarid betont mehrmals, dass sie einerseits als Sozialarbeitende „diese Information haben müssen" (00:33:54-4) aber auch, dass „wir müssen denn diese Information weitergeben" (00:21:42-5). In diesem Szenario wird Soziale Arbeit zu einem Antrieb, einem Motor, der den Informationsfluss aufrechterhält und so sagt Frau Afarid: „durch die Soziale Arbeit kommt alle Information weiter" (00:21:56-0).

Aus dieser Perspektive wird das aktive Tun des Weitergebens eine Handlung, die von außen gesteuert wird und der sich die Sozialarbeiterin nicht entziehen kann, da der Handlungsprozess automatisiert ist. Das Tun ist durch die Funktionsbestimmung – also durch den Aufgabenbereich – von außen vorgegeben und wird routiniert erledigt. Die fehlende Einflussnahme auf das eigene Handeln fasst Herr Thomas wie folgt zusammen:

> „das muss ich machen wenn jemand mit gültige Kostenübernahme von Sozialamt kommt muss ich machen und das ist reine Routine und Verwaltungssache das heißt die Bewohner können darauf keinen Einfluss nehmen ich zum großen Teil kann ich auch darauf keinen Einfluss nehmen. Das äh durch Vorschriften es gibt Vorschriften wenn jemanden kommt man macht die und das und das" (Thomas 00:01:00-3)

Frau Homfeldt bringt das Bild des Motors mit der sich stetig wiederholenden Bewegung zusammen.

> „Wir schieben die immer hin und her. (.) ,Ah du musst zum Arzt. Ja, dann musst du die Checkliste abarbeiten.', ,Ah, du brauchst eine Wohnung, dann musst du die Checkliste abarbeiten.' ,Oh hat nicht geklappt. Naja, fang wieder von vorne an.'" (Homfeldt 00:51:51-4)

Selbst die Kommunikation mit den Klientinnen und Klienten gerät hier zu einer sich immer gleich wiederholenden, niemals abweichenden Routinehandlung, was sich in der grammatikalischen und inhaltlichen Parallelität der Redewiedergaben zeigt.

6.1.8. Die Konnektivität der Maschinenteile

Um ein funktionsfähiges Ganzes zu bilden und Informationen übertragen oder weiterleiten zu können, müssen die Teilchengruppen der Maschine „Wohnheim" natürlich sowohl untereinander als auch miteinander verbunden sein. Mal funktioniert das Zusammenleben zwischen bestimmten Bewohnern nicht, ein andermal funktioniert das Team der Sozialarbeitenden sehr gut. Auch zwischen den Angestellten und den Bewohnern gibt es Kontakte, die von Herrn Thomas als „Draht" metaphorisiert werden. Er spricht von einer Kollegin, die „spricht russisch deshalb hat einen guten Draht zu russische Bewohner" (00:09:17-6) oder von „eine Erzieherin die gute Draht hat zu die Frauen oder zu die Menschen und so" (00:23:36-4). Umgekehrt können die Klientinnen und Klienten auch einen „Draht zu ein Sozialarbeiter oder zu irgendetwas [finden]". (Thomas 00:20:57-1).

Herr Eggert führt ein Bild aus der Kommunikationstechnologie ein, um die Verbindung und die Funktionsweise der beteiligten Gruppen zu veranschaulichen.

> „sagen wa mal SO. Kommunikation ist immer ein Austausch zwischen Sender und Empfänger. SO. U::nd äh:: wie wenn ich ausm Weltall Signale empfangen will, sind ja die Antennen entsprechend EINgestellt, ‚WAS will ich für Signale empfangen.' So. und ä:::h wenn ich lange genug suche, dann stell ich meine Antenne immer irgendwo rum." (Eggert 01:30:22-8)

Hier wird die Konnektivität zwischen den Gruppen nicht als materielle Verbindung sondern als „richtige Einstellung" metaphorisiert, sie kann also durchaus auch „drahtlos" und über große Entfernung („Weltall") bestehen. Herr Eggert erweitert damit das bisher mechanistisches Maschinenbild um technologisch fortschrittlichere Komponenten, sodass Austausch und Arbeit nicht mehr an die Nähe der Funktionselemente gekoppelt ist. Dies gibt ihm die Möglichkeit, seine Antenne umzustellen oder wegzudrehen und damit den Kontakt zum Sender zu unterbrechen und nicht mehr erreichbar zu sein. Diese Handlungsmöglichkeit erleichtert es Herrn Eggert, seine Funktionsfähigkeit aufrechtzuerhalten, denn sie lässt ihn auch in schwierigen Situationen „ruhig und gelassen" bleiben (01:29:56-8). Herr Eggert präsentiert sich damit als eine Einheit innerhalb der Maschine, die Teilfunktionen selbstgesteuert und temporär abschalten kann um damit die allgemeine Leistungsfähigkeit zu erhalten. Bleibt man in der Maschinenmetaphorik, so drängt sich ein Bild auf, in dem ein Maschinenteil seine Funktionen partiell zurückfahren kann, um Überlastung und damit einem Kurzschluss vorzubeugen. Allerdings scheint diese Möglichkeit eng mit der Voraussetzung der großen Distanz zu anderen Maschinenteilen verbunden zu sein, während umgekehrt die

Unmöglichkeit des Abschaltens mit übergroßer Nähe argumentiert wird wie weiter oben bereits ausgeführt.

Gleichzeitig wird mit dem Sender-Empfänger-Bild aber auch sehr deutlich, dass die Themenfelder Kommunikation und (Ver-) Bindung innerhalb des Maschinenbildes auf die äußere Ebene, also die Vermittlung von „Sachen" wie Information, reduziert bleibt. Dazu muss der Kontext hinzugezogen werden, in welchem die oben zitierte Eigentheorie von Herrn Eggert im Interview zu verorten ist. Auslöser ist die Frage danach, wie Herr Eggert persönlich mit schwierigen Situationen in der Interaktion mit Klientinnen und Klienten umgeht. Obwohl es um aggressives, bedrohliches oder beleidigendes und respektloses Verhalten auf Seiten der Klienten geht, also um emotional bedeutsame Interaktionssituationen, die vor allem auf der Beziehungsebene wirksam sind, werden diese Aspekte in der Sender-Empfänger-Theorie ausgeklammert. Eine emotionale Einflussnahme der Klientinnen und Klienten auf den Sozialarbeiter wird durch die Imaginierung als technisches Bauteil, das seine Antenne umstellen oder anders einstellen kann, völlig ausgeschlossen. Dies gilt auch allgemein für die Maschinenmetaphorik. Da die Einzelteile einer Maschine als unbelebt imaginiert werden, können in diesem Bild zwar Verbindungen und Vorgänge zwischen diesen dargestellt werden jedoch keine für die menschliche Interaktion so bedeutsamen Emotionen. Befindlichkeit, inneres Erleben und Gefühlswelt spielen dementsprechend keine Rolle, Fragen nach Vertrauen, Geduld, Verständnis oder Beziehung werden nicht aufgeworfen. Selbst Empathie und Sympathie werden von Herrn Eggert als zweckdienliche Instrumente präsentiert, wenn er davon als von einer „Sache" oder von „Schlagwörtern" spricht, die nur unter bestimmten Bedingungen „funktionieren".

6.1.9. Die Maschine Wohnheim im System

Bisher wurde analysiert wie das Wohnheim als Maschine konzeptualisiert wird, in welcher Funktionselemente verschiedener Typen zusammenarbeiten. Aber auch das Wohnheim ist als solches Teil eines größeren Ganzen, das als Maschinerie oder System bezeichnet werden kann. Frau Afarid zum Beispiel sagt über das Sozialsystem in Deutschland, dass die Stadt Steuern „BRAUCHT dass man diese äh

6.1 Soziale Arbeit funktioniert

diese Maschine weiterläuft" (01:26:11-0). Herr Thomas imaginiert Gesellschaft als Maschine oder System, wenn er davon spricht „wie diese Gesellschaft funktioniert" (00:01:30-4). Und Frau Schneider erklärt einen „Mechanismus der da einfach läuft", wenn es Unsicherheiten in der Gesellschaft entstehen „wie so Sozialsysteme weiterfunktionieren" (00:30:41-6).

Wenn das Wohnheim als Teilsystem der Gesellschaft gesehen wird, dann folgt daraus logisch, dass Soziale Arbeit als Antrieb des Systems Wohnheim auch in Kontakt mit anderen Systemen der Gesellschaft steht. Das Funktionieren bezieht sich auch auf Prozesse, die zwischen dem Wohnheim und anderen Einheiten des Systems stattfinden. Diese Einheiten können einerseits – wie schon zuvor Dienstleistungen wie Krankenpflege – „eingeschaltet" werden, um mit ihnen zusammenzuarbeiten wie zum Beispiel im folgenden Fall das Jugendamt:

> „die hat das kleine Kind unter zwei Jahre sehr oft unbeaufsichtigt gelassen sodass WIR, speziell die Kollegen die damit befasst warn, öh gezwungen warn, das Jugendamt einzuschalten." (Eggert 00:39:30-6)

Dieses Einschalten muss aber nicht immer von Erfolg begleitet sein. So erzählt beispielsweise Frau Homfeldt, dass die Einschaltung des Jugendamtes wegen Kindeswohlgefährdung folgenlos blieb (00:40:48-0 bis 00:42:38-7) und auch Herr Kirschning berichtet ähnliche Szenarien. So können die Sozialarbeitenden zwar zu diesen Systemen außerhalb des Wohnheims Kontakt aufnehmen, es fehlt ihnen aber die Möglichkeit, diese zu steuern oder anderweitig zu beeinflussen.

Es entsteht ein Bild, in dem größere Einheiten miteinander in Kontakt stehen, sodass Übertragungsprozesse möglich werden, die manchmal funktionieren, oft aber auch nicht. Klientinnen und Klienten werden von der Einheit Wohnheim zu der Einheit Amt geschickt mit der Erwartung, dass diese Einheit, veranlasst durch die Informationsübertragung, ein Produkt wie z.B. einen Brief zurücksendet. Im Austausch dieser Systeme ist die Soziale Arbeit wenig mächtig. So enden Erzählungen von der Interaktion mit Behörden bei Herrn Eggert einmal mit „das funktioniert dann immer" (01:18:33-9), ein andermal mit „Alles nix gebracht. Irgendwie hats nicht funktioniert" (01:17:58-8). Auch für Frau Homfeldt ist es unerklärbar, dass dieselben Prozesse sehr unterschiedlich ablaufen können.

> „warum habe ich jetzt gestern an/ angerufen und das hat funktioniert und heute rufe ich wieder an und es funktioniert nicht. Wie sollen die Leute das verstehen. Verstehe das ja selber nicht. (...) Genau. Das funktioniert nicht. Wirklich anstrengend." (Homfeldt 00:05:08-5).

Und Frau Schneider denkt: „das kann einfach nicht sein so und tatsächlich funktionierts dann doch auch immer irgendwie" (00:24:13-8).

Erklärungen, wie es zu dem Nichtfunktionieren kommt, geben die Befragten nicht, es scheint eher, dass das außerhalb des für sie Sichtbaren liegt. Frau Homfeldt denkt, „dass das Hilfesystem, was vielleicht woanders greifen würde, das funktioniert halt hier einfach nicht" (Homfeldt 01:15:14-9) und konstruiert mit dem „hier" einen Raum des Besonderen, der jedoch diffus bleibt. Frau Lemberg versucht etwas mehr Kontrolle zu erlangen, indem sie über den Ablauf der Prozesse informiert werden möchte, wenn sie fragt: „wie is das mit Kostenübernahme von Wohnheim ob das ko- automatisch kommt" (Lemberg 00:18:04-6).

Das Wohnheim ist also Teil eines größeren Systems von Einheiten, die in Kontakt und Austausch miteinander stehen. Als Ziel dieser Austauschprozesse nennt Herr Eggert als einziger der Interviewpartner konkret die „Leistungserbringung" durch die externen Einheiten wie Jobcenter oder Krankenkassen.

> „DANN hatten wir jetzt gehabt, den Fall äh ne Bewohnerin ist von der zentralen Leistungsstelle zum Jobcenter gewechselt mitm Einstellungsbescheid zum dreissigsten sechsten. das heißt ab ersten siebten hätte das Jobcenter leisten müssen." (Eggert 01:17:20-4)

> „also wenn ne ärztliche Indikation da:: is dass <<leiser> ne Behinderung ne substanzielle Beeinträchtigung für das Wohlbefinden des Menschen darstellt oder für seine Gesundheit oder für sein Leben dann leisten die Krankenkassen auch.> So. Also DIESE Erfahrung habn die schon gemacht." (Eggert 00:58:53-5)

In diesen beiden Zitaten verbinden sich sprachlich die Arbeitsleistung aus der Maschinenmetaphorik mit den materiellen Sozialleistungen aus dem Sozialsystem. Besonders für die Klientinnen und Klienten mit Behinderung scheint der Kontakt zu den anderen Systemen besonders eingeschränkt zu sein beziehungsweise die Abläufe besonders undurchsichtig. Frau Lemberg fragt, wie man „die

Menschen mit behinderte äh äh Tochter immer so hin und herschicken" kann (00:16:29-4) und Frau Schneider erklärt dieses ziellose Hin und Her damit, dass eine „Struktur" fehlt, „dass es sofort klappt" (00:25:33-1), während bei behinderten Menschen ohne Fluchthintergrund die „Antragstellung" und die „Sachen" wesentlich unkomplizierter „laufen" (Schneider 00:29:26-9).

Herr Kirschning und Frau Homfeldt thematisieren beide konkret ihre fehlenden Handlungsmöglichkeiten, was die angrenzenden relevanten Systeme betrifft. Herr Kirschning spricht explizit von Ohnmachtsgefühlen, wenn die zur Hilfe gerufene Polizei sich als nicht zuständig erklärt (00:57:10-1) und er ist auch resigniert, weil er „an vielen Strukturen nichts ändern kann" (02:16:28-9). Die begrenzenden Aspekte seiner Arbeit werden von ihm mehrfach als „vom System gewollt" dargestellt. Frau Homfeldt erzählt recht häufig davon, dass sie Erwartungen, die an sie herangetragen werden, nicht erfüllen kann, weil sie „nicht in ihrer Macht" liegen. Es ist gut bildlich vorzustellen, wie die Entscheidungen über die Vergabe einer Wohnung, die Vergabe eines Aufenthaltstitels oder die Vergabe eines Kindergartenplatzes eben außerhalb des Systemraumes Wohnheim getroffen werden und damit nicht ihrem Einfluss unterliegen. Die an sie herangetragenen Handlungsaufträge verbalisiert sie dementsprechend auch als übernatürliche Handlung, als „Herzaubern", das im funktionalistischen Bild der Maschinenmetaphorik keinen Platz hat.

6.1.10. Gegenentwurf: Die Soziale Arbeit als Sand im Getriebe

Dieser Ohnmacht stellt Frau Lemberg ein eigenes Handlungskonzept entgegen, das in den Interviews einzigartig ist. Sie sieht ihre Arbeit nicht (nur) als Dienst an oder innerhalb einer Maschine und grenzt sich damit von dem Funktionsaspekt als oberstes Prinzip und der Einordnung in routinehafte Handlungsprozesse ab. Sie zieht nicht die Perspektive der Funktionalität, sondern die Perspektive der Menschlichkeit heran, um Prozesse zu beurteilen. So bewertet sie zum Beispiel die Einstellung eines Amtsarztes positiv als „menschlich" (00:06:45-2) und kritisiert den Umgang von Behörden mit einer Klientin als unmöglich: „sie konnte auch nicht mit Menschen so umzugehen>" (00:17:05-2).

Aus ihrer Sicht ist die Soziale Arbeit im Wohnheim mehr als „Fließbandarbeit" (00:52:27-9), was auch bedeutet, dass sich ihre Arbeit nicht in Handlungsroutinen erschöpfen darf. Im Gegenteil sieht sie ihre Aufgabe als Steuerelement nicht darin, die Bedarfe ihrer Klientinnen und Klienten den Funktionsprinzipien des Wohnheims unterzuordnen, sondern vielmehr die Prozesse immer wieder auf ihre Sinnhaftigkeit FÜR die Einzelteile zu überprüfen. Insbesondere in Erzählungen zur ihren Austauschprozessen mit Behörden kommt es immer wieder zu dem Punkt, an dem sie den Prozess anhält, indem sie sagt: „so geht das nicht" (00:17:02-6) oder „es geht absolut nicht" (00:21:14-3) und auch Herr Eggert stimmt mit dieser Perspektive überein, wenn er sagt:

> „das GEHT nicht. Wir habn unseren Anspruch und den Anspruch können
> wa so wies is (.) nich realisieren." (Eggert 00:35:10-6)

Bei Frau Lemberg folgt aus dieser „Einstellung" heraus aber auch ein Auftrag und eine Position, die sie sich selbst gibt und die sich deutlich von den bisher herausgearbeiteten Positionierungen in der Maschine Wohnheim unterscheidet. Sie ist nicht nur „wissend" was die Funktionsweise der Maschinerie betrifft, sondern hat auch die „Power", diese zu beeinflussen und im Notfall Prozesse punktuell zu stoppen. Sie ist nicht nur ein vermittelndes Element, sondern kann sich auch begrenzend dazwischenschalten, indem sie sich „quer stellt" (01:17:19-2).

Dieses Sich-Querstellen ist ein reflexives Tun, das also auf die Handelnde selbst verändert zurückwirkt. Von dieser Veränderung wird eine Wirkung nach außen erwartet, die als Stoppen einer Bewegung konzipiert ist und zwar egal, ob dieses Querstellen innerhalb der Maschinenmetaphorik gesehen wird, wodurch Abläufe unterbrochen werden, oder ob das Querstellen als Hindernis auf einem Weg vorgestellt wird, der damit versperrt wird. Das Quer-Stellen hat einen interessanten Effekt, was die Agency betrifft. Obgleich sich das Agens, in diesem Fall Frau Lemberg, selbst in eine Situation von Passivität bringt, erhöht sich dadurch ihre Wirkungsmacht. Ein weiterer Punkt ist, dass Frau Lemberg mit diesem Bild sich selbst „einsetzt" und damit ein hohes persönliches Risiko der Verletzung, Entfernung oder Zerstörung trägt, zumindest geht das Querstellen jedoch mit hohen Reibungs- und Energieverlusten sowohl für sie selbst als auch für die Maschinerie des

Systems einher. Die Aktivität des „Querstellens" ist damit inhaltlich auch der Aktivität des Kampfes sehr ähnlich, sie demonstriert aber in erster Linie Frau Lembergs Resistenzfähigkeit, die Kraft und Stärke beinhaltet (siehe auch Steen 2011) zu ihrer Untersuchung mit Hartz IV Empfängern als Gruppe mit wenig Handlungsmacht).

Ähnlich, aber in der Zielrichtung unterschieden, sieht Frau Frenzel ihre Position in der Maschine Wohnheim. Auch sie sieht sich als internes Element, obwohl sie ja von extern dort eingesetzt und auch bezahlt wird, und bezeichnet sich selbst als „Insiderin". Als solche verrichtet sie zwar auf der einen Seite viel Arbeit und sorgt für Harmonie, also übersetzt in die Maschinensprache für Reibungslosigkeit, sie hat aber auch eine Funktion, die ihr Meldungen nach außen erlaubt. Wenn sie „Anzeigen" macht, „was alles nicht funktioniert dort" (01:23:08-4), dann wechselt sie ihre Funktion vom Steuerelement zur Kontrolllampe, was sie als „gefährlich" für den Betreiber darstellt.

6.1.11. Zusammenfassung: Funktionierende Sozialarbeitende in einem totalen Raum

Das Maschinenbild bietet die Möglichkeit, das Wohnheim als sozialen Raum, dem die Teilgruppen „Sozialarbeitende" bzw. „Angestellte" und „Klientinnen/Klienten" angehören, darzustellen. Auch können Prozesse innerhalb dieses Raumes also zwischen den dazugehörenden Teilgruppen als auch mit außenliegenden Systemeinheiten wie Behörden, Ämtern oder Professionellen veranschaulicht werden. Als Ziel der Prozesse kann das Funktionieren des Gesamtsystems Wohnheim benannt werden und es können die Aufgaben der Gruppen als Funktionen beschrieben werden. Allerdings ist die Perspektive der Erzählenden in diesem Bild auch eine beschränkte, da sie als Teilgruppe nur ausschnitthafte Einblicke in und damit auch nur ein beschränktes Wissen über die Funktionsweise der Maschine haben.

So erhält die Maschine den Charakter von etwas Abstraktem, dessen Funktionsprinzipien mächtig sind und von den Einzelelementen der Maschine nicht oder nur unter großem Energieaufwand beeinflusst werden können. Im Gegenteil sind die

Aktionen der Systemelemente vorherbestimmt und bewegen sich in den Grenzen wiederkehrender Abläufe. Der Handlungsspielraum der Sozialarbeitenden ist in diesem Bild begrenzt, vorherbestimmt, geplant, und – durch die Kalkulation der Energieressourcen – dosiert. Die Maschinenmetaphorik betont die Wiederholung im Tun und fokussiert damit Routinehandlungen oder „Rezepthandeln": Was funktioniert hat wird wieder angewendet, denn obwohl die Bedingungen für das Funktionieren nebulös bleiben, wird es gleichzeitig als Kriterium für Erfolg oder Erfolglosigkeit von Tun bewertet.

Die Sozialarbeitenden halten für sich eine Rolle innerhalb der Maschine oder Maschinerie bereit, die sich von der der Klientinnen und Klienten unterscheidet, insofern dass sie sich verschiedene Funktionsweisen und Positionen zuschreiben. Klientinnen und Klienten sind als Maschinenteile störanfälliger als die Sozialarbeitenden, denen wiederum die Wartung und Ausrichtung dieser Teile zueinander zufällt. Die Sozialarbeitenden gehören zur höheren Ebene der Steuerungselemente, die für ein ruhiges, störungsfreies Arbeiten der Maschine zuständig sind. Für diese Arbeit ist Energie nötig, die nur in begrenztem Maße zur Verfügung steht.

Klientel und Sozialarbeitende sind im Bild der Maschine Teile eines großen Ganzen, das sie nur bedingt beeinflussen können. Eine personale Agency, die Personen als entscheidungs- und handlungsmächtig beschreibt, findet sich nicht. Im Vordergrund steht hier nicht der Mensch als vielschichtiges, entwicklungsfähiges und komplexes Lebewesen, sondern die Funktion insbesondere die Funktions- und Leistungsfähigkeit eines recht eindimensional gedachten Teilchens. Dementsprechend erhält aus dieser Perspektive auch die für menschliche Interaktion so bedeutsame Ebene der Emotionen keine Aufmerksamkeit. Die Elemente sind eben unbelebte Objekte, die zwar miteinander in Verbindung stehen, für die Befindlichkeit, inneres Erleben und Gefühle keine Rolle spielen. Fragen nach Vertrauen, Geduld oder Verständnis werden nicht aufgeworfen, es geht ausschließlich um die spezifische Rolle des in routinehafter Form Leistung erbringenden, technologisch handelnden Sozialarbeitenden, eine Rolle, die in der Professionsliteratur zur Sozialen Arbeit als sehr kritisch eingestuft wird (bspw. Gall und Hitz 1996, S. 75ff).

Die fehlende aktiv-personale Agency der Sozialarbeitenden korrespondiert mit der Übermacht der Maschine: Sie steht für ein höheres Prinzip, dem sich die Einzelteile unterordnen müssen, dem sie zuarbeiten und das wiederum in Verbindung mit anderen Maschinen oder Systemen steht, die wirkungsmächtig sind, gleichzeitig aber nicht beeinflusst werden können. Die Funktionsweise einer Maschine zeichnet sich durch eine absolute Polarität aus, oder um im Bild zu bleiben durch + und – oder durch 0 und 1. Elemente funktionieren oder funktionieren nicht, die Maschine läuft oder steht still, Prozesse gehen reibungslos oder klemmen. Damit werden Entwicklungsmöglichkeiten von Teilelementen, Prozessen oder des Gesamtsystems ausgeblendet. Das Ziel besteht darin, den Zustand 1 oder + (wieder-) herzustellen oder aufrecht zu erhalten. Die Metapher der Maschine ist nicht nur räumlich, sondern auch rationalistisch und statisch. Ihre Arbeitsweise ist unflexibel und automatisiert, für Spontaneität, Kreativität, Lern- und Entwicklungsprozesse gibt es keinen Raum – und zwar weder für die Maschine als Ganzes (also die Organisation) noch für deren Teile (also die Sozialarbeitenden und Flüchtlinge). Flüchtlinge erscheinen – um es mit den Termini der Systemtheorie auszudrücken – in dem Maschinenbild als nicht-triviale Systeme, die das als trivial imaginierte System einer totalen Organisation ungünstig beeinflussen können.

6.2. Soziale Arbeit (ist) bewegt

In der Metaphorik des Weges, des Begleitens und des Prozesshaften steckt vor allem Bewegung drin. Diese Bewegung unterscheidet sich jedoch grundlegend von der Bewegung der Maschine, die im vorangehenden Kapitel erarbeitet wurde. Wenn die Maschine oder ihre Einzelteile „laufen", so ist damit eine Bewegung gemeint, die sich immer und immer wiederholt und deren Erfolg darin liegt, dass sie ohne Unterbrechung immer wieder genau gleich abläuft. Die Bewegung, die in diesem Kapitel eine Rolle spielt, ist eine gänzlich andere: Sie dient dazu, Strecken zurückzulegen, Distanzen zu überwinden und Räume zu betreten oder zu verlassen. Es geht hier also um eine räumliche Bewegung, die in der Regel einen Anfang, eine Richtung und ein Ziel hat und die sehr unterschiedlich von statten gehen kann als gehen, rennen, laufen oder als passives geschickt werden und landen. Eng mit dieser Bewegung ist auch der Ablauf von Zeit verknüpft, sodass Reihenfolgen festgelegt werden können, Länge, Entfernung und Geschwindigkeit mit Dauer verknüpft werden und Erfolge nicht nur an der Art der Bewegung, sondern auch an der benötigten Zeit festgemacht werden können. Dabei fließen wörtliche und übertragene Bedeutungen oft ineinander über.

6.2.1. Der Flüchtlingsbereich ist eine Landschaft

Das Handlungsfeld der Flüchtlingshilfe ist – wie schon in der Wortzusammensetzung deutlich erkennbar – räumlich verortet. Es liegt auf einer Ebene, die als Landschaft oder auch als Stadtbild vorgestellt wird, in der sich Bereiche, Orte und Stellen befinden, die miteinander verbunden sind.

> „es gibt ja so ne Beratungslandschaft einfach auch wirklich in Berlin für Flüchtlinge" (Schneider 00:59:47-1)

Dieses Bild der Landschaft ist zum einen wörtlich zu nehmen, denn relevante Einrichtungen wie Beratungsstellen, Wohnheime, Erstaufnahmeeinrichtung, Kulturvereine, Behörden und Ämter sind ja tatsächlich an geografisch benennbaren Orten zu finden. Ihre Verbindung erschließt sich durch regionale Zuständigkeiten, die sich häufig mit den Bundesländern decken. Gleichzeitig ist diese Verräumlichung auch im übertragenen Sinn zu verstehen, wenn es um den Inhalt der an diesen Orten verrichteten Arbeit geht. Dies wird deutlich, wenn Frau Schneider sagt, „die Beratungslandschaft is viel größer" (01:06:50-8), weil es nicht um eine räumliche Ausdehnung, sondern um die Anzahl und Vielfalt von Angeboten geht.

Die einzelnen „Stellen" der Hilfslandschaft decken mit ihrer Zuständigkeit „Bereiche" ab, die jedoch veränderbar sind, also quasi neu abgesteckt werden können. Eine solche Veränderung beschreibt Frau Schneider beispielhaft als Resultat des Projekts „Berliner Netzwerk für schutzbedürftige Flüchtlinge". Vor dem Projekt war „der Bereich ähm Flüchtlinge war nicht ver- verbunden mit dem Bereich Behinderung" (Schneider 00:15:34-6), doch durch eine Ausweitung der Zuständigkeiten des Berliner Zentrums für Selbstbestimmtes Leben (BZSL), das vorher eine

6.2 Soziale Arbeit (ist) bewegt

Stelle im Bereich „Behinderung" war, konnten die zwei Bereiche verbunden werden (Schneider 00:16:56-5).

Durch die Ausdehnung von Bereichen können auch Schnittstellen oder Überschneidungen entstehen.

> „und es war ja auch sehr oft dass die Schnittstelle von Xenion zum BZSL da war ne, weil sich das da da ganz viel Überschneidung war" (Schneider 01:48:01-7)

Diese Schnittstellen ergeben sich aus inhaltlichen Überschneidungen und Übergängen. Frau Schneider erinnert sich an den Sohn einer Flüchtlingsfamilie, der schwerhörig war und bei dem sich ihr die Frage gestellt hatte, ob diese Schwerhörigkeit dem Bereich Behinderung zugeordnet werden kann oder muss. Sie stellt die Frage „ab wann is es ne Behinderung wie stark muss ne Schwerhörigkeit sein?" (Schneider 00:34:20-2) und verortet das Thema daraufhin an der „Schnittstelle Behinderung". Auch für das Thema der Traumatisierung stellt sie ähnliche Überlegungen an:

> „also zum Beispiel bei Chronifizierung des Traumas so ähm wo is die Schnittstelle wo man sagt ja: da w- wird was ausgestellt dass es ne Behinderung is dass ähm ne Arbeitsunfähigkeit da is und inwieweit wird bringt man die Person nicht weiter in ein Krankheitsbild rein in eine Passivität in eine Hilflosigkeit in ein ‚die andern tun ich tu nicht mehr ich mach nichts mehr'" (Schneider 01:13:41-1)

Der räumliche Bezug wird hier besonders deutlich, wenn es um die Verortung, das „wo" geht, das „Hineinbringen" und Distanzen im Sinne von „inwieweit" und „weiter". Aus den Interviews lassen sich aber nicht nur thematische Bereiche abgrenzen, es werden auch konkrete Orte und „Stellen" in der Hilfslandschaft benannt wie zum Beispiel die „Erstaufnahmeeinrichtung", die „der Ort ist wo alle Menschen die n Asylantrag in Deutschland stellen als erstes untergebracht" werden (Schneider 00:04:07-5), die „Fachstellen" des Berliner Netzwerks für schutzbedürftige Flüchtlinge, Beratungsstellen aber auch „behördliche Stellen" wie die Zentrale Aufnahmestelle für Asylbewerber (ZAA). „Stellen" können aber auch Zeitpunkte in einem Prozess sein und zum Teil verschmelzen konkrete Orte mit diesen Zeitpunkten wie zum Beispiel bei der Asylverfahrensberatung, denn „das ist eigentlich ein Ort wo Traumatisierung als erstes ähm ja wo Gewalterfahrung thematisiert werden" (Schneider 00:08:29-4).

Die Landschaft setzt sich also aus Bereichen, Orten und Stellen zusammen. Bereiche sind in der Regel thematisch definiert wie oben beispielhaft dargestellt. In diesen Bereichen gibt es Orte und Stellen. Der Unterschied liegt darin, dass Stellen häufig sehr konkrete, als Gebäude oder Adresse vorstellbare Punkte darstellen, die einem thematischen Bereich zugeordnet sind und damit sowohl geografisch als auch thematisch klar umrissen werden können. Orte hingegen sind oftmals eher unspezifisch. Obwohl der Begriff „Ort" auch manchmal synonym zur Stelle gebraucht wird, ist die Perspektive hier häufig weniger geografisch, sondern eher eine „Innenansicht". So sind Menschen, Ansprechpartner oder Dolmetscher „vor Ort" (Eggert, Schneider). Frau Schneider spricht von der Erstaufnahmeeinrichtung „als ein wichtigen Pool äh ei=ein wichtigen Ort wo gesagt wurde ‚ja da lohnt es sich ne Stelle zu haben'" (Schneider 01:02:58-7). Hier wird deutlich, dass es sich bei dem Ort sowohl um einen konkreten geografischen Ort als auch um einen zeitlichen Abschnitt in einem Prozess (nämlich der ersten Phase im Ankunftsland einschließlich Unterbringung und Eröffnung des Asylverfahrens) handelt. Dies ist auch der Fall, wenn Frau Schneider resümiert, dass die Erfassung von Schutzbedürftigkeit bei Flüchtlingen „nich an einem Ort nur bleiben" sollte (01:05:41-8). Auch hier geht es sowohl um den geografischen Ort der Erstaufnahmestelle als auch um den Prozess der Asylverfahrensberatung, die dort „vor Ort" stattfindet.

In dieser Landschaft mit ihren verschiedenen Bereichen, Stellen und Orten „landen" Flüchtlinge oder sie werden als Klienten „angesiedelt" (Schneider).

> „bei der KuB [Kontakt- und Beratungsstelle für Flüchtlinge in Berlin; D.G.] wars ja schon es war ja so angelegt dass es um Versorgung geht auch genau und ähm denn da wurden Leute angesiedelt Personen angesiedelt und es gibt ja so ne Beratungslandschaft einfach auch wirklich in Berlin für Flüchtlinge" (Schneider 00:59:47-1)

Außerhalb Berlins sieht die Situation grundlegend anders aus, hier ist die Hilfelandschaft für Flüchtlinge „leer" und ein Mitarbeiter einer Beratungsstelle muss oft ein ganzes Gebiet „abdecken" (Kirschning). Das führt dazu, dass es viel Bewegung geben muss.

> „Und das funktionierte dann halt mal so mit Springern oder man hat halt gesagt: ‚Okay, die Leute können zwar kommen, müssen dann aber nach Eta-Stadt kommen, weil unser Hauptklientel sitzt halt hier in Eta-Stadt.' Und wir haben die Hauptmitarbeiter hier in Eta-Stadt und die können wir nicht alle Nase lang rumschicken.'" (Kirschning 02:10:13-5)

Auch bezüglich der medizinischen Versorgung, dominiert die Leere im ländlichen Raum und so ist es mit viel Glück verbunden, wenn die Sozialarbeitenden wenigstens einen „russisch sprechenden Arzt finden" können (Kirschning 02:09:38-5). So ist es nicht weiter verwunderlich, dass in den Interviews, die außerhalb von Berlin geführt wurden, das metaphorische Konzept der Landschaft völlig fehlt. Auf dem Land gibt es eher einzelne Punkte wie Krankenhäuser oder Ärzte, wo die Flüchtlinge dann hingehen oder hingebracht werden. Die Ausdehnung dieser räumlichen Leere wird von Herrn Kirschning illustriert, indem er die Fahrt zu einem geeigneten Arzt als „Tagesreise" bezeichnet, was es verständlich macht, dass die Flüchtlinge „diese Wege scheuen" (02:14:02-7).

Bevor jedoch auf die Bewegung der Klientinnen und Klienten weiter eingegangen wird, soll erst einmal ein Blick auf die Verortung der Flüchtlingswohnheime in dieser Metaphorik eingegangen werden.

6.2.2. Das Wohnheim als sozialer Raum mit klaren Grenzen

Die Wohnheime für Flüchtlinge sind konkrete geografische Orte im Stadtgebiet Berlin. Das Wohnheim als Prototyp ist aber auch eine Stelle in der Flüchtlingshilfe, die sich durch ihre inhaltliche Arbeit qualifiziert, wenn Schneider von ihrem Anliegen spricht, dass vulnerable Flüchtlinge eine „Anlaufstelle" haben:

> „wenn die Leute in Wohnheimen sind und da sind fitte Sozialarbeiterinnen und das ist die Anlaufstelle erstmal" (Schneider 01:01:05-7)

Eine größere Bedeutung in den Interviews hat jedoch das Wohnheim als ein soziologischer Raum, der ein Äußeres und ein Inneres hat, welches wiederum durch

Regeln bestimmt ist. Diese Regeln orientieren sich in der Darstellung von Herrn Eggert an „Maßstäben, die üblicherweise in Mitteleuropa in Deutschland als Standard angenommen werden" (01:22:45-3). Diese Maßstäbe bestimmen die unsichtbaren Grenzen des soziologischen Raumes Wohnheim, die zum Beispiel „überschritten" werden, wenn Mitarbeiter beschimpft werden (Thomas 00:35:17-0). Wenn jemand „vollkommen über die Stränge schlägt", dann „fliegt derjenige raus", denn „es gibt Grenzen, und ihr könnt die Gerne übertreten, aber dann müsst ihr mit den Folgen leben" (Eggert 01:36:53-7).

Die Folgen sind Hausverbot oder die Kündigung, also beides Maßnahmen, die ein Verlassen sowohl des Gebäudes als auch des soziologischen Raums Wohnheim zur Folge haben. So kann auch rückgeschlossen werden, dass das Wohnheim zwei Arten von Grenzen hat: Zum einen gibt es äußere, sichtbare Grenzen, die aus den Mauern des Gebäudes bestehen und von einem Wachschutz kontrolliert werden. Zum anderen gibt es innere Grenzen, die in der Hausordnung festgelegt sind und deren Einhaltung der Kontrolle durch die Soziale Arbeit zufällt. Werden diese inneren Regeln überschritten und „verbotene Bereiche" wie „ausfälliges Verhalten gegenüber Mitarbeitern und Wachschutz" (Eggert 01:26:35-6), Aggressivität oder sexuelle Belästigung (Eggert 01:28:34-3) oder „Drogen und körperliche Gewalt" (Eggert 01:36:08-1) betreten, dann führt das auch unweigerlich zu einem von den Sozialarbeitenden angeordneten und überwachten Verlassen des konkreten Gebäudes des Wohnheims.

> „Dann bekommen die Leute ne Kündigung und müssen umgehend das
> Wohnheim verlassen (Eggert 01:26:45-8)

Sowohl bei Herrn Eggert als auch bei Herrn Thomas ist zu diesem Thema die Wortwahl „rausschmeißen" und „rausfliegen" zu finden (in Kontrast zu Herrn Kirschning, der das Wort „umverteilen" für denselben Vorgang wählt). Diese Verben zeigen dabei nicht nur die Richtung – von innen nach außen – sondern auch die Art der Bewegung an: sie ist schnell, von außen gesteuert oder initiiert und lässt die Betroffenen als bewegte Objekte erscheinen. Eine Situation, die Herr Thomas als unangenehm empfindet und deshalb gerne vermeiden möchte:

> „Ich möchte nicht dass zu dieser Situation kommt. Ich möchte dass jemanden hier rausgeht dass morgen wenn ich auf die Straße gehe ‚hallo' sage und sage ‚wie gehts dir'. Und manchmal kommt zu Situationen dich beschimpfen und das is heikel (Thomas 00:36:12-3)

6.2.3. Verortung der Sozialarbeitenden als Insider

Wie bereits angeklungen haben auch die Sozialarbeitenden einen Platz in der oben genannten Landschaft inne. Dieser ist zum einen als „Arbeitsstelle" an den Ort Wohnheim geknüpft oder wie bei Frau Schneider an den Ort „Erstaufnahme", er ist aber auch inhaltlich an die „Stelle, wo ich mit Menschen arbeite (Schneider 00:37:08-6) bestimmt.

Aus der Perspektivität in den Interviews deutlich, dass sich die Sozialarbeitenden durchaus „innerhalb" dieses Ortes sehen. Sie sind zum einen „vor Ort", zum anderen sind sie dem Wohnheim zugehörig, wenn sie von diesem Ort als von „hier" sprechen. Diese Perspektive gibt es bei allen Befragten, aber insbesondere bei Herrn Eggert und bei Frau Schneider wird deutlich, dass sich dieses „hier" nicht auf die Interviewsituation beziehen kann, denn diese beiden Interviews wurden außerhalb des Arbeitsplatzes geführt. Zwei Zitate sollen als Beispiele dienen:

> „siebenundneunzig ha- hab ich dann in dem w- WOHNheim hier angefangen" (Eggert 01:42:39-6)

> „also es is ja nicht rich n reines NGO Projekt, die staatlichen sind ja mit drin aber so die Praxis is hier angesiedelt so (Schneider 01:07:34-1)

Die Formulierung des Arbeitens in einem Raum überwiegt in den Interviews auffallend. Die Sozialarbeitenden präsentieren sich damit als Insider, die „im Wohnheim" arbeiten, Frau Frenzel nutzt diesen Ausdruck auch direkt (01:23:08-4). Andere Perspektiven wie zum Beispiel „für einen Arbeitgeber" arbeiten oder „auf einer Stelle sitzen" finden sich nicht. Hier setzt sich möglicherweise die Innenperspektive des Aufnahmelandes fort, denn genauso wie das Wohnheim als „hier"-Ort bezeichnet wird, findet sich das „hier" auch sehr viel allgemeiner als Ortsbezeichnung für Deutschland als Aufnahmeland und Ziel der Flucht. Während das Adverb „dort" als hinzeigend Distanz und Entfernung hervorhebt, erschließt sich aus dem „hier" räumliche Nähe und Zugehörigkeit. Wenn die Flüchtlinge also „hier landen" oder „hierherkommen", so werden mehrere Aspekte deutlich: Sie haben sich vorher in einem anderen Raum aufgehalten, sie haben diesen Raum durch eine passiv dargestellte Bewegung verlassen und einen neuen Raum erreicht. Diesem neuen Raum gehören auch die Sozialarbeitenden an, die beiden Gruppen teilen sich also eine gemeinsame Verortung. Gleichzeitig wird aber auch deutlich, dass die Sozialarbeitenden einen zeitlichen Vorsprung haben: Sie sind bereits in diesem Raum, wenn die Flüchtlinge „ankommen" und haben „hier" auch schon „Erfahrungen" gemacht. Die Aneignung des Raumes hat also schon stattgefunden und schlägt sich zum Beispiel in einem Wissensvorsprung nieder (siehe auch Kap. 6.6), den Frau Lemberg beispielsweise formuliert als „durch unsere Erfahrung auch äh wissen worum das GEHT erst" (00:01:00-5). Aus dieser Erfahrung und dem Wissen leitet sich die Kompetenz der Sozialarbeitenden ab, den Flüchtlingen Orientierung zu geben und deren Bewegungen zu begleiten oder zu steuern. Diese Kompetenzen sind nötig, weil es zur Aufgabe der Flüchtlinge gehört, in dem erweiterten „hier"-Raum, Wege zurückzulegen, verschiedene Orte aufzusuchen und Ziele zu erreichen.

6.2.4. Klientinnen und Klienten müssen Wege zurücklegen

Die Bewegung der Klientinnen und Klienten in der Hilfelandschaft ist wiederum wörtlich wie metaphorisch zu verstehen. Im Asylverfahren müssen viele Termine eingehalten, Unterlagen abgegeben und zu diesem Zweck „Stellen" aufgesucht werden. In einem von Frau Lemberg detailliert dargestellten Fallbeispiel geht es sehr viel um das tatsächliche Hin- und Herbewegen der Flüchtlinge zwischen den zuständigen Behörden und Ämtern.

> „wie kann man die Menschen mit behinderte Tochter immer so hin und herschicken? Weil es ist nicht nur einfach dass reingeht und Formulare abgibt sondern muss man auch äh in verschiedene andere Stellen auch vorsprechen b- zum b- zum äh bra- äh Beraterin Berater gehen und dann unheimliche Papier nachreichen" (Lemberg 00:16:43-7)

Auch Frau Afarid malt dieses Bild und fängt durch das stakkatoartige Aufzählen der zurückgelegten Wege die atemlose Rastlosigkeit ein.

> „Weil diese junge Mann macht SEHR viel für Eltern. (.) Er kann bisschen deutsch er begleitet den Vater und Mutter ü:berall; er geht zur Schule; dann kommt, geht zur Ausländerbehörde, geht Jobcenter, geht zum Arzt, geht zum Rechtsanwalt; kommt HIER, sucht er Wohnung, das is für ihn zu viel, VIEL zuviel" (Afarid 00:28:21-5)

Die Ausgangssituation ist, dass die Flüchtlinge als solche bisher eher passiv und nicht unbedingt zielgerichtet bewegt wurden. Wenn sie nach Deutschland „kommen" oder im Wohnheim „landen", dann steht nicht die Eigenaktivität der Klientinnen und Klienten im Vordergrund, sondern lediglich der Ortswechsel. Das Landen impliziert auch, dass der Ankunft keine zielgerichtete, aktive Eigenbewegung vorausgeht. Das setzt sich fort, wenn Flüchtlinge im Wohnheim „perspektivlos vor sich hin dümpeln" (Kirschning 00:39:54-3). Ziel der Sozialen Arbeit ist es in dieser Situation auch, die Klientinnen und Klienten aus dieser ziellosen „Dümpelei" heraus zu einer eigenaktiven Bewegung zu bringen. Herr Kirschning beschreibt, wie die Klientinnen und Klienten auf eine größere Eigenbewegung vorbereitet werden, wenn die Sozialarbeitenden ihnen eine „Geh-Hin" Struktur der Hilfe anbieten.

> „Wir sind/ haben ja eher so eine Komm-Struktur als äh so eine Geh-hin-Struktur, weil wir sagen: Okay, äh wir haben halt viel auch mit Antragsgeschichten zu tun und/ und sollen die Leute ja auch ein bisschen darauf vorbereiten, dass sie irgendwann äh für sich selber leben und eben überall hingehen müssen, wo sie Hilfe brauchen und niemand kommt, um die Hilfe zu holen. Und das/ Das machen wir viel." (Kirschning 01:17:30-9)

Das Zurücklegen von Wegen und Entfernungen, der Übergang von einem Raum in einen anderen, ist aber auch metaphorisch zu verstehen. Die Klientinnen und Klienten wechseln von einer zuständigen Behörde zu einer anderen, sie gehen „oft zurück zu den Stellen zu den Stellen wo sie mal Kontakt hatten mit denen sie mal Kontakt hatten" (Schneider 01:18:12-7) oder werden gewarnt, „wenn sie diese Wege NICHT gehen die werden auch in Abschiebehaft genommen" (Lemberg 00:28:40-0). Manche Beratungsstellen sind „hoffnungslos überlaufen" (Eggert

00:42:24-4), für manche Bedarfe wie die Versorgung mit Pflegehilfsmitteln „gibts keine an- Anlaufstelle in Berlin" (Lemberg 0:09:43-6).

Die Wege sind weder leicht noch gefahrlos. Herr Kirschning befürchtet, dass manche nicht „die Kurve kriegen" (01:19:26-0; 01:20:30-7) oder „abdriften" und „aus der Bahn" schlagen (0:41:23-4) und Herr Eggert warnt davor, bestimmte Wege einzuschlagen, wenn er sagt:

> „also sowohl polizeiärztlicher DIENST is nicht ganz OHNE als auch nicht alle ÄRZTE sind SO dass man da hundertprozentig über diese Brücke gehen SOLLTE" (Eggert 00:44:54-1)

Auch gibt es Hindernisse, die den Flüchtlingen im Weg stehen, „Hürden, die sie einfach irgendwie im Moment nicht überwinden können, um einfach eine Wohnung zu bekommen" (Nezami 00:33:11-4) und so kommt es zu Situationen, in denen Flüchtlinge auch mal mit „dem Gesetz kollidieren" (Eggert 00:10:04-2). Andere Flüchtlinge „laufen mit ner Duldung rum" und sind „mit Problemen konfrontiert", die sie „angehen" müssen (Eggert 00:18:30-0). Deswegen ist es Aufgabe der Sozialarbeitenden, den Klientinnen und Klienten Orientierung zu geben, sie zu begleiten oder auf den Weg zu bringen.

6.2.5. Soziale Arbeit heißt Orientieren und Schicken

Der Flüchtlingsbereich mit den verschiedenen Behörden, Ämtern, Wohneinrichtungen, Beratungsstellen und Kultureinrichtungen ist eine komplex „angelegte" (Schneider) Landschaft, in der sich die Flüchtlinge orientieren müssen.

> „Auch ähm (...) das alles, was sie hier erleben, ist auch alles für sie neu und äh sie müssen sich ja erst zurecht finden. Und Deutschland ist ja ein sehr bürokratisches Land und da ähm/ genau/ Da müssen wir denen sehr viel helfen" (Nezami 00:18:45-1)

Für einen besseren Überblick gibt es zum Beispiel ein Heft des Integrationsbeauftragten des Berliner Senats, den „Wegweiser für Migranten" (Lemberg 00:50:18-3). Doch ist dieser Wegweiser für die Klientinnen und Klienten nicht ausreichend, sodass es von allen Sozialarbeitenden als zentrale Aufgabe angesehen wird, eine

6.2 Soziale Arbeit (ist) bewegt

Orientierungsfunktion zu übernehmen. Herr Thomas „zeichnet" quasi eine eigene Landkarte für seine Klientinnen und Klienten:

> „ich versuche immer alles auf Karte und so erst beschreiben ‚du gehst du zu diese U-Bahn und machst du die und das'. das wäre man macht das kommen im Alltag (Thomas 00:08:28-3)
>
> „ich zeichne nur die Wege das is meine Strategie" (Thomas 00:07:52-3)

Um einen Aufenthaltstitel zu bekommen, gibt es „Wege" und Möglichkeiten, „das muss man denen erläutern" (Eggert 00:08:35-5) und es ist Aufgabe der Sozialarbeitenden, den Flüchtlingen „in diesem (.) wirklich gut verzweigten Berliner Hilfenetz irgendwo n Anlaufpunkt zu geben" (Eggert 00:43:12-7). Bei Frau Afarid ist es sogar der ausdrücklich geäußerte Wunsch nach Orientierung durch einen Klienten, wenn sie resümiert:

> „seit mehrere Wochen junge Mann wollte, dass wir ihm helfen, ihm Wege finden bei Jugendamt" (Afarid 00:26:51-5)

Im Wort „schicken" finden sich mehrere Aspekte, die verschiedenen Metaphoriken zugeordnet werden konnten. Diese Aspekte ergeben sich aus dem Bedeutungszusammenhang, in welchem sie gebraucht werden. Es gibt zwei Arten von „schicken". Zum einen werden Informationen und Daten hin und her geschickt. In diesem Bild werden auch Flüchtlinge geschickt, aber sie sind hier eher die Informations- oder Datenträger – zum Teil im wortwörtlichen Sinn, wenn sie Unterlagen zu den Behörden bringen oder von dort abholen.

> „dann ham wa die zweimal hingeschickt mitm großen BRIEF, hat <<betont langsam> ALLES nix gebracht" (Eggert 01:17:58-8)

Dieses „Schicken" ist meistens verknüpft mit Wegen zwischen Behörden und Ämtern und ist eine Übertragung von einem Punkt zum anderen. In den Erzählungen steht hier oftmals die Wiederholung, das Hin und her, im Vordergrund, weshalb es eher der Maschinenmetaphorik zuzurechnen ist.

Schwerer zu greifen ist das „Schicken" von Klienten durch die Sozialarbeitenden. In diesem Zusammenhang scheint das Ziel im Vordergrund zu stehen, Klientinnen und Klienten werden ins Krankenhaus, zum Jugendamt oder zum Arzt geschickt.

> „das heißt die muss man dann zu Xenion schicken oder zum Behandlungszentrum für FOLTERopfer oder zum spezialierten spezialisierten FACHarzt der sich dann mit denen unterhält" (Eggert 00:09:26-4)

> „wir können ihm eine äh Psycholog finden für ihn, wir können ihn zum ARZT schicken, wir können ihm helfen (Afarid 00:26:26-1)

Dieses Schicken hängt eng mit dem Orientieren zusammen, denn in beiden Fällen liegt der Fokus der Hilfe auf dem Erreichen eines Zieles, das vor allem dem Absender bekannt ist. Gleichzeitig gibt es einen gravierenden Unterschied: Im Falle des Orientierens sind Sozialarbeitende lediglich die „Richtungsweiser", beim „Schicken zu" sind sie auch die Initiatoren der Bewegung. Sie geben den Klientinnen und Klienten bildlich gesprochen einen Schubs, sie „bringen diese auf den Weg" (Nezami 00:44:24-6) und sind dadurch sehr viel stärker einbezogen in die Bestimmung von Geschwindigkeit und Richtung. Die Agency verlagert sich weg vom sich selbstbestimmt bewegenden Subjekt auf den in Bewegung setzenden Absender – in diesem Fall die Sozialarbeitenden. Für einen Fall, in dem Behörden die Absender sind, stellt Frau Lemberg diese fehlende Entscheidungsmacht der Klientel anschaulich dar, wenn sie sagt:

> „die entscheiden die Flüchtlinge nicht SELBER sondern von [Name der Erstaufnahmeeinrichtung] werden dann in andere Einrichtung GESCHICKT. Die sagen nicht dass wir umziehen wollen, sondern werden die GESCHICKT. (Lemberg 01:00:05-3)

Das Ziel dieses „Schickens" beziehungsweise der Empfänger ist dann das Wohnheim selbst, denn die Wohnheime werden vom LaGeSo „vertraglich beschickt" (Eggert 00:01:44-1).

> „wir müssen ja jeden Abend ne Meldung machen an LaGeSo wieviel freie Plätze wir haben. Dann schicken die uns Leute. Und die schicken relativ (2) na NICH immer koordiniert, sagen was mal so. Wir müssen zwar angeben äh WAS wir für freie Plätze haben und WAS für Nationalitäten wir

gerne haben MÖCHTEN, ÄH:::M das schicken die uns aber nicht immer
so" (Eggert 00:12:25-2)

In diesem Zitat wird die Überschneidung mit der Maschinenmetaphorik überdeutlich. Die Klientinnen und Klienten werden innerhalb weniger Zeilen von „Leuten" zu einem sächlichen „das", Aktivität und Entscheidungsmacht liegt allein bei dem Absender, in diesem Fall dem LaGeSo. Dass auch das Wohnheim und die darin beschäftigten Sozialarbeitenden in diesem Procedere zu passiv Empfangenden werden, sieht auch Herr Thomas so:

> „wir schreiben unsere Wünsche zum Beispiel wer passt zu uns ein Iraker oder ein Iraner oder ein Afghaner oder ein Pakistaner, ob LaGeSo uns diese Person schickt wissen wir nicht" (Thomas 00:27:45-3)

6.2.6. Soziale Arbeit heißt Begleiten

In manchen Fällen ist es nicht ausreichend, dass die Sozialarbeitenden auf ihrem Standpunkt bleiben, um von dort aus Klientinnen und Klienten zu schicken oder zu orientieren. Dann ist ein Mitgehen und Begleiten im wahrsten Sinne des Wortes nötig. Dann gehen die Sozialarbeitenden auch mal mit zu einem Untersuchungstermin im Krankenhaus oder zum Jobcenter. Frau Frenzel fährt sogar mit ihrem Auto herum, sammelt Kinder zu Veranstaltungen ein, bringt Flüchtlinge zu Ärzten oder fährt sie ins Krankenhaus. Auch Herr Kirschning erzählt von Beispielen, in denen Flüchtlinge von den Sozialarbeitenden im Dienstauto zu Untersuchungen gefahren werden mussten (01:35:59-2). Manchmal müssen die Sozialarbeitenden „jeden Gang mit machen", wie Herr Kirschning an einem Fall erklärt.

> „Wir haben jetzt momentan einen ähm Herrn, der auch wirklich zu allem begleitet werden muss, weil er (.) emotional gerade in einem sel/ relativ labilen Zustand ist. Auch durch seine ganze Asylverfahrensgeschichte ähm. (.) Und der muss wirklich zu allem begleitet werden, auch weil er sonst sich total unsicher fühlt, lieber nichts macht, den ganzen Tag dasitzt und dann im Endeffekt aber wieder traurig ist und sich darüber beschwert, dass ihm niemand hilft." (Kirschning 00:14:14-7)

Diese tatsächliche Begleitung ist aber sehr zeitintensiv. Sie muss daher gut begründet sein und kann auch dann nur in Ausnahmefällen und mit der Genehmigung der Einrichtungsleitung stattfinden, erzählt Frau Afarid von einer suizidgefährdeten Klientin mit Alkoholproblemen (01:05:47-6 bis 01:06:40-5). Aber auch dann sind die zeitlichen Kapazitäten der Sozialen Arbeit zu begrenzt, um eine langfristige Begleitung zu gewährleisten, sodass Frau Afarid feststellt: „ich kann EIN ZWEImal den begleiten. Zeitlich !KANN! ich nicht" (01:18:06-8). Ähnlich äußert sich auch Herr Eggert:

> „in EXTREMfällen geht sogar einer von uns Sozialarbeitern mit. Zum JOBcenter um DORT vor ORT FÜR diese Leute DINGE zu klären. DAS frisst alles ganz viel ZEIT. GRADE diese Begleitung" (Eggert 00:26:30-6)

Diese Aussagen untermauern, dass eine faktisch begleitende Eins-zu-eins-Arbeit mit den Klientinnen und Klienten nicht vorgesehen ist, jedoch in der Praxis notwendig wird und daher auch praktiziert wird. Vor diesem Hintergrund kann auch Herrn Eggerts Darstellung verstanden werden, wenn er erklärt:

> „Unsere damalige Heimleiterin hat von Anfang an eine Linie gefahren, dass wir WESENTLICH MEHR gemacht haben als das was der Betreibervertrag vorsieht" (Eggert 00:02:48-6)

Oftmals wird dieses „Mehr" dann durch Freiwillige, Ehrenamtliche oder Praktikantinnen und Praktikanten realisiert, die Begleitungen übernehmen.

Das reale Begleiten zu konkreten geografischen Orten ist aber nur ein Aspekt. Die Klientel wird auch metaphorisch in einem Prozess von den Sozialarbeitenden begleitet. Diese Konzeption von Hilfe wird in den Interviews mal mehr mal weniger offen und bewusst zum Ausdruck gebracht. Wenn Frau Afarid den Hilfeprozess zusammenfasst mit den Worten „!JEDE! SCHRITT und TRITT reden wir mitmiteinander" (00:29:07-7) so bedient sie sich dieser Konzeption implizit. An anderer Stelle führt sie die Begleitung als „dabei sein" etwas ausführlicher aus und verknüpft dabei das wörtliche Gehen der Klientinnen und Klienten mit der metaphorischen Begleitung durch die Sozialarbeitenden.

> „Auch diejenige die !WIRKLICH! psychisch krank warn (1) die WUSSTEN wie kann man zu Sozialamt gehen und wieder zurück zu uns zurück

kommen. (2) ABER, (.) DURCHeinander. durch. und dieses müssen wir
dabei sein" (Afarid 00:51:00-7)

Herr Thomas hingegen stellt sich selbst explizit als Begleiter vor, wenn er sehr bildhaft sein „Motto" erklärt:

> „zum Beispiel eine Flüchtlinge die aus Afghanistan gekommen ist hat so verschiedene Grenze überquert hat so viel Energie er kann das auch das schaffen. Sollte nur sein Hand nehmen aber ist nicht sein Hand wie heißt sein Last zu tragen nur sein Hand nehmen er wird das schaffen. Das ist mein Motto" (Thomas 00:45:54-6)

Auch bei Frau Nezami mag sich eine ähnliche Vorstellung von Hilfe als imaginärer Begleitung zeigen, wenn sie erzählt, dass sie und ihre Kolleginnen bei rechtlichen Geschichten „Familien auch hingehend begleiten und unterstützen" (Nezami 00:04:01-6) und Frau Homfeldt „begegnet" auf diesem gemeinsamen Weg mit den Klientinnen und Klienten auch Alltagsrassismus (Homfeldt 00:06:19-0).

6.2.7. Sozialarbeitende sind selbst in Bewegung

Wie schon am Konzept der Begleitung deutlich wird, bewegen sich Sozialarbeitende auch selbst, wobei sich verschiedene Bewegungen unterscheiden lassen. Zum einen gibt es eine klare Zielorientierung, wenn sie etwas oder jemanden erreichen. Oft tritt hier der Prozess des Gehens und Zurücklegens in den Hintergrund, während der Zielpunkt der Bewegung hervorgehoben wird. Diese Zielpunkte sind zum Beispiel Beratungsstellen oder Dolmetscher, die herangezogen werden müssen und dazu erst (oftmals telefonisch) erreicht werden müssen.

In Bezug auf die Klientinnen und Klienten gibt es für die Sozialarbeitenden zwei Möglichkeiten der Bewegung. Sie können entweder Aufsuchende oder Begleiter sein. In ersterer Rolle sind sie diejenigen mit einer sehr starken, selbstinitiierten und selbstgesteuerten Agency. Sie gehen durch die Korridore, sie gehen zu Flüchtlingen und klopfen an die Tür, sie gehen im Gespräch auf die Klientinnen und Klienten zu. Insbesondere Frau Afarid beschreibt in vielen kurzen szenischen Darstellungen wie sie eine aufsuchende Soziale Arbeit in der Praxis umsetzt, wie sie selbst im Raum des Wohnheims in Bewegung ist und sich auf Klientinnen und

Klienten zubewegt, um in Kontakt mit ihnen zu treten. Als Kontrast zu dieser sehr bewegten Arbeit im Wohnheim führt sie die Arbeit in Beratungsstellen ein, wo die Klienten auf die sitzenden Berater zukommen und nach kurzer Zeit wieder fortgehen.

> „wir sin nicht bei andere Betreuungs[ja]=äh=stelle die sitzen, die kommen DA, für halbe Stunde, höchstens eine Stunde, die gehen. TÄGlich SEHEN wir denen" (Afarid 01:01:03-1)

Bei der Bewegung, die als Begleitung bezeichnet wird, ist der Klient der eigentlich Aktive. Er bestimmt das Tempo und die Pausen, die Sozialarbeitenden passen sich der Bewegung und Geschwindigkeit an. Das Ziel wird aber wohl von beiden einvernehmlich vorher festgelegt, sodass die gemeinsame Bewegung auf ein Ziel zu als Ergebnis einer Aushandlung gesehen werden kann. Dies wird auch dadurch untermauert, dass Frau Afarid eine andere Art der klientenfokussierten Bewegung strikt ablehnt, nämlich das „Hinterherlaufen". In einem längeren Fallbeispiel über Hilfe bei der Schuldenregulierung positioniert sie sich sehr deutlich dem hilfesuchenden Klienten gegenüber, der sich nicht an das zuvor verabredete „Vorgehen" gehalten hat und deshalb nun in Schwierigkeiten ist.

> „ich sage (1) ‚ich DENKE nicht dass ich mehr helfen kann. es !TUT! mir leid. ich habe !SO! VIEL gemacht vor acht Monate für Sie. (1) Ich habe den schriftlich beantragt !DAS! und !DAS! und Sie waren, Sie haben gesagt, fünfundzwanzig Euro monatlich können Sie ZAHLEN. Sie haben nur DREImal gezahlt. Wieso sind Sie nicht zu MIR gekommen? WIESO?' ‚Weil ich vergesse.' Ich kann nicht jeden Monat hinter Ihnen Ihnen laufen; ob Du zwanz- fünfundzwanz-. Das ist !DEINE! Aufgabe zu MIR kommen wenn nicht möglich ist" (Afarid 01:45:07-2)

Frau Afarid stellt klar, dass die tätige Begleitung der Sozialarbeitenden auch Grenzen hat. Wenn Richtung und Ziele der Hilfe gemeinsam festgelegt wurden, so ist es in der Verantwortung des Klienten, die eingeschlagene Richtung einzuhalten. So ist das Hilfskonzept der Begleitung an einer koordinierten, gemeinsam entworfenen Bewegung orientiert, bei der die Verantwortung der Eigenaktivität beim Klient oder der Klientin verbleibt.

So ist auch zu erklären, dass auch eine andere gemeinsame Bewegungsform nicht in den Interviews genannt wird: das Führen und Leiten der Klientinnen und Klienten. In diesem Bild würden die Sozialarbeitenden vorangehen, sie würden die Verantwortung für Richtung und Ziel der Hilfe komplett übernehmen aber auch dafür, dass die nachfolgenden Klienten auch diesen Weg einschlagen und das Ziel erreichen. Lediglich im Begriff der „Leitkultur" bei Herrn Eggert scheint dieses Motiv auf, wird jedoch nicht auf die Person der Sozialarbeitenden bezogen. Die Leitkultur ist vielmehr ein vorgegebener Orientierungspunkt, der die Richtung der gemeinsamen Bewegung und des Hilfeprozesses bestimmt und als solcher „unumgänglich" ist.

Die Bewegungsmetaphorik enthält mit der Begleitung einen sehr starken Positionierungsaspekt: Soziale Arbeit heißt auf Klientinnen und Klienten zuzugehen, ihnen entgegenzukommen oder sie zu begleiten, niemals hinter ihnen herzulaufen und damit die Entscheidungsmacht über Ziel und Tempo und Wegwahl abzugeben. Aber Sozialarbeitende gehen auch niemals vor den Klienten, denn das würde heißen, die Rolle eines Führenden zu übernehmen, der die Verantwortung für die Nachfolgenden trägt, die diese dann in einem hohen Maß abgeben können.

6.2.8. Kranksein bedeutet keine oder falsche Bewegung

Aus der Perspektive der Bewegungsmetaphorik stellen „wirklich kranke" Klientinnen und Klienten eine besondere Problematik für die Soziale Arbeit dar. Insbesondere Frau Afarid beschreibt Krankheit als eine Eigenschaft, die sich im Verhalten wahrnehmen lässt: In verschiedenen Fallbeispielen sind Kranke inaktiv, sie „sitzen herum", „bleiben im Zimmer" und auch bei dem bereits zitierten älteren Klienten von Herr Kirschning zeigt sich die psychische Erkrankung darin, dass er „lieber nichts macht, den ganzen Tag da sitzt" (00:14:14-7). In einem anderen Fall ist das bewegungslose Dasitzen ein Alarmzeichen für eine schwere Erkrankung:

> „Dann sind wir hinten ins Zimmer rein und dann äh saß er da auf dem Boden und dann sagte mir der/ der andere Herr, der mich mitgebracht hatte: ‚Der sitzt hier heute den ganzen Tag. Der kann sich nicht bewegen. Der hat Schmerzen, der kann nicht essen kochen, gar nichts. Der sitzt den

> ganzen Tag an dieser Stelle und hat sich nicht bewegt.' (.) So und da habe ich gedacht: ‚Oh Gott.' Habe auch sofort einen Rettungswagen angerufen" (Kirschning 01:48:58-6)

Als Gegenentwurf beschreibt Frau Afarid das Gesundsein als Bewegung und Eigenaktivität: Menschen mit dieser Eigenschaft sind fröhlich und aktiv, sie „gehen raus", „gehen spazieren" und haben soziale Kontakte, sie „machen etwas". Ist das Kranksein nicht mehr so ausgeprägt, dann „geht es ihnen besser". Gesundheit wird also analog zu Leben als Bewegung und Aktivität interpretiert, Krankheiten stoppen diese Bewegung und Eigenaktivität (vgl. auch das metaphorische Konzept „Krebs als Hindernis auf der Lebensreise" in Schmitt 2017, S. 279). Das Bild des bewegungslosen, bettlägerigen Menschen steht sowohl für die maximale Ausprägung einer Krankheit als auch für das Ende des Lebens: „der Mann war zum Schluss bettlägerig gewesen" erzählt Herr Eggert von einem schwer kranken Klienten (00:59:10-0).

Bei dieser Klientel greift das Konzept des Begleitens und Orientierens nicht, sondern es geht vorrangig darum, sie wieder in Bewegung zu bringen. Übertragen auf die Praxis heißt das für Frau Afarid, dass sie insbesondere psychisch kranke, depressive Klientinnen und Klienten dazu aufgefordert, „rauszugehen" und „spazieren zu gehen" (01:27:12-9 bis 01:28:01-6). Dieses Zurückfinden zur Bewegung ist Therapie und Hilfeziel zugleich. Das Spazierengehen als eine Bewegung des Körpers, die nicht zielgerichtet und ergebnisorientiert ist, sondern dem Freizeitbereich und der Erholung zugeschrieben wird, soll auch die Gedanken „in Bewegung" bringen und neue „Gedankengänge" ermöglichen. Dahinter steht die Annahme, das körperliche und geistige Prozesse Ähnlichkeiten aufweisen und sich dementsprechend gegenseitig beeinflussen (lassen). So empfiehlt Frau Afarid:

> „geh spazieren; die Leute beobachten; oder wie im KINDER äh Spielplatz; die KINDER beobachten die ELTERN beobachten. Ist schon GUT. Und DAS KOMMST du auf andere Gedanke" (Afarid 01:28:15-7)

Frau Lemberg konzentriert sich in ihrer Erzählung zu einer behinderten Klientin auf den Hilfeprozess. Die Klientin wird von ihr als hundertprozentig behindert beschrieben, doch macht Frau Lemberg diese Behinderung nicht an „Bewegungslosigkeit" fest. Im Gegenteil betont sie, dass die Klientin „laufen" kann, also

6.2 Soziale Arbeit (ist) bewegt

durchaus physisch zu Eigenbewegung und -aktivität fähig ist. Das „Behindertsein" zeigt sich jedoch darin, dass sie „immer Begleitung braucht" (Lemberg 00:10:35-3), also immer auf eine zweite Person angewiesen ist, die ihre Bewegungen und Aktivitäten mitmacht, wobei unklar bleibt, worin genau die Aufgabe des Begleitenden besteht. Für den Hilfeprozess ist es bedeutend, dass er nicht automatisch abläuft, sondern „in die Wege geleitet werden muss" und zwar immer wieder und an verschiedenen Stellen. Dieses „in die Wege leiten" ist für die Sozialarbeiterin mit viel Mühe und großer Kraftanstrengung verbunden (00:40:21-1). Auch die Orte, die für die behinderte Klientin relevante Hilfeorte sein könnten, sind unklar und müssen erst gefunden werden.

> „Hier in meine Fall bei diese junge Frau ich BRAUCH es irgendwo dass ich sie hinschicke. Das kann nicht sein dass vierundzwanzig nur Mutter oder Vater um das Kind kümmern. Es muss eine Einrichtung TAGESeinrichtung geben, MUSS es" (Lemberg 00:09:19-1)

So entsteht ein Bild, in dem die Sozialarbeiterin erst einmal Stellen suchen muss, quasi selbst eine Neuorientierung in der Hilfelandschaft benötigt, um danach die Klientin „hinschicken" zu können.

Aus dieser Verbindung von Bewegung und Gesundheit ist es umgekehrt auch einleuchtend, dass eine erzwungene Bewegungslosigkeit und Orientierungslosigkeit psychisch krank machen kann. Herr Kirschning schildert die Situation von Flüchtlingen aus schwarzafrikanischen Ländern als „perspektivloses ähm (.) Rumsitzen für die meisten", weil sich schlechtere Perspektiven für einen Aufenthaltstitel haben und „weil da eben keiner weiß: wo geht es hin, wie kommen sie lang?" (Kirschning 140-147). In der Folge dieser Bewegungslosigkeit, diesem „Herumdümpeln" kann es passieren, dass manche Klienten ihren Lebensweg nicht mehr fortsetzen können, dass sie „wirklich nach der langen Zeit zusammenbrechen und dann einfach DESWEGEN so, ich sage mal, aus der Bahn schlagen, dass sie dann eher in Aggression, Gewalt, Drogenmissbrauch irgendwie abdriften" (Kirschning 00:41:23-4). Auch wenn ein Klient „in irgendeine Sucht abgleitet" (Homfeldt 01:00:47-1), gerät er in eine falsche, weil unkontrollierte Bewegung hinein. Mit dieser ist assoziativ ein Straucheln, Fallen, das Verlieren des Gleichgewichts verbunden, ein Bild, das häufig mit psychischen Krankheiten verbunden wird. Auch

Frau Afarid spricht davon, dass ein Klient den „Halt verloren" hat (00:52:11-1) und Herr Thomas bezeichnet psychisch kranke Klientinnen und Klienten als „instabil" (00:20:17-3 bis 00:22:13-8).

6.2.9. Behinderte und Kranke brauchen Zugang

Mobilität spielt auch für behinderte Klientinnen und Klienten eine große Rolle. Allerdings geht es hier um eine anders geartete Form der Bewegung. Während Frau Afarid ihre Interventionen der Aktivierung auf die erkrankten Klientinnen und Klienten selbst richtet, geht es bei Menschen mit Behinderung darum, ihnen gangbare Wege zu eröffnen. Bei Frau Schneider stellen die Betroffenen selbst die Frage: „Wie werd ich mobil?" (00:21:02-7), sie haben selbst einen Drang nach Bewegung, Eigenaktivität und Mobilität, der jedoch von ihrer Umgebung ausgebremst wird.

> „es is einfach ein akutes Problem da, weil es Winter es sind es liegt Schnee ähm die Leute haben Termine können sich einfach nicht vorwärtsbewegen, weil sie eben Krücken haben weil die Straßen zur U-Bahn vereist sind" (Schneider 00:18:55-3).

Der Zugang zur medizinischen Versorgung muss für diese Klientel wörtlich wie metaphorisch hergestellt werden. Zum einen müssen sie natürlich tatsächlich zu entsprechenden Einrichtungen gelangen und diese erreichen können. Zum anderen aber ist ihnen der Zugang rechtlich gesehen durch das Asylbewerberleistungsgesetz versperrt. Durch die darin festgehaltene Reduzierung des Rechts auf Gesundheit, das sich in der Notfallversorgung und der Behandlung bei akuten Schmerzen erschöpft, sind Untersuchungen, Medikamente, präventive Maßnahmen und Hilfsmittel auch für behinderte Flüchtlinge erstmal nicht zugänglich. Der „Zugang zur medizinischen Versorgung" muss erst einmal „hergestellt" werden (Schneider 00:20:19-4) und kranke Klientinnen und Klienten müssen auf „Umwegen" zu einem Facharzt gebracht werden (Kirschning 01:47:39-4). Es gibt hier eine „riesen Hemmschwelle", nicht *nur* aber besonders *für* die Gruppe der kranken und behinderten Flüchtlinge, weil die Fahrtkosten nicht übernommen werden (Kirschning 02:09:06-8), gleichzeitig die Wege zu den besonderen, geeigneten Orten sehr lang sind. Hier soll noch einmal an die „Tagesreise" erinnert werden, die Flüchtlinge machen müssen, wenn sie eine Behandlung bei einem spezialisierten Facharzt erhalten möchten. Herr Kirschning erzählt etwas detaillierter von den Problemen eines Flüchtlings mit einer Beinprothese, der eine Zeitlang im Wohnheim untergebracht war.

> „Das, was äh halt so eher ist, ist dann vielleicht dann tatsächlich mal, wenn irgendwie jemand ein Bein verloren hat aufgrund von irgendeiner Kriegssituation, ähm dass da Prothesen irgendwie sind. Sowas ist dann schon eher und da ähm gibt es aber auch dann die Bestrebungen nicht, da irgendwie die Wohnform zu wechseln, weil man sagt: ‚Naja, auch mit einer Prothese kann man hier im Haus hin- und hergehen und auch die Gänge machen', und da waren/ hatten wir hier einen, da hat man immer damit argumentiert/ Also der hatte eine Beinprothese und eine Armprothese und da hat man immer mit argumentiert: ‚Naja, bei Ihnen ist es doch super, da hat er sogar die Bushaltestelle direkt vor der Tür und er wohnt im Erdgeschoss. Die Männertoilette ist im Erdgeschoss, er selber wohnt im Erdgeschoss und er hat DIREKT zwei Meter vorm Haus eine Bushaltestelle, um dann halt auch Sachen ähm, weitere Distanzen, Strecken zurücklegen zu können, ohne dass er die jetzt lange laufen muss.' (.) Dass der ja aber trotzdem kein Geld hatte, um sich den Bus leisten zu können auf Dauer und dann trotzdem mit dem Fahrrad gefahren ist, was halt mit so einer Beinprothese unglaublich schwierig ist, (4) da war dann der Blick nicht weit genug. (.) Da war da nur die Aussage: ‚Naja, wir könnten ihn noch in ein anderes Heim packen, aber da ist WALD. Und da muss er erstmal eine Stunde laufen, bevor er zu irgendeiner Bushaltestelle kommt.' Wo man dann auch sagen kann: Okay, naja gut, dann hat er hier vielleicht tatsächlich noch mehr Glück gehabt." (Kirschning 02:06:52-3)

An diesem Beispiel ist gut erkennbar wie sich metaphorischer und wörtlicher Sinn überschneiden. Auf den ersten Blick wird vor allem hervorgehoben, dass der Klient sich zwar eingeschränkt, aber selbstständig bewegen kann und damit seinen Verpflichtungen „Gänge zu machen" nachkommen kann. Der Blick richtet sich lediglich auf die Entfernungen, die zur Toilette, zur Bushaltestelle, zum Zimmer zurückzulegen sind, die Situation „Wohnheim" wird aus dieser Sichtweise heraus mit der Lage des Wohnheims als positiv dargestellt. Gleichzeitig ist „man" jedoch blind gegenüber der Tatsache, dass der Klient wegen der Kosten nur einen eingeschränkten Zugang zu den öffentlichen Verkehrsmitteln hat und deshalb auf das

Transportmittel „Fahrrad" zurückgreift, das Herr Kirschning als unangemessen einstuft. Mit dem Verweis auf die „günstige Lage" werden Bemühungen, einen Hilfeprozess für diesen Klienten einzuleiten, vom Sozialamt direkt beendet. In einem anderen Fall führt die fehlende Unterstützung des Gesundheitsamtes dazu, dass sich die Sozialarbeitenden „Lösungen und Wege ausdenken" und einen „riesen komplizierten Weg gehen" müssen, um die medizinische Versorgung zu gewährleisten. Frau Homfeldt spricht von einer „ganz schönen Prozedur", die nötig war, um einen traumatisierten, suizidgefährdeten Klienten in einem entsprechenden Behandlungszentrum unterzukriegen (00:59:53-3). Das verweist wie auch schon die Begleitung auf das prinzipiell Prozesshafte von Hilfe.

6.2.10. Hilfe ist ein ablaufender Prozess

Hilfe im Allgemeinen wird von den Sozialarbeitenden als ein Prozess (vom lat. procedere: voranschreiten) beschrieben, der einem bestimmten Ablaufschema folgt und auch in einem Zeitrahmen bleibt. Inhaltlich brauchen Flüchtlinge die Hilfe von Sozialarbeitenden, wenn etwas „schief läuft" (Homfeldt 00:02:54-9), damit sie wieder „auf den Weg gebracht werden" (Nezami 00:44:24-6) und die Sozialarbeitenden „schauen, wie es weiter-äh-geht (Nezami 00:19:36-6). So nimmt die Hilfe also einen „Verlauf", der in einer „Verlaufsdokumentation" festgehalten wird, sodass die Sozialarbeitenden „auch so ein bisschen einen Verlauf und Übersicht, was passiert", haben (Nezami 00:47:04-5). Hier wird auch berücksichtigt, welche Problem- oder Hilfeprozesse der aktuellen Situation vorausgegangen sind, weshalb Frau Nezami fragt: „Wie ist das alles abgelaufen?", um sich in den Prozess „reinzufinden" (00:45:16-9). Frau Schneider erzählt, dass es ihr Spaß macht „so'n Prozess mit Leuten durchzugehen, so sie zu begleiten" (01:31:38-8) und Frau Afarid nennt in einer Situationsschilderung zu Abschiebung den Prozess der Aktenführung gleichsam als Pars pro toto für den Gesamtprozess der Begleitung eines Klienten.

> „solche äh Prozess das wir m=machen, folgt EINE EINE Beispiel hab ich genannt; das i:s erstmal lange Prozess dass wir eine Akt- zu Ende bis Ende machen" (Afarid 00:10:55-8)

6.2 Soziale Arbeit (ist) bewegt

Obwohl bei dem Hilfeprozess viele Einzelschritte zu machen sind, es manchmal viel „Hin und Her" gibt, auch Umwege gegangen werden und andere Prozesse nebenherlaufen, gibt es doch ein eindeutiges Ablaufschema mit einem Anfang, aufeinander folgenden Einzelschritten, einer Richtung und einem Ziel. Dieses Ablaufschema ist sowohl räumlich als auch zeitlich zu verstehen und kann gleichzeitig verschiedene Bewegungselemente enthalten. Im „allgemeinen Arbeitsablauf" (Schneider 0:05:19-4) gibt es einen „Vorlauf" (Eggert), der manchmal in einem „Vorfeld" (Schneider) stattfindet.

Sozialarbeitende „gehen von etwas aus" (Eggert), denn sie „wissen, worum es geht" (Afarid). Die nun folgende Bewegung ist aber eher verhalten und kleinschrittig, die Wegstrecke muss „Schritt für Schritt" zurückgelegt werden (Afarid 01:17:50-9; 01:22:32-9, Schneider 00:05:35-6). Dieses vorsichtige schrittweise Vorankommen ist von intensiver Kommunikation begleitet, denn „die brauchen es etwas. (2) !JEDE! SCHRITT und TRITT reden mit wir mit- miteinander" (Afarid 00:29:07-7), sodass die Begleitung als eng und intensiv konzipiert ist. Im Gegensatz zu diesem vorsichtigen, bewussten Vorantasten von professionell arbeitenden Sozialarbeitenden, bewegt sich der „Gutmensch" als Gegenkonstruktion eher schnell und planlos.

> „der Gutmensch geht einfach los. Bis er sich irgendwann die Birne anstößt. aber (.) ODER es geht gut" (Eggert 01:46:21-8)

Auch sind „erfahrene" Kollegen „bewandert in diesen Dingen" (Eggert 00:54:18-7), kennen also bereits die Landschaft mit den enthaltenen Orten und Wegen, während jüngere Kolleginnen „ungestüm drauflos laufen" und „streckenweise noch andere Ansichten haben" (Eggert 02:04:22-1). Auch Frau Frenzel als langjährig Engagierte im Sozialen Bereich grenzt sich von einer unkontrollierten, ungerichteten Bewegung ab, wenn sie sagt, „es ist nicht so, dass die/ (4) dass/ dass ich jetzt also nur hoppe und springe" (01:56:09-5).

Hilfe ist also ein Weg, auf dem sich sowohl Klientinnen und Klienten als auch die Sozialarbeitenden fortbewegen müssen, wobei die Fortbewegung gemeinsam, orientiert und zielgerichtet verlaufen soll. Hier wird auch nochmal der zentrale Unterschied zur Maschinenmetaphorik sichtbar: in der Gerichtetheit der Bewegung, die einen Anfang und ein Ziel hat und dazwischen eine Wegstrecke, die in einer logischen Abfolge von unterschiedlichen Bewegungen innerhalb eines bestimmten Zeitrahmens zurückgelegt wird. Im Vordergrund steht hier also nicht die Wiederholung der maschinellen Bewegung, sondern Entfernung, aber auch Veränderung und Entwicklung. So kann Frau Schneider auch davon sprechen, dass ein Projekt „in den Kinderschuhen steckt" und erstmal „schleppend läuft" (Schneider). Die Art der Bewegung und das Erreichen des Ziels sind aber auch evaluative Größen. So kann ein Prozess „gut laufen" (Schneider) oder „gut gehen" (Eggert), am Ende kann entweder etwas Gutes und Wichtiges „dabei herauskommen" oder eben nicht, was dann zu Beschwerden führt.

> „und im NACHgang stehen dann natürlich entweder die alten Bewohner oder der neue sofort auf der Matte und sagen das GEHT überhaupt nicht. sodass wir dann im NACHgang als Sozialarbeiter Lösungen zu finden mit denen die Leute irgendwie LEBEN können" (Eggert 00:15:21-2)

Die zeitliche Struktur des Hilfeprozesses ist immer auch durch das Asylverfahren determiniert, denn es ist ja ein Unterschied, ob sich Klienten „am Anfang" des „Verfahrens" befinden oder „mit ner Duldung rumlaufen" und in der Regel endet der Hilfeprozess wenn die Klientinnen und Klienten einen Aufenthalt bekommen, abgeschoben werden oder freiwillig zurückkehren. Um den Hilfeprozess in der dazwischenliegenden Zeit im Wohnheim am Laufen zu halten, sind „weiterführende Kostenübernahmen" oder „fortführende Mittel" nötig, deren Beantragung für Herrn Eggert auch dementsprechend Priorität hat (00:28:11-2).

Auch Frau Lemberg hat eine Vorstellung von Prozessen als eine Wegstreck, die zurückgelegt werden muss. Sie möchte „In Arbeit viel BESSER weiterkommen bei der Flüchtlingsarbeit" (Lemberg 00:38:38-0) und überlegt in Bezug auf eine behinderte Klientin:

> „Wie kann man die Stelle dazu zwingen dass sie Kosten übernehmen? Wie dass dieser Mensch äh (.) FRÜHER diagnostiziert wird dann kann man auch entsp- äh=schneller viel WEITER kommen zu helfen." (Lemberg 00:49:08-1)

Auch für sie ist der Zeitaspekt ist also entscheidend für das Vorankommen auf der Strecke. Interessant ist, dass sie die einzige der Befragten ist, die auch ein übergeordnetes Ziel der Hilfe nennt, während die anderen an dieser Stelle lediglich Einzelerfolge nennen, die metaphorisch als „Bekommen" in die Versorgung gehören. Frau Lemberg hingegen findet es schwierig, „bei den Menschenrechten anzukommen" (00:08:44-3), womit sie ein allgemeines Ziel formuliert, das sie im gleichen Atemzug besonders bei Klientinnen und Klienten mit Behinderung als schwer erreichbar charakterisiert. Der Weg dorthin wird als sehr mühsam von ihr beschrieben, wenn sie vor ihren Füßen viele Steine hat, die sie aufheben muss (00:11:40-9). Auch Herr Kirschning sieht eher die prinzipielle Erfolglosigkeit seiner Arbeit, wenn „man den ganzen Tag hier sitzt", „viel macht, ohne eigentlich was zu bewegen" und „im Prinzip nicht viel erreicht" (00:06:37-6). Frau Homfeldt verbindet die Erfolglosigkeit ihrer Arbeit mit bestimmten Bereichen, wenn sie sagt: „ich kann manchmal an bestimmten Stellen auch einfach gar nichts erreichen ja." (00:42:08-1).

6.2.11. Zusammenfassung: Begleitende Hilfe als aktiver Prozess

Die Metaphorik der Bewegung für die Soziale Arbeit ist ziemlich komplex, weil sie als Gesamt ein Doppelgänger ist und noch dazu eine räumliche und eine zeitliche Komponente beinhaltet. Sie greift einerseits die spezifische Situation der Klientel Flüchtlinge auf, die sich während der Monate und Jahre des Asylverfahrens zu bestimmten Zeiten an vorgegebenen Orten einfinden müssen und so nicht nur metaphorisch das Verfahren durchlaufen, sondern auch im wörtlichen Sinn viel mit Behördengängen unterwegs sind. Für diese Gänge, die auch das Sozialamt, das Gesundheitsamt, das Jugendamt, Arztbesuche und Krankenhaustermine beinhalten, benötigen sie Orientierung und manchmal auch einen „Anschub". Die Klientinnen und Klienten wechseln in dieser Situation zwar häufig den Ort, sie tun dies aber aus einer Verpflichtung heraus, nicht aus einem intrinsischen Antrieb, weshalb sie in den Erzählungen der Sozialarbeitenden häufig zu unbelebten Objekten geraten, die hin- und hergeschickt und vermittelt werden. Sie unterliegen einer Bewegung, die zwar aktiv durchgeführt wird, jedoch fremdgesteuert ist. Eine

Nähe zur Maschinenmetaphorik, in der die Sozialarbeitenden die Steuerung übernehmen und im Dienst des größeren Systems stehen, ist hier gegeben.

Die „eigentliche" Soziale Arbeit wird davon abweichend als ein Prozess gesehen, der ein Ziel hat, das Klientinnen und Klienten gemeinsam mit den Sozialarbeitenden verfolgen. Sie durchlaufen zusammen eine Situation, müssen manchmal auch Umwege in Kauf nehmen, haben aber ein gemeinsames Ziel. Die Sozialarbeitenden können den Gesamtverlauf des Weges besser überschauen und können daher Orientierung geben, jedoch bleibt es bei den Klientinnen und Klienten, die Schritte zu dem anvisierten Ziel selbst zu tun. Der Weg der Hilfe wird als mühsam, anstrengend und hindernisreich imaginiert, er wird aber durch das gemeinsame Gehen bewältigbar und hat dadurch einen stark kooperativen Aspekt. Es gibt hier starke Überschneidungen mit der Metaphorik des Sehens (Übersicht und Orientierung) und der Metaphorik der Last (Unterstützung) wie in den folgenden Kapiteln zu sehen ist.

Mit der Metaphorik der Bewegung wird auch Krankheit und Behinderung beschreibbar und kann in Bezug zur sozialen und psychischen Situation von Flüchtlingen gesetzt werden. So werden die Zusammenhänge zwischen Gesundheit und Aufenthalt aus Kapitel 4.3.3 bildlich verstehbar, denn einerseits wird Krankheit als Bewegungslosigkeit beschrieben, wodurch Soziale Arbeit als „Begleitung" nicht helfen kann. Andererseits wird die soziale Situation im Wohnheim als eine Situation erzwungenen Wartens, also äußerer wie innerer Bewegungslosigkeit, erzählt, die auf Dauer krank macht.

Die Positionierung der Sozialarbeitenden ist in der Begleitmetaphorik sehr flexibel. Sie sind einerseits die Bewanderten, die Erfahrenen, sie haben ein Wissen über Wege, Ziele, Orte und Richtung haben, das den Klientinnen und Klienten fehlt. Gleichzeitig verorten sie sich als Begleiter aber an der Seite der Klientel, sie verhalten sich reaktiv und können aus dieser Position heraus auch die Perspektive der Klientel übernehmen. Als Begleiter ist es möglich, nah zu sein und trotzdem einen Abstand zu halten, die Begleiter können sowohl einen Blick zurück als auch einen Blick voraus werfen.

Dass sich in dieser Metaphorik Orientieren, Begleiten und Schicken zu einem Gesamtbild vereinen, deutet auf eine Paradoxie sozialarbeiterischen Handelns in der Flüchtlingsarbeit hin. In einer Situation, in der die Bewegung und Aktivitäten der Klientel maßgeblich von den Anforderungen des Asylverfahrens bestimmt sind und gleichzeitig Bereiche für lebenslauforientierte Eigenaktivitäten systematisch verschlossen sind, kann die Vorstellung von Sozialer Arbeit als Begleitung nur bedingt umgesetzt werden. So findet bei der Umsetzung von Begleitung in die Praxis eine faktische Verkürzung der Handlung statt, wenn die Sozialarbeitenden sich selbst nicht mehr mitbewegen, sondern beim Orientieren und Schicken ihren Standpunkt beibehalten. Eine Perspektivübernahme für die Klientel wird von diesem Standpunkt aus schwierig oder sogar unmöglich und die Soziale Arbeit gerät in die Gefahr, sich mehr in den Dienst der Behörden als in den Dienst der Klientinnen und Klienten zu stellen. Hilfe für bewegungslose, weil kranke oder behinderte Klientinnen und Klienten, ist mit einem reinen Begleitkonzept nicht möglich. Dass die Sozialarbeitenden trotzdem stark an dem Prozesshaften der Hilfe festhalten mag mit dem zeitlichen Aspekt zusammenhängen. Die Arbeit im Wohnheim unterscheidet sich in dieser Hinsicht deutlich von einer Beratungstätigkeit, die die Befragten als wenige zeitlich begrenzte Kontakte definieren.

6.3. Soziale Arbeit unterstützt und belastet

Die Begleitung von Flüchtlingen ist regelmäßig verknüpft mit der Unterstützung der Klientel durch die Sozialarbeitenden. Grundlage ist die Annahme, dass Probleme „schwer" sind, also ein hohes Gewicht haben und damit die Klientinnen und Klienten „belasten". Die Metaphorik bedient sich des Oben-Unten-Schemas, wobei oben als leicht und gut, unten als schwer und schlecht bewertet wird. Damit ist sie stark normativ und lässt Aussagen zu, was als erwünscht und unerwünscht gilt.

6.3.1. Flüchtlinge leben in einer unerträglichen Belastungssituation

Flüchtlinge sind eine Klientel, das in mehrfacher Weise schwer belastet ist, denn sie leben in einer Situation, die stark von Dritten geprägt und mitstrukturiert ist. Die Behörden machen es sich selbst leicht (Lemberg 00:41:55-6) und gleichzeitig machen sie es den Flüchtlingen „richtig schwer" (Homfeldt 00:04:46-8), wenn sie zum Beispiel Druck auf sie ausüben. Herr Kirschning erzählt von einem Klienten, der sich nicht daran gewöhnen kann, „dass er so unglaublich viel Papier mit sich rumschleppen muss" (01:28:51-9). Das Gewicht des Papiers macht die deutsche Bürokratie für den Asylbewerber hier zu einer wirklich körperlich spürbaren Belastung. Die Belastung ist aber auch eine psychische, die Herr Kirschning als systemisch gewollt darstellt.

> „Also das da wirklich auch gewollt ist/ ich meine, das war ja immer, zumindest war mein Eindruck, immer schon das Ziel vom Asylsystem, gerade die geduldeten Leute, die man selber nicht abschieben kann, quasi psychisch so unter Druck zu setzen und im Prinzip so zu zerbrechen, dass sie freiwillig gehen wollen (.) [...] da ist einfach wirklich dieser/ dieser emotionale Druck, den man aufbauen möchte so das Ziel und ähm was man den Leuten damit antut, interessiert im Prinzip niemanden, (.) was man dem Heimpersonal damit antut, interessiert niemanden und auch, was man allen anderen BEWOHNERN damit antut, interessiert niemanden, weil letztlich das hier IMMER halt auf das gesamte System sich niederschlägt" (Kirschning 00:43:59-6)

Der Druck, der aufgebaut wird, ist so hoch, dass er zu einer existenziellen Bedrohung wird und die Flüchtlinge Gefahr laufen, darunter zerquetscht zu werden. Herr Kirschning erwähnt einen Fall, der unter den Frustrationen, die sich über die Jahre aufgebaut hatten, „zusammengebrochen" ist (00:39:34-6). Diese Frustrationen werden einerseits über die bürokratischen Hürden und Rückschläge aufgebaut, andererseits aber auch durch die Lebensbedingungen im Wohnheim, die von den Befragten als „belastend", „untragbar" oder „unerträglich" dargestellt werden. Frau Nezami berichtet davon, dass viele Bewohner von der Enge und den Einschränkungen „belastet" sind (00:33:53-0), dass alleinstehende Flüchtlinge die fehlende Privatsphäre in den Mehrbettzimmern „nicht ertragen" können (00:20:59-3) oder dass eine sechsköpfige Familie mit einem behinderten Kind

6.3 Soziale Arbeit unterstützt und belastet

unter den Lebensbedingungen im Wohnheim leidet (00:32:32-2). Herr Eggert erzählt von „untragbaren Zuständen" bei der Notunterbringung in Turnhallen (01:11:06-3) und versucht, den Flüchtlingen ihren Aufenthalt im Wohnheim „erträglicher zu gestalten" (00:17:56-6). Dazu organisiert er Angebote wie Ausflüge, die den Bewohnerinnen und Bewohnern den „Alltag erleichtern" sollen (00:19:23-7).

Neben diesen schwer erträglichen Lebensbedingungen, die von außen an Flüchtlinge herangetragen werden, sind sie selbst auch belastet. Diese Belastung wird als schwere Last konzipiert, die Flüchtlinge mit sich herumtragen oder aber auch abstellen können.

> „man MUSS es einfach so sehen, (2) <<etwas leiser> äh wir reden jetzt nicht von AUSländern. Es SIND Menschen in EXTREMsituationen. So. Zum TEIL Menschen die ganz viel in ihrem Rucksack drinne haben und SCHLIMME Sachen.>" (Eggert 01:34:47-3)

Es geht hier um emotionale Belastungen, die auch mit Erkrankungen in Verbindung gebracht werden.

> „DANN die sind ALLE krank. ALLE, (1) ((spricht lauter)) die:se LAST [hm] die bis HIERHER mit sich äh was man sagt getragen haben; müssen die diese Last erstmal auf den BODEN stellen." (Afarid 00:50:02-2)

Die Verbindung von Krankheit und Last wird an späterer Stelle in diesem Kapitel noch spezifiziert. Zuvor jedoch soll es um eine andere Verbindung gehen, nämlich um den Auftrag, den die Sozialarbeitenden für sich sehen, wenn Probleme als Last oder Belastung konzipiert werden. Wenn als Ziel formuliert wird, dass die Situation der Klientinnen und Klienten „leichter" werden soll, dann ist die adäquate Form der Hilfe die Unterstützung.

6.3.2. Sozialarbeitende unterstützen

Besonders Frau Nezami hat ein stark ausgeprägtes Unterstützungskonzept

> „bei vielen Bewohnern haben wir das Problem, dass sie schnell (.) eigene Wohnung haben möchten, weil sie hier auf Dauer ähm (.) immer mehr eingeengter sich fühlen oder eingeschränkter sind und das ähm belastet sie stark und/ und das kann man auch total verstehen. Wir können aber bei der Wohnungssuche eben ähm (..) ja (..)/ Wir unterstützen da auch" (Nezami 00:33:53-0)

Flüchtlinge erhalten Unterstützung bei der Wohnungssuche, beim Einlegen von Widersprüchen oder einfach dabei, „dass sie das erhalten, was sie/ was denen zusteht" (Nezami 00:02:52-5). Manche Bewohnerinnen und Bewohner brauchen eine „intensivere Unterstützung" (Nezami 00:19:36-6). Dafür werden oft Dritte hinzugezogen wie zum Beispiel Ehrenamtliche, Beratungsstellen, Psychologen oder Fachärzte. Intensivere Unterstützung heißt auch, dass die Sozialarbeitenden die Unterstützungsbedürftigen erstmal „auf den richtigen Weg bringen" (Nezami 00:44:24-6) und dass sie auch längerfristig begleitet werden.

> „Und bei einigen Bewohnern ist das eben ähm (..) einfacher, bei den anderen ist es eben schwieriger, wo wir dann eben auch äh intensivere Unterstützung dann versuchen für sie zu organisieren, dass wir dann eben denen Fachärzte suchen oder ähm einfach schöne Beratungsstellen wir denen vermitteln. Und da dann hinterher bleiben und immer noch mal schauen, wie es weiter-äh-geht ne." (Nezami 00:19:36-6)

Die Last-Metaphorik hat wie im vorausgegangenen Kapitel angedeutet, einen recht engen Bezug zur Weg-Metaphorik. Das ist einleuchtend. Wenn Klientinnen und Klienten Menschen sind, die sich schwertun, ihrem Lebensweg zu folgen, weil sie eine schwere Last oder viel Gepäck, wie den von Herrn Eggert erwähnten Rucksack, zu tragen haben, dann erleichtert es natürlich ihr Vorankommen, wenn sie nicht nur begleitet, sondern dabei auch gestützt werden.

Das Spezifikum der Sozialen Art liegt nun darin, dass den Klientinnen und Klienten ihre Last oder Belastung nicht gänzlich abgenommen wird. Herr Thomas expliziert das auch, wenn er sagt: „ich möchte nicht alles auf meine Schultern nehmen. Ich sage ‚wir machen zusammen'" (Thomas 00:07:52-3). Dahinter steht bei

Herrn Thomas ein ressourcenorientiertes Bild der Klientel, das auch zu einem spezifischen Hilfeansatz führt, der auch schon in der Wegmetaphorik Berücksichtigung gefunden hat.

> „Innerlich ist so ähähäh. Ich sehe so. Ich habe das gemacht und habe geschafft und diejenigen zum Beispiel eine Flüchtlinge die aus Afghanistan gekommen ist, hat so verschiedene Grenzen überquert hat so viel Energie. Er kann das auch das schaffen. Sollte nur sein Hand nehmen, aber ist nicht sein Hand, wie heißt, sein Last zu tragen. Nur sein Hand nehmen. Er wird das schaffen. Das ist mein Motto" (Thomas 00:45:54-6)

Auch Herr Eggert sieht deutliche Grenzen der Unterstützung. Er spricht davon, dass manche Probleme wie zum Beispiel fehlende Kostenübernahmen, auch mal „mitgetragen" werden, grenzt aber die Strecke „bis zu einem gewissen Punkt" ein (01:16:56-3).

Grenzen der Unterstützung gibt es auch durch die Kraftreserven, die den Sozialarbeitenden selbst zur Verfügung stehen. Während Frau Frenzel sich und den ehrenamtlichen Unterstützerkreis als unbeugsame, hoch belastbare Helden präsentiert, wenn sie wiederholt davon spricht, was sie alles „gestemmt" haben (00:20:13-2 bis 00:30:30-4) – das Bild von durchtrainierten Gewichthebern drängt sich auf – sind die Sozialarbeitenden zurückhaltender. Sie fokussieren eher die Anstrengungen und Mühen und Herr Eggert prophezeit einer engagierten Kollegin, die sehr „viel Kraft gelassen hat" sogar einen frühen Tod (02:01:44-1).

6.3.3. Soziale Arbeit ist selbst auch eine Belastung

Ist der Unterstützungsbedarf und der Druck auf der einen Seite zu hoch, die Kraftressourcen auf der anderen Seite aber knapp, so kann die Soziale Arbeit selbst eine Belastung werden. Alle Befragten im zweiten Erhebungszeitraum sprechen von „extremer Arbeitslast", die sie mit der Krisensituation der Notunterbringung, vor allem aber mit dem schlechten Personalschlüssel begründen. Gerade wenn Kolleginnen und Kollegen krank werden oder kündigen, führt die personelle Unterbesetzung nicht nur zu Überstunden sondern auch zu Handlungsohnmacht. Herr Kirschning fühlt sich in dieser Situation von den Leuten „überflutet" und bekommt dann auch noch „vom Arbeitgeber ähm on top auch irgendwann noch Aufgaben" (00:26:10-9). Es entsteht das Bild eines Ertrinkenden, dem statt einem Rettungsring noch mehr Ballast zugeworfen wird. So ist es nicht verwunderlich, dass er davon erzählt, wie kurz er davor war „alles hinzuschmeißen" (00:26:24-0) und sich damit von der Belastung zu befreien. Diese Situation macht Herr Kirschning aktenkundig durch „Überlastungsanzeigen.

> „Also es gab dann auch einen Punkt ähm, wo dann die eine Kollegin halt auch ausgefallen ist, wo ich hier alleine war, (.) wo ich auch ähm mehrere Überlastungsanzeigen auch an meinen Chef quasi geschrieben habe, weil ich gesagt habe ‚ich kann hier nicht mehr'." (Kirschning 00:25:48-8)

Prekär wird die Situation, wenn die Unterstützenden selbst nicht auf Ressourcen zugreifen können. Der Auftrag der Unterstützung wird einerseits als allumfassend, andererseits als eher diffus gesehen. Weil es an staatlicher Fürsorge für Flüchtlinge fehlt, „sind Sozialarbeiter da, die unterstützen da schon bei allem" (Kirschning 02:00:38-5). Diese Unterstützung ist also kompensatorisch gedacht, wobei gleichzeitig auch deutlich wird, dass auch dafür wiederum keine Ressourcen vorgesehen sind.

> „Und wenn man dann halt von seinem Chef irgendwie gesagt bekommt, ähm weiß ich nicht, "unterstützen Sie die Flüchtlinge, ABER (..) machen Sie das so, dass es nicht irgendwie zu Lasten von UNS geht", ist es halt schwierig." (Kirschning 00:45:30-8)

Herrn Kirschning fehlt hier sehr deutlich die Unterstützung des Arbeitgebers, um die er zwar „bettelt", die er aber trotzdem nicht bekommt. Das ist nicht nur enttäuschend, sondern entwertet auch die „Kraft", die Sozialarbeitende aufwenden, um „Unterstützung" leisten zu können.

> „also so letztes und vorletztes Jahr war ich wirklich hin/ dachte mir ‚eigentlich bin ich doch mit meiner Arbeitskraft hier völlig wertlos für meinen Arbeitgeber.'" (Kirschning 00:32:13-7)

Die Wertlosigkeit der Arbeit wird auch von anderen Außenstehenden transportiert, wenn sich etwa ehrenamtliche Helferinnen und Helfer von Flüchtlingen für deren Interessen instrumentalisieren lassen. Die Kritik an der Arbeit der

Sozialarbeitenden wird hier in der Form geübt, dass sie keine oder nicht genug Unterstützung geben würden. Dieser Vorwurf wiederum übt Druck aus und gerät damit zu einer weiteren Belastung. So empfindet es Herr Kirschning auch als „Entlastung" (00:17:33-9), als das ehrenamtliche Engagement in dem geschilderten Fall nachlässt. Gleichzeitig konzipiert er die Hilfeleistungen der Ehrenamtlichen nicht als Unterstützung, wenn er erzählt, dass die Familie „irgendwo hingeschleppt wurde" (ebd. 00:17:56-8). Durch das Schleppen wird verbildlicht, dass die Familie nicht in ihrer Eigenaktivität unterstützt wird, sondern die aktive Eigenbewegung für sie übernommen, sie selbst mitsamt ihren Lasten getragen werden.

Eine andere Art der Anstrengung erfordert die emotionale Belastung durch die Arbeit. „Schlechte" Gefühle wie Trauer oder Hoffnungslosigkeit und Probleme im Allgemeinen werden als Gewicht konzipiert, unter dem die Betroffenen leiden und die sich auch auf die Sozialarbeitenden überträgt.

> „wissen Sie, dass wir sind sehr NAH mit denen. wir LEIden miteinander, manchmal wenn die leiden, wenn die probLEME haben (.) äh wir LEIden darunter" (Afarid 00:04:12-9)

Frau Afarid spricht von „schlimmen Tagen", wenn es einen Selbstmord oder Mord gibt oder jemand „spurlos verschwindet", als Ereignisse, unter denen sie auch leidet (01:02:32-6). Herr Thomas empfindet Mitleid mit kranken oder behinderten Klientinnen oder Klienten als psychische Belastung (00:14:50-4). Aber auch die Klientinnen und Klienten selbst geben Belastungen und Druck weiter an die Sozialarbeitenden in Form von Beschimpfungen und Anschuldigungen. Manchmal haben sie eine hohe Erwartungshaltung, die Frau Homfeldt als „sehr erdrückend manchmal" (00:11:09-6) beschreibt, oder sie laden ihren Frust auf die Sozialarbeitenden ab (Homfeldt 02:23:14-7). Und Herr Eggert resümiert: „mit solchen Beschimpfungen muss man sehen bis WIE weit man die mitTRÄGT" (Eggert 01:27:26-5).

Aus vielen Textstellen geht hervor, dass die Befragten hier einen direkten Zusammenhang mit der Arbeit im Wohnheim sehen. Einerseits lernen sich Professionelle und Klientinnen und Klienten durch die häufigen Kontakte und die Langfristigkeit der Unterstützung gut kennen, man kommt sich nah. Andererseits gibt es dadurch, dass der Arbeitsort der Sozialarbeitenden mit dem Lebensort der Klientel zusammenfällt, auch eine strukturelle räumliche Nähe. Beides zusammen bedingt, dass die Distanz zwischen den beiden Gruppen eher gering ist und in der Interaktion dann auch Lasten bildlich weitergereicht werden können.

> „Also es gibt wirklich so viele belastende Momente, wo ich mir auch denke (pustet Luft aus) ‚ich will nach Hause'" (Kirschning 00:19:35-6)

Den Sozialarbeitenden fehlt es hier klar an Möglichkeiten der Entlastung oder Erleichterung, sie haben aber alle Vorstellungen davon, welche Möglichkeiten hilfreich wären. Neben einer personellen Entlastung durch einen besseren Personalschlüssel, der eine begleitende Hilfe statt punktuelle Unterstützung möglich machen würde, wird auch der Austausch als wichtig gesehen. Frau Schneider erzählt, dass Supervision sie „aufrecht hält" (01:33:39-6) und der Austausch im Team es ihr „erleichtert", Entscheidungen zu treffen (00:42:53-5). Herr Kirschning kann in der Supervision Dinge „loswerden", die ihn „bedrücken" (01:08:46-2). Gerade emotionale Belastungen werden als eine schlechte Speise konzipiert, die schwer im Magen liegt und dann in der Supervision oder im Austausch „ausgekotzt" werden kann (Kirschning, Homfeldt und Schneider).

Im Gesamt ergibt sich ein Bild einer Überlastung auf allen Seiten. Flüchtlinge tragen eine Menge unterschiedlicher Belastungen, für die sie wenig Unterstützung erhalten, sei es aufgrund fehlender kultureller, finanzieller und sozialer Ressourcen oder sei es aufgrund ihres systematischen Ausschlusses von staatlicher Unterstützung. Soziale Arbeit soll diese fehlende Hilfe kompensieren, indem sie selbst Unterstützung bietet. Hier kollidieren Vorstellungen von Klientinnen und Klienten, die gerne entlastet werden möchten und den Möglichkeiten der Sozialarbeitenden, die kaum mehr als ihre eigene Arbeitskraft zur Verfügung haben. Die unerträgliche Lebenssituation der Klientel wird dann zu einer nicht mehr tragbaren Arbeitslast für die Sozialarbeitenden. Besonders deutlich wird das, wenn Klientinnen und Klienten eine besonders schwere Last zu tragen haben wie etwa eine Krankheit oder eine Behinderung.

6.3.4. Krankheiten und Behinderung sind schwere Lasten

Werden in den Interviews Krankheiten spezifiziert, dann werden sie genauso wie Krankheitssymptome vergegenständlicht: jemand „hat" eine Depression, „hat" einen Schlaganfall, „bekommt diese Anfälle", „jemand mit einer Krankheit". Besonders deutlich wird die Ontologisierung, wenn Herr Kirschning davon spricht, dass Leute „eine Tuberkulose in sich tragen" (01:33:13-9), „Grunderkrankungen mitbringen" (01:34:36-1) oder man sich eine Erkrankung „einfängt" (01:38:42-3; 01:43:22-9). Frau Lemberg grenzt „Wahn" von anderen psychischen Belastungen ab, indem sie sagt: „Wahn hat/ es is andere Sache" (Lemberg 0:01:30-8). Die Vergegenständlichung von Krankheiten ist Voraussetzung dafür, dass sie die Form einer Substanz annehmen können, die messbar, teilbar, lokalisierbar und veränderbar (Schiefer 2006, S. 119ff), manchmal auch sichtbar ist (siehe Kapitel 6.4.4). Jemand kann eine „leichte Krankheit" oder eine „schwere Krankheit" oder „leichte" und „unterschiedlich starke" Epilepsie-Anfälle haben, wobei die Leichtigkeit für „gut" steht, während „schwer" eine größere Ausprägung oder schlechtere Heilungschancen bedeutet. Die Vergegenständlichung betont auch, dass eine Krankheit eine Entität ist, die vom Menschen getrennt ist. So ist es möglich, dass eine Klientin von Frau Nezami Epilepsie erst nach der Geburt ihres Kindes „bekommen hat" (Nezami 00:28:09-2).

Auch Behinderung wird oft vergegenständlicht mit den Wendungen „eine Behinderung haben" oder „Mensch mit einer Behinderung", wobei Lokalisierung und Intensität des Gegenstands Berücksichtigung finden. Neben der „normalen körperlichen Behinderung" gibt es auch „kleinere Behinderungen", eine „schwere körperliche Behinderung", es gibt eine „ganz, ganz schlimme Behinderung" oder eine „substanzielle Behinderung" und die Möglichkeit, Behinderungen zu verstecken (Thomas 00:26:55-9). Im Gegensatz zum Zielbereich Krankheit wird Behinderung auch personifiziert. Eine „schwere Behinderung geht nicht" (Eggert 00:46:44-4) oder hat die Einrichtung nicht „gehabt" (Thomas 00:29:49-8). Diese Formulierung lässt die Person, der eine Behinderung zugeordnet ist, verschwinden, was ein distanziertes, unpersönliches Reden über das Thema ermöglicht.

Wie aus den Zitaten deutlich wird, werden die Gegenstände „Krankheit" und „Behinderung" vor allem über ihr Gewicht konkretisiert. Dabei ist für die Soziale Arbeit das hohe Gewicht – also die Schwere – einer Krankheit oder Behinderung von besonderer Bedeutung. Am häufigsten wird über „schwer kranke" oder schwerst traumatisierte Flüchtlinge, „schwere Depression", „eine schwere Behinderung" oder „Schwerstbehinderung" gesprochen. So erzählt Frau Frenzel von einem Baby mit „schwerer Epilepsie" (02:06:51-7) und Frau Schneider beurteilt Hepatitis C als „besonders schwere Erkrankung" (01:42:46-6).

Die Schwere findet sich auch im metaphorischen Bild der „Last" wieder, wenn Frau Lemberg von „Krankheiten, das die Frau lange Jahre mitschleppt" (00:04:33-4) spricht. Besonders in Familien können Einzelne zu Symptomträgern von Krankheiten werden, die das ganze System Familie betreffen (Schneider 00:43:22-0; Homfeldt 01:10:10-1 bis 01:15:14-9). Frau Frenzel erzählt wie ein Flüchtling mit Diabetes unter seiner Krankheit „zusammenbricht".

> Und da hat es sich herausgestellt, dass der Diabetiker ist und auf der Flucht seine/ seine Medikamente verloren hat. Und der hatte sich über Tage nicht mehr gespritzt. Und deshalb ist der zusammengebrochen. Die wollten den nicht mitnehmen. Die wollten den nicht mit ins Krankenhaus/ Da/ Da gibts/ Da h/ wollten/ hat der Arzt uns belehren wollen: Nein ja, da gibt es ja DIABETOLOGEN. Da habe ich gesagt: "Sagen Sie mal, dieser Mann ist zusammengebrochen. Wir (lachend) können doch jetzt nicht erst noch einen/ einen/ einen Facharzt aufsuchen, dass der vielleicht mal die Medikamente irgendwann verschreibt." (Frenzel 02:17:09-4)

Das Krankheitsbild der Depression zeigt schon im Namen die Verbindung zwischen Schwere und Last. Das lateinische Verb „deprimere" bedeutet wörtlich „hinunterdrücken", „niederdrücken", sodass jemand folgerichtig „unter einer Depression leidet" (Lemberg 00:44:38-5). Es wird von Klientinnen und Klienten erzählt, die „psychisch belastet" sind (Eggert, Thomas) oder „psychischen Druck" haben und darunter leiden (Nezami 00:43:21-7). Das Raumschema von Oben-Unten wird auch gebraucht, wenn jemand „in eine tiefe Depression fällt" (Thomas 00:05:12-1).

Die Belastung durch Krankheiten oder Behinderung verbleibt aber nicht bei den Betroffenen. In einem Fallbeispiel über einen jungen Mann, der sich mit dem Wunsch nach einer eigenen Wohnung an Frau Afarid wendet, sieht Frau Afarid vor allem den Wunsch, der belastenden Familiensituation zu entkommen. Diese konstruiert sie aus der Depression des Vaters heraus, die dieser als Belastung an die Familie weitergibt:

> „Er is unsicher geworden, er is deprimiert geworden und macht DRUCK zu Hause auf die" (Afarid 00:23:25-7)

Frau Nezami berichtet von einer Familie mit einem behinderten Kind, die sehr unter den Wohnverhältnissen im Wohnheim leiden, wobei sie die Schwierigkeiten durch die Behinderung des Kindes verstärkt sieht.

> „Ähm ja wir haben eine Familie, die sind ähm sechsköpfig und da ist das Kind ähm schwerbehindert, äh (..) schwer geh- und geistig behindert. Also körperlich und geistig behindert. [...] Also die haben hier im Moment nur zwei Zimmer ähm und Gemeinschaftsduschen, Gemeinschaftsräume, das ist halt sehr schwierig mit so einem behindertes Kind hier zurecht zu kommen. Das ist ähm wirklich/ Die Familie leidet sehr da drunter" (Nezami 00:32:32-2)

Was sich in diesen beiden Zitaten andeutet, ist wiederum der wechselseitige Zusammenhang von Gesundheitsbeeinträchtigung und Lebenssituation, wie er in Kapitel 4.3.3 herausgearbeitet wurde. Besonders in der Belastungsmetaphorik wird deutlich, dass psychische Erkrankungen nicht nur eine Belastung darstellen, sondern durch die psychisch belastende Lebenssituation auch Krankheiten entstehen können. In dem Krankheitsbild der Posttraumatischen Belastungsstörung wird schon in der Bezeichnung deutlich, dass es sich um ein gesundheitliches Problem handelt, dessen Ursache in Belastungen oder auch „schweren Erlebnissen" gesehen wird. Zusätzlich werden Belastungen, die Erkrankungen oder eine Behinderung mit sich bringen, durch die Lebensverhältnisse im Wohnheim verstärkt und betreffen dann auch räumlich nahe Personen wie Zimmernachbarn.

> „Hier ist keine wenig Platz für private Atmosphäre. Wenn jemand mit Krankheit kommen und behindert kommen, das ist Belastung für andere Bewohner und das sorgt manchmal für Unruhen" (Thomas 00:11:08-3)

Aber auch für die Sozialarbeitenden sind Klientinnen und Klienten mit einer schweren Erkrankung oder einer Behinderung eine zusätzliche Belastung ihrer ohnehin schon belastenden Arbeit.

6.3.5. Klienten mit Behinderung brauchen Träger

Für Herrn Thomas sind Klientinnen und Klienten mit einer Behinderung eine Sonderbelastung in mehrfacher Hinsicht.

> „Das is Belastung für beide Personen, Belastung für beide Personen. In einer Seite is psychische Belastung für mich, denn ich habe Mitleid mit diese Menschen. Das psychische Belastung. Zweite Belastung is, ich bin nicht professionell darauf gebildet mit ein krank, ich bin kein Arzt. Ich bin kein Arzt und ich kann nicht äh passende Arzt finden. Und machmal, wenn man zum Arzt geht und diese Arzt nimmt das nicht so richtig wahr und das ein auch große Probleme, der kommt nochmal zu mir und sagt ‚diese Arzt hat mich nicht wahrgenommen'. Muss ich neue Arzt finden und solche Arbeit ist eine Belastung für mein Arbeit. Das is eine kommt eine Belastung und wenn dieser Mensch oder dieser Kranke keine () keine Weg sieht oder so dann ((räuspert sich)) nochmal is Belastung." (Thomas 00:15:34-5)

Woher kommt diese zusätzliche Belastung der Sozialarbeitenden? Wenn Behinderung und Erkrankungen als schwere Last konzeptualisiert werden, dann besteht Hilfe für diese Klientel logischerweise in Entlastung oder Erleichterung. Solch eine Erleichterung können Medikamente bringen, aber auch ein Schwerbehindertenausweis, da er auch mit finanziellen Vergünstigungen verbunden ist. Frau Homfeldt lässt einen epilepsiekranken Klienten sprechen, dessen Erkrankung erst nach einer langen Zeit in therapeutischer Behandlung „rausgefunden" wurde, und der jetzt medikamentös eingestellt ist und einen Schwerbehindertenausweis besitzt: „‚Jetzt ist auf einmal alles besser'", hat er gesagt (I: lacht) (..) ‚Jetzt ist alles gut', hat er gesagt. (I: lacht) Ja. (..) Naja." (Homfeldt 01:04:05-7). Und Frau Homfeldt konkretisiert es als „Erleichterung" für ihn, dass er nun umsonst Bus fahren kann (01:08:40-0). Bei Herrn Kirschning wird aber auch deutlich, dass die Unterstützung, die die Sozialarbeitenden im Wohnheim anbieten können, nicht unbedingt ausreichend ist.

6.3 Soziale Arbeit unterstützt und belastet

> „also ich finde tatsächlich, dafür sind wir auch von der/ äh von der Arbeit, die wir hier haben, einfach auch nicht qualifiziert genug, um/ um da Leute auch angemessen zu betreuen. Ich sage ja, Betreuer be/ äh bestellen, klar, da auch in den Verfahren unterstützen, alles. Tun wir auch, soweit wir es können, aber ähm das war es dann auch an so besonderer Betreuung" (Kirschning 02:02:56-3)

Weiter erzählt er, dass es nur mit „viel Kraft und Anstrengung" möglich war, für eine Familie mit einem Kind mit Down-Syndrom eine Familienhelferin zu bekommen. Erst als die Familie einen Aufenthaltstitel bekommt und aus dem Wohnheim ausziehen darf, erhält sie mehr Unterstützung und auch die Betreuung des Kindes in einem Integrationskindergarten kann „angeschoben" werden (Kirschning 02:03:10-8).

In anderen Fallbeispielen zu der Arbeit mit behinderten Klientinnen und Klienten fällt auf, dass das Tragen eine Rolle spielt und hier durchaus erstmal wörtlich verstanden werden muss. Herr Eggert berichtet über einen Klienten, der nach einem Krankenhausaufenthalt im Rollstuhl zurückgebracht wird und dann eben einmal – aber nur einmal – die Treppe hochgetragen wird.

> „Wenn die dann eben Tatsache mitm Krankenwagen und m Rollstuhl vor der TÜR stehen, dann muss der natürlich erstmal untergebracht werden. Und wenn der jetzt bei uns im Erdgeschoss wohnt, dann wird er eben einmal die Stufen hoch getragen und dann verlässt er das Erdgeschoss nicht mehr. Es GEHT ja dann irgendwo noch, aber es ist dann keine Dauerlösung. (Eggert 00:55:50-8)

In einem Fallbeispiel von Herrn Thomas geht es um einen alten Mann, dessen Gehwagen immer in den ersten Stock getragen werden musste (00:13:49-8). Und Frau Schneider sieht die Lösung in Unterkünften, die ja in der Regel nicht barrierefrei sind, darin, dass „alle mit anpacken, wobei, s is auch nicht wirklich ne Lösung wenn man Autonomie fördern will, sag ich mal, das is äh irgendwie ja funktionierts aber auch nicht richtig" (00:21:27-7).

Erst im Vergleich mit der Hilfe für „normale Klientinnen und Klienten" wird der metaphorische Gehalt dieser Beispiele deutlich. Deren Belastungen werden als „Rucksack" (Eggert) oder als „Last, die getragen werden muss" (Afarid, Thomas) beschrieben, sie können „auf den Boden gestellt werden" (Afarid 00:50:02-2) und die Träger können sich „in Ruhe [...] mit dem Inhalt von ihrem Rucksack beschäftigen" (Eggert 01:29:36-9). Wie bereits zitiert, betont Herr Thomas explizit, dass er es nicht als seine Aufgabe sieht, diese Last für die Klientinnen und Klienten zu tragen und alles auf seine Schultern zu nehmen. Aus Herrn Eggerts Perspektive können Probleme und Schwierigkeiten auch mal „bis zu einem gewissen Punkt mitgetragen" werden (01:16:56-3). Allerdings wird aus den dazu genannten Beispielen deutlich, dass es sich hier um Ausnahmesituationen handelt, die in der Regel vorübergehend und zeitlich eng begrenzt sein müssen. Bei schweren Erkrankungen oder Behinderungen ist auch für Herrn Eggert der Punkt erreicht, „wo wir sagen: ,wir könnens nicht mehr mittragen'" (01:00:17-8) und jemanden mit einer „schweren körperlichen Behinderung [...] würden wir nicht aufnehmen" (Eggert 00:46:48-6). Frau Lemberg präsentiert ihr Engagement als außerordentlich, wenn sie von einem früheren Klienten erzählt:

> „Früher ham w- hab ich auch einen blinden Mann gehabt, keine Einrichtung war bereit ihn aufnehmen. Ich hab gesagt: ‚MACH ich. Ich hab mit meiner Chefin gesprochen, ich hab gesagt: ‚Ich werde das übernehmen'." (Lemberg 00:10:33-4)

Im Gegensatz zu anderen Klientengruppen scheinen „schwer" kranke oder behinderte Flüchtlinge eine zusätzliche, große Last zu tragen, die eben nicht abgestellt werden kann, quasi dem Träger anhaftet oder sogar innewohnt. Gleichzeitig sind sie aus der Sicht der Sozialarbeitenden nicht in der Lage, diese Last selbst zu tragen, wodurch sie zu einer Belastung für Dritte werden. Kranke oder behinderte Klientinnen und Klienten werden damit nicht nur als passiv und hilfebedürftig sondern auch als „hilfeschwierig" dargestellt: Da Hilfe sich an dem Konzept der punktuellen Unterstützung orientiert (oder wie in Kapitel 6.2.6 am Konzept der Begleitung) und nicht am Konzept des „Mittragens" oder „Tragens für", gibt es für diese Gruppe keine Hilfe. Das „Tragen" wäre eine „Extra-Arbeit" (Thomas), die dauerhaft nicht „geleistet" werden kann, weil es zur „Überlastung" führt. Zusammenfassend kann formuliert werden, dass die „Belastung" durch behinderte oder „schwer" kranke Klientinnen und Klienten für den „Träger" nicht „tragbar" ist.

6.3 Soziale Arbeit unterstützt und belastet

Frau Lemberg betont mehrfach die Mühen, die sie gehabt hat, um eine schwer beeinträchtige junge Frau und deren Familie zu unterstützen. „Es hat viel !KRAFT! gekostet" (00:04:47-2), einen geeigneten Arzt für die Untersuchung zu finden, die Untersuchung im Krankenhaus konnte nur „mit großer Bemühung" (00:05:00-1) von ihrer Seite aus stattfinden und auch die Behördenangelegenheiten konnte sie nur „mühsam erledigen" (00:05:09-5 ; 00:15:46-6). Die Last dieses Falls metaphorisiert sie aber nicht in der Belastung, die von der Behinderung ausgeht, sondern durch die schweren Hindernisse, die ihr den Weg der Unterstützung versperren.

> „weil gerade die junge Frau, wirklich ich habs öFters, dann hab ich auch vor meine Füße nur einen Stein, den ich auch mit Schwierigkeiten aufheben konnte. Es war nicht so einfach." (Lemberg 00:11:40-9)

Als einzige präsentiert sie damit eine Perspektive, die eher an dem gesellschaftlichen als dem medizinischen Modell von Behinderung ausgerichtet ist. Die Pflege- und Betreuungsbedürftigkeit der jungen Frau ist für sie keine Last eines Individuums, die sie übernehmen soll, die Belastung ergibt sich für sie vielmehr aus den Schwierigkeiten, die Möglichkeiten des Hilfesystems auch für diese junge Frau und deren Familie zugänglich zu machen. Sie fokussiert in ihrer Erzählung die Barrieren, die ihr bei der Realisierung der Unterstützung in den Weg gelegt werden.

6.3.6. Deutschland als belastetes Aufnahmeland

Die Metaphorik der Belastung und Unterstützung hat für das Tätigkeitsfeld der Flüchtlingshilfe eine besondere Bedeutung, weil sich hier ein Diskurs abzeichnet, der die Darstellung der Thematik Flucht in den Medien dominiert. Deutschland als ein Land, in dem Flüchtlinge ankommen, wird aus der Innenperspektive als „Aufnahmeland" bezeichnet. In dem Wort selbst ist die Belastungsmetaphorik bereits angelegt. Behälter und Gefäße, die etwas aufnehmen, werden nicht nur voller, sondern auch schwerer. In der öffentlichen Diskussion und der medialen Darstellung überwiegt die Präsentation von Flüchtlingen als Belastung für das Aufnahmeland Deutschland. So „belasten" Asylklagen die Verwaltungsgerichte, Städte und Gemeinden kommen an ihre „Belastungsgrenzen" und Verwaltungen sind „überlastet" (Beispiele finden sich in Haller 2017). Damit das Land nicht an der „Überlastung zusammenbricht" oder einen „Kollaps erleidet", müssen Belastungsgrenzen festgelegt werden. Der nachstehende Zeitungsausschnitt illustriert die einseitige Verwendung der Belastungsmetaphorik:

> „Man kann es aber selbst dem Gutwilligsten kaum noch erklären, dass wir mit dem Kita-Ausbau kaum hinterherkommen, Schulen und Straßen nicht sanieren können, weil wir gezwungen sind, die Lasten zu tragen, die entstehen, wenn wir Menschen, die aus Krieg, Not und Unterdrückung zu uns gekommen sind, menschenwürdiges Wohnen ermöglichen wollen. [...] Wir sind darauf angewiesen, dass die menschenwürdige Aufnahme gelingt. Denn sogar in einer weltoffenen Stadt wie Duisburg stößt man an Grenzen bei der Bevölkerung." (Süddeutsche Zeitung vom 08.05.2015; zit. in Haller 2017, S. 51)

Die Leidtragenden sind aus dieser Perspektive nicht die Flüchtlinge, die unter menschenunwürdigen Bedingungen leben müssen, sondern die überlasteten „Träger", also Kommunen, Verwaltungen, Behörden und Ämter, insbesondere die „Leistungsträger" und Wohlfahrtsverbände als „Träger" von Wohnheimen. Dass auf dieser Seite auch gleichzeitig die Macht liegt und durchaus Herrschaft ausgeübt wird, fällt bei der Darstellung der Belastung in den Medien unter den Tisch. Herr Eggert sieht hier klarer, wenn er bezüglich des Bedarfs nach einem Einzelzimmer zusammenfasst:

> „das funktioniert aber NUR wenn das Amt das mitträgt. So lange wie das Amt das nicht mitträgt, kann der sich bei uns aufn KOPF stellen, er KRICHT kein Einzelzimmer." (Eggert 01:09:15-7)

Frau Schneider sieht das Belastungspotential der Zentralen Aufnahmestelle für Asylbewerber (ZAA) noch nicht ausgeschöpft, wenn sie überlegt, dass diese Stelle mehr Verantwortung für die Erfassung von schutzbedürftigen Asylsuchenden „übernehmen" könnte (01:03:21-1).

6.3.7. Zusammenfassung: Sozialarbeitende als belastete Unterstützer

In der Belastungsmetaphorik überlappen sich zwei Diskurse, die erstmal voneinander getrennt sind. Auf der einen Seite zeigt sich der Auftrag der Sozialen Arbeit als Unterstützung, die eng mit dem Konzept der Begleitung verbunden ist und als Alltagstheorie von Hilfe eine breite Resonanz erfährt. Diejenigen, die unterstützt werden müssen, sind Träger einer schweren Belastung, die sie nicht selbst stemmen können und deshalb Unterstützung erfahren. Die Klientel erscheint aus dieser Sicht als zwar geschwächtes, aber nicht völlig kraftloses Opfer. Unterstützung aus der Sicht der Entlasteten bedeutet aber auch immer, einen Teil des Gewichts der fremden Last zu übernehmen und sich damit selbst zu belasten. Diese Selbst-Belastung ist erstmal freiwillig, sie kann den Träger aber auch an die Grenzen seiner Kräfte bringen, da er zwar als stark imaginiert wird, aber nicht mit Superkräften ausgestattet ist. So ist in der Metaphorik der Unterstützung immer auch schon das Risiko der eigenen Be- und Überlastung und damit eine Viktimisierung des oder der Unterstützenden enthalten. Wenn Ressourcen fehlen, um die eigene Kraft zu erhalten, und es keine Möglichkeiten gibt, ein Stück der Belastung wiederum weiterzugeben oder loszuwerden, kann die Lösung nur noch in der Reduzierung der übernommenen Last, im Extremfall in der Verweigerung von Unterstützung liegen. Besonders in der Flüchtlingssozialarbeit zeichnet sich hier ein Dilemma ab, weil die verfügbaren Ressourcen gering, die zu tragenden Lasten aber zahlreich und schwer sind.

An dieser Stelle kommt der zweite Diskurs ins Spiel. Wenn Unterstützer sich selbst in der Opfersituation der Überlastung wiederfinden, ist die Herkunft der Belastung möglicherweise nicht immer deutlich zu erkennen oder zu reflektieren. Wenn Soziale Arbeit als Überlastung empfunden wird, dann können belastete Klientinnen und Klienten auch selbst zur Belastung werden. Dies ist sicherlich der Fall, wenn diese ihre psychische Belastung „abladen" oder weitergeben. In Bezug auf schwere Erkrankungen oder Behinderung kommt es zu einem Zusammenspiel von imaginierter Schwere der Last und imaginierter Kraftlosigkeit der Betroffenen, sodass diese in der Folge auf stigmatisierende Weise selbst als Belastung gesehen werden.

Diese Szenerie der Unterstützung ist stark normativ und mit ausschließlich negativen Zuschreibungen für Flucht und Behinderung verbunden. Die Metapher der Belastung hebt das Gefühl des Leidens und der negativ konnotierten Schwere hervor und verhindert Bilder von Leichtigkeit oder Bereicherung. Diese finden sich in Bezug auf Flucht in der mit dem Diskurs der Willkommenskultur verbundenen Rhetorik der „Bereicherung durch Vielfalt", die auch von Frau Frenzel genutzt wird, die „das als eine wahnsinnige Bereicherung finde[t], dass diese Menschen hier sind" (00:14:25-8). Sie stellt dieses persönliche Empfinden in einen Kontext mit ihren Erfahrungen als Mutter eines behinderten Sohnes und ihre Arbeit als Heilerzieherin. Auch in dem Themenfeld „Behinderung" gibt es neben dem Belastungsaspekt ein Narrativ der „Bereicherung", das vor allem in persönlich gehaltenen Erfahrungsberichten von betroffenen Eltern erscheint (beispielsweise in Stommel-Hesseler 2007; Wenk und Henn 2008).

Die letzte hier zu nennende „Leerstelle" in der Belastungsmetaphorik ist die fehlende sportliche motivierte Rahmung. Auch wenn nicht erwartbar ist, dass sich die Sozialarbeitenden ähnlich wie Frau Frenzel sich und ihren Unterstützerkreis als gewichthebende Superhelden präsentieren, so fällt doch auf, dass Erzählungen fehlen, in denen die Kraftanstrengung zu positiven Veränderungen des Selbst geführt hätten. Denkbar wäre eine Imagination als Training, das den Sozialarbeitenden hilft, mehr Durchhaltevermögen oder ein Gefühl für ein gesundes Maß an Gewicht zu entwickeln.

Im Vergleich mit anderen Berufs- und Tätigkeitsfeldern zeigt die hier konstruierte Metaphorik der Unterstützung einige Leerstellen. Sie enthält keine Konzepte von Hilfe als Tragen oder Halten, Metaphern, die in der psychotherapeutischen Arbeit in Anlehnung an Winnicott Niederschlag gefunden haben (Schmitt 1995, S. 198; Buchholz und Kleist 1997; Becker 2006). Unterstützung wird auch nicht mit einer Entlastung der Klientinnen und Klienten gleichgesetzt. Damit ist das Ziel der Sozialen Arbeit in dieser Metaphorik weder, den Klientinnen und Klienten ihre Last abzunehmen, noch diese Last zu entfernen. Im Unterstützen wirken die Sozialarbeitenden beim Tragen der Last mit, ohne diese zu verändern, und verhindern damit lediglich ein Zusammenbrechen der Klientinnen und Klienten. Der kompensatorische Auftrag Sozialer Arbeit steht hier deutlich im Vordergrund. Das ist umso bemerkenswerter, weil die Metapher des Übernehmens durchaus vorhanden ist, sich jedoch nicht auf die Last der Klientinnen und Klienten, sondern auf die Verantwortung in der Arbeit bezieht. Frau Nezami „übernimmt" die Post und „trägt" damit auch die Verantwortung, dass diese bei den Klientinnen und Klienten ankommt (00:13:20-8). Umgekehrt entwirft Herr Kirschning ein Gegenbild zu den schwachen, belasteten Klientinnen und Klienten, wenn er erzählt, dass es mit vielen Bewohnern auch ein gutes Verhältnis gibt, das sich dadurch auszeichnet, dass „man sich auch gegenseitig unterstützt" (01:05:24-2).

6.4. Soziale Arbeit sieht und klärt

Um ihr Tun im Alltag zu beschreiben, nutzen die Befragten häufig den Sehsinn. Sie „sehen ihren Klientinnen oder Klienten Probleme an", „sie beobachten Verhaltensänderungen" oder „müssen einfach mal gucken, wie es weitergeht". Diesen Beschreibungen ihres Tuns liegt das metaphorische Konzept „Sehen ist Wissen" zugrunde, das sowohl im wissenschaftlichen Schreiben und Reden als auch in der Umgangssprache allgegenwärtig ist.[46] In dieser Konzeptualisierung ist Wissen und Erkenntnis gleichgesetzt mit der Sinneswahrnehmung des Sehens. Wir „sehen durch" oder „manches anders", „haben den Überblick" oder zur „Einsicht gefunden", wir „fokussieren einen Aspekt", handeln „weit- oder auch kurzsichtig" und „durchschauen" andere. Wenn es darum geht, mehr zu wissen oder zu verstehen, dann bringen wir „Licht ins Dunkel", „klären" Situationen oder „erklären" etwas für andere. Umgekehrt wird Unwissenheit und Missverstehen mit dem „Nicht-Sehen" - häufig in Form von Blindheit oder durch Dunkelheit - metaphorisiert, wenn z.B. jemand „uneinsichtig" ist, den Vorteil „nicht sieht" oder „blind" für die Probleme anderer ist, die Zukunft „im Dunkeln" liegt und Zusammenhänge „unklar" bleiben. Für das Handeln von Sozialarbeitenden konnte Schmitt neben anderen auch das „Klären" als Form des Helfens herausarbeiten (1995, S. 205ff). Dieses metaphorische Konzept steht für einen (manchmal langen) Prozess, im Zuge

---

[46]Zahlreiche Beispiele aus der englischen Sprache finden sich bei Vidali (2010, S. 40f), visuelle Metaphern der deutschen Sprache für die Einzelfallhilfe bei Schmitt (1995, 205ff).

dessen Veränderungen herbeigeführt werden (sollen), die mit dem „Erhellen" von „dunklen" Ausgangssituationen, „unklaren" Zielen oder intransparenten Problematiken beschrieben werden. In den vorliegenden Interviews ist die Ausgangsituation für die Sozialarbeitenden weniger dunkel, sondern vielmehr „unklar".

6.4.1. Die Situation der Flüchtlinge ist unklar

Die Soziale Arbeit mit Flüchtlingen findet in einer unklaren und undurchsichtigen Situation statt. Was in der Literatur als Phase der Unsicherheit und Ungewissheit beschrieben ist, wird in den Interviews als fehlende Perspektive oder Klarheit metaphorisiert. Für viele Flüchtlinge liegt die Zukunft „im Dunkeln". So haben nicht alle Flüchtlinge in Wohnheimen überhaupt eine „Bleiberechtsperspektive" (Homfeldt 00:59:47-2), die meisten befinden sich noch im Asylverfahren, was ganz im Sinne der Metaphorik des Sehens als „nicht geklärter Aufenthalt" (Afarid 00:03:26-2, 00:52:48-7) bezeichnet wird. Selbst die Identität mancher Klientinnen und Klienten ist nicht „klar" (Lemberg 00:55:30-6). Diese Situation wird maßgeblich von dem Fortschreiten und dem Ausgang des Asylverfahrens bestimmt, das maßgeblich für die „Perspektiven" der Flüchtlinge ist (Kirschning 00:07:15-2).

Unklarheiten kommen auf verschiedenen Ebenen vor. Manchmal sind „Zuständigkeiten" zwischen Ämtern „nicht geklärt" (Eggert 01:20:07-4), es gibt Behörden, die etwas nicht „berücksichtigen" (Lemberg 01:00:05-3), manchmal ist einfach „unklar", wie mit Situationen umgegangen werden muss oder sollte. Herr Kirschning erzählt als Beispiel, dass eine Familie aus der Notunterkunft in ein weiter weg gelegenes Heim umziehen musste. Als die Familie das aus nachvollziehbaren Gründen nicht will, kommt es zu einer Krisensituation, in der auch die Polizei eingeschaltet werden muss, um die Zwangsumsiedelung umzusetzen.

> „Aber auch die waren dann hier und es hat fast zwei Stunden gedauert, das alles zu klären. Weil auch die Polizei dann irgendwie an einem Punkt war, wo sie gesagt haben: ‚Wir wissen nicht, wo/ wie hier die Handhabe ist.'" (Kirschning 00:58:19-2)

Flüchtlinge werden aber nicht nur im Unklaren gelassen, ihnen werden auch Perspektiven aktiv genommen, indem Ausländerbehörden oder Sozialämter „immer einen Riegel vorschieben vor allem (.) Und auch ähm nicht so viel perspektivisch irgendwie Wert darauflegen, mal zu gucken, wie geht es den Flüchtlingen" (Kirschning 00:09:54-0), welche dann in der Folge „perspektivlos vor sich hindümpeln" (Kirschning 00:39:54-3). Viele Klientinnen und Klienten kommen mit dieser Situation der „Unklarheit" und des „perspektivlosen Rumsitzens" im Heim selbst nicht klar. So ist Herr Kirschning „heilfroh, wenn/ wenn mal wieder jemand eine Arbeit gefunden hat, mal wieder jemand irgendwie, ich sage ja, irgendeine Perspektive für sich entwickeln kann, die er so in der ganzen Zeit hier nicht hat" (00:08:50-4).

Aus der Erkenntnis heraus, dass die Situation der Flüchtlinge unklar ist, ergibt sich für die Soziale Arbeit wiederum ein „klarer" Auftrag, der von allen befragten Sozialarbeitenden genannt wird: Sie ist dazu da, Situationen zu klären, die Klientinnen und Klienten „aufzuklären" und ihnen etwas zu „erklären".

6.4.2. Soziale Arbeit ist klären, abklären, erklären und aufklären

So wie die Unklarheiten an verschiedenen Stellen, in vielfältigen Situationen und auf verschiedenen Ebenen auftreten, gibt es auch mannigfachen „Klärungsbedarf". Für den Träger ist es wichtig, dass die Finanzierung des Unterkunftsplatzes geklärt wird, was Herr Eggert darlegt. Aber auch die finanziellen Verhältnisse der Klientinnen und Klienten müssen für diese geklärt werden, da sie damit häufig überfordert sind (ebenfalls Eggert 00:37:01-7).

Beim „Klären" geht es darum, eine Situation für alle Beteiligten transparent und deutlich zu machen, auch für die Sozialarbeitenden. Als professionelles Setting der Klärung führt Frau Schneider das „Clearinggespräch" ein, welches sie als eine geregelte Abfolge von Fragen darstellt, die das Ziel verfolgen, etwas Bestimmtes zu erhellen:

> „einmal kann ich gezielt sagen ‚okay ich ich hab n Clearinggespräch und ich öh sitz mit der Familie zusammen' und ich sag ähm also zum Beispiel wir ham ja auch son Fragenkatalog für Hinweise aufnehmen so ähm eine Frage is zum Beispiel: ‚Is eines ihrer Kinder gib a=ähm gibts Auffälligkeiten bei eines ihrer Kinder? Macht ihnen eines eines ihrer Kinder Probleme

oder so Schwierigkeiten und wenn welches und was gibt es denn also um?' zu zum Beispiel um auf alle Familienmitglieder zu sprechen zu kommen ne ähm (2) und zum Beispiel da dann so ähm ich denk da da kommt dann schon der erste Schritt zu okay da ist das Kind ja äh ne sind dann=mmm werden eigentlich solche Themen aufgebracht ähm aber auch so jetzt bei so allgemeinen Erkrankungen ‚Gab es=äh äh chronische Erkrank- oder gab es Erkrankungen vor der Flucht? Ähm jetzt hier werden die- wurden Medikamente eingenommen? Werden jetzt Medikamente eingenommen? Werden?' also (???) das Vorher und Nachher erfragt. ‚Werden Medikamente gebraucht?' Ähm (1) genau das is glaub ich dann so einmal (2) eben so dieses ähm son Clearinggespräch so ne Art von Clearinggespräch" (Schneider 00:35:51-9)

Neben diesem klar umrissenen Setting gibt es aber auch noch das „Erklären" als eine Kommunikationssituation, die nicht so stark strukturiert ist. Hier geht es oft nur darum, „dass es einfach nur Bescheide gibt und wir müssen halt erklären, worum es geht mit den Bescheiden" (Homfeldt 00:02:50-2) oder „aufenthaltsrechtliche Probleme zu erklären" (Eggert 00:08:17-4). Das Erklären findet ebenfalls in Gesprächen statt, allerdings geht es hier vor allem darum, den Klientinnen und Klienten einen Sachverhalt verständlich zu machen. Die Sozialarbeitenden befragen hier nicht die Klientinnen und Klienten zu ihrer Perspektive, um selbst Klarheit über eine Situation zu erlangen, sondern sie sind die Übermittler der Perspektive anderer. Das Erklären ist zwar als Gesprächssituation weniger vorstrukturiert, in seiner Blickrichtung aber sehr eingeschränkt. Wird die angebotene Perspektive vom Gegenüber nicht angenommen oder eingenommen, dann können diese Erklärungen schnell zur zeitintensiven Dauerkommunikation geraten.

„Und das Problem ist, ich versuche ihm zu helfen. Ich spreche mit der Beratungsstelle. Ich spreche mit der Anwältin. Ich spreche mit dem Jugendamt, (..) eben die Möglichkeiten, die ich habe (..) und (.) die erklären mir die Situation. Ich verstehe die Situation. Ich erkläre ihm die Situation. Und er sagt, dass das nicht stimmt." (Homfeldt 00:35:45-9)

Dieses Fallbeispiel, in der es um die Klärung des Sorgerechts geht, beschäftigt Frau Homfeldt schon sehr lange und immer wieder und so wird es auch in dem Interview immer wieder aufgegriffen. Es wird deutlich, dass „Erklären" nicht nur viel Zeit in Anspruch nimmt, wenn sie „wieder eineinhalb Stunden" mit dem

6.4 Soziale Arbeit sieht und klärt

Klienten dasitzt und erklärt (00:36:31-0), sondern dass diese Kommunikation auch stark redundant ist, wenn sie es „schon 20 Mal erklärt" hat (01:29:26-4). Bei dieser Form des Erklärens werden die Klientinnen und Klienten leicht zu Kindern, die nichts verstehen und nichts wissen wie dies in Kapitel 6.11 aufgegriffen wird.

Frau Lemberg füllt das „Erklären" konzeptionell etwas anders: „ich sage so: ‚Die Situation sieht so und so aus.' äh wie DENKT er?" (00:26:26-9). Durch ihre Beschreibung macht sie die Situation für ihr Gegenüber sichtbar und fordert in einem zweiten Schritt, dass das Gegenüber eine eigene Sicht auf die Dinge entwickelt. Sie initiiert mit diesem kleinen Satz nicht nur einen kommunikativen Austausch, sondern fordert und fördert auch eine Eigenaktivität, die möglicherweise auch eine Befähigung beinhaltet. Ein ähnlicher Ansatz findet sich auch bei Frau Schneider, die es „legitim" findet, es für die Flüchtlinge „transparent" zu machen, was ihnen zusteht und welche Möglichkeiten es gibt (01:20:05-9). Sie macht durch die Transparenz also Möglichkeiten sichtbar und eröffnet dadurch auch Entscheidungsspielräume.

Noch eine dritte Art der Klärung wird in den Interviews aufgegriffen, wenn Frau Lemberg, Frau Homfeldt und Herr Kirschning über die „Aufklärung" der Klientinnen und Klienten sprechen. Hier geht es um Informationen zu Themen, die stark vorurteilsbelastet sind. Frau Lemberg sieht die Notwendigkeit über psychologische Behandlung aufzuklären, die sie als stark stigmatisiert in den Herkunftsländern darstellt.

> „das kommt auch dazu dass die Leute äh von psychologische Behandlung ANGST haben. ANGST ist im Grunde genommen wegen das spätere Gestempel dass sie verrückt sind wie dass sie das sie von HEIMATland so erfahren. Diese Erfahrung das die Menschen so von HEImat mitbringen. Da da hier nicht in BETRACHT kommt. Weil in Heimat in in viele Länder wenn man zu Psychologe g- geht bedeutet dass man verRÜCKT ist. <<immer leiser werdend> und dafür haben die Leute Angst dass sie solche Stempel bekommen dass sie verrückt sind> °hh (3)
>
> I: Wie gehen Sie damit UM mit solchen Situationen?
>
> B: <<leise> (?mit?) ERKLÄRUNG. Muss ich auch so ne Leute aufklären.> (Lemberg 00:02:15-5)

Problematisch ist, dass die Angst vor Stigmatisierung die Betroffenen davon abhält, psychologische Behandlung als Unterstützungsmöglichkeit überhaupt in Anspruch zu nehmen.

Frau Homfeldt und Herrn Kirschning thematisieren die Stigmatisierung und gegenseitige Diskriminierung der Bewohnerinnen und Bewohner im Heim, sei es aufgrund der Nationalität oder ethnischen Herkunft, aufgrund von Erkrankungen oder aufgrund der sexuellen Orientierung. Besonders HIV und Homosexualität unter Männern sind Themen, die mit Vorurteilen behaftet sind und wozu auch gehört, dass sie als unvermeidlich zusammengehörig gesehen werden:

> „Weil irgendwie alle scheinbar immer noch oder viele d/ irgendwie da noch von ausgehen, dass HIV nur schwule Männer kriegen können. (..) Und das ähm ist schon erschreckend. Also da gibt es/ gibt es ja auch äh viel äh, wir haben a/ einiges an Aufklärungsmaterial, es gibt auch andere Vereine, die da viel auch aufklären, auch die Aids-Hilfe." (Kirschning 01:44:29-2)

Frau Homfeldt erzählt über einen konkreten Fall, in dem die Sozialarbeitenden selbst aufklärend tätig werden mussten.

> „Also wir haben hier einen Homosexuellen und der hat das ganz lange versucht geheim zu halten, (.) aber irgendwann (..) merkt man es, also tritt das dann doch ans Tageslicht. Also wir wussten das. (.) Wir haben es aber natürlich nicht (.) kommuniziert und ähm (..) (atmet laut) und dann kamen die ersten, als es dann so/ so öffentlicher wurde. „ich kann nicht mehr mit dem in einem Zimmer sein. Ich kann nicht mehr in dem Zimmer neben dem sein. Das ist ja eine Krankheit", und keine Ahnung. Und natürlich haben wir da versucht aufzuklären." (Homfeldt 02:11:39-1)

Die Aufklärungsbestrebungen von Frau Lemberg richten sich aber auch nach außen. Sie sieht es als eine wichtige Aufgabe, die aufnehmende Gesellschaft über die Situation von Flüchtlingen aufzuklären. Es geht zum einen darum, eine „Lobby" für Flüchtlinge zu sein und denjenigen, die „Entscheidungspositionen haben KLAR zu machen wie das wichtig ist, dass die Menschen hier in Berlin GESCHÜTZT werden" (00:46:12-3). Mit diesem Ansatz macht sie implizit auch klar, dass auch Flüchtlinge im Allgemeinen zu einer stigmatisierten sowie schutzbedürftigen Gruppe gehören. Es geht Frau Lemberg aber auch darum, die allgemeine Öffentlichkeit, und hier mit Blick auf die Zukunft vor allem die junge Generation, aufzuklären. So stellt sie Kontakte zwischen jungen Flüchtlingen und Klassenlehrern her, sodass die Flüchtlinge in der Schule über ihre Fluchtgründe erzählen und aufklären können und mehr Verständnis für deren Situation entsteht (00:47:01-5).

6.4.3. Der prüfende Blick

Um etwas „abklären" zu können, ist oftmals ein Blick in die Akte des oder der Betreffenden nötig. Dieser ist durchaus wörtlich zu nehmen. Die Akte eröffnet dabei eine zweite Perspektive, die als wahrhaftiges Wissen angenommen wird. So „gucken" die Sozialarbeitenden in die Akte, um sich zum Beispiel über das Alter eines Kindes zu vergewissern (Afarid 00:58:22-3) und das Team von Frau Nezami legt für jeden Flüchtling eine Verlaufsdokumentation an, in der „man sieht dann, okay, das und das ist gemacht worden oder das und das kann ich noch machen" (Nezami 00:46:38-1). Auf diese Weise haben die Sozialarbeitenden eine „Übersicht" über das, was passiert, und „erkennen" den Verlauf eines Falls, werden also zu Wissenden (ebd. 00:47:04-5).

Der prüfende Blick ist aber auch überprüfend und damit kontrollierend. Obwohl alle Sozialarbeitenden viel ihrer Arbeitszeit im Büro verbringen, wird deutlich, dass auch regelmäßige Gänge durch das Haus zu ihrem Arbeitsalltag gehören, um zu sehen, ob alles in Ordnung ist.

> „manchmal gehen wir auch in die Etagen hoch, wenn wir (.) mal kurz schauen, wie es in den Etagen ist oder mal kontrollieren, ob die Küchen alle so in Ordnung sind. Ähm (..) und nach den Bewohnern mal schauen." (Nezami 00:04:36-4)

Diese Kontrollen finden sowohl allgemein als auch spezifisch statt, sie können auch Teil einer individuellen Hilfestellung sein. So beschreibt es Frau Afarid als ihre Aufgabe sicherzustellen, dass eine an Diabetes erkrankte Bewohnerin überwacht wird.

> „Zuckerkranke wir gucken. Kontrollieren wir. NACHTdienste. Wir
> schreiben ((klopft auf den Tisch)) GUCK mal; einmal Augen werfen. Ob
> denn alles in Ordnung ist." (Afarid 01:05:02-9)

Aus zwei Einrichtungen ist bekannt, dass die Verteilung der Post bei den Sozialarbeitenden liegt. Dies bedeutet zwar Mehrarbeit auf der einen Seite, es hilft aber auch „die Übersicht zu haben" (00:47:04-5). So kann Frau Nezami reagieren, wenn jemand mal längere Zeit nicht in ihrem Büro vorbeikommt, und geht dann „einfach mal gucken, //wie es ihr geht.//" (00:27:35-3).

In allen Interviews wird deutlich, dass das Sehen, Gucken und Schauen ein wichtiger Teil der Arbeit ist und es wird auch als Kompetenz dargestellt, die mit der Erfahrung wächst.

> „Deswegen is für mich is nich so schwierig das zu erkennen () ich habe
> sogar manchmal das so im Gefühl. Guck ich ihn an und diese Mensch
> wird er bei uns bleiben (??) höchstens drei Wochen vier Wochen. Hab ich
> Gefühl dafür. Im Alltag man gewinnt das" (Thomas 00:34:06-0)

Diese Fähigkeit bekommt aber eine besondere Bedeutung, wenn es um das Erkennen von Krankheiten und Behinderung geht, die in diesem Szenario als sicht- oder beobachtbare Auffälligkeiten konzipiert werden.

6.4.4. Behinderung und Krankheit als sichtbare Auffälligkeit

Die erzählten Auffälligkeiten sind entweder optische Auffälligkeiten und dann meist Behinderungen oder sie sind Auffälligkeiten im Verhalten, was eher für psychische Erkrankungen und Probleme verwendet wird. So ist es möglich, dass ein Klient Frau Nezami beschreibt, wie ein epileptischer Anfall „aussieht" (00:21:53-2). Sind Behinderungen sichtbar, so sind sie auch leicht zu erkennen, dann „weiß" man, dass es sich um eine Behinderung handelt.

> „Bei den Kindern, (.) die ich kenne, also wo ich/ wo ich es weiß/ Und jetzt
> ist auch ein/ noch eins da, was noch im Elbhotel wohnt, im Rollstuhl/ da
> war das (.) zu sehen, also" (Frenzel 02:11:40-1)

Konkrete Fälle, in denen eine Behinderung „auf den ersten Blick ersichtlich" ist, werden gerne szenisch präsentiert, die Art der Behinderung wird nicht verbal, sondern gestisch und mimisch dargestellt. Frau Afarid beschreibt ein behindertes Kleinkind als „Augen so, Kopf ist deformiert" (01:01:46-3), wobei sie das Schielen und die fehlende Augenkontrolle quasi „vorspielt". An anderer Stelle ergänzt sie ihre Beschreibung des Verhaltens einer Klientin, die „hier immer im Korridor LÄUFT und (.) SO macht" durch Gesten. Bei diesem Verhalten „wissen wir dass sie etwas HAT" (Afarid 00:55:19-5). Auch Frau Lemberg greift auf die szenische Präsentation zurück, wenn sie erklären will, welche sprachlichen Fähigkeiten eine schwer behinderte Klientin besitzt:

> „sie kann nicht sprech- aber auf PERSISCH. Äh sie macht den MUND hier so mit HAND so und dann hmm wa wa ((macht die Sprechweise der jungen Frau vor)) oder pa pa KANN sie das." (Lemberg 00:10:35-3).

In diesen Fallbeispielen wird ein Inhalt nicht versprachlicht. Möglicherweise liegt das daran, dass den Interviewten das nötige Fachvokabular fehlt oder das Fachvokabular ist zwar abrufbar, wird aber nicht als allgemein verständlich für die Interviewerin angesehen. Da aber auch an anderen Stellen, wenn es um Krankheit und Behinderung geht, wenig Fachtermini verwendet werden oder diese manchmal sogar falsch oder unpräzise eingesetzt werden, ist eine andere Interpretation wahrscheinlicher, nämlich dass durch die szenische Präsentation die Auffälligkeit und „Offensichtlichkeit" des Beschriebenen hervorgehoben werden soll. Von den Interviewten wird eine Situation im Gespräch erzeugt, in der die Interviewerin als Gegenüber genau dasselbe „sieht" wie die Befragten. Dieses „Sehen", was gemeint ist, hat möglicherweise eine Beweisfunktion und ersetzt eine lange und komplizierte Argumentationskette, warum bestimmte Merkmale oder Verhaltensweisen bestimmte (diagnostische) Schlüsse nach sich ziehen. Gestützt wird diese Vermutung durch den Eindruck, dass mit den Erzählungen von Erkrankungen und gesundheitlichen Problemen von Flüchtlingen auch immer ein latenter Druck verbunden ist, die Feststellung von Bedürfnissen oder Einschränkungen zu rechtfertigen.

Das Sehen von Auffälligkeiten ist ein klassischer „Doppelgänger" (Schmitt 2017, S. 478), weil einerseits bestimmte Auffälligkeiten wie die fehlende

Augenkontrolle oder der „deformierte Kopf" eines behinderten Kleinkindes tatsächlich gesehen werden können. Andererseits geht es auch um Gemütszustände oder Verhaltensveränderungen, die als Hinweise auf psychische Erkrankungen gedeutet werden, die als solche aber nicht im eigentlichen Sinne sichtbar sind. Psychische Probleme zeigen sich weniger in konkreten sichtbaren Anzeichen, sondern eher durch Veränderungen. Hier spielen die räumliche Nähe und die Langfristigkeit der Betreuung im Wohnheim eine besondere Rolle für das Erkennen. Für Frau Afarid sind diese beiden Aspekte wichtige Voraussetzung dafür, die Klientinnen und Klienten zu beobachten und sie „mit anderen Augen" zu sehen.

> „diese Auffälligkeit SEHEN wir. Weil wir sind sehr NAH. Wir sin nicht bei andere Betreuungs=äh=stelle die sitzen, die kommen DA, für halbe Stunde, höchstens eine Stunde die gehen. TÄGlich SEHEN wir denen. Wir WOLLEN nicht denen beobachten. aber MACHEN wir es. Wir SEHEN mit ANDERE Augen. Wir vergleichen immer und im Kopf." (Afarid 01:01:14-5)

Sie spricht von einem „Beobachten", also einem gezielten Hinsehen über einen längeren Zeitraum hinweg, welches sie damit als methodische Vorgehen konzipiert. Dieses Beobachten ist einerseits etwas, was automatisch durch die zeitliche Kontinuität im Wohnheim entsteht und eine besondere Perspektive eröffnet. Andererseits wird das Beobachten auch fallspezifisch gezielt eingesetzt und zwar dann, wenn eine „Auffälligkeit gesehen" wird. Es ist dann immer auch mit einem Vergleichen entweder als Veränderung über einen Zeitraum hinweg oder als Abweichung von einer Normalvorstellung verbunden und führt so zu neuen Erkenntnissen.

> „Das ist nicht normal wenn ein Kind andere is so FRECH die andere is so ÄNGSTlich. Wenn WEINT wenn wir REINgehen, ein KIND wenn etwas HAT oder Schmerzen oder etwas, WEINT weiter. Wieso bekommt ANGST? AUFFÄLLIGKEIT. Diese Auffälligkeit SEHEN wir." (Afarid 01:00:50-1)

Gleichzeitig ist es so, dass Behinderung eine Situation ist, bei der ein noch größerer Klärungsbedarf besteht, sowohl auf Seiten der betroffenen Klientinnen und Klienten als auch auf Seiten der helfenden Sozialarbeitenden. Herr Kirschning erkennt diese Einschränkung bei Sozialarbeitern als Einzelpersonen und wünscht sich dementsprechende ein „multiprofessionelles Team", von dem er sich erhofft, dass „jeder äh nicht irgendwie immer nur seinen Blick hat" (Kirschning 02:23:19-1).

6.4.5. Die Diagnostik des Sehens

Es wurde herausgearbeitet, dass „Sehen" und Diagnostizieren Hand in Hand gehen (eine Verbindung, die von Schiefer (2006) auch für die Medizin herausgearbeitet wurde), wobei sich die Diagnose nicht nur darauf richtet, welches Problem vorliegt, sondern auch, welche Bedürfnisse damit verbunden sind. Insbesondere Frau Afarid setzt hier einen Schwerpunkt ihrer täglichen Arbeit.

> „und diejenige die äh hier mit KLEINE Kinder oder behindertes kommt, wir müssen wir sind=äh vielleicht daran geWOHNT. Schnell sehen wir. Wir sind wir gucken, wir GEHEN TAGTÄGLICH in den Korridoren; SEHEN wir uns; HÖREN wir es. Und äh da dadurch dass SIE gesagt haben das ist interessant; wir SEHEN." (Afarid 00:55:03-0).

Das Sehen bringt auch Informationen, wenn die sprachliche Kommunikation stark eingeschränkt ist. Bei einem Kind mit Down-Syndrom „sieht" Herr Kirschning an dessen Verhalten, dass es viel „versteht" und welche Bedürfnisse es hat. Das Sehen der Probleme ist also regelhaft Auslöser für eine Diagnose des Bedarfs und damit auch für Interventionen. So sieht Frau Lemberg einem Klienten ein „großes psychisches Problem an", selbst wenn er dies selbst nicht „einsieht" und folgert daraus, dass er „wirklich intensive Behandlung braucht" (Lemberg 00:00:29-1). Herr Eggert versucht Klienten, bei denen „man das schon wirklich SIEHT, dass sie einfach (.) depressiv sind" in entsprechenden Beratungs- und Behandlungseinrichtungen unterzubringen (Eggert 00:42:09-6). Frau Afarid ruft die zuständige Dame vom Jugendgesundheitsamt an, weil sie das Aussehen und Verhalten eines Kindes auffällig findet (00:31:07-0) und Frau Nezami fragt nach, was los ist, wenn sie erkennt, dass ein Klient Probleme hat (00:21:27-4). Herr Kirschning erklärt zuständigen Stellen, welche Bedarfe er und seine Kollegen bei einem schwer erkrankten Klienten „sehen":

> „Da haben wir auch immer wieder äh mit Ärzten, mit Krankenhäusern, mit Amtsärzten gesprochen, dass wir da s/ notwendig sehen, der braucht eine Betreuung, der braucht einen Betreuer für die gesamte Gesundheitssorge, der/ Der muss regelmäßig untersucht und überwacht werden, das ist WICHTIG." (Kirschning 01:49:51-8)

Dass „Sehen" und „Beobachten" valide Diagnoseinstrumente sind, wird deutlich, wenn die Befragten diese auch von anderen Professionellen angewendet sehen. Herr Kirschning lässt die behandelnden Ärzte „mal gucken", was ein Patient an Krankheiten hat:

> „Der ist ins Krankenhaus gekommen, die haben ihn da eben untersucht und DA ist dann aufgefallen: Oh, es ist vielleicht tatsächlich eine Tuberkulose, keine offene, aber eine Tuberkulose. UND da ist noch eine HIV. UND da ist vielleicht auch noch eine Krebserkrankung. Da müssen wir mal gucken." (Kirschning 01:48:22-6)

Auch die zuständige Dame vom Jugendgesundheitsamt, die Frau Afarid weiter oben hinzuzieht, „guckt" und stellt dabei fest, dass das Kind auffällig viele blaue Flecken hat, worauf es zur „Beobachtung" in Krankenhaus kommt (00:59:42-6).

6.4.6. Das kurzsichtige Hilfesystem

Obwohl die Bedürfnisse und Bedarfe von „auffälligen" Klientinnen und Klienten für die Sozialarbeitenden gut sichtbar und eindeutig sind, ergeben sich Probleme, die in der „Kurzsichtigkeit" des Hilfesystems gesehen werden. So stellt Frau Homfeldt ihre Expertise in einem Fall von Kindeswohlgefährdung als langfristige und kontinuierliche Beobachtung dar, die dem augenblicklichen Eindruck der Jugendamtsmitarbeiterin gegenübersteht.

> „Und dann haben wir gesagt, ,aber wir beobachten die Frau seit (.) Monaten und sie tut das alles nicht.' (.) ,Na, da steht jetzt Aussage gegen Aussage.'" (Homfeldt 00:41:59-8)

Ihre Expertise der professionellen Beobachtung wird von der Mitarbeiterin nicht gesehen, wodurch die Intervention letztlich scheitert und Frau Homfeldt resümiert, dass sie „manchmal an bestimmten Stellen auch einfach gar nichts erreichen" kann

6.4 Soziale Arbeit sieht und klärt

(00:42:08-1).[47] Herr Kirschning beschreibt die Wahrnehmung der zuständigen Behörden als sehr beschränkt. Sie sehen Flüchtlinge durch die verengende Brille des „typischen Flüchtlings", der „ein junger, erwachsener, kräftiger, gesunder Mann [ist; D.G.], der alleine kommt, ohne Familie und hier wohnt" (02:07:10-9). Alte oder behinderte Flüchtlinge sind „Sonderfälle", die gar nicht erst „ins Blickfeld" geraten: „Also da ist einfach das Blickfeld nicht/ nicht weit genug für." (Kirschning 02:07:01-5)

Frau Frenzel beschreibt ähnliches für den Fall eines Flüchtlingskindes, das auffallend „komisch" lief und durch ihre Vermittlung dann ins Krankenhaus gebracht wurde, wo Rachitis diagnostiziert wurde.

> „Und der hatte Rachitis. Das gibt es ja in Deutschland gar nicht mehr. Und der ist NUR/ Wie/ Was ist jetzt/ äh (.) eineinhalb Jahre her. Die wohnen/ haben eine Wohnung in Alpha-Stadt. Der ist NUR durch HOCHdosiertes Vitamin-D/ läuft der jetzt fast normal. Also man sieht es zwar immer noch aber/ Da haben die wirklich/ Also die haben immer wieder angerufen und haben gesagt: ‚Nein, das gibt es nicht und das machen wir nicht, die Kosten übernehmen wir nicht.' Da hat dann also auch die J., die da noch/ Die hat gesagt: ‚Jetzt kommen Sie mal her und gucken sich das Kind an. Und wenn Sie das sehen würden, dann würden Sie auch von alleine da-(.)-für kämpfen.' Also es war (.) eine Katastrophe. (Frenzel 02:13:37-5)

Die zuständige Leistungsstelle, die hier nicht explizit genannt wird, möchte in dieser Erzählung nicht „hinsehen", stellt sich quasi blind gegenüber dem Behandlungsbedarf des Kindes. So wird in diesen Erzählungen das Bild der „Unsichtbarkeit" der Flüchtlinge, wie es in Kap. 4.3.3.2 dargestellt wird, umgedreht. Es sind nicht die bedürftigen Flüchtlinge, die unsichtbar bleiben, sondern es sind die zuständigen Stellen, die „blind" sind oder sich blind stellen gegenüber den Bedürfnissen dieser Gruppe. Aus diesem Grund wird es besonders schwer, die Bedarfe mit diesen Leistungsträgern zu „klären". Herr Eggert resümiert in Bezug auf die Unterbringung von Klienten im Rollstuhl:

---

[47] Hier zeigt sich wie in vielen anderen Beispielen die Nähe der Bewegung- und der Seh-Metaphorik, die für den Zielbereich Hilfe von Schmitt (1995) schlüssig herausgearbeitet wurde.

„also das=sind alles Sachen die geklärt werden müssen und die in meiner Wahrnehmung sehr schwierig zu klären sein dürften." (Eggert 00:56:28-5)

Auch andere Professionelle sehen weniger als die Sozialarbeitenden. Zum Thema Asylmissbrauch stellt Herr Thomas sich selbst als jemanden dar, der „auch die andere Seite sieht" (01:00:48-3) und bescheinigt Beratungsstellen Kurzsichtigkeit.

6.4.7. Sozialarbeitende sind sehende Experten

Egal ob Sozialarbeitende Flüchtlingen etwas erklären, ob sie mit Behörden eine Situation klären oder ob sie Auffälligkeiten oder emotionale Zustände sehen, in allen diesen Situationen präsentieren sie sich selbst als „Sehende". Dieses „Sehen können" unterscheidet sie von denjenigen, denen etwas noch nicht klar ist oder denen die Expertise des professionellen Blicks fehlt. Herr Kirschning deutet an, dass sich sein „Sehsinn" durch die Arbeit auch entwickelt hat: „also ich habe auch einen ganz anderen Blick bekommen auf viele rechtliche Sachen" (Kirschning 00:54:21-8).

Das Wissen, das sich aus „Gesehenem" speist, hat auch eine hohe Beweiskraft. Frau Lemberg stellt sich zum Beispiel als jemand dar, der sozusagen Zeugnis ablegt über das Gesehene und so ihren politischen Einfluss geltend macht.

> „das sin auch die Themen wenn ich auch hier äh Missestände hier in HEIM sehe, dann natürlich äh (?BOTen? ???) bring ich dort [zum Flüchtlingsrat; D.G.] und dann die müssen auch an die Behörden einen Druck ausüben" (Lemberg 00:55:11-7)

Auch Frau Homfeldt verfolgt ein Konzept, indem Dinge „gesehen werden" müssen, damit sie eine Aussagekraft als wahr gewinnen. So „erklärt" sie einem Vater, der gerne das Sorgerecht für sein Kind bekommen möchte, dass er sich durch körperliche Präsenz auch als „guter Vater" zeigen muss.

> „Nein, sie wollen, dass du regelmäßig zu dem/ zu dem Beratungstermin gehst und dass du zum begleiteten Umgang gehst ne, (.) damit sie sehen, dass du ein guter Vater bist und deine Kinder liebst und die/ diese Termine wahrnimmst, weil dir das wichtig ist. (..) Und nur dann geht es doch, damit du das Sorgerecht bekommst." (Homfeldt 00:36:10-7)

6.4 Soziale Arbeit sieht und klärt

Umgekehrt sieht sie sich selbst nicht dazu in der Lage, eine Kindeswohlgefährdungsanzeige bei einem Fall zu machen, bei dem ihr von der Vernachlässigung der Kinder lediglich berichtet wurde. Sie argumentiert, dass sie erst, wenn sie die Kinder gesehen hat, auch weiß, ob wirklich eine Gefährdung vorliegt (Homfeldt 00:37:50-0). Hier wird also das Sehen auch sprachlich direkt mit wahrem Wissen verbunden.

Die Metaphorik des Sehens ist nicht nur eine Möglichkeit, sich selbst als kompetent darzustellen, sondern sie verweist auch auf ein Wissen, das entweder dem Wissen von anderen zeitlich vorgeschaltet ist, weil nur die Sozialarbeitenden den „Einblick" oder einen „Überblick" haben, oder es handelt sich um ein spezifisches Wissen. Dieses Wissen hebt sie also positiv ab und es kann sogar dazu dienen, etwas Zukünftiges „vorauszusehen". Frau Homfeldt grenzt sich über dieses „Voraussehen" zum Beispiel von ehrenamtlichen Unterstützerinnen und Unterstützern ab, indem sie – zumindest in der erinnerten Rekonstruktion ihrer Erzählung – das Scheitern einer Intervention dieser Gruppe richtig vorhersagt (542). Und an einer anderen Stelle bezieht sie sich auf die Vorhersage des zukünftigen Verhaltens von Klientinnen und Klienten mit psychischen Erkrankungen.

> „Also Gott sei Dank (..) hat sich hier noch nie wirklich jemand umgebracht ja, aber es gab schon einige, wo man irgendwie das Risiko gesehen hat." (Homfeldt 01:03:05-9)

Frau Nezami stellt eine von Epilepsie betroffene Familie als die weniger Wissenden dar, wenn sie erzählt, dass für diese die Bedeutung der Diagnose „unklar" ist und die Sozialarbeitenden der Familie viel „erklären" müssen (00:22:59-6) .Herr Thomas denkt, dass seine Klientinnen und Klienten nicht so viel sehen können („und sie sehen manchmal nicht den Vergleich nicht alles so" (01:03:33-0)), während er selbst einen ganzheitlichen Blick auf sein Klientel hat:

> „ja man muss das, ich weiß nicht, als Mensch man muss das sehen und ich sehe das" (Thomas 00:34:06-0)

Mit der Metaphorik des Sehens ist es auch möglich, reflexive Momente in den Interviews zu erfassen. Frau Homfeldt gibt gegen Ende des Interviews ihr berufliches Selbstverständnis als Bild wider, wenn sie sagt: „Ich sehe mich auch selber als Sozialarbeiterin." (02:34:55-1). Auch Herr Thomas greift zu einem Bild, dem Bild der Nachbarschaft, wenn er seine berufliche Rolle beschreibt:

> „Ich sehe es so als ein bei ähm Beispiel zu nehmen, mein Nachbar ist sehr sehr schlecht (3) er redet nur äh beschimpft mich, findet meinen Hund schmutzig, findet mein Kind laut, findet was ich koche eklig. Aber trotzdem wenn bei ihm brennt denn bin ich da oder wenn irgendwas Arzt brauch, dann ruf ich an. Ich sehe es so." (Thomas 00:48:31-9)

Die Metaphorik des Sehens verweist dabei auf einen Blick von außen und macht zugleich klar, dass es möglicherweise auch mehrere Perspektiven gibt. Das wird auch bei Frau Lemberg deutlich, wenn sie betont, dass es ihre „Ansicht" ist, dass es im Wohnheim sehr schwierig ist, professionell zu arbeiten (00:24:26-2). Die Darstellung von „Sichtweisen" und „Perspektiven" betont also die Relativität des Erzählten, während die Darstellung des „Gesehenen" den Eindruck von Objektivität und Wahrhaftigkeit beim Gegenüber erzeugt.

6.4.8. „Sich Zeigen" in der diffusen Beziehung

Obwohl - oder gerade weil - die Klientinnen und Klienten häufig als jemand dargestellt werden, der nicht alles „sieht", ist es manchmal in der Interaktion wichtig, sich selbst bewusst zu zeigen. Besonders für Frau Afarid ist das „Zeigen" eine sehr wichtige Komponente, mit der sie der Sozialen Arbeit auch ein „anderes Gesicht" verleiht (00:03:44-7). Sie zeigt in den Interaktionen Interesse an und Mitgefühl für ihre Klientinnen und Klienten, gegebenenfalls aber auch Gefühle von Enttäuschung und Ärger.

> „Manchmal wir sind wirklich SAUER. Dann ZEIGEN wir wir sauer sind. Wir sind nicht immer ((setzt ein gezwungenes lächeln auf; Interviewerin lacht)). Aber DAS MUSS !SICHER! sein. Dass diese DENKE ich, ähm diese Erfahrung diese Alter. Ich bin alt GENUG. Ich ich ZEIGE wenn ich fühle." (Afarid 01:48:50-0)

Sie beschreibt hier das, was in der Fachliteratur als authentische Haltung bezeichnet wird und besonders in psychotherapeutischen Settings einen hohen Stellenwert hat. Auch Herr Thomas demonstriert in Redewiedergaben, wie er sich in Interaktionen „zeigt", nämlich als wertschätzend und respektvoll, indem er die kultur- und landestypischen Höflichkeitsformen einhält.

> „Empathie Wertschätzung Wahrnehmung sehr sehr wichtig, sehr sehr sehr respektvoll. Deswegen wir siezen fast alle unsere Bewohner versuchen wir immer Respekt zeigen und so und ich versuche immer die Form in diese Land zum Beispiel i/ im Iran welche Form von Respekt gezeigt wird zu lernen" (Thomas 00:18:20-8)

In den Beispielerzählungen wird deutlich, dass die Sozialarbeitenden hier recht bewusst mit den Anteilen der diffusen Beziehungsgestaltung im Arbeitsbündnis umgehen. Sie reduzieren die Interaktionen nicht auf inhaltliche, sachliche Aspekte des Helfens wie das beim „Erklären" der Fall ist, sondern nehmen diffuse Beziehungsrollen an. Es wird deutlich, dass Herr Thomas hier konkret sein ganzheitliches Bestreben umsetzt, die Klientinnen und Klienten nicht als Nummer, „nicht als Stück Papier, das ist Bewohner Zimmer 306" (00:19:00-6) zu sehen, sondern identitäre Merkmale zu berücksichtigen.

> „bei den türken sag ich immer abbe abbe das heißt meine große Bruder in (???) ich alles alles ((seufzt)) jünger sind als ich oder ich sag immer jünger als ich [jünger] ja jünger als ich sind und bei Iraner da versuch ich immer aha benutzen aha oder Chan Aha heißt Herr Chan heißt Dame". (Thomas 00:19:00-6)

Frau Afarid sieht ihre Rolle nicht als Sachbearbeiterin von Problemen, nicht als „Beamtin" (00:12:30-6) wie sie es nennt, sondern in einer diffusen Rolle „wie große Mutter GROßmutter oder Mama oder; wir sind ALLE für denen" (00:14:38-1). Auch Herr Kirschning geht zumindest manchmal über seinen „Verwaltungsauftrag" hinaus, wobei er dies nicht als Strategie in der Kommunikation einsetzt, sondern in dem „Verhältnis" zu manchen Klientinnen und Klienten gegeben sieht. Die diffuse Beziehung besteht dann darin, dass die Bewohner auch einfach mal nur so zum Reden kommen, gar nicht wegen konkreter Probleme und dann zeigt Herr Kirschning auch persönliches Engagement, indem er zum Beispiel einen Wischmopp von zu Hause mitbringt.

> „das äh sch/ zei/ bringt einem auch so ein bisschen Anerkennung entgegen, weil die Leute halt auch sehen: Okay, das MÜSSTE er nicht tun, er

tut es trotzdem. Ist doch super. Und ähm darum haben wir jetzt zu a/ eigentlich vielen Leuten auch ein sehr gutes Verhältnis." (Kirschning 01:05:44-4)

Gleichzeitig empfindet er eine Versprachlichung dieser angedeuteten diffusen Beziehung als bedrohlich. Herr Kirschning weist die in einigen Kulturen durchaus als Höflichkeitsfloskel übliche Betitelung als Freund oder Bruder streng zurück, weil er sie mit fehlender Distanz assoziiert.

„Distanz ist hier äh enorm wichtig. So. Bis/ Äh Distanz zu den Leuten, äh Dist/ äh Distanz zu der Arbeit, das ist auch was, wo wir anfangs immer gesagt haben, ähm wenn Leute zu uns kamen: ‚Ja, du bist mein Bruder, du bist meine Schwester, du bist meine Freundin', da haben wir immer auch gesagt: ‚Nein, wir sind nicht dein Bruder, wir sind nicht seine Freunde, wir sind nicht dein Freund, wir sind nicht deine Schwester. Wir sind hier um für dich/ ähm dich zu unterstützen, um dir zu helfen in allem. Wir sind deine Ansprechpartner für ALLES, aber wir sind eben keine Freunde.'
Und das können hier ähm viele Bewohner einfach nicht trennen. Und die kommen immer und fühlen sich dann auch persönlich menschlich so sehr verletzt, wenn wir ihre Wünsche irgendwie nicht erfüllen können und das ist schwierig. […] Und ich finde, die Distanz braucht man einfach auch, um zu sagen: ‚Du BIST nicht mein Freund. Tut mir leid, ich mag dich so menschlich, aber wir sind keine Freunde, weil sonst würde die Arbeit hier nicht funktionieren.' (.) Es ist wichtig, dass auch die Leute das merken und das auch wissen ähm, dass man sie zwar gut leiden kann und auch mag, aber irgendwie keine Freundschaft hat, weil das sonst alles hier nicht funktioniert. Ich kann nicht von jedem/ Ich kann nicht von 170 Leuten Freund sein. Das geht einfach nicht.'" (Kirschning 02:34:49-0)

Für Herr Kirschning ist die räumliche Nähe, die er durch den Arbeitsplatz zu seinen Klientinnen und Klienten empfindet, eine Belastung. Es scheint für ihn so etwas wie eine grenzüberschreitende Preisgabe zu sein, dass er, sobald er arbeitet, für seine Klientinnen und Klienten auch immer sichtbar ist. Zudem scheinen die Begriffe „Freund", „Bruder" und „Schwester" für ihn mit Bereichen verknüpft, die mit Arbeit nicht in Verbindung stehen und auch nicht verbunden werden dürfen. So zeigt er sich sprachlich in der Welt der Arbeit nicht als Bruder oder Freund, sondern als Ansprechpartner und Unterstützer. Es ist anzunehmen, dass sich hier die kulturellen Referenzrahmen von deutschem Sozialarbeiter und ausländischen Klientinnen und Klienten tatsächlich nicht verbinden.

6.4.9. Die Zeitlichkeit der Perspektive

Die Metaphorik des Sehens wird auffallend häufig herangezogen, wenn es um das Zustandekommen von Entscheidungen im Hilfeprozess geht. Die Sozialarbeitenden „gucken", welche Prioritäten es gibt, was wichtig ist und was nicht, und ob es Fristen einzuhalten gibt, sie „gucken", was ein Bewohner selbst machen kann und was nicht und was sie selbst erledigen können und an welchem Punkt sie professionelle Hilfe holen sollten. Es gibt eine enge Verknüpfung mit der Metaphorik des Weges: der räumliche Startpunkt des Hilfeprozesses ist gleich dem zeitlichen Beginn, das räumliche Ziel entspricht dem zeitlichen Ende. Vom Weg aus kann man auf das hinten Liegende zurücksehen, man kann „Sachen berücksichtigen" (Eggert 00:22:26-0) oder man muss den „menschenrechtlichen Aspekt berücksichtigen" (Lemberg 00:41:34-0), man kann aber auch den Blick nach vorne richten auf das vor einem liegende Stück Weg oder gar das Ziel. In diesem Fall ist das „Gucken" gleichzusetzen mit „Orientieren", doch geht es dabei nicht um die Orientierung der Klientinnen und Klienten wie in Kapitel 6.2.5, sondern um die eigene Orientierung. So klärt Frau Lemberg erstmal den eigenen Standpunkt, wenn sie danach fragt, wie die „Situation aussieht" (00:29:07-6) und Herr Eggert beachtet auch die „DETAILS in der Arbeit die auf den ERSTEN Blick gar nicht so wichtig sind" (00:15:31-0).

Danach geht es vor allem um das Vorausgucken, also das Sehen von Dingen, die zeitlich in der Zukunft liegen, um daraus Entscheidungen für das gegenwärtige Tun zu treffen. Beispiele gibt es hierfür viele. Da sie sich sprachlich sehr ähneln, manchmal fast identisch sind, soll es an dieser Stelle genügen, eines exemplarisch herauszugreifen.

> „I: hm hm ah ja und weil Sie sagen Sie also Sie machen dann eine Einschätzung wie dringend ist das und so woran woran orientieren Sie sich? Ist das ein Erfahrungswert?

> **B:** Wie man das orientiert? Man sieht man sieht. Zum Beispiel wie ich gesagt habe eine Wohnungssuche kann warten aber jemanden is akut bedroht ist kann nicht mehr warten da dann kann es eskalieren und dann hat kann schlimme Folge haben. So guckt man was ist wichtig was ist nicht wichtig oder ein Frist kann ablaufen oder kann man auch nix Termin machen für ein Besichtigung oder ein den man versäumt hat bei Sozialamt ist kein Problem aber ein Termin wenn man versäumt hat bei Gericht ist große Problem. Deswegen man guckt was ist wichtig was nicht wichtig ist." (Thomas 00:10:13-9)

Herr Kirschning und Frau Homfeldt konzipieren auch das Leben als solches als einen Ablauf, dessen Zukunft als „Lebensperspektive" metaphorisiert wird. So stellt Herr Kirschning für sich fest, dass er jetzt „andere Perspektivvorstellungen" hat, wie es mit ihm „weitergehen wird" und die er „verfolgt". Frau Homfeldt sieht deutlich die Zukunft eines psychisch schwer belasteten Klienten vor sich:

> „Der hat öfters von seinen Albträumen erzählt. (.) Was ihm alles so passiert ist. (.) Was er so gesehen hat, bevor er/ also warum er sich entschieden hat abzuhauen und (...) da habe ich auch gesagt, also wenn da nichts passiert, dann sehe ich bei dem zwei Möglichkeiten. Entweder der wird total in irgendeine Sucht abgleiten, um sich zu betäuben einfach. Oder der wird sich umbringen. Eins von beidem macht er." (Homfeldt 01:00:47-1)

So stellt sie sich – nicht nur an dieser Stelle – als jemand dar, der dank der professionellen Perspektive Künftiges voraussehen kann und verleiht Sozialer Arbeit auch einen prospektiven Aspekt.

6.4.10. Zusammenfassung: Die Beleuchtungsfunktion der Sozialen Arbeit

Die Metaphorik des Lichts und des Sehens wird funktional in unterschiedlicher Weise benutzt, wodurch mit ihr viele Aspekte Sozialer Arbeit verbalisiert werden können. Zum einen hat sie die Funktion, einen kognitiven Raum zu beschreiben (Schmitt 1995, S. 206), in diesem Fall die Lebenssituation der Flüchtlinge, deren Restriktionen und provisorischer Charakter als fehlende Klarheit und fehlende Perspektiven konzipiert werden. Hier ist auch schon die zeitliche Dimension der Metaphorik angedeutet, die eng mit der Metapher des Weges korreliert und vor allem auf Zukünftiges ausgerichtet verwendet wird.

Aus der unklaren Situation von Flüchtlingen ergibt sich der Auftrag des „Klärens" von Problemen als logische Konsequenz. Da die Metaphorik des Lichts traditionell mit „Einsicht", Wissen und Erkenntnis verknüpft ist, stellen sich auch Bezüge zum Wissen der Sozialarbeitenden her. Dank des professionellen Blicks können sie Problemlagen oder Abweichungen bei den Klientinnen und Klienten „sehen", ein durchaus wörtlicher Blick in die Aktenlage und die Methode des „Beobachtens" können dabei weitere oder vertiefende Erkenntnisse bringen. Zur Professionalität gehört aber auch, den Blick auf sich selbst zurückrichten zu können und damit Dinge, Situationen oder auch sich selbst reflexiv zu erkennen. Für einige der Befragten sind die Interaktionssituationen mit Klientinnen und Klienten nicht nur Situationen eines sachlichen Klärens sondern auch Situationen der Beziehungsgestaltung, in der sie sich selbst, ihre Gefühle und ihr Interesse am Gegenüber auch zeigen.

Das „Sehen" und „Erklären" betont den individuellen, fallorientierten Teil der Sozialen Arbeit. Schneider visualisiert das, indem sie das Arbeiten im „Modus" der Maschine als blind bezeichnet (01:15:47-3). Damit wird auch ausgedrückt, dass Routinehandeln blind macht für das Besondere jeden Falles und Erkenntnis verhindert. Frau Lemberg richtet die Metaphorik aber auch nach außen und bezieht damit den gesellschaftlichen Auftrag Sozialer Arbeit ein. Sie ist aufklärend tätig, indem sie Außenstehende über die Situation von Flüchtlingen im Allgemeinen und die Situation in Flüchtlingswohnheimen im Speziellen informiert.

Mit der Metaphorik des Sehens stellen sich die Befragten in der Regel als diejenigen dar, die sich von anderen als wissend und kompetent abheben, sei es nun die Klientel, die nicht klarkommt oder die kurzsichtigen Dritten. Dabei sind Wissen und Sehen zirkulär miteinander verknüpft: Weil Sozialarbeitende ein besonderes Wissen haben, können sie bestimmte Dinge überhaupt erst sehen und erkennen, aber gleichzeitig haben sie ein Mehr-Wissen auch deshalb, weil sie etwas gesehen haben. Insbesondere im Bereich Krankheit und Behinderung ist das „Sehen" sowohl wörtlich als auch metaphorisch eng verknüpft oder gleich gesetzt mit Wissen. So ist es auch nicht verwunderlich, dass Hingucken und Beobachten als valide Diagnosemethode auch für die Medizin konzeptualisiert wird. Was allerdings im wahrsten Sinne des Wortes in dieser Metaphorik „unbeleuchtet" bleibt, ist alles, was mit Hilfe der Augen nicht wahrgenommen werden kann. Wird Behinderung erkannt, weil sie sichtbar ist, so wird im Umkehrschluss all das nicht als Behinderung erkannt, was der Sinneswahrnehmung verborgen bleibt. Als wichtig eingestufte Erkrankungen wie Tuberkulose oder HIV kommen in dieser Metaphorisierung dementsprechend nicht vor. Das Gegenteil von „Licht", „Sichtbarem" und „Klarheit" stellen also dunkle, unerforschte oder rational nicht nachvollziehbare Geschehnisse dar (Schmitt 1995, S. 206). Diese Anteile Sozialer Arbeit werden mit der Metaphorik des Suchens und Erforschens konzeptualisiert.

6.5. Soziale Arbeit ist (Er-) Forschen

Suchen ist eine der zentralen Aufgaben, die in allen Interviews zu finden ist – verbalisiert entweder einfach als Suche, als Zielbeschreibung mit dem Wort „finden", als „Ausgraben" und „Herausfinden" von Verborgenem oder als strukturiertes Ermitteln. Das Objekt der Suche sowie der Auftraggeber können im jeweiligen Bedeutungszusammenhang sehr unterschiedlich sein, es gilt jedoch für alle Formen der Suche dieselbe Voraussetzung, nämlich dass etwas, was bis dahin unbekannt, ungewiss oder unbewusst ist, durch eine gezielte Aktivität „entdeckt" werden soll.

6.5.1. Suchen ist alltägliches Handeln

Das Suchen ist eine Tätigkeit, die den Arbeitsalltag in hohem Maße bestimmt. Bei Frau Afarid ist diese Suche durchaus wörtlich zu verstehen, wenn sie von der Suche nach Gegenständen für den täglichen Gebrauch wie Teppiche, Geschirr, Regale oder Gardinen erzählt, die von den Klientinnen und Klienten angefragt werden. Für sie ist die Handlung der Suche direkt mit dem Ziel des Helfens verbunden. An vielen Stellen im Interview werden diese beiden Konzepte in Form von Aufzählungen zusammengeführt wie „und die brauchen HILFE. (2) Rechtsanwalt(.)be=mm=gleitungen, zum ARZT Begleitungen; oder eine kurdische sprechende Arzt zu suchen, Rechtsanwalt zu suchen, Schule zu suchen," (01:16:14-0) oder „wir können ihm eine äh Psychologe finden für ihn, wir können ihn zum Arzt schicken, wir können ihm helfen" (00:26:26-1). Damit wird die Suche von ihr als ein zentrales Hilfskonzept entwickelt.

Hier klingt schon an, was auch andere Befragte erzählen, nämlich die Suche nach Dritten, die für bestimmte Problembereiche zuständig sind, für welche spezielle Kompetenzen erforderlich sind. Hier werden vor allem Vertreter der klassischen Professionen genannt wie Rechtsanwälte und Ärzte, aber auch Psychologen und Therapeuten oder Einrichtungen wie die Schuldnerberatung, Krankenhäuser und Beratungsstellen. Oftmals werden einfach auch „Plätze" für die Klientinnen und Klienten gesucht wie zum Beispiel in einer Schule, einem Kindergarten, in einem Sprachkurs oder einem Integrationskurs. Die Suche nach Schulplätzen zum Beispiel ist explizit Frau Nezamis Aufgabenbereich im Team (00:01:49-5).

Das Ziel der Suche ist es, etwas oder jemand „angemessenes", „gutes" oder „passendes" zu finden, wobei eher selten expliziert wird, was darunter zu verstehen ist. Neben der fachlichen Eignung und Sprachkenntnissen scheint das Verständnis für die besondere Situation der Klientinnen und Klienten ausschlaggebend für die Qualität zu sein. Herr Thomas fragt danach, wie er einen Arzt finden kann, der „diese Mensch versteht nicht fachlich, sondern von sozialer Kultur auch das ist eine Sache" (Thomas 00:12:13-9) und an anderer Stelle führt er aus, dass die Suche nach einem Arzt weitergeht, wenn der Klient sich von diesem nicht „wahrgenommen" fühlt (00:15:17-1). Frau Lemberg versprachlicht „gute Ärzte" als Professionelle, die Flüchtlinge nicht diskriminieren, von denen sie nicht „benachteiligt werden" (00:45:31-1)

Herr Eggert und Frau Nezami sehen eher den allgemeinen Auftrag der Sozialen Arbeit, nämlich Lösungen zu suchen und zu finden, was die Problemorientierung der Sozialen Arbeit mit Flüchtlingen unterstreicht.

6.5.2. Stellvertretendes Suchen und Deuten

Auch die Klientinnen und Klienten sind Suchende und zwar auf einer ebenfalls sehr praktischen und lebensnahen Ebene. Sie sind auf Wohnungssuche und recherchieren dafür im Internet oder suchen nach Verdienstmöglichkeiten. Diese Suche ist nach Ansicht von Herrn Kirschning durchaus systemisch bedingt:

> „Ich sage ja, es sind viele in so Strukturen, die werden gezwungen, irgendwie schriftlich aufgefordert von Ämtern, ähm eine Wohnung zu suchen und damit sind sie halt einfach einen Großteil der Zeit daz/ -mit beschäftigt, Wohnungen zu suchen, die sie nicht finden." (Kirschning 02:25:33-9)

In dieser Situation wenden sich die Klientinnen und Klienten auch an die Sozialarbeitenden und suchen bei ihnen wiederum nach Hilfe und Unterstützung.

> „die brauchen Teppiche, suchen wir Teppiche, ob wir Teppiche als SPENDE bekommen, die kriegen Teppiche; wir SIND äh von denen SEHR äh BESORGT. Wenn die etwas brauchen, die kommen zu uns." (Afarid 00:16:11-3)

Auch von Frau Homfeldt wird die Rolle von Klientinnen und Klienten als Auftraggeber betont, die im obigen Zitat schon anklingt.

> „Ja. Wohnungssuche ist ja auch so ein Thema. Dann kommen (.) also, ich sag mal so, 60 Prozent der Leute, die hier wohnen, (..) ähm sind nicht selbstständig in der Lage eine Wohnung zu finden (.) aus unterschiedlichen Gründen und (.) dann möchten sie natürlich, dass wir helfen." (Homfeldt 00:05:25-9)

Und Herr Kirschning zeigt auch eine Erwartungshaltung an diese Beauftragung, wenn er einem „schwierigen", aggressiven Klienten nahelegt, „dass er sich die Hilfe sucht, die er wirklich BRAUCHT" (01:20:00-3). Er selbst sieht sich in einer abwartenden Position und hofft, dass die Klientinnen und Klienten, bei denen er Problemlagen annimmt, die Initiative der Suche nach Hilfe ergreifen. So wird das suchende Handeln der Sozialarbeitenden als ein advokatorischer Auftrag durch die Klientinnen und Klienten dargestellt.

Dies ändert sich allerdings, wenn es um komplexere Probleme geht, deren Lösung den Klientinnen und Klienten möglicherweise nicht geläufig ist. Hier übernimmt Frau Afarid die Initiative und bietet die stellvertretende Suche direkt an:

> „möchtest du Doktor? Ich kann finden. Kurdischer Arzt kurdische Psychologin das und das." (Afarid 00:49:43-8)

Frau Afarid präsentiert im Interview mehrfach Szenen des Kontakts, in welchen sie den Klientinnen und Klienten ihre Vermittlung konkreter Hilfemöglichkeiten anbietet. Dem geht häufig voraus, dass sie den Klienten oder die Klientin als auffällig empfindet, als besonders still oder unruhig, und daraus eine Deutung ableitet, welche Hilfe die Person benötigt. Es scheint oft im Ermessen der Sozialarbeitenden zu liegen, was die Klientinnen und Klienten tatsächlich „brauchen" und damit übernehmen sie auch eine Deutung darüber, was überhaupt das Problem ist. Frau Afarid resümiert eine Reihe von Beispielerzählungen: „DAS machen wir alles. Wir müssen denken, was brauchen die" (Afarid 00:31:51-2). Aus der Erkenntnis, was die Klientinnen und Klienten brauchen ergibt sich wiederum die Suche, die als ein rationales Überlegen und Kombinieren dargestellt wird.

> „VIELES wissen wir nicht. Aber muss man denken, vielleicht, ach haben wir gehört eine (.) eine Stelle gibt ein Projekt. Da suchen." (Afarid 01:47:47-3)

In einem ausführlichen Fallbeispiel (00:21:56-0 bis 00:28:21-5) präsentiert Frau Afarid die einzelnen Suchbewegungen und Nachforschungen wie in einem Bühnenstück mit Hilfe von szenischen Darstellungen und Redewiedergaben. Nach der Eröffnung des Falles durch den Sohn der Familie, der nicht mehr mit seinen Eltern in dem Zimmer im Wohnheim wohnen möchte, wird er von Frau Afarid zu seinen Beweggründen befragt („hab ich gefragt: ‚wieso?'"). Beim nächsten Frauencafé leitet Frau Afarid erstmal weitere Nachforschungen zur familiären Situation ein, indem sie sich an die Mutter wendet und sie fragt: „Was ist los? Was ist mit deinem Mann los?". Daraus entwickelt sie eine eigene Deutung der Problematik einschließlich deren Ursache. Da eine direkte Lösung, nämlich die Verbesserung der beengten Wohnverhältnisse durch die strukturellen Bedingungen im Wohnheim nicht möglich ist, werden weitere Suchbewegungen erforderlich. „Dann müssen wir denken. Erstmal Jugendamt be- äh=suchen, (.) Information sammeln". Im weiteren Verlauf orientiert sich der Lösungsprozess nicht mehr an dem ursprünglichen Hilfegesuch (Auszug des Sohnes), sondern an dem von Frau Afarid stellvertretend gedeuteten Problem (Depression des Vaters). Diese Deutung ist Dieser Umdeutung liegen mehrere Interpretationsfolien zugrunde. So sieht Frau Afarid das Bedürfnis des Sohnes nach räumlicher Distanz nicht als Teil von vielleicht pubertär bedingten Individualisierungs- und Ablösungsprozessen, sondern nimmt eine kulturalistische Perspektive ein, wenn sie diesen Wunsch als Bedrohung für die Familie interpretiert. Das Verhalten des Vaters wiederum, welches ja Auslöser des Distanzierungswunsches ist, wird nicht als Bedrohung für das Familiensystem gesehen, sondern als Krankheitsbild „Depression" ausgelegt, für dessen Heilung der Zusammenhalt der Familie benötigt wird. Über die Deutung „Erhalt des Systems Familie" wird letztlich der Familienvater das Zielobjekt der Intervention, obwohl dieser bis dahin noch gar nicht selbst in Erscheinung getreten ist. So viel zum stellvertretenden Deuten und Umdeuten eines Hilfeauftrags.

Der antizipierte Erfolg der Suche – und damit des Helfens – ist sehr unterschiedlich. Während Frau Lemberg eher den Prozess des Suchens betont, der als anstrengend und kräftezehrend dargestellt wird, und damit die Hilfe damit als besonders wertvolles Gut konzipiert, legt Herr Thomas den Fokus auf das Ziel der Suchaktivität: das Finden. Frau Afarid präsentiert mit dem Hilfsangebot auch gleich ihre Kompetenz als erfolgreiche Sucherin, wenn sie sich neuen Klientinnen und Klienten vorstellt.

> „Hallo, Tachchen, ich bin Nasrin Afarid, wir können die Muttersprache gut reden, (1) was BRAUCHen SIE? Ich bin DA. Möchtest du Doktor? ich kann finden. KURdischer Arzt kurdische Psychologin das und das." (Afarid 00:49:43-8)

Die Erzählungen Herrn Kirschnings fokussieren mehr die Erfahrungen des Misserfolgs und auch der Ohnmacht.

> „und das ist so ein/ (.) so ein/ so ein Punkt, der immer noch, also zumindest mich, immer noch sehr stark frustriert. Weil man wirklich irgendwie hier sitzt und sich denkt, (..) was weiß ich, Frau so und so kommt schon zum vierten Mal (atmet hörbar aus) und braucht irgendwie eine Therapie (..) und man findet einfach keinen Therapieplatz." (Kirschning 00:12:01-9)

Das hat seinen Grund sicherlich in der fehlenden Infrastruktur der Umgebung des Wohnheims. Es wird deutlich, dass die Such- und Vermittlungsarbeit in den Berliner Wohnheimen eine Möglichkeit der Hilfe ist, die Ausnahmecharakter hat, weil die Wohnheime dort auf eine differenzierte Landschaft von Einrichtungen und

Professionellen zurückgreifen können (siehe auch Kapitel 6.2.1). Dies ist in Wohnheimen, die auf dem Land oder in Kleinstädten liegen nicht der Fall. So beschreibt Herr Kirschning seine Suche als etwas, was weniger von seiner Kompetenz als vielmehr von Glück abhängig ist und resümiert:

> „Das ist hier so/ Ich glaube, wenn man hier mal einen Arzt findet, der Russisch oder Französisch spricht, ist das schon so das/ das/ das höchste der Gefühle, was man erwarten kann." (Kirschning 02:10:00-3)

6.5.3. Die Suche nach Verborgenem

Für die Soziale Arbeit mit Flüchtlingen sind eine Menge Informationen nötig, die nicht immer zur Verfügung stehen und deshalb erst gesucht werden müssen. Die Quellen für diese Informationen sind einerseits das Internet oder einschlägige Literatur wie der Jahresbericht von Amnesty International (Lemberg), andererseits auch die Kolleginnen und Kollegen, denn „jeder findet irgendwas" (Eggert 01:49:32-5). Diese Informationen sind einerseits mannigfaltig, andererseits liegen sie nicht offen zu Tage, sondern sind versteckt, sodass sie erst „ausgebuddelt" (Eggert) oder „entdeckt" (Lemberg) werden müssen.

> „Aber man kann nich alles WISSEN. Auch in diesem riesen Internet findet man nicht alles. Aber jeder findet irgendWAS. Und da gabs auch so n regen Austausch von von !RECHTS!grundlagen von ver!WAL- TUNGS!vorschriften von !AUS!führungsvorschriften was IRGENDjemand mal ausgebuddelt hatte und was ebn funktioNIERT hat." (Eggert 01:49:44-6)

Die Sozialarbeitenden werden hier zu Archäologen, die zwar einerseits gezielt und methodisch suchen, andererseits bleiben Funde eine Glückssache. Auch Frau Schneider bewegt sich in diesem Bild, wenn sie in ihrer Arbeit auf „Dinge" oder „Hinweise stößt".

Das Fragen hat bei Frau Afarid eine mehrfache Bedeutung: Zum einen ist es ein Weg, Kommunikation mit den Klientinnen und Klienten einzuleiten. Durch das Fragen zeigt sie, dass sie aufmerksam und interessiert ist. Gleichzeitig hat das Fragen auch eine forschende Komponente (symbolisiert mit dem Fragewort "wieso?"), wenn nach Ursachen, Zusammenhängen und Begründungen gesucht wird. Beide Fragetypen gehen z.T. ineinander über und können auch eine kontrollierende Funktion bekommen. Übrigens widerlegt sie mit der Präsentation dieses Stils ihre Behauptung, dass sie als Sozialarbeitende nicht „Informationen rausholen", sondern „automatisch bekommen" und erzählt sich selbst in der Rolle einer aktiven Forscherin.

6.5.4. Das Erforschen von Geheimnissen

Wenn etwas aus den Klientinnen und Klienten „herausgeholt" werden muss, dann handelt es sich um etwas, dass innerhalb der Menschen verborgen sind. Dies kann sich ganz allgemein auf Erkrankungen und Vulnerabilität beziehen wie bei den Hinweisen und unauffälligen Symptomen, von denen Frau Schneider und Herr Kirschning sprechen, es kann aber auch um andere „Geheimnisse" wie Homosexualität gehen.

> „Also wir haben hier einen Homosexuellen und der hat das ganz lange versucht geheim zu halten, (.) aber irgendwann (..) merkt man es, also tritt das dann doch ans Tageslicht. Also wir wussten das. (.) Wir haben es aber natürlich nicht (.) kommuniziert und ähm (..) (atmet laut) und dann kamen die ersten, als es dann so/ so öffentlicher wurde." (Homfeldt 02:11:05-0)

Frau Afarid hebt die Bedeutung des Frauencafés hervor, das zu einem Ort des intimen Austauschs wird, wenn die Klientinnen auch über „geheime" Themen sprechen.

> „die Frauen kommen hier, die reden von den Geheimnisse von den zu Hause was passiert, wenn wir nicht DA sind, was für Probleme gibt in Familie, was für Probleme gibt mit Kinder" (Afarid 00:05:02-0)

Auf diese Art und Weise wissen die Sozialarbeitenden, was passiert und die Klientinnen und Klienten haben nach einer „gewissen Zeit keine Geheimnisse" mehr (Afarid 00:04:01-9).

6.5 Soziale Arbeit ist (Er-) Forschen

> Ich denke äh wir merken ALLES. Wir sind Sozialarbeiter und wir wissen Schwäche und dann auch Stärke von denen, im Laufe der zeit. (Afarid 00:11:49-8)

In dieser Metaphorik sind Sozialarbeitende also „Wissende" ebenso wie auch in der Rolle der „sehenden Experten", die bereits ausgeführt wurde und in der Rolle der lehrenden Wissensvermittler, die im nachfolgenden Kapitel dargestellt wird. Im Gegensatz zu diesen geht es hier jedoch nicht um ein „Bildungswissen" oder ein „wahres Wissen", sondern um die Kenntnis persönlicher Probleme und Besonderheiten. Die Sozialarbeitenden werden ein Stück weit zu Geheimnisträgern.

Obwohl die Offenbarung der Geheimnisse als freiwilliger Akt der Klientinnen und Klienten thematisiert werden, der durch ein besonderes Vertrauensverhältnis möglich wird, lässt sich nicht verleugnen, dass das Ergründen von „Geheimnissen" auch eine bewusste Intention Sozialer Arbeit ist. Sind Bedarfe und Probleme nicht sichtbar oder „ersichtlich", dann müssen sie von den Sozialarbeitenden „herausgefunden" werden. Das wird in den Interviews vor allem mit Beispielen aus dem Bereich Behinderung und Erkrankungen thematisiert, wenn diese nicht sichtbar sind und so erst „entdeckt" werden müssen. Frau Schneider erzählt über ihre Erfahrungen zum Erkennen von Behinderung.

> „gerade weils für mich auch n neuer Bereich war, gemerkt hab so ‚okay is das ne Behinderung? also ab wann is es ne Behinderung? Wie stark muss ne Schwerhörigkeit sein? Ähm und ähm genau es es ist das ist etwas was nicht ersichtlich is im im ersten Moment aber was man eben über ähm Kontakt und mein also Nachfragen herausfindet" (Schneider 00:34:34-7)

Und sie macht auch nochmal den Unterschied zwischen dem Erkennen von sichtbaren Behinderungen und „versteckten" Behinderungen klar.

> „und das ist halt unterschiedlich wegen bei Menschen mit Behinderung isses ja auch so, es gibt äh äh sichtbare äh Behinderungen Hinweise die relativ schnell wenn man über den Platz läuft und den Menschen sieht äh eben die auffallen wo wo man die Leute drauf ansprechen kann. Es gibt ähm Sachen aber die nicht sichtbar sind und ähm das ist dann eher so dass (??) Ja okay wie wie ist die Kontaktaufnahme? Wie ko wie kommt das

eigentlich raus? Wie macht man das Angebot eigentlich, dass die Leute darüber sprechen können?" (Schneider 0:09:33-7)

Herr Kirschning hat zwar auch eine Vorstellung von Krankheiten, bei denen es „keine Symptome" gibt, die im Röntgenbild nicht „auftauchen" und somit nicht „nachweisbar" sind, bis sie auf einmal „ausbrechen". Allerdings verbindet er damit keinen Forschungsauftrag, sondern konstatiert lediglich, dass solche Sachen im Alltag „untergehen". Frau Schneider hingegen hat an diesem Punkt – auch aufgrund ihrer besonderen Stellung im Projekt – einen klaren Arbeitsauftrag, für den sie unterschiedliche Methoden sieht, „unterschiedliche Formen, wie man's rausfinden herausfinden kann" (00:34:40-9).

6.5.5. Suchen als Detektivarbeit

Zum einen gibt es in Frau Schneiders Projekt einen Fragenkatalog, um in einem sog. Clearinggespräch gezielt Fragen stellen zu können. Das ist eine „klar definierte Struktur", um etwas systematisch zu erfassen (00:12:10-2). In Bezug auf Erkrankungen oder Behinderungen ist das Clearinggespräch ein Anamnesegespräch, in dem Fragen zu Symptomen, früheren Erkrankungen und Medikamenteneinnahme gestellt werden. Der entsprechende Interviewausschnitt soll hier noch einmal zitiert werden.

> „,Is eines ihrer Kinder gib a=ähm gibts Auffälligkeiten bei eines ihrer Kinder? Macht ihnen eines eines ihrer Kinder Probleme oder so Schwierigkeiten und wenn welches und was gibt es denn also um?' zu zum Beispiel um auf alle Familienmitglieder zu sprechen zu kommen ne ähm (2) und zum Beispiel da dann so ähm ich denk da da kommt dann schon der erste Schritt zu okay da ist das Kind ja äh ne sind dann=mmm werden eigentlich solche Themen aufgebracht ähm aber auch so jetzt bei so allgemeinen Erkrankungen ‚Gab es=äh äh chronische Erkrank- oder gab es Erkrankungen vor der Flucht? Ähm jetzt hier werden die- wurden Medikamente eingenommen? Werden jetzt Medikamente eingenommen? Werden?' also (???) das Vorher und Nachher erfragt. ‚Werden Medikamente gebraucht?'" (Schneider 00:35:51-9)

Insgesamt erscheint in der Arbeit von Frau Schneider das Suchen als etwas Methodisches und gerät stellenweise zu einer Detektivarbeit. Ihre Sprache ist stark

6.5 Soziale Arbeit ist (Er-) Forschen

geprägt von den Formulierungen, die in der Konzeption des Berliner Netzwerks für schutzbedürftige Flüchtlinge zu finden sind. Sie beschreibt ihre Aufgabe dahingehend, dass sie „Hinweise aufnimmt und weiterleitet", diese Hinweise durchaus auch von den Flüchtlingen in der Beratung „abgefragt" und somit aus ihnen „rausgefunden" werden. Sie wird hier zur Ermittlerin und formuliert das auch so, wenn sie davon spricht, dass Bedarfe „ermittelt" werden.

Auch Frau Afarid präsentiert ein Fallbeispiel, in welchem sie einem Verdacht, den sie hegt, systematisch nachgeht. Nachdem die erste Kontaktaufnahme offensichtlich nicht zu einem Gespräch oder Austausch führt, bedient sie sich der Methode der Beobachtung. In der Erzählung benennt sie ihre Beobachtungen der Reihe nach und erweckt so den Eindruck, als würde sie Indizien sammeln. Auch das Indiz „blauer Fleck" gehört dazu, wozu die Mutter befragt wird.

> „dann hab ich unterwegs denen gesehen. Das is von (.) äh fast sechs Jahre, fünf, sechs Jahre, dieses Beispiel. ‚Das Kind hat blaue Fleck hier? Was is los?' ‚RUNtergefallen.' ‚Er? Er kommt überhaupt nicht in Korridor!'" (Afarid 00:58:13-1)

Sie gleicht das Beobachtete mit den Informationen ab, die sie aus der Akte kennt. Mit Hilfe von angelesenem Fachwissen zum Verhalten von Kindern, die Gewalt erlebt haben, erhärtet sich ihr Verdacht und sie schaltet das Jugendamt als zuständige professionelle Stelle ein. Im Krankenhaus wird ihr Verdacht der Kindesmisshandlung dann medizinisch bestätigt.

Frau Homfeldt spricht nicht explizit vom „Herausfinden" oder „Ermitteln". Allerdings präsentiert sie Gespräche mit Klienten in ausführlichen Redewiedergaben, die im Verlauf zu einem Verhör geraten. So bei einem Beispiel, an dem sie demonstriert, wie sich die Bewohnerinnen und Bewohner gegenseitig „verleugnen" und ihr gegenüber unehrlich sind.

> „Das fängt halt bei so kleinen Sachen an ja. ‚Ich möchte einen neuen Topf haben.' ‚Warum möchtest du einen Topf haben?' ‚Ähm ich hab keinen Topf bekommen.' ‚Nein, das stimmt nicht. Du hast den Topf bekommen. Ich habe den selbst in dein Zimmer gestellt.' ‚Nein, ich habe keinen Topf bekommen.' (.) ‚Okay, also wir können jetzt so weiter machen und du sagst, ich habe keinen Topf bekommen, obwohl ich GANZ genau weiß,

dass ICH persönlich den Topf in dein Zimmer gestellt und dann abgeschlossen habe. (.) Oder du sagst mir jetzt warum du wirklich einen neuen Topf möchtest?' (..) ‚Hm. Mein Nachbar hat den Topf geklaut.' ‚Und du weißt, welcher Nachbar den geklaut hat?' ‚Ja.' ‚Dann geh ihn dir doch zurückholen.' ‚Nee, das geht nicht.' ‚Warum nicht?' ‚Weil er gibt mir den nicht.' ‚Na gut, dann gehen wir jetzt zusammen dahin und holen ihn zurück.' (..) ‚Nee, das geht nicht.' ‚Okay, hat der Nachbar wirklich den Topf geklaut oder warum möchtest du eigentlich/' ‚Ja eigentlich/ (..) Ja, ist okay. Ich brauche keinen Topf.' (.) (lacht) Und dann denke ich, ‚sag doch einfach, ich möchte einen Topf, (.) weil ich gern zwei Töpfe hätte', oder so. (.) Also (.) ich meine, das ist so/ das ist sowas ganz Banales und man könnte meinen, so ein Scheiß Topf, interessiert ja auch niemanden. Und mich INTERESSIERT auch der Topf wirklich nicht. Ja, von mir aus kann er zehn Töpfe nehmen. (.) Ich denke mir nur, wie soll ich denn mit dir vernünftig arbeiten, wenn du mich schon wegen dem Topf belügst?'" (Homfeldt 02:21:05-2)

Ein weiteres Beispiel, in dem der Verhörstil auch inhaltlich an ein polizeiliches Verhör erinnert, nennt Frau Homfeldt bezüglich einer Passgeschichte, bei der der Klient sie bittet, ihr bei der Besorgung seines Passes behilflich zu sein, damit er seine Familie nachkommen lassen kann. Der stakkatoartige Frage-Antwort-Stil zielt darauf ab, die „Wahrheit" herauszufinden, die als unerlässlich für die erbetene Unterstützung angesehen wird. Der Klient verstrickt sich jedoch in Gedächtnislücken und Beweisführungen, wodurch sein Anliegen als unehrlich und damit nicht erfüllbar erscheint. So gerät das Gespräch mehr zu einer Anhörung wie sie im Sinne des Asylverfahrens behördlicherseits durchgeführt wird und ist weniger ein auf Verstehen ausgerichtetes Hilfegespräch. Dies verwundert umso mehr, da Frau Homfeldt an anderer Stelle bedauert, dass der Kontakt zu den Klientinnen und Klienten nicht eng genug ist, um ein Vertrauensverhältnis aufzubauen, wie sie das zuvor in einem Praktikum mit unbegleiteten minderjährigen Flüchtlingen erlebt hat. Obwohl es auch dort objektiv gesehen dieselben Probleme gab - sie nennt Drogen, Gewalt, Betrügereien und Diebstahl - empfindet Frau Homfeldt ihre damalige Arbeit als Kooperation, die auf Verständnis und Vertrauen beruhte.

„Da gab es auch ganz schlimme Schicksale, aber ich glaube dadurch, dass es halt alles enger war, war es auch schöner miteinander zu arbeiten, weil man ja auch viel schneller so eine Vertrauensperson wurde und dann auch (.) ähm (.) weiß nicht, enger zusammengearbeitet hat, wenn es dann zum

6.5 Soziale Arbeit ist (Er-) Forschen

> Beispiel auch um diese ganzen Bescheide ging und so ne. Dann kam eine Ablehnung. Dann hat man selber diese (.) also d/ die Sozialpädagogen dort haben denen dann eben geholfen, haben die beraten, haben auch diese Interview-Vorbereitung gemacht und so. Das machen wir ja alles gar nicht. Dürfen wir auch gar nicht. Also es wurde uns (..) hier gleich am Anfang gesagt, mit dem Asylverfahren an sich, haben wir nichts zu tun (.) und ähm (..) wir dürfen nicht rechtlich beraten. Wir dürfen nicht asylrechtlich beraten. Wir dürfen höchstens vielleicht sagen: ‚ja in dem Bescheid steht das und das drin. Geh doch mal zur Beratungsstelle und lass dich beraten.' Dadurch fällt natürlich einfach ein ganz großer Bereich weg, (..) der vorher da war und der ja auch diese Vertrauensebene schafft ne. ‚Ich kenn deine Geschichte (.) und deswegen (.) verstehe ich dich und deswegen ist es auch okay, wenn du weinst oder wütend wirst.' (..) Hier ist es so, ich muss mich darauf verlassen, dass das, was die Menschen mir sagen, der Wahrheit entspricht und ich weiß in 90 Prozent der Fälle tut es das eben nicht." (Homfeldt 00:47:59-1).

Im Interview entsteht der Eindruck, dass der letztgenannte Punkt einen starken Einfluss auf die Arbeit von Frau Homfeldt hat und mit einer Distanz zu ihrer Klientel verbunden ist, die sie selbst nicht als hilfreich empfindet. Zwar erzählt sie auch von einem Fallbeispiel eines gelungenen Hilfeprozesses, in dem es eine sehr positive Entwicklung gab, die sie damit in Zusammenhang bringt, dass sie dem Klienten einen Therapieplatz vermitteln konnte, aber die Erzählung gerät eher kurz und evaluierend.

Bei Herrn Kirschning verschmilzt das „Herauskriegen" durch Fragen mit dem „Sich-Unterhalten" und verweist damit auf eine andere Form des Forschens im Gespräch.

> „wenn wir eine Umverteilung aus einem anderen Heim kriegen, steht dann manchmal so ein/ als Grund da ähm "Sicherheit und Ordnung", dann weiß man: Okay, es ist jemand, der halt Ärger und Stress versursacht hat in einem anderen Heim. Und wahrscheinlich, was weiß ich, irgendwo entweder gewalttätig war oder ähm es halt eine/ eine Substanzabhängigkeit gibt. Ansonsten kriegt man das nur raus durch Fragen. Durch das Sich-mit-den-Leuten-Unterhalten" (Kirschning 01:24:40-9)

Allerdings führt er dieses „Sich-Unterhalten" weder an dieser Stelle noch anderswo im Interview aus, ganz im Gegensatz zu Frau Afarid, die den täglichen

Small Talk als Standardsituation darstellt. Im Zuge dessen können Stimmungen und psychische Zustände erfasst werden, wie im folgenden Beispiel über einen (diesmal anderen) jungen Flüchtling.

> „gestern war SO::: BLASS. SO::: mü:de. Hab ich ihn gesehn, hab ich ihn gefragt; ‚Wie GEHT es dir?' <<mit gebrochener Stimme> ‚Gu:::t'.> Zum Einkaufen gegangen, zurück. ‚O:::h willst du kochen heute abend? Das is GUT'. <<sehr leise> ‚Ja::: will ich heute kochen.'> Aber war (.) NICHT wie immer fröhlich. WEIL der Mitbewohner hat eine Wohnung und er ist plötzlich (.) diese HALT verloren. <<klopft rhythmisch bei jedem Wort auf den Tisch> ER HAT EINE WOHNUNG. ER konnte nicht. (.) und DIESE KLEINIGkeit. Er bekommt vielleicht. (2) Aber er war !TOTAL! traurig. (2) Ja, dann wissen wir worum es geht. Denken wir <<leise> ‚Ach können wir ihm nicht helfen?> (4)" (Afarid 00:52:36-9)

Auch Frau Schneider sieht im täglichen Umgang miteinander gute Möglichkeiten, „Hinweise" auf Verborgenes zu bemerken und aufzunehmen. Sie spricht hier in der Rolle einer Anleiterin für Sozialbetreuer in Wohnheimen, die sie für diese Art des Kontakts sensibilisieren will.

> „w=wie gehen sie im Alltag mit den Menschen um? Und ähm w=wie können sie da sozusagen auch auf Dinge stoßen? Und wenn sie=ähm da fragen ähm am Morgen, ‚Wie geht es Ihnen?' oder ‚Wie geht es Ihnen allgemein?' ‚Ist denn bei Ihnen alles in Ordnung oder brauchen Sie gerade was oder gibt es Sachen die=ähm wo Sie gerade nicht weiterkommen?' Ähm was ich denk was man eben auch so machen kann einfach als ähm (1) als im Kontakt mit Menschen sein stößt man ja auch auf Hinweise." (Schneider 00:37:00-3)

6.5.6. „Passendes" für behinderte Klientinnen und Klienten finden

Die Suchprozesse sind bei Klientinnen und Klienten mit Behinderung als besonders lang und mit viel Aufwand und Strapazen verbunden, geschildert. In dem Fallbeispiel der schwer behinderten, pflegebedürftigen jungen Frau fokussiert Frau Lemberg das Anstrengende der Suche, die sie „viel Kraft gekostet hat" und bis heute noch nicht beendet ist, weil sie es „bis jetzt nicht geschafft [hat; D.G.] für sie e- für äh Logopädie, eine Stelle finden, dass sie das gefordert wird"

6.5 Soziale Arbeit ist (Er-) Forschen

(Lemberg 00:09:19-1). Frau Nezami ist auf der Suche nach Ärzten, um diagnostisch abklären zu lassen, um welche Art von Anfällen es sich bei einer Klientin handelt (00:22:17-9). Und für die sechsköpfige Familie mit dem schwerbehinderten Kind, haben sie und ihre Kollegin „alles versucht, aber es ist halt so bei so einer sechsköpfigen Familie (...) schwierig einen ähm (.) passende Wohnung zu finden." (Nezami 00:32:32-2)

Einigkeit besteht bei den Befragten in der Bewertung des Wohnheims als prinzipiell „unpassenden" Raum für behinderte oder kranke Flüchtlinge. Ganz allgemein ist im Wohnheim „nicht viel Platz" für den Einzelnen (Lemberg 00:44:35-7) und es gibt „keinen Platz für Privatsphäre" (Thomas 00:21:24-6). Herr Eggert konkretisiert für das Wohnheim, in dem er angestellt ist: „Wir haben keinen barrierefreien Raum. Nirgendwo" (00:51:14-4). Und Herr Thomas bezeichnet das Wohnheim als „nicht behindertengerechtes Gebäude" (00:12:39-2). Eine Veränderung des Raumes ist teilweise und vorübergehend möglich, indem z.B. häusliche Krankenpflege „installiert" (Eggert 01:00:17-8) oder eine Medikamentengabe „lokalisiert" wird (Eggert 01:01:26-3).

In der Regel bedeutet Hilfe für behinderte und (chronisch und psychisch) kranke Flüchtlinge aber die Suche nach einem „passenden Platz" für diese Klientinnen und Klienten. Diese passenden Plätze liegen in der Regel außerhalb des Wohnheims und die Suche wird als schwierig präsentiert.

> „Wenn man es wie dem/ mit dem Herrn zum Beispiel auch mit der Krebserkrankung ähm/ Da haben wir halt versucht, irgendwie eine andere Wohnform zu finden oder wir haben jetzt auch noch einen anderen Herrn hier, wo wir auch äh versuchen irgendwie eine andere Wohnform zu finden für ihn, weil wir glauben, so ein Flüchtlingsheim, so eine Gemeinschaftsunterkunft ist halt nicht optimal, wo man einfach besser auch auf die Bedürfnisse eingehen kann. Aber auch das ist schwierig, weil es im Prinzip ähm oft nicht vorgesehen ist, dass Menschen ähm, gerade erwachsene Menschen mit Behinderung, irgendwie Sonderleistungen kriegen." (Kirschning 02:01:02-6)

Die Suche ist also stark räumlich verortet, wobei hinter der „Passung" wesentlich mehr steckt als eine bestimmte Größe oder Lage eines Zimmers. An dieser Stelle muss eine kurze Schleife zum Konzept des „passenden Platzes" gezogen werden, damit die damit verbundene Suche besser verstanden werden kann.

Dem Bild der Passung liegt die Gefäßmetaphorik zu Grunde. Flüchtlinge sind in vielen Erzählungen Objekte, die in kleinen Gefäßen untergebracht werden, in die sie irgendwie passen müssen. Günstigerweise passen sie selbst auch gut zusammen, wenn sie zum Beispiel die gleiche Nationalität haben oder die gleiche Sprache sprechen. Menschen, die den Gegenstand der Behinderung oder Krankheit mit sich tragen, sind aufgrund dieses anhaftenden Gegenstands verändert: Sie haben eine andere Form oder benötigen mehr Platz, sodass die „normalen" Gefäße nicht mehr „angemessen" sind. Herr Kirschning spricht davon, dass manche Klientinnen oder Klienten „psychische Probleme mitbringen und deshalb einfach nicht so sehr in so ein Heim passen" (00:13:00-8) und Frau Nezami erklärt, dass Menschen mit „psychischen ähm Probleme unbedingt in ein (.) Einzelzimmer müssen oder mit jemanden, die zu denen passt dann eben in ein Zimmer kommen sollten" (00:37:48-4). Auch Herr Eggert bezieht sich implizit auf die Gefäße und deren Grenzen, wenn er von Einrichtungen mit anderen „Rahmenbedingungen" spricht.

> „NORMALE körperliche Behinderung also was weiss ich dass (.) dass jemand an Krücken läuft oder so HATTEN wir KURZfristig schon ab und zu mal geHABT, äh haben wir aber relativ schnell merken müssen dass wir das auch nicht leisten KÖNNEN, und haben dann versucht die Menschen in anderen Einrichtungen unterzubringen wo die RAHMENbedingungen für Behinderte DA sind". (Eggert 00:47:11-8)

Das impliziert auch, dass diese Menschen von den „normalen" Gefäßen ausgeschlossen sind: „Psychisch Kranke oder geistige Behinderung sind bei uns (.) eigentlich n Ausschlusskriterium" (Eggert 00:47:21-9). Die Suchbewegung ist also nicht nur eine Suche nach einem konkreten Ort, sie ist auch die Suche nach einem Gefäß, das diese besonders geformten Menschen „aufnehmen" kann. Hervorzuheben ist, dass der „passende Ort" für behinderte und kranke Klientinnen und Klienten in den Interviews namenlos bleibt und auch sonst nicht weiter konkretisiert wird. Das steht im Kontrast zu einem Beispiel von Frau Lemberg, die einen sehr konkreten „passenden Platz" für jugendliche Flüchtlinge finden konnte: „vor zwei

6.5 Soziale Arbeit ist (Er-) Forschen

Monate hab ich EINE geschafft, dass in Jugend=äh =ilfe reingekommen, andere Einrichtung für Jugendliche untergekommen." (Lemberg 00:42:38-9)

Es werden also keine Zielorte für diese Suche für behinderte Klientinnen und Klienten benannt und auch Erfolgserzählungen bleiben aus. So ist es nicht verwunderlich, dass Herr Thomas die Suchbewegung in Fragen kleidet, deren Beantwortung offenbleibt.

> „hier ist keine wenig Platz für private Atmosphäre. Wenn jemand mit Krankheit kommen und behindert kommen, das ist Belastung für andere Bewohner. [...] Deshalb wie versuchst du eine Wohnung, ein Zimmer für ihn finden? Passend und so? Oder wir haben bestimmte Bewohner, die psychisch belastet sind und haben sie psychische pro Probleme, sie sind traumatisiert, zum Teil zum Teil können sie nicht mit andere Menschen umgehen. Sie sind schnell gewaltbereit. Wie versuchst du dass eine passende Platz für diese Mensch finden? [...] Wie kann ich eine Arzt finden, die diese Mensch versteht, nicht fachlich sondern von sozialer Kultur. Auch das ist eine Sache. Zweite Sache wie kann ich eine Behinderte so helfen, dass eine gute Platz oder passende Platz für seine Behinderung bekommt? Denn unser Wohnheim ist nicht behindertengerechte äh Gebäude. Deswegen versuchen wir immer Sozialamt Kontakt aufzunehmen, um eine gute Platz für diese Mann zu finden." (Thomas 00:12:39-2)

Aus den Interviewstellen zu diesem Thema geht auch hervor, dass die Suche nach einem passenden Platz nicht unbedingt ein Handeln ist, dass von den Betroffenen explizit in Auftrag gegeben wurde. Es ist auffällig, dass die behinderten Klientinnen und Klienten auch in Interviews mit vielen Redewiedergaben nicht sprechen. Auch im obigen Zitat von Herrn Thomas wird die fehlende Passung nicht als Problem der Betroffenen, sondern als Belastung der anderen Klientinnen und Klienten formuliert. Dadurch wirkt die nachfolgende Suche weniger im Auftrag des oder der Betroffenen als im Auftrag der belasteten Anderen.

Im Gesamt werden schwere Erkrankungen – und seltener auch Behinderung – einerseits als etwas Verborgenes konzipiert, das erst entdeckt oder herausgefunden werden muss, manchmal treten sie auch eher zufällig zu Tage oder „tauchen" als Probleme auf (Schneider 00:18:41-4). Immer jedoch sind diese Entdeckungen mit einem Mehraufwand verbunden, da bestehende Angebote als „unpassend" eingestuft werden, gleichzeitig aber keine konkreten „passenden" Hilfsangebote zur Verfügung stehen. Oder umgekehrt gedacht, behinderte oder schwer erkrankte Klientinnen und Klienten „passen" nicht in die herkömmlichen Hilfsstrukturen: Sie passen aufgrund der Behinderung nicht in die Strukturen der Flüchtlingshilfe und sie passen aufgrund ihres Flüchtlingsstatus nicht oder nur unzureichend in die Hilfe- und Leistungsstrukturen des Sozialrechts (siehe auch Kap. 4.3.3). Was Herr Kirschning allgemein für das Passungsverhältnis von Flüchtlingen und Familienberatung schildert, gilt für die Gruppe der behinderten Flüchtlinge ebenso oder sogar besonders.

> „Und ansonsten gibt es halt hier so diese üblichen, ich sage mal so, Familienberatungsstellen, aber die sind eben ähm gerade sprachlich darauf ausgelegt, deutsche Familien zu beraten. (.) Und ähm die HABEN halt nicht die Erfahrung mit Asylrecht, die haben keine Ahnung, was steht jemandem mit einer Duldung zu, der hier auftaucht und Familienhilfe will oder/ oder (..) solche Sachen. Das ist hier wirklich ähm sehr eingeschränkt möglich." (Kirschning 02:12:16-1)

Frau Homfeldt fasst diese Situation in Bezug auf die Suche nach Hilfsangeboten etwas abstrakter, aber auch sie kommt zu demselben Schluss, dass nämlich das Hilfesystem ihren Klientinnen und Klienten prinzipiell nicht zur Verfügung steht.

> „Also ich denke, es gibt auch genug Familien in Deu/ also deutsche Familien, die Hilfe auch gar nicht annehmen würden. (...) Aber sie hätten sie vielleicht oder KÖNNTEN sie bekommen. Und hier können sie die gar nicht bekommen, selbst wenn sie sie suchen." (Homfeldt 01:15:32-0)

6.5.7. Zusammenfassung: Methodisch Suchen und systematisch Erforschen

Die Suche ist eine tägliche Aktivität der Sozialarbeitenden bei der sie stellvertretend konkrete Handlungen für die Klientinnen und Klienten übernehmen, weil deren Handlungsmächtigkeit durch fehlendes Wissen, fehlende Sprachkenntnisse und fehlende Informationen eingeschränkt ist. Sie haben in diesem Zusammenhang die Rolle von Experten, denen Methoden und Ressourcen für die Suche zur Verfügung stehen und die diese in den Dienst der Klientinnen und Klienten stellen.

Manchmal ist für die Dienstleistung auch eine Deutung notwendig, welches Ziel mit der Suche verbunden sein soll. Dann werden methodische und systematische Zugänge im Sinne eines Erforschens und Ermittelns verwendet.

Hier geht es nicht mehr um eine explizite Beauftragung durch die Klientel, es geht vielmehr um Bereiche, die die Klientinnen und Klienten selbst verbergen oder die ihnen verborgen sind und die es zu „entdecken" gilt. Es geht um Geheimnisse, Erkrankungen, nicht-sichtbare Behinderungen oder allgemein Schutzbedürftigkeit. Als Forschende sind die Sozialarbeitenden den Klientinnen und Klienten gegenüber in der Expertenrolle des Wissenschaftlers, dem besonderes Wissen und Kenntnisse, sowie Methoden zur Verfügung stehen. Auch als Ermittler sind sie ihren Klientinnen und Klienten höhergestellt und hier auch mit einer Macht direkter Herrschaft ausgestattet wie die Zitate zeigen. Für beide Rollen gilt aber wiederum gemeinsam, was auch für die Rolle des sehenden Experten schon festgestellt wurde. Das Wissen und das Tun bedingen sich gegenseitig, weil das systematische Erforschen und Ermitteln erst mit Hilfe bestimmter Kenntnisse zielgerichtet umgesetzt werden kann, das Ziel gleichzeitig aber in einem Zuwachs an Wissen liegt. Systemische Aspekte zum räumlichen Setting der Suche, zu externen Auftraggebern oder zur Situation der Klientel fehlen in dieser Konstruktion von Sozialer Arbeit.

6.6. Soziale Arbeit als Wissensvermittlung und Lehren

Bisher wurden mit den sehenden Experten und den wissenden Forschern und Ermittlern bereits zwei Rollen gefunden, in denen sich die Sozialarbeitenden durch ihren Wissensvorsprung von ihrer Klientel abheben. In der folgenden Konstruktion wird dieses Mehr an Wissen zu einem zentralen Aspekt, aus dem sich der Auftrag ergibt, den Klientinnen und Klienten etwas beizubringen, sie etwas zu lehren, ihnen etwas zu vermitteln, und so das ihnen fehlende Wissen weiterzugeben. Das hierarchische Verhältnis zwischen Klientel und Sozialarbeitenden ist also nicht das Resultat eines Auftrags, im Gegenteil geht der Auftrag daraus hervor: Sozialarbeitende konzipieren aus dieser Perspektive nicht nur ihre Klientinnen und

Klienten als weniger Wissende und lernen Müssende, sondern sich selbst als deren Lehrer bzw. Lehrerin. Diese Rollenzuschreibung geht einher mit einer Vorstellung davon, was Bildung ist und was dementsprechend als wertvolles Wissen anerkannt wird. So enthält die Konstruktion Sozialer Arbeit als Wissensvermittlung eine normative Ausrichtung.

6.6.1. Deutschkenntnisse als zentrale Kompetenz

Die Kenntnis und das Erlernen der deutschen Sprache wird in allen Interviews in irgendeiner Art und Weise thematisiert. Frau Nezami, Frau Frenzel und Herr Thomas heben positiv hervor, wenn Flüchtlinge gut Deutsch sprechen. „Arabisch Sprechende" sind aus der Sicht von Frau Nezami „meistens auch sehr fit" im Deutschen (00:40:43-3), Frau Frenzel ist völlig begeistert, wie schnell die Frauen, mit denen sie im Kontakt ist, Deutsch gelernt haben und hebt die afghanischen Kinder als besonders gut und beliebt in der Schule hervor. Auch Herr Thomas resümiert Flüchtlinge aus Afghanistan als besonders lernfreudig und findet es bemerkenswert, dass auch Flüchtlinge, die Krieg erfahren haben, nie zur Schule gegangen sind oder schon alt sind, also objektiv schwierige Voraussetzungen zum Lernen haben, durchaus schnell und gut die deutsche Sprache erlernen können.

> „und wir haben wir eine Bewohnerin hier wusste nix war eine Bewohnerin eine alte aus der Türkei sie ist in Analphabetkurse gegangen sie hat Deutsch gelernt". (Thomas 00:49:32-3)

Frau Lemberg betont positiv die hohe Lernmotivation und die damit in Verbindung stehende aktive Agency im Bereich (Sprache) Lernen und schreibt dem einen hohen Wert zu.

> „und ich hab schon eine Kurs für die Frau gefunden, dass sie selbst wirklich=äh AKTIV äh LERNT die Frau. Sie sie kann sie kennt jede Buchstaben, sie kann SCHREI- äh Buchstaben SCHREIBEN. Das ist auch viel WERT und sie möchtes auch lernen" (Lemberg 00:19:59-0)

Das Erlernen der deutschen Sprache wird symbolisch zum Kennzeichnen für „gute Klienten" gebraucht, positive Entwicklungen von Einzelnen an ihrer Lern-

6.6 Soziale Arbeit als Wissensvermittlung und Lehren

willigkeit oder erworbenen Deutschkenntnissen festgemacht. Frau Homfeldt beispielsweise freut sich „wenn die Kinder dann in die Schule gehen und nachher zurückkommen und sagen, (.) ‚weißt du was, ich möchte dir was erzählen.' Und dann freue ich mich, weil die so schön Deutsch können und (.) so" (01:27:32-4).

Es gibt hier eine allgemein geteilte und unhinterfragte Erwartungshaltung auf Seiten der Sozialarbeitenden, die daher rührt, dass das Deutschsprechen gleichzeitig als Voraussetzung und als Zeichen von Integration gesehen wird. Frau Afarid vermittelt ihrer Klientel diesen Zusammenhang von Lernen und Integration positiv motivierend über antizipierte Zukunftsaussichten, die sie klar von den Deutschkenntnissen abhängig macht:

> „GUCK mal wenn ihr DEUTSCH lernen (2) könnt ihr hier beschäftigt sein. In DIESE Gesellschaft gibt es möglich. (1) GIBT es möglich.> dass man als eine FREMDE ALLEINESTEHENDE FRAU äh=sich hier=äh beHAUPten kann. (2) und arbeiten. Egal wo. Aber gibt es diese Möglichkeit. ERSTmal muss man lernen. Eine Sprache. Wenn diese Sprache beherrschen. (2) Nicht SO wie: Muttersprache. Aber MUSS man." (Afarid 01:33:36-1)

In der Rolle der fremden, alleinstehenden Frau stellt sie sich selbst als Vorbild dar, indem sie sich die Position des erfolgreich integrierten Flüchtlings gibt. Der Referenzrahmen hierfür ist ihre eigene biografische Erfahrung, die sie pauschalisierend auf die potentiellen Möglichkeiten ihrer Klientinnen und Klienten überträgt. Sie schreibt die gelungene Integration ihrer eigenen Lernwilligkeit und Leistungsbereitschaft zu und stellt damit Integration und gesellschaftliche Partizipation als abhängig von persönlichen Leistungen und insbesondere den Deutschkenntnissen dar. Rechtliche Aspekte, das politische Klima oder individuelle Besonderheiten, die für eine Integration hinderlich oder förderlich sein können, werden dabei ausgeklammert.

Lernen Klientinnen oder Klienten kein oder nur langsam Deutsch, dann wird das durchweg als problematisch gesehen. Frau Homfeldt setzt die fehlenden Deutschkenntnisse mit dem fehlenden Verstehen gleich.

> „Ich habe zu meinem Kollegen auch gesagt, diese/ (.) diese Familie ne, die hat schon so viel von unserer Energie oder explizit meiner Energie, weil die halt auch aus [Herkunftsland] kommen und einfach kein Wort Deutsch können, immer noch nicht, ja, die haben so viel Energie schon von mir genommen und sie verstehen einfach gar nichts. Und das ist so frustrierend ja." (Homfeldt 00:33:04-4)

Dass es hier beim Verstehen nicht an den sprachlichen Fähigkeiten scheitert, wird klar, wenn man weiß, dass Frau Homfeldt französisch spricht und daher von vornherein eine gute sprachliche Verständigung möglich war. Die fehlende Bereitschaft Deutsch zu lernen wird parallel zur fehlenden Bereitschaft, sich auf das deutsche Hilfe- und Unterstützungssystem einzulassen und damit zusammenhängende Prozesse und Anforderungen zu akzeptieren. In einem solchen Fall wird Hilfe durch Soziale Arbeit als begrenzt gesehen.

Herr Thomas formuliert die Wenn-Dann Beziehung von Lernen bzw. Lernwilligkeit oder Lernerfolg und Integrationschancen sehr direkt und vertritt diese Haltung auch gegenüber den Klienten. Dabei übernimmt er die Perspektive eines Vertreters der deutschen Gesellschaft.

> „wenn jemanden kommt und nicht ein Termin und sehe ist ein Jahr hier und hat kann nicht zwei Worte Deutsch lernen. Warum? Ich sage immer, ‚ich würde auch dir keine Wohnung geben. Du hast kein Wort gelernt. Wie kann mit dir reden zum Beispiel morgen dein Tür kaputt geht, wie kannst du dem Hausmeister erklären? Musst du machen, Mensch."
> (Thomas 01:03:12-0)

Dass Flüchtlinge in der Regel ohne Deutschkenntnisse nach Deutschland kommen und deshalb hier auch einen Lernbedarf haben, ergibt sich schlüssig aus der Situation der Flucht. Sie werden aber auch in anderen Bereichen als Unwissende und damit Lernbedürftige wahrgenommen.

6.6.2. Flüchtlinge als unwissende Lernende

Aus vielen Einzelbeispielen in den Interviews wird deutlich, dass Flüchtlinge noch viel zu lernen haben. Bei Frau Homfeldt lernen die Flüchtlingskinder, die in den Hort gehen ein besseres Sozialverhalten, wenn „sie lernen Konflikte anders zu

6.6 Soziale Arbeit als Wissensvermittlung und Lehren

lösen und sich nicht gleich irgendwie gegenseitig zu hauen" (01:33:24-1) und ein Paar geht zur Beratung, „damit der Vater und die Mutter lernen auf einer höheren Ebene miteinander zu sprechen, ohne sich jedes Mal fast tot zu schlagen" (Homfeldt 00:37:06-5). Die Unwissenheit der Klientel ist sogar „außerordentlich", wenn sie sagt: „Man mag es gar nicht glauben, aber es gibt ja tatsächlich so viele Menschen, die nicht mal wissen, dass/ wie man einen Computer hochfährt" (Homfeldt 00:49:58-5). Herr Kirschning sieht punktuell im Bereich „Bürokratie" seinen Lehrauftrag und den Aufenthalt in der Gemeinschaftsunterkunft als einen Zeitraum, in dem die Klientinnen und Klienten in dieser Hinsicht „wirklich viel lernen" können.

> „Für die Leute, die eine Perspektive haben, ist das UNS auch wichtig, ihnen beizubringen, dass das halt/ dass das wirklich auch teilweise hier darauf ankommt, eben genau ordentlich damit umzugehen und alles irgendwie zu haben. Weil jedes/ Jeder Zettel mehr, den man besorgen muss, ist halt wieder Zeit, die da ins Land geht." (Kirschning 01:30:05-0)

Herr Thomas macht seine Überlegungen, wie er in einem konkreten Fall seine Unterstützung so gestalten kann, dass zwar situativ das formulierte Grundbedürfnis nach Nahrung erfüllt wird, perspektivisch der Klient aber mehr Verantwortung dafür selbst übernimmt, an dem Lernprinzip fest und resümiert: „Im Endeffekt dieser Mensch muss auch lernen" (00:43:59-3). Frau Frenzel spricht an mehreren Stellen von der „Wissbegierde" der Flüchtlinge und konstruiert damit implizit ein Bild, in dem diese zumindest bisher Unwissende sind, die sich Wissen erst noch aneignen müssen.

Daran wird ersichtlich, dass es eine Hierarchisierung und Bewertung von Wissen als wichtig und wertvoll oder als unwichtig und wertlos gibt. Das zeigt sich deutlich an den präsentierten Sprachkompetenzen. Als wertvoll wird dabei die deutsche Sprache auf ein einsames Podest gehoben, auf der zweiten Stufe stehen die erweiterten Sprachkenntnisse der Sozialarbeitenden, die als Fremdsprachenkompetenz oder Mehrsprachigkeit präsentiert wird. Im Gegensatz dazu werden die Sprachkenntnisse der Flüchtlinge in den Erzählungen völlig vernachlässigt. Muttersprachen von großen Flüchtlingsgruppen wie zum Beispiel den vietnamesischen Flüchtlingen oder die häufige Mehrsprachigkeit vieler afrikanischer

Flüchtlinge finden keinerlei Erwähnung, selten werden Englischkenntnisse als Fremdsprachenkenntnis der Flüchtlinge benannt. Auf diese Weise konstruieren die Befragten – sicherlich unbewusst – ein Wissens- und Kompetenzgefälle zwischen sich und der Klientel in Bezug auf sprachliche Kompetenzen. Dieses Gefälle ist stark von der Perspektive der „Nützlichkeit" der Kompetenzen für die eigene Arbeit geprägt. Nur so ist es nachvollziehbar, dass Herr Eggert von Klientinnen und Klienten spricht, die „jar nich kommunizieren !KÖNNEN!" (00:05:59-9), weil damit gemeint ist, dass sie keine Sprache sprechen, die er oder seine Kolleginnen und Kollegen beherrschen. So reduziert sich seine Bewertung der Sprachkompetenzen seiner Klientel auf die pauschalisierende Feststellung: „Viele von denen können kein Deutsch" (Eggert 00:20:16-7).

Die deutsche Sprache steht für ihn aber weniger in Zusammenhang mit der gesellschaftlichen Dimension der Integration, sondern mit der individuellen Ebene der Kommunikation zwischen den Geflüchteten und sich selbst, die er als Voraussetzung für seine Arbeit ansieht.

> „ICH sage immer wenn man Sozialarbeit VERNÜNFTIG machen will muss man mit den Leuten REDEN. So ne Sachen wie Empathie das sind alles schöne Sch- SYMpathie EMpathie sind schöne SCHLAGwörter, funktioniert aber eigentlich nur im Regelfall über Kommunikation. anders nicht." (Eggert 00:34:49-6)

Aus dieser Perspektive wird Kommunikation zu einem Zugangsschlüssel zu Sozialer Arbeit, doch dieser Schlüssel wird (zumindest aus der Sicht von Herrn Eggert und Frau Nezami) ausschließlich von den Sozialarbeitenden selbst bereitgestellt. Im Zuge dessen präsentieren sie sich als diejenigen mit guten und vielen Fremdsprachenkenntnissen.

6.6.3. Sozialarbeitende als kompetente Wissende

Herr Eggert, Herr Thomas und Frau Nezami präsentieren sich selbst und das jeweilige Kollegium als breit aufgestellt, was die Sprachkompetenzen angeht. Sie zählen die einzelnen Sprachgebiete auf, die sie in der Einrichtung „abdecken" können und Herr Eggert betont: „also ALLE vier Kolleg- drei KollegINNEN und ICH

6.6 Soziale Arbeit als Wissensvermittlung und Lehren

beherrschen alle Fremdsprachen." (00:33:03-2). Über die Fremdsprachenkenntnisse konzipieren sich die Sozialarbeitenden selbst als kompetent und wissend und insbesondere tut dies stark polarisierend in Abgrenzung zur Klientel. Während er seine beruflichen Erfolge auf seine persönlichen Kompetenzen zurückführt, klammert er Erfolge und Ressourcen von Flüchtlingen in den Erzählungen aus oder präsentiert sie als Zufall oder Ausnahme. Dies wird besonders deutlich, wenn er beschreibt, wie er eine Klientin, die ausnahmsweise recht gut Englisch spricht, zum Übersetzen bei Beratungsgesprächen hinzuzieht.

> „das heißt, die hab ich mir immer geholt wenn ich mit irgendjemand kommunizieren musste, ähm dann ging wenigstens ne Minimalkommunikation" (Eggert 00:34:17-2#)

Die Klientin wird hier offensichtlich nicht gebeten, sondern herbeizitiert und von ihm als Mittel zum Zweck eingesetzt. Gleichzeitig drückt er ihrer Dienstleistung gegenüber keinerlei Wertschätzung aus. Zum einen stellt er ihre Sprachkenntnisse als Ausnahmeerscheinung bei dieser Klientel hin, was den Rest der Gruppe herabsetzt. Zum anderen benennt er ihre Tätigkeit nicht als Übersetzen sondern lediglich als „auf Vietnamesisch sagen". Mit dieser Darstellung unternimmt er eine deutliche Abgrenzung von seinen eigenen Fähigkeiten als gelernter Dolmetscher. Der Unterschied in der Wertschätzung, die er hier den eigenen Kenntnissen und den Sprachkenntnissen der Klientin entgegenbringt ist, ist virulent.

Diese Polarisierung zieht sich auch durch andere Themenfelder in Herrn Eggerts Interview. Zur Unwissenheit der Klienten gehört auch, dass sie aus Regionen kommen, die nicht nur infrastrukturell („weil se vom DORF kommen", 00:20:30-8; „aus ner Gegend kommen wos nich mal n BUS gibt", 01:02:34-2) sondern auch kulturell unterentwickelt sind. Dementsprechend gibt es Klienten, die „nicht unbedingt immer DIE Leitkulturvorstellungen haben die hier (.) in Mitteleuropa und speziell in Deutschland GELTEN" (Eggert 00:38:27-6) und das kann sich zum Beispiel auch in unangemessenem Verhalten zeigen.

> „dass Leute der Meinung sind wenn se am Tisch sitzen vor ihrem Fenster und das Fenster is offen und sie haben ihren Joghurtbecher grade ausgelöffelt dann müssten se jetzt aufstehen und zum MÜLLeimer gehen ‚ich

könntn ja auch ausm Fenster werfen. <<murmelnd> is er ja AUCH weg ne.' (Eggert 01:23:46-7)

In Kontrast dazu, präsentiert sich Herr Eggert selbst als weltgewandt und kompetent, als jemand, der „irgendwo schon n bisschen ÜBER den Dingen" (01:30:47-8) steht und positioniert sich damit auch verbal auf einer höheren Ebene. Interessant für dieses Kapitel ist, dass Herr Eggert die Polarisierung aufrecht erhält, ohne dass es in seinen Erzählungen um einen Austausch, eine Vermittlung oder den Abbau des Wissensgefälles geht. Er verweist zwar auf Strukturen des Lernens, die im Wohnheim in Form von Sprachkursen zur Verfügung gestellt werden, er stellt aber auch klar, dass dieses Lernangebot von einer ehrenamtlichen Mitarbeiterin, nicht von den Sozialarbeitenden, gemacht wird (00:23:33-7).

6.6.4. Sozialarbeitende als erfahrene Lehrende

Während Herr Eggert sich von einer Lehrtätigkeit oder einem Vermittlungsauftrag also distanziert, hat Frau Afarid ein sehr ausgeprägtes Selbstkonzept von sich als Lehrender, die ihren Klienten und besonders den Klientinnen etwas „beibringt". Ihre sozialarbeiterische Aufgabe sieht sie darin, den Flüchtlingen Wissen über das Leben in der deutschen Mehrheitsgesellschaft zu vermitteln und sie auf ein selbstverantwortliches Leben in Deutschland vorzubereiten. Anhand von Beispielen aus dem Alltag wie Kochen, Heizen und Telefonkosten werden die Flüchtlingsfrauen von Frau Afarid „gebrieft".

> „SCHIRTT (.) bei Schritt wir können denen beibringen erstmal DIE::SES und erklären wir; was wird DANN passieren dann was macht IHR." (Afarid 01:22:45-7)

Dabei scheint es ihr weniger um die Vermittlung kultureller Werte oder Einstellungen zu gehen, sondern eher um eine unauffällige Alltagsbewältigung eines Lebens, das sie als ein sparsames Leben in Armut konzipiert.

> „im Kurdistan im Irak in unsere Länder, die WISSEN nicht woher kommt. Tag und Nacht den Licht an. Heißes Wasser läuft. Wasser läuft. HIER muss man beZAHlen. Und von was? Von dieses soziale Hilfe oder von

6.6 Soziale Arbeit als Wissensvermittlung und Lehren

den Jobcenter; diese kleine GELD die in der Tasche haben, müssen die beachten." (Afarid 01:24:27-6).

Frau Afarid bereitet ihre Klientinnen und Klienten also auf die Zeit vor, in der sie das Heim und damti auch ihre Obhut verlassen und in einer eigenen Wohnung ein eigenständiges Leben führen. Der Erfolg bei der Bewältigung dieses zukünftigen Alltags außerhalb des Heimes wird dabei auf eine Ebene individueller Fähigkeiten und Eigenverantwortung projiziert. Das Ziel des Lernens an Beispielen ist neben der erfolgreichen Bewältigung des Alltags auch das Verständnis für die Forderungen, die der deutsche Staat in Form finanzieller Abgaben an „seine" Menschen stellt.

„Aber dass die BEWUSSTER leben. Was ist DAS? Was BEDEUTET das? Gestern hat eine (.) gefragt, ‚hm muss ich auch GEZ bezahlen? <<leiser> WIESO hier is überall äh STEUER muss man zahlen Steu-?> (4) <<fast flüsternd> Hab ich gesagt, ‚Woher KOMMT denn soziale Hilfe? So viele Leute die HIER sind. Eine Fremde wird Übernachtungen welche Heime da. Wenn ne Stadt keine STEUER hat wenn ne Stadt nicht genug GELD hat dann kann man nicht weiter geben.'> […] äh die- dieses System müssen die KENNENlernen.> aber es DAUERT. Es DAUERT. Und wir sind DA. Automatisch wir geben unsere Information weiter. Wir geben unsere Erfahrungen weiter." (Afarid 01:26:59-4)

Auffällig ist an dieser Szene, dass Frau Afarid bei der Wahl ihres Beispiels, nämlich die staatliche Finanzierung für „Fremde", die in „Heimen leben", die problematisierende Perspektive des Aufnahmelandes einnimmt und damit implizit ihren zuhörenden Klientinnen die Rolle der Nutznießerinnen zuweist. Damit wird die explizierte Intention, ein Bewusstsein für das soziale System des deutschen Staates zu schaffen, implizit verwandelt in die Zuweisung einer Haltung der Dankbarkeit oder sogar Unterwürfigkeit gegenüber den Aufnehmenden.

Diese Haltung gibt es auch zwischen Frau Afarid und ihren Klientinnen und Klienten und sie ist klar mit den Rollen der wissenden Lehrenden und den unwissenden Lernenden verbunden. In einer längeren, bereits im vorherigen Kapitel zitierten Beispielerzählung von einem „jungen Mann", der sich mit dem Wunsch nach einer eigenen Wohnung an sie wendet, da die familiäre Situation im Wohnheimzimmer für ihn unerträglich geworden ist, konzeptualisiert sie den Hilfeprozess als einen Lernprozess des Hilfesuchenden, der von ihr angeleitet wird und von diesem wiederum als positiv wahrgenommen wird.

> „e=er=ist glücklich dass wir von ihm DA: sind (2) u:nd h=HAT auch etwas gelernt. Dann MUSS man (.) DIREKT mit Eltern darüber sprechen. Er !MUSS! lernen. Denn FLIEHEN is keine äh=Lösung" (Afarid 00:27:29-5)

In diesem Zitat erhebt sie sich selbst zu einer Instanz, die für den Klienten verbindliche Entwicklungszwänge formuliert, die ihn statt als Beratungs- und Unterstützungsbedürftigen als Lernenden und damit (noch) Unwissenden erscheinen lassen. Er erhält die Rolle eines Schülers, komplementär dazu erscheint sie – wenn auch implizit – als Lehrerin.

Auch in einem anderen Fallbeispiel zur Schuldenregulierung legt Frau Afarid in einer Reihe von Redewiedergaben einem Klienten unterwürfige Dankesbezeugungen in den Mund, die sie brüsk zurückweist. In der Erzählung wird die helfende Intervention der Sozialarbeiterin nötig, weil der Klient der Anforderung, seine Schulden schrittweise abzubezahlen, nicht nachgekommen ist. Frau Afarid kommt zwar dem Hilfegesuch des Klienten nach, straft ihn aber durch die Zurückweisung auf der Beziehungsebene für sein unverantwortliches „falsches" Handeln.

> „SO schnell gemacht, erledigt. Nach zwei Tage zu mir: ‚A:::ch danke danke danke.' ‚NICHT danken, nächste Mal RECHTzeitig.'" (Afarid 01:47:24-0)

Die ursprünglich als besondere Intervention begonnene Erzählung erhält im Nachhinein Allgemeingültigkeit für die Rollenverteilung zwischen Sozialarbeitenden und Klientinnen und Klienten, wenn Frau Afarid evaluierend zusammenfasst:

> „sie machen irgendwie FALSCH, dann korrigieren wir, machen sie wieder FALSCH, korrigieren wir, machen sie wieder FALSCH korrigier- ‚NEIN'. Ich sage ‚NEIN. GEHT nicht.' Die müssen LERNEN." (Afarid 01:48:08-7).

Zwei Aspekte finden sich in diesem Zitat: Zum einen sind zumindest manche Klientinnen oder Klienten offenbar schwierige bzw. langsame Lernende, wenn sie Fehler immer wieder machen. Zum anderen sind die Sozialarbeitenden offenbar im Besitz des Wissens um das „richtige" Handeln und auch in der Position, dass sie die Klientinnen und Klienten belehren oder ihnen Unterstützung verweigern können. Damit wird auch die im Lehrer-Schüler-Verhältnis grundlegend manifestierte Ungleichheit der Positionen übernommen.

6.6.5. Lehren und Lernen in der Biografie

Insbesondere Frau Afarid hat ein ausgeprägtes Konzept von sich als Lehrerin aber auch von Flüchtlingen als Lernenden. Das mag seinen Ursprung in ihrer biografischen Vergangenheit haben. In ihrem Heimatland hat Frau Afarid studiert und mehrere Jahre selbst als Lehrerin gearbeitet, bevor sie fliehen musste.

> „Ich habe Psychologie studiert. […] Psychologie studiert. Ich war Lehrerin, psychologische, ich habe ERZIEHUNGSpsychologie studiert. Ich war im Gymnasium besch- hm tätig als Lehrerin. (Afarid 01:29:25-7)

Diese Berufskarriere ist ihr mit der Ankunft in Deutschland verschlossen, da dieser Beruf staatlich reglementiert ist und eine hohe Deutschkompetenz erfordert. So wird Frau Afarid von der Lehrerin wieder zur Lernenden, als sie ein Psychologiestudium an einer deutschen Hochschule aufnimmt. Zugangsvoraussetzung ist das Beherrschen der deutschen Sprache auf hohem Niveau, um die fehlenden Prüfungen nachzuholen. Das Lernen fällt ihr schwer, sie beschreibt sich als wenig sprachbegabt und erinnert sich, dass

> „den GEHIRN FUNKTIONIERT <<lachend> überHAUPT nicht.>
> ((beide lachen)) (2) man ist <<flüsternd> ich hab gedacht ‚Ich bin DOOF geworden. Ich bin. Was HABE ich? WIESO bin ich? Ich LERNE überhaupt nicht.'" (Afarid 01:30:40-5)

Sie fühlt sich den bevorstehenden mündlichen Prüfungen nicht gewachsen, wobei nicht ganz klar wird, ob sie sie letztendlich angetreten hat, und engagiert sich in einem Frauenzentrum, um dort „interkulturelle Feminismus […] lernen und vieles" (Afarid 01:31:34-9). Inhaltlich schließt sie damit an ihr politisches Engagement für Frauenrechte an, das sie in ihrem Heimatland aktiv betrieben hatte. In dieser Organisation findet wieder ein Rollenwechsel statt als Frau Afarid eine

Tätigkeit auf Honorarbasis und später eine Stelle angeboten wird, in der sie als Beraterin ihre Erfahrungen und Kenntnisse weitergeben kann. Frau Afarid gibt diesem Weg „in die soziale Branche" den Vorzug gegenüber therapeutischer Arbeit und sucht damit auch wieder die Nähe zum Lehren als „Weitergeben". In ihrer biografischen Präsentation stellt sich Frau Afarid in erster Linie als erfolgreich durch eigene Leistung dar. Diskriminierungserfahrungen werden nicht als strukturell erlebt, sondern als biografische Herausforderung, die über eine hohe Eigenaktivität und Durchhaltevermögen erfolgreich bewältigt werden kann.

6.6.6. Wissen – Erfahrung – Erfahrungswissen

Die Konzeptualisierung von Flüchtlingen als Lernende ist stark deterministisch geprägt. Sie orientiert sich nicht an einem Konzept des lebenslangen, intrinsisch motivierten Lernens (und Erfahrens) mit freiwilliger Beteiligung, in dem die „Lehrer" die Funktion von Begleitern auf Augenhöhe haben. Im Gegenteil wird in den Interviews das Lernen von Flüchtlingen als eine vorgeordnete Aufgabe gesehen, die obligatorisch ist und als Voraussetzung für Integration und Partizipation angesehen wird. Die Flüchtlinge müssen aus dieser Sicht erst einmal „in Vorleistung" gehen und erwerben bei Erfolg gleichsam den Anspruch auf weiterführende Hilfe.

Wissen und Erfahrung werden dann als wertvoll und erstrebenswert eingestuft, wenn sie in Deutschland erworben sind. Erfahrungen der Klientel vor ihrer Ankunft in Deutschland werden in den Interviews nicht erzählt, obwohl angenommen werden kann, dass die biografische Vergangenheit der Klientinnen und Klienten ihre aktuelle Situation stark beeinflusst. Lediglich Herr Thomas sieht in dem Flüchten ein Tun, das Energie erfordert, die er als Ressource einschätzt. Die Fluchterfahrungen selbst, mit denen auch Schlüsselkompetenzen verbunden sein könnten wie ein Ziel zu verfolgen, in der Fremde zurechtkommen, sich flexibel auf neue Bedingungen einstellen zu können, Entscheidungen zu treffen und die Orientierung nicht zu verlieren, werden völlig ausgeklammert. Frau Frenzel, die als einzige auf das Erleben der Geflüchteten vor und während der Flucht eingeht, thematisiert ausschließlich negative und traumatische Erfahrungen. Auch die Sozialarbeitenden mit eigenen Fluchterfahrungen thematisieren diese Erlebnisse nicht. Die eigene Lebens- und Arbeitserfahrung wird zwar einerseits stark argumentativ strapaziert, um situatives Verhalten und Handeln zu erklären und die eigene Kompetenz zu begründen, aber nur wenn sie in Zusammenhang mit erfolgreicher Integration gesehen wird. Das eigene Wissen wird zwar positiv als Erfahrungswissen herausgestellt, es wird aber erst retrospektiv als Ressource konstruiert.

So wird die Flucht sowohl für die betroffenen Sozialarbeitenden als auch für die Klientel als ein biografischer Bruch angesehen, der Erfahrungen, Wissen und Kompetenzen, die vor diesem Bruch erworben wurden als wertlos erscheinen lässt. Frau Homfeldt kann aus deutscher Sicht heraus überhaupt nicht nachempfinden, welche Lerneffekte die Flucht auf ihre Klientinnen und Klienten hat und vermutet, dass das als strategisch dargestellte Lügen auf der Flucht gelernt wurde (02:18:38-2).

6.6.7. Das Wohnheim als Bildungsorganisation

Das Lernen als solches erscheint – nicht zuletzt durch den Fokus auf die „Deutschkenntnisse" - als formalisiert und fremdgesteuert und bedient damit ein Konzept von Lernen und Bildung, das auch den öffentlichen Diskurs um formale Bildung dominiert. Es geht hier weder um ein intrinsisch motiviertes Aneignen von subjektiv Wissenswertem, noch um spielerisches Erfahrungslernen nach dem Try and Error-Prinzip und auch nicht um ein selbstgesteuertes aber nicht unbedingt zielgerichtetes Entdecken der Welt. Die Konzeptualisierung erinnert eher an schulisches Lernen, das sich nach einem Lehrplan richtet, der weder von Lehrern noch von Schülern beeinflusst werden kann und in dem die Lernziele festgeschrieben sind. Das als vorrangig bewertetes Lernziel ist das Können der deutschen Sprache und das Zurechtkommen in und sich Anpassen an die Gesellschaft des Aufnahmelandes.

Die Konzeptualisierung von Sozialer Arbeit als „Lehren" im Sinne von Wissensvermittlung hat auch Einfluss auf den Raum, in dem diese Vermittlung stattfindet. Zwar wird in den Interviews an keiner Stelle explizit auf das Wohnheim als Schule eingegangen, doch finden sich erstaunliche Parallelen.

Aus der Perspektive von Frau Afarid bereitet das Lernen, wie es z.B. im Frauencafé stattfindet, auf das eigenverantwortliche „echte" Leben außerhalb des Wohnheims vor.

> „Soziale Arbeit in WOHNheime zu sitzen ist sehr wichtig für INTEGRA-TION von denen. SCHIRTT (.) bei schritt wir können denen beibringen erstmal DIE::SES und erklären wir; was wird DANN passieren dann was macht IHR. (Afarid 01:22:45-7)

Das Wohnheim wird so zu einer Schule, die auf das Leben vorbereitet, das Frauencafé wird zum Klassenzimmer. In diesem Lernraum werden den Klientinnen Wissen und Kompetenzen vermittelt, die die Lehrerin als nützlich ansieht. Der Lernraum, der hier konstruiert wird, ist kein Freiraum für selbstbestimmte Entwicklung, sondern ein Anpassungsraum, der den Übergang in den Raum der deutschen Gesellschaft strukturiert.

Die Vorstellung des Wohnheims als Schule lässt einige gemeinsame Strukturen dieser beiden Institutionen deutlich hervortreten. Zum einen sind sie durch den Zwangscharakter des Aufenthalts verbunden, der im Wohnheim durch das Asylgesetz gegeben ist, in der Institution Schule durch die Schulpflicht. Zum zweiten sind die Akteure in der Institution Schule – wie auch in der Institution Wohnheim – nur beschränkt wirkmächtig, Strukturen und Handlungsziele sind von außen vorgegeben. Zum Dritten gibt es in beiden Institutionen eine ausgeprägte Hierarchie zwischen den zwei Hauptakteursgruppen. In der Schule wird diese Hierarchie zwischen Lehrern und Schülern, Lehrenden und Lernenden, nicht nur durch den Altersunterschied, sondern auch durch die Ungleichverteilung von (wertvollem, anerkannten) Wissen konstruiert. Im Flüchtlingswohnheim ist es der zeitliche Erfahrungsvorsprung der Sozialarbeitenden im Aufnahmeland, mit dem ein Mehr an Wissen über das Leben in Deutschland, bessere Deutschkenntnisse und die Zugehörigkeit zur oder Integration in die deutsche Gesellschaft verbunden sind. Eine letzte Gemeinsamkeit ist die zeitliche Determiniertheit beider Räume: Sowohl Schule als auch Wohnheim sind Übergangsräume, die zeitlich begrenzt sind und die mit der Entlassung in ein selbstverantwortliches Leben enden.

Aus dieser Perspektive wird in der Selbstkonzeptualisierung der Sozialarbeitenden als Lehrpersonen der Funktionsbereich des Flüchtlingswohnheims erweitert: Es ist nicht länger eine Institution, die ausschließlich der Unterbringung einer bestimmten Gruppe von Menschen dient wie Herr Eggert dies präsentiert, sondern auch eine Institution der Wissensvermittlung. Diese zweite Funktion besitzt als Bildung wesentlich mehr gesellschaftliches Prestige als die erste, sodass das Wohnheim durch diese Funktionserweiterung eine Aufwertung erfährt.

6.6.8. Zusammenfassung: Die Wissensvermittlung durch Lehrende

Die Positionierung als Lehrerin oder Lehrer auf der einen und Lernende auf der anderen Seite enthält die Grundannahme, dass es zwischen diesen beiden Positionen eine Ungleichheit gibt. Die Sozialarbeitenden sind als Lehrende im Besitz von wichtigem Wissen, das ihrer Klientel fehlt und das sich aus ihrem Erfahrungsvorsprung im Aufnahmeland herleitet. In dem Lehr- und Lernszenario wie es Frau Afarid präsentiert, ist die Agency der Sozialarbeitenden bestimmt durch das Weitergeben von Wissen und Information, die Agency der Klientinnen und Klienten ist eine passiv Empfangende. Allerdings ist das Setting und die Inhalte an dem Diskurs der Anpassung und Integration orientiert, das vermittelte Wissen und die deutsche Sprache werden als Zugang zur Welt gesehen. Das grenzt natürlich das, was als wertvolles Wissen und erwünschtes Lernziel definiert wird, stark ein.

Herr Kirschning arbeitet diesbezüglich auch ein starkes Spannungsfeld heraus. Einerseits sieht er die Erwartungshaltung, dass Flüchtlinge sich anpassen und einfinden in die vorgegebenen Strukturen und das mit Hilfe ihrer Deutschkenntnisse, andererseits sieht er aber die begrenzten Ressourcen, die für diesen Kompetenzerwerb zur Verfügung gestellt werden.

> „Man verlangt von den Leuten, dass sie Deutsch sprechen. (.) So viele Deutschkurse gibt es nicht, dass alle das Sprechen lernen können. (.) Und manche werden einfach auch nicht bewilligt, weil man sagt ‚der bleibt sowieso nicht lange hier', ‚brauchst gar kein Deutsch lernen'." (Kirschning 00:11:42-3)

Interessant ist ein abschließender Vergleich mit der Konzeptualisierung von Hilfe als Nachhilfe oder Nachhelfen, das Schmitt (1995, S. 208ff) in Bezug auf Einzelfallhilfe herausarbeiten konnte. Die in der Einzelfallhilfe geleistete Soziale Arbeit wird der Schule und dem schulischen Lernen als eigentlicher Bildung nachgeordnet. Sie soll diese ergänzen, nachbereiten oder vertiefen. Im Gegensatz dazu ist das Lernen von Flüchtlingen zeitlich vorgeordnet, es soll vorbereiten, ermöglichen oder befähigen, das Zukünftige zu bewältigen und hat damit eine größere Nähe zum schulischen Bildungskonzept. Die implizit enthaltene Rollenzuweisung für die Klientinnen und Klienten als Schüler hat auch eine diskriminierende Seite, die sich darin zeigt, dass deren Kompetenzen und Erfahrungen ausgeblendet oder als wertlos beurteilt werden, wenn sie nicht im Sinne von Integration verwertbar sind.

Obwohl Flüchtlinge als Klientel der Sozialen Arbeit von allen Interviewten als Menschen gesehen werden, die noch etwas lernen müssen, sei es die deutsche Sprache, die mitteleuropäische Leitkultur, gewaltfreien Umgang mit Mitmenschen oder die deutsche Bürokratie, wird die Rolle der Lehrenden nur bedingt übernommen. Es gibt ein Verständnis, den Flüchtlingen ein im wahrsten Sinne des Wortes „ordentliches Verhalten" in Bezug auf die Anforderungen von Ämtern und Behörden „beizubringen", doch bleibt diese Rolle thematisch begrenzt. Nur Frau Afarid präsentiert sich in verschiedenen Narrationen als klassischer Lehrertyp, wenn sie die Klientinnen und Klienten in einem an schulischen Unterricht erinnernden Stil, auf ein selbstständiges Leben in Deutschland vorbereitet. Diese Rolle hat eine stark biografische Prägung, wie dies auch für das Kämpfen gilt, das im nächsten Kapitel vorgestellt wird.

6.7. Soziale Arbeit als advokatorischer Kampf

In den Interviews ist immer wieder die Rede davon, dass die Sozialarbeitenden um etwas „kämpfen" müssen, in der Regel stellvertretend für ihre Klientinnen und Klienten. Auch in der Professionsliteratur zur Sozialen Arbeit ist der Begriff des „Kämpfens" immer wieder zu finden. Er wirft ein spezifisches Licht auf die Haltung und die Anforderungen in der Sozialen Arbeit, was diese als etwas

Heroisches erscheinen lässt, allerdings bleibt es in der Regel bei einem „Einzelspott", der nicht dazu dient die gesamte „Bühne" der Sozialen Arbeit auszuleuchten. Lediglich bei Abbott wird der Kampf als Spezifikum von Profession ausgeführt, er richtet sich hier aber gegen anderen Professionen, mit denen um Zuständigkeitsterritorien gekämpft wird (siehe Kapitel 2.1.5). So ist es umso interessanter zu untersuchen, in welchem Kontext die Kampfrhetorik in den Interviews gestellt wird.

6.7.1. Die Kriegs- und Kampfmetaphorik in der Interaktion mit Behörden

Im Erzählen über die Soziale Arbeit mit Flüchtlingen lässt sich auch eine kämpferische Haltung der Sozialarbeitenden finden. Frau Schneider „schlägt sich mit Behörden und Ämtern rum" (00:23:46-6), Frau Frenzel denkt daran, „das Handtuch zu schmeißen" (03:06:40-2), Herr Kirschning sieht sich mit Problemen „konfrontiert" und wünscht sich mehr „Rückendeckung" von seinem Arbeitgeber (00:30:18-9) und auch Frau Lemberg spricht von Unterstützung als „Rückendeckung" (00:07:11-7). Diese Begriffe können auch einem eher sportlich orientierten Wettkampf zugeordnet werden, sie bekommen jedoch eine eindeutig militärische Färbung, wenn Herr Eggert explizit von „Rüstzeug" (01:44:07-1) spricht, das Sozialarbeitende im Studium bekommen und andere Einrichtungen im Hilfenetzwerk als „Truppenteile" bezeichnet (01:49:17-0). Herr Kirschning erzählt von Kollegen, die „quer schießen" (00:22:47-0) und dass in einer anderen Situation die Polizei kommen muss, um die Situation zu „entschärfen" (01:03:49-6). So entsteht der Eindruck von kriegerischen Handlungen, wenn Herr Eggert vom „Kämpfen […] für die Leute" (01:05:15-6) und das „Erkämpfen" dessen, „was den Menschen zusteht" (01:03:56-7) erzählt.

Diese Kriegsmetaphorik wird vor allem für die Interaktion mit Behörden verwendet, die also nicht als Zusammenarbeit, sondern als Auseinandersetzung präsentiert wird. In vielen Beispielnarrationen werden dabei die taktischen Operationen der „fighting competitors" (Muenchberger et al. 2011) geschildert, die vor allem aus Forderungen, Verfahrensänderungen, Einsprüchen, schriftlichem Widerspruch, wiederholten Diskussionen am Telefon und schriftlichen Nachweisen bestehen. Für Herrn Eggert hat es „absolute Priorität, dass es KLARE Linien gibt mit dem jeweils zuständigen Leistungsträger" (00:28:16-4) und er bezieht eine widerständische, politische Position, wenn er sagt „dann gehen wir in Opposition" (01:04:18-3).

Die Art der Kämpfe hat mehr den Charakter von Einzelgefechten oder Scharmützeln, deren Ausgang keinen Einfluss auf zukünftige Auseinandersetzungen hat. Dementsprechend werden erfolgreiche Auseinandersetzungen nicht als triumphale Siege gefeiert, sondern eher resigniert die Wiederholung des Vorgehens im nächsten Scharmützel antizipiert.

> „DA muss man dann eben wieder im Einzelfall kämpfen" (Eggert 01:10:09-3)

> „Okay, dann mussten wir alles wieder vornherein anfangen" (Lemberg 00:18:07-3).

> „„„Ähm hier gibt es viele, die wollen arbeiten und dürfen einfach nicht, weil da die Arbeitserlaubnis verweigert wird, entzogen wird oder nicht weiter bewilligt wird. Und das ist so dann einfach frustrierend, weil man lange teilweise wirklich kämpft hier so für Arbeitsplätze. Dann gibt es eine Arbeitserlaubnis, dann arbeitet er ein Jahr, dann läuft der Jahresvertrag aus, dann KÖNNTE er weiterarbeiten, aber dann gibt es keine Arbeitserlaubnis und dann fängt man wieder bei null an." (Kirschning 00:10:17-5)

Die mit der Kampfrhetorik verbundenen Fallbeispiele und Redewiedergaben lassen kein übergeordnetes strategisches Ziel erkennen und die „Einzelgefechte" werden von den Interviewten nicht in einen räumlichen oder zeitlichen Zusammenhang gestellt. Die Kampfmetaphorik bezieht sich also nicht auf eine strategisch vorbereitete, planvoll ausgeführte und zielführende Schlacht. Vielmehr entstehen Bilder von Einzelgefechten und Scharmützeln, die vielleicht noch am ehesten mit einem Guerilla-Krieg beschrieben werden können, der in anstrengenden taktischen Kleingefechten ausgetragen wird und sich durch asymmetrische und unkonventionelle Kriegsführung auszeichnet.

6.7 Soziale Arbeit als advokatorischer Kampf 281

6.7.2. Die Darstellung der kämpfenden Gegner

Die beiden Gegner in diesen sich immer wiederholenden Kleingefechten sind dabei die (engagierten) Einzelpersonen der Sozialarbeitenden auf der einen Seite, auf der anderen Seite ganz allgemein „die Behörden" und verschiedenen Ämter. Diese werden teilweise sogar als sprechende und handelnde Akteure präsentiert, die jedoch immer anonym bleiben und insbesondere von Herrn Eggert und Frau Lemberg als machtvoll aber unbeweglich, begriffsstutzig, unbelehrbar und auch faul dargestellt werden:

> „sobald sie [die Flüchtlinge; D.G.] n Aufenthaltstitel habn, n regulären Aufenthaltstitel sagt das Sozialamt: ‚SUPER. Sind wir nich mehr zuständig. Jetzt musst du zum JOBcenter gehen.'" (Eggert 00:25:57-2)

Zwischen den kämpfenden Gegnern gibt es ein großes Ungleichgewicht. Häufig stehen die Sozialarbeitenden als Einzelkämpfer dem mächtigen Gegner „Behörde", „Amt" oder „Jobcenter" gegenüber, dem sie an Stärke und Mittel des Kampfes unterlegen sind. Herr Kirschning erzählt davon, dass ein Kind mit Down-Syndrom nicht in einer Kita untergebracht werden kann, weil sein Alter laut Ausweis erst zwei Jahre ist, die Sozialarbeitenden ihn aber aufgrund seiner Auffassungsgabe als wesentlich älter einschätzen. „Das waren so Behördengänge oder -situationen, wo wir auch dann nicht gegen ankamen, weil wir nichts anderes als Beweis hatten", als eben die eigene professionelle Einschätzung (Kirschning 02:04:09-0).

Frau Lemberg steht im folgenden Interviewausschnitt einem nicht näher benannten Kollektiv gegenüber, das sie in den Verhandlungen mit ihr als begriffsstutzig, zäh und wenig entgegenkommend präsentiert.

> „hab ich gesagt: ‚WIE kann man äh WIE kann man auch so UNbedacht einfach?' ICH hab schon schriftlich alles zusammengefasst […] da muss man da auch diese ähm SCHULWEGE muss man auch MITberechnen; das GEHT ABSOLUT NICHT […] Jedenfall die haben (???) sich entschuldigt dann muss er auch mor- HEUTE wenn die Frau zurück ist gehen und dann die ham auch jetzt geändert in dem Computer, ich hab um Bestätigungsfax gebeten, die ham gesagt die !GEben NICHT!. Ham gesagt:

‚Gut dann muss er SELBER'. Ich sag: „Gut dann kommt er selber." (Lemberg 00:22:10-3)

Während in dieser Schilderung Frau Lemberg ihre Forderungen nach langem Kampf durchsetzen kann, sich bezüglich des Verfahrens jedoch der Verweigerungshaltung des Gegners beugen muss, kann Herr Eggert im folgenden Beispiel trotz der (aus seiner Perspektive) Eindeutigkeit des Falls keine Kulanzlösung erringen. Die Kampfwaffe ist hier nicht die schriftliche Beweisführung, sondern die Diskussion mit Plädoyer vor dem Hintergrund seiner Erfahrung und professionellen Kenntnis. Dieses Plädoyer, das eher einer Bitte entspricht, wird als nicht erfolgreich resümiert:

„dann HAB ich sogar mit denen diskutiert und hab gesagt: 'Passt mal AUF Leute, die Frau hat n RECHTSanwalt das ganze Ding is ne <<spricht sehr laut und bestimmt> RELATIV KLARE Geschichte und äh jetzt GEWÄHRT ihr doch wenigstens aus KULANZgründen für ein !JAHR! sozusagen diesen Schwerbehindertenstatus weiter. Bis zu diesem Zeitpunkt WIRD das Gerichtverfahren abgeschlossen sein, und äh:: dann WIRD das so kommen wie ich sage.' (1) !NEIN!.> SIE hat ihren Schwerbehindertenausweis NICHT verlängert bekommen" (Eggert 01:59:05-5)

Herr Eggert geht davon aus, dass es für den Gegner einen Handlungs- und Entscheidungsspielraum gibt, den dieser jedoch nicht ausschöpft oder ausschöpfen will, sodass der Einsatz in diesem Fall erfolglos bleibt. Daneben gibt es für ihn aber auch eine klare Entscheidung für das Kämpfen, die sich für ihn aus „dem Gesetz" ergibt.

„wo manche Behörden manches durchaus ANDERS sehen als wie es im Gesetz geschrieben steht. DA kämpfen wir dann schon für die Leute" (Eggert 01:05:15-6)

„Da:nn gehn wir in Opposition und sagen: ‚Ob du das einsiehst oder nicht, wir schicken dir mal ne Kopie von der Rechtsgrundlage, kannste dir ja mal DURCHlesen u::nd entweder du korrigierst deine Entscheidung oder du f:asst deine Entscheidung bitte schriftlich ab damit wa dagegen in Widerspruch gehen können" (Eggert 01:04:34-3).

Das Machtungleichgewicht ist insbesondere im letzten Zitat verschoben: Herr Eggert kämpft als Teil eines Kollektivs gegen eine Einzelperson und mit einer

Rechtsgrundlage, die er als die nötige „Waffengewalt" darstellt, um den Gegner einzuschüchtern oder zur Aufgabe zu zwingen. Er grenzt sich damit ab von dem Vorgehen seiner Kollegin, die er (durchaus bewundernd) als „Pit Bull" bezeichnet, also einem sogenannten Kampfhund, der sich „festbeißt" und „zerrt, bis er sein Ziel erreicht" (Eggert 02:00:50-1). Damit entwirft er das Bild eines Kampfes, der zwar zum Sieg führt, jedoch reflex- und instinktgesteuert ist und sehr viel Kraft verbraucht. In dieser Abgrenzung erscheint er selbst in der Rolle des vernünftigen (oder auch vernunftbegabten) Menschen, dessen Vorgehen strategisch geplant und kognitiv gesteuert ist.

6.7.3. Die advokatorische Agency des Kampfeinsatzes

Die Sozialarbeitenden wiederum kämpfen nicht für eigene Belange, Vorteile oder Interessen, sondern für ihre Klientinnen und Klienten, womit eine aktive und zum Teil auch risikoreiche Agency verbunden ist, die Frau Afarid mit dem Ausspruch „wir !KÄMPFEN! denen" (01:19:11-5) hervorhebt. Das Advokatorische des Kampfes wird durch den „Einsatz" deutlich: Die Sozialarbeitenden setzen sich selbst ein, sie kämpfen *für* andere. Herr Kirschning kämpft für Arbeitsplätze für seine Klientinnen und Klienten (00:10:17-5), Frau Lemberg betont mehrfach, dass sie sich „sehr stark für die Kinder" einsetzt (00:42:06-7) und Herr Thomas erklärt beispielhaft:

> „Wenn wir sehen wie eine Frau schwanger dann reagieren wir sofort dann setzen wir da uns dafür dass sie regelmäßig ihre Kontakte ihre Arztbesuche macht" (Thomas 00:31:03-3).

Das „Sich Einsetzen" ist mit großer Kraftanstrengung und Mühe verbunden. Dies ist einerseits schon immanent in der Wortbedeutung enthalten, wird aber auch von den Interviewten so verbalisiert. Die (Kampf-) Handlungen sind „mühevoll", sie kosten Kraft und sind nur unter großer Anstrengung zu führen. Der „fight" ist damit auch ein „struggle" im Sinn einer „fortgesetzte(n) angestrengte(n) Bemühung zur Erreichung oder Verhinderung von etwas" (Duden), in dem es weniger um die beiden Gegner, die Waffen und den Sieg geht, sondern mehr um das Weitermachen, Durchhalten und Nicht-Aufgeben. Dementsprechend werden die kleinen

Siege und Vorteile, die errungen werden (können), nicht als triumphal präsentiert. Eher hat man z.b. bei Frau Lemberg das Gefühl, dass sie immer in Gefahr ist, dass ihr „die Puste ausgeht", wenn sie in ihren Beispielnarrationen manchmal fast atemlos Satzteil um Satzteil aneinanderreiht.

Besonders interessant ist die Position von Herrn Kirschning. Er sieht einen direkten Zusammenhang zwischen dem Auftrag, *für* seine Klientinnen und Klienten zu arbeiten und dem Kampf *gegen* Behörden und Ämter. Das erzeugt für ihn eine Dilemma-Situation, da das Wohnheim, in dem er arbeitet in kommunaler Trägerschaft ist und er als Angestellter damit formal Teil des Sozialamtes, das er auch als Kampfgegner wahrnimmt. So gerät er oft in eine Situation der „Wehrlosigkeit", während er von privaten Trägern annimmt, dass diese „sich mehr rausziehen" und dadurch „mehr Druck aufbauen können" (00:44:52-5). Allerdings haben seine Erkenntnisse zur systematischen Diskriminierung von Flüchtlingen auch dazu geführt, sich mehr für seine Klientel zu engagieren. Das Dilemma löst er, in dem er dritte Verbündete finden, die seinen advokatorischen Kampf für ihn an seinen Arbeitgeber herantragen.

> „es hat aber meine Arbeit zumindest in manchen Punkten halt dahingehend beeinflusst, dass ich mehr für Leute tue und äh mir auch Hilfe suche, um auch da gegen meinen Arbeitgeber zu arbeiten, auch wenn ich das persönlich nicht darf" (Kirschning 02:16:30-7).

Herr Kirschning kann auch seine Klientinnen und Klienten als Partner in dem Kampf für ihre Belange gewinnen. Er verbindet damit positive Erlebnisse und Erfolg:

> „ich sage mal, die reine Arbeit mit den Flüchtlingen kann tatsächlich auch eine sehr schöne Arbeit sein. Ähm gerade so, wenn man so Erfolgserlebnisse hat, wo man dann mit jemandem wirklich lange Zeit für eine Wohnung kämpft, die er dann endlich kriegt, und er darf ausziehen, das sind so Momente, wo man sich echt denkt ‚das/ eigentlich kann hier doch was erreichen'" (Kirschning 00:35:07-0)

6.7.4. Die Taktik der Kampfhandlungen

Im Gegensatz zu einem (sportlichen) Wettkampf, der auch spielerischer Natur sein kann, ist das metaphorische Konzept des (kriegerischen) Kampfes mit taktischem, schrittweisem Vorgehen und Gefahren verbunden. Häufig wird hier der Ausdruck „in erster Linie" gebraucht, der umgangssprachlich synonym zu „hauptsächlich" gebraucht wird, in der Militärsprache jedoch die Nähe zum Gegner ausdrückt. „In erster Linie" sind Sozialarbeitende „für die wichtigen Sachen mit Priorität verantwortlich" (Eggert 00:31:37-0), sie müssen „wissen woFÜR dass wir arbeiten, was das WICHTIGE ist" (Lemberg 00:01:24-0), aber vor allem anderen müssen sie „das Vertrauen ihrer Klientinnen und Klienten gewinnen" (Lemberg 00:00:32-0). Insbesondere Frau Afarid präsentiert mehrfach ihr taktisches Vorgehen, indem sie die Kontaktaufnahme zu Klienten mit Hilfe von Redewiedergaben szenisch lebendig werden lässt. Die Kommunikation folgt dabei immer einem Muster, die aus Begrüßung und evt. Vorstellung, Nachfragen zum Wohlergehen und Bedürfnissen und Hilfsangeboten besteht. Durch dieses Vorgehen „zeigen" die Sozialarbeitenden zu welcher „Seite" sie gehören.

> „dann versuchen wir immer (1) äh=sehr höflich zu denen gehn, nur Hallo zu sagen, guten Morgen dass er wird k=keine Angst haben; Wir zeigen denen dass wir keine (.) Beamte sind, wir arbeiten nicht mit Polizei, mit Ausländerbehörde; wi:r arbeiten für DENEN." (Afarid 00:12:42-2)

Das Gewinnen des Vertrauens wird damit präsentiert als eine Voraussetzung für das advokatorische Handeln in der Auseinandersetzung mit dem feindlichen Gegner in Form von Behörden und Ämtern. In der Darstellung von Frau Lemberg und Frau Afarid ist das Vertrauen etwas Wünschenswertes, das im Besitz der Klienten ist und das sie durch eigene Anstrengungen erhalten können. Davon abweichend präsentiert Herr Thomas ein Verständnis, indem die Klientinnen und Klienten Vertrauen in die Sozialarbeitenden gewinnen (00:08:35-4).

Die Strategie der Behörden, der sich die Sozialarbeitenden letztlich anpassen müssen, ist die Zermürbung des Gegners durch ein ewiges Hin und Her. Die Wiederholungsschleife von Beantragen und Nachfordern, Begründen und Verweigern, abschlägiger Bescheid und Widerspruch wird in zahlreichen Erzählungen in den

Interviews sprachlich realisiert durch Abfolgen von dann, wieder, hin und her. Diese zermürbende Taktik ist ressourcenverbrauchend und setzt die besser ausgestatteten Ämter in eine machtvollere Position. Herr Kirschning wird auch selbst von seinem Arbeitgeber „hingehalten", wenn es um die Kontrolle der eigenen Gesundheit geht und die Sozialarbeitenden erst um die nötigen Untersuchungen und Impfungen „kämpfen" müssen. Der unbequeme Widerstand wird an anderer Stelle einfach durch die weitere Kürzung der ohnehin schon knappen Ressourcen verringert, was Herr Kirschning an dem Beispiel einer spezialisierten Beratungsstelle für Asylbewerberinnen und -bewerber illustriert.

> „weil das dann halt auf Dauer zu teuer geworden ist und es teilweise ähm auch zu unangenehm wurde, was dabei rauskam im Sinne von ähm die Leute wurden natürlich auch unterstützt bei Asylverfahren es/ sprich: Es wurden dann Gerichtsverfahren eingeleitet, es wurden dann Klagen eingereicht gegen Entscheidungen ähm und das war halt, ich sage mal, so äh manchen Stellen im Kreis unangenehm. Und darum war man ganz froh äh, dass es eine neue Ausschreibung gab, die preislich so angesetzt wurde, dass die Stelle, die es bisher gemacht hatte, es nicht mehr machen KANN, weil es finanziell und personell nicht möglich ist, dadurch hat man sich halt auch ein Stück weit Widerstand vom Hals geschafft. Ähm (.) und dadurch ist eine große qualifizierte Beratungsstelle weggefallen so." (Kirschning 02:11:54-3)

Hier zeigt sich ein strukturelles Paradoxon: Das Engagement und der Kampf *für* Flüchtlinge, der auch immer *gegen* staatliche Instanzen gerichtet ist, ist, wenn er in Form Sozialer Arbeit erbracht wird, auch immer eine bezahlte Leistung. Die Bezahlung der beiden Gegner und damit auch die Ressourcen und die Kampfstärke kommen aus demselben finanziellen Topf, womit dieser Kampf letztlich der Steuerung der Politik unterliegt.

6.7.5. Das Kämpfen als biografische Identitätskonstruktion

Logisch erscheint damit, dass der Kampf als Handeln in der Sozialen Arbeit weniger ein von außen herangetragener Auftrag ist, sondern eher eine „ideologische" Haltung, wobei im tatsächlichen täglichen Handeln der Aspekt des „struggle" überwiegt. Ausnahme sind Frau Lemberg und Frau Frenzel, für die beide das

6.7 Soziale Arbeit als advokatorischer Kampf

Kampfmotiv auch eine Bedeutung für ihre eigene Biografie hat. Bei Frau Lemberg ist der Kampf eine Lebensperspektive ist, die auch schon ihren Fluchthintergrund begründet.

> „ich bin EXILANTIN, ich kann NICHT nach Hause zurückkeh- gehen, weil ich bin bis heute auch vef- KÄMPFE auch für Menschenrechte AK-TIV aktiv bin ich in diesem Bereich" (Lemberg 00:34:00-7).

Das Kampfmotiv ist für sie identitätsstiftend und bezeichnend für ihre gesellschaftliche Rolle, die einerseits zum Fluchtgrund wird, die sie andererseits auch im Aufnahmeland nicht ablegt. Ihr Kampf ist ein politischer und eng mit den Rechten von und für Flüchtlinge verbunden. In den Beispielnarrationen für ihr konkretes politisches Engagement finden sich allerdings keine Ziele, für die sie kämpft, sondern sie präsentiert diesen Kampf als ein „dagegen". Sie ist „gegen Sachleistungen" und Mitbegründerin der „Initiative gegen Chipkarten", sie ist Mitstreiterin „gegen Chips" und organisiert Demonstrationen „gegen bestimmte Läden". Auch hier dominiert nicht das Konzept der einen großen Schlacht mit Sieg, sondern das Durchhalten.

> „Manchmal mussten wir auch zwei Stunden dann werden wir nach (???) nach hinten geschoben aber dann werden wir nicht MÜDE müde dann können wir WIEDER dann stehen wir auf und dann wei- machen wir weiter (?es is so?)" (Lemberg 00:33:05-7).

Das Weitermachen lässt die Kämpfer wieder ein kleines Stück vorrücken, was an einen Stellungskrieg denken lässt.

> „dann kommen wir immer eine kleine Stück nach vorne jede sch- kleine Schritt ist auch eine gr- in DIESE Bereich ist eine GROßE Erfolg." (Lemberg 00:32:37-8).

Dieser politische Kampf ist für Frau Lemberg eng mit ihrer Arbeit im Wohnheim verbunden. Wenn sie erfolgreich ist, dann können auch die Flüchtlinge, die in Wohnheimen wohnen, den Unterschied zwischen demokratischen Ländern (wie Deutschland) und undemokratischen Länder (wie deren Heimatländer) sehen.

> „DA die alle Leute sagen ‚ach BRINGT das die Demonstration nichts BRINGT die Kundgebung?' (???) Ich hab IMMER erklärt denen dass naTÜRlich es HILFT" (Lemberg 00:32:30-1).

Damit ist der politische Kampf für sie auch eine wichtige Motivation in der Sozialen Arbeit mit Flüchtlingen. Doch ist dieser Kampf auch risikoreich. Eine Gefahr, die Frau Lemberg hervorhebt, liegt in der „Kriminalisierung" dieses „Kampfes für Gerechtigkeit und Rechte", wenn sie ihre Arbeit an der Grenze zur Illegalität einstuft (00:27:53-7). Dieses Statement steht im Interview isoliert von anderen Narrationen, die Erzählerin benötigt mehrere Anläufe dafür und die Spannung, die sich in dieser Situation aufbaut, wird von beiden Interviewpartnerinnen mit auffälligem Lachen abgebaut. Der inhaltliche Bezug liegt hier auf der Interaktion mit Dritten, insbesondere Ämtern und Behörden, um Ziele für die Klientinnen und Klienten zu erreichen.

Auch privat ist Frau Lemberg ein „Kämpfertyp", was in einer Erzählung über die Hindernisse in der Schulkarriere ihre Tochter offensichtlich wird.

> „weil die Lehrerin hat sie auch keine Gymnasiumempfehlung gegeben. Hatte diese kleine Wesen hatte sie ERSTELLT, hatte ihr gesagt ‚ja deine Mutter ist Ausländerin, da dass du keine Unterstützung hast dann kriegst dann KANNST du nicht schaffen. Gymnasium SCHAFFST du nicht.' sSie kam mit dem Zeugnis meinte: ‚Mama ich WILL ins Gymnasium gehen.' Ich hab gesagt: ‚NATÜRLICH gehst du ins Gymnasium." (Lemberg 01:16:32-5)

Die so begonnene Erzählung entwickelt sich zu einer Erzählung über einen Kampf gegen Diskriminierung durch das deutsche Bildungssystem und dessen Vertreterinnen und Vertreter. Dieser Kampf um die Bildungsrechte ihrer Tochter – der letztlich sehr erfolgreich mit einem Studienabschluss und einer Arbeit in einer international bekannten und anerkannten Organisation endet – wird von Frau Lemberg auch in ihrer Arbeit mit Flüchtlingskindern fortgeführt. Die Suche nach einem Schulplatz wird von ihr als Aufgabe mit höchster Priorität expliziert. Dabei setzt sie sich wiederum explizit gegen die Diskriminierung von Flüchtlingskindern ein, indem sie z.B. Förderunterricht in deutscher Sprache fordert statt die Kinder wegen ungenügender Leistungen in die Sonderschule gehen zu lassen.

6.7 Soziale Arbeit als advokatorischer Kampf

> „Ich hab gesagt ‚Wie kommen Sie DARAUF?' Wenn das dass es gibt=äh da müssen auch wenn die Kinder so äh die sind nicht !LERN! äh h die haben auch keine LERNschwäche, sonde:rn äh dass die denen auch diese SPRACHE fehlt. Deutsche Sprache fehlt. DA kann man auch die Kinder es gibt auch FÖRDERstunden." (Lemberg 01:17:50-7)

Frau Frenzels Identität als Kämpfende gestaltet sich etwas anders. Sie sieht sich selbst in einer Familientradition von Kämpfenden, was sie gleich zu Beginn des Interviews klar macht.

> „Und mein Vater war bis zur Selbstbefreiung in Buchenwald. Also der war selber ein aktiver (.) äh Kämpfer, will ich mal sagen. Und natürlich färbt das irgendwo ab. Also das/ von der Einstellung her." (Frenzel 00:15:13-7)

Diese Selbstpräsentation ist deshalb besonders auffällig, weil sie ein erstes Mal bereits im Kontakt vor dem Interview erfolgte und an dieser Stelle quasi für die Öffentlichkeit des Aufnahmegeräts wiederholt wurde. Zum zweiten steht sie inhaltlich unverbunden als Einschub innerhalb der Selbstreflexion als „offen und tolerant". Im Verlauf des Interviews erscheint sie als Privatperson noch häufiger als Kämpfende, zum Beispiel wenn es um die Versorgung und das Zusammenleben mit ihrem behinderten Sohn geht. Weil es zur damaligen Zeit noch keine „Lobby" für autistische Menschen gab, musste sie sich sehr stark für die Bildung und Förderung ihres Sohnes einsetzen.

> „Das war/ Ich musste um alles kämpfen, fürchterlich kämpfen, damit mein Kind gefördert wird. Weil ich, ja, mich ja/ Jede Mutter fühlt sich für ihr Kind verantwortlich. Und ich habe immer sowieso gedacht, was ich nicht mache, macht niemand anders. Der Vater (.) ist zwar gekommen aber es war nie so ein Vater-Sohn-Verhältnis. Also der ist/" (Frenzel 03:45:27-7)

Es wird deutlich, dass sie sich als Einzelkämpferin sieht und durch das Wort „Lobby" wird ihr Einsatz – ebenso wie der von Frau Lemberg, die sich auch bereits in der Eingangssequenz als Lobbyistin für Flüchtlinge präsentiert – zu einem politischen Kampf. Den politischen Kampf setzt sie auch in ihrem Engagement „*pro* Flüchtlinge" fort. Ihre Kampfpartner sind dabei alle, die pro Flüchtlinge eingestellt sind und sich in einem Unterstützerkreis formiert haben, die Gegner sind vor allem Behörden und Menschen, die politisch rechtsextrem, „Nazis", sind.

Ähnlich wie vorher beim Kampf der Sozialarbeitenden, müssen sich auch die ehrenamtlich Engagierten mit den Behörden „herumzanken" und „um alles kämpfen und/ und argumentieren" (00:29:07-7). Frau Frenzel konkretisiert das am Beispiel eines Flüchtlingskindes, das im Rollstuhl sitzt, und für das sie alles „erkämpfen" musste.

> „Da habe ich dann (.) in die Wege geleitet/ also erst sehr darum kämpfen müssen, dass die Frühförderung da kommen kann oder das heißt, dass die funktionieren kann oder dass die (.) irgendwo einen Integrativplatz kriegen. Weil, alles, was über eine (.) ganz stinknormale Ver/ ärztliche Versorgung ging, das hat das Gesundheitsamt nicht genehmigt" (Frenzel 02:12:12-6)

Die Behörden, in diesem Fall vertreten durch das Gesundheitsamt, erscheinen dabei als mächtige Gegner, sodass Frau Frenzel resümiert:

> „das war so auch diese Ohnmacht ganz oft. […] Ja und dass ebene alles/ alles/ Es war fast überall nur ein Kampf für die Menschen, was durchzudrücken" (Frenzel 00:29:51-7)

Der Unterstützerkreis von Frau Frenzel wird aber auch zu einem Verbündeten für die Sozialarbeitenden, wenn sie darum kämpfen, dass ein Heim, in dem gute Soziale Arbeit geleistet wird, erhalten bleibt, ein weiterer Kampf, in dem kein Sieg errungen werden kann (01:26:48-8).

Der Kampf für Flüchtlinge ist in den Erzählungen von Frau Frenzel auch ein Kampf mit großer Öffentlichkeit und spätestens in dem Moment, in dem er sich auf die Straßen verlagert, interessieren sich auch die Medien dafür. Was Frau Frenzel schildert, ist ein Straßenkampf, der an die Situation eines Ausnahmezustands erinnert und der – im Gegensatz zum „struggle" mit Behörden – eine existenzbedrohende Wirklichkeit annimmt.

> „Das waren Zustände, also. Ausnahmezustände, wie/ wie/ also WIE vorm WELTKRIEG. Die/ Die Flüchtlinge sind durch die Stadt GEJAGT worden mit/ mit/ also von Rechten. Und die Polizei/ (.) Also gerade die, die eben auch so eingestellt waren, die haben die Flücht/ gerade die Jungs gequält, tyrannisiert (..) äh aggressiv behandelt, geschlagen; ge/ gefoltert kannst du schon sagen. Es sind richtig/ Es ist Material, Bild- und

> Tonmaterial uns zugespielt worden. Also es war auch immer/ Es ist auch immer eine Gratwanderung gewesen. Wir mussten ganz viel auch ganz schnell irgendwo sichern, äh Videos oder Tonaufnahmen, damit/ Es wurden uns Handys weggenommen und alles Mögliche, dass das eben nicht nachweisbar ist." (Frenzel 00:56:33-9)

Die Opfer- und die Täterrollen in diesem Straßenkrieg sind für Frau Frenzel klar verteilt. Auf der einen Seite stehen „die Nazis", die auch oft von der Polizei unterstützt werden, auf der anderen Seite stehen die Flüchtlinge, die als unschuldige Opfer stilisiert werden, etwa wenn eine „junge unschuldige Frau" „zufällig" in den Brennpunkt einer gewalttätigen Auseinandersetzung gerät und deshalb „in den Knast" gebracht wird (00:36:43-9).

Durch das advokatorische Handeln geraten die engagierten Unterstützerinnen und Unterstützer selbst sozusagen in die Schusslinie und der mehrfach präsentierte Straßenkampf wird auch für sie existenzbedrohlich. So gibt es im folgenden Zitat einen direkten Turn von der Jagd und Bedrohung eines schwarzen Flüchtlings „wie zur Judenverfolgung" hin zur Bedrohung und Beschimpfung der Unterstützerinnen und Unterstützer.

> „Also da gibt es einen Fall, der Mahmud, das ist ja in aller Munde gewesen, der schwarz ist, aus Kamerun/ Der wurde wirklich wie zur Judenverfolgung/ Also der wurde gejagt, der wurde/ Also das/ vom/ mit/ mit/ also bedroht, sein Leben bedroht. Alle, also wir auch alle, wir haben natürlich auch das erlebt, dass wir bedroht werden oder beschimpft werden oder was weiß ich? Das kam ja noch DAZU. Ne, dass man das au/ auch noch stemmen musste. Also wenn man nicht wollte, dass die irgendwo erstochen werden oder dass die geschlagen werden, dann hat man die auch wiederum GERETTET oder geholt." (Frenzel 00:28:45-9)

Mit dieser Darstellung ihrer Verwicklung in ein Bedrohungsszenario, das sie mit der Verfolgung der Juden im Nationalsozialismus vergleicht, findet der biografische Anschluss an den Kampf und die Verfolgung ihres Vaters statt. Auch hier ist die starke Ausprägung der Kampfmetaphorik also eine Frage der Deutung der eigenen Lebensgeschichte und nicht – wie bei Frau Frenzel als ehrenamtlicher Unterstützerin nicht anders zu erwarten – ein berufliches Selbstverständnis.

6.7.6. Das Ziel der Kampfhandlungen

Bleibt als letztes die Frage zu beantworten, worum sich die Kampfhandlungen eigentlich drehen, was genau erkämpft werden soll. Hierauf eine umfassende und zugleich eindeutige Antwort in den Interviews zu finden, fällt nicht leicht. Natürlich gibt es Aufzählungen von Einzelbeispielen, wenn für eine Wohung, für Arbeitsplätze oder für die eigene Gesundheitsvorsorge gekämpft wird. Herr Eggert spricht allgemeiner von dem Kampf für das, „was den Menschen zusteht" und deutet hier mit der Wahl des Objektbegriffs „Mensch" an, dass die Orientierung hier möglicherweise über den restriktiven Bereich des Asylrechts hinausgeht. Auch bei Frau Schneider findet sich die „menschliche Orientierung", wenn sie ihr „Rumschlagen mit Behörden" argumentativ damit verbindet, dass es „um Menschen, um Schicksale" geht (00:23:58-6).

Frau Lemberg verbindet ihre biografische Identität als Menschenrechtlerin mit dem beruflichen Kampf für Flüchtlinge und schreibt im Zuge dessen „Stellungsnahmen (3) <<sehr leise>ja dass man auch die menschenrechtliche a=Aspekt auch berücksichtigen müssen" (00:41:34-0). Der metaphorische Kampf mit Behörden scheint sich also nicht nur darum zu drehen, etwas zu erkämpfen, sondern auch gegen die Diskriminierung von Flüchtlingen anzugehen oder besser formuliert: diese beiden Aspekte verbinden sich zu einem Kampf. Das kann an dem schon zitierten Einsatz von Frau Lemberg für die Sprachförderung von Flüchtlingskindern expliziert werden. Mit ihrem Einsatz dafür, dass die Kinder weiterhin an der Regelschule unterrichtet werden, macht sie auch die diskriminierenden Mechanismen deutlich, die dazu führen, dass Kinder mit ungenügenden Deutschkenntnissen als „lernschwach" oder „lernbehindert" eingestuft werden.[48] Obwohl im Bundesland Berlin, in dem sich die Einrichtung der Interviewten befindet, die Schulpflicht auch für Kinder von asylsuchenden und geduldeten Flüchtlingen uneingeschränkt gilt, werden diese diskriminiert, indem ihnen Möglichkeiten der Förderung

---

[48] Die indirekte Diskriminierung von Kindern mit Migrations- und Fluchthintergrund im Bildungssystem zeigt sich unter anderem daran, dass deren Anzahl in Haupt- und Sonderschulen hoch ist, während diese Gruppe an Realschulen und Gymnasien unterrepräsentiert ist (vgl. hierzu Golz 1996; Kornmann und Klingele 1996; Kornmann et al. 1997; Krappmann et al. 2009).

vorenthalten werden. Mit ihrem Einsatz für diese Gruppe verortet sich Frau Lemberg selbst als Kämpferin für die Rechte junger Flüchtlinge an der Basis.

6.7.7. Zusammenfassung: Advokatorisch gegen Diskriminierung

Die Vorstellung von Sozialarbeitenden in einem fight oder struggle hat etwas sehr Heroisches. Die Rolle des Kämpfenden trägt dazu bei, das Handeln der Sozialarbeitenden zu stilisieren und hat durch die advokatorische Komponente auch eine hohe Legitimisierungskraft. Die Sozialarbeitenden setzen sich selbst ein, bringen also ein persönliches Opfer dar, um „Dinge" für ihre Klientel zu erstreiten. Das Handeln ist dadurch zugleich sehr aktiv als auch altruistisch. Gleichzeitig sehen die Kämpfenden ihre Wirkmächtigkeit jedoch sehr eingeschränkt, die Behörden als Gegner werden zu einem starken, mächtigen Goliath.

Die Klientinnen und Klienten hingegen geraten in dieser Metaphorik völlig aus dem Blick. Zwar ist das Ziel der Handlungen auf eine Veränderung ihrer Lebenssituation gerichtet, doch kommt weder der Auftrag dazu von ihnen noch werden sie zu ihrer Meinung nach dem Ziel der Kampfhandlungen gefragt. Auch als Verbündete oder Mitstreiter treten sie nicht in Erscheinung. Sie werden in dieser Szenerie als „unschuldige und benachteiligte Opfer" stilisiert und damit in eine völlige Passivität gedrängt.

Dass die Klientinnen und Klienten nicht als Auftraggeber wahrgenommen werden, mag aus der stark biografischen Prägung dieses Selbstbildes kommen, das damit weniger zu einer Berufsrolle als vielmehr zu einer biografischen Selbstpräsentation wird. In diesem Fall ist nicht nur die Opferbereitschaft sehr hoch, auch der Auftrag ist ein bereits vorberuflich gesetzter. Obwohl beide Repräsentantinnen dieser biografischen Selbstkonstruktion sehr unterschiedliche Lebenswege haben, ist der Auftrag als ein menschenrechtlicher zu sehen, entweder als Kampf gegen Menschenrechtsverletzungen oder als Kampf gegen Diskriminierung und Benachteiligung.

6.8. Soziale Arbeit wird gemacht

Das Verb „machen" wird außer von Frau Frenzel von allen Interviewten sehr häufig gebraucht, um das tägliche Tun im Beruf zu beschreiben.[49] Das ist aus verschiedenen Gründen nicht weiter verwunderlich. Zum einen wird im Erzählstimulus zu Beginn des Interviews explizit danach gefragt, was die Interviewten „tagtäglich in ihrer Arbeit machen". Die Übernahme des alltagssprachlich üblichen, unbestimmten Handlungsverbs kann dahingehend interpretiert werden, dass die Befragten das Forschungsinteresse akzeptieren und dementsprechend der Erzählaufforderung auch auf sprachlicher Ebene nachkommen. Eggert beispielsweise leitet seine Erzählung zum tagtäglichen Tun mit dem Satz: „DANN (.) was WIR in unserer tagtäglichen Arbeit machen, das is ganz ganz (.) vielfältig" (00:08:07-2) ein und leitet spätere Stelle eine neue Erzählsequenz mit der Wendung „ja was ma NOCH machen" (0:20:52-2) ein. Zum anderen ist „machen" ein in der Alltagssprache häufig gebrauchtes Wort, das ein breites Spektrum von Bedeutungen abdeckt wie ein Blick in das Duden Wörterbuch der deutschen Sprache zeigt. Es kann im ursprünglichen Sinne von „herstellen", „produzieren" verwendet werden, es kann in gestalterischem oder manipulativen Sinne („etwas zu etwas Anderem machen") genutzt werden, es kann in Kombination mit einem Objekt als Ersatz für ein spezifizierendes Handlungsverb stehen wie zum Beispiel bei „Musik machen" statt musizieren, das Verb kann aber auch reflexiv („sich nichts daraus machen") oder in einer Passivkonstruktion („ein gemachter Mann") gebraucht werden. Es kann etwas *für* jemanden gemacht oder *mit* jemandem gemacht werden – und bei Zweitem kann diese Person entweder Partner, Werkzeug oder Opfer sein.

---

[49] Frau Frenzel spricht nur an einer Stelle davon, dass sie „quasi diese ganze Flüchtlingsarbeit macht" (00:09:58-7), die die angestellten Sozialarbeitenden im Wohnheim nicht mehr machen dürfen, weil es ihnen vom Arbeitgeber untersagt wurde. Sie präsentiert sich an dieser Stelle als Flüchtlingssozialarbeiterin, die für die Flüchtlinge Angebote, Termine, Kurse und Kinderbetreuung macht. Das ehrenamtliche Machen wird nicht spezifiziert, sondern als Wunsch von aktiver Agency verbalisiert, der inhaltlich völlig offen ist und bleibt, wenn ehrenamtliche Engagierte fragen: „Ich will was machen, was kann ich machen." (Frenzel 01:54:18-7 und 03:38:06-3)

Für die Soziale Arbeit wurde das „Machen" als eine Form der Hilfe bereits 1995 von Schmitt herausgearbeitet. Er sieht das „Machen" als Teil des metaphorischen Konzepts „Hilfe als Produktion" und stellt es in einen sprachlichen Zusammenhang mit den Verben „bearbeiten", „herstellen" und „produktiv". Die Handlungslogik, die sich hinter dieser Metaphorik des Handwerks verbirgt, bringt Schmitt wie folgt auf den Punkt: „Vom ‚unbearbeiteten' zum ‚durchgearbeiteten' Problem, vom Material zum Endprodukt, was immer das sei: Hausaufgaben, Schwierigkeiten, Unternehmungen" (Schmitt 1995, S. 215).

Im Folgenden wird herausgearbeitet, welche Produkte die Soziale Arbeit hervorbringt, wer die „Macher" sind und welche Handlungskonstellationen und Prozesse in dem Szenario des produktiven Machens beleuchtet werden.

6.8.1. Die Produktion Sozialer Arbeit

Das „Machen" bildet wie keine andere Metaphorik das aktive Handeln der Sozialarbeitenden ab, das damit als herstellendes, produktives Handeln charakterisiert wird. Das Objekt, also das, was „gemacht" wird, wird als ein Produkt, das am Ende eines Bearbeitungs- oder Herstellungsprozesses herauskommt, konzipiert. Das „Machen" zieht also sehr häufig eine Vergegenständlichung von etwas nach sich, das auch Prozesse oder komplexe, vielschichtige Handlungsabläufe sein können. Speziell in den zusammenfassenden Interviewsequenzen finden sich demzufolge Resümees wie „diese ganzen Sachen bearbeiten wir" (Eggert 00:10:14-2), „wenn andere Sachen nicht sofort gemacht werden müssen" (Lemberg 00:28:56-8) oder „solche Sache machen wir" (Thomas 00:31:56-9). Es bleibt also, dem nachzugehen, was mit den „Dingen" und „Sachen" gemeint ist, die „gemacht" werden.

Dahinter verbirgt sich zum einen eine Palette von Objekten, die gemacht werden: Supervision, Gespräche, Termine, Anamnese, Kontakt, Beratung, Fallmanagement, Verlaufsdokumentationen, Weitervermittlung, Kinderbetreuung, Angebote, Schuldenregulierungen, Teambesprechungen, Bürodienst, Austausch und Prozesse, Akten, Etagenversammlungen, Ausflüge, Frauennachmittage, Kontrollen und Überstunden. Es werden aber auch Unterschiede und Erfahrungen gemacht,

Empathie und Sympathie aufgebaut, es werden Kontakte mit Professionellen genauso wie eine warme Atmosphäre hergestellt oder Möglichkeiten geschaffen. Das zeigt, dass die Sozialarbeitenden inhaltlich in vielen Bereichen und mit unterschiedlichen Tätigkeiten beschäftigt sind. Nicht alles Tun wird jedoch von ihnen auch als Soziale Arbeit gesehen. Herr Kirschning spricht von der „extremen Erfahrung" nur noch Arzttermine zu machen, eine zeitraubende Tätigkeit, die ihn davon abhält, Soziale Arbeit zu machen, die er als „Arbeiten mit Menschen" konzipiert (00:05:55-7). Frau Homfeldt denkt sich während der Zeit der „Flüchtlingswelle", in der die Kapazität des Wohnheims mit Hilfe einer Notunterkunft in Zelten verdoppelt wird: „aber da kann ich nicht Soziale Arbeit machen. Alles, was ich hier machen kann, ist trösten und sagen, ‚irgendwann wird alles besser'." (Homfeldt 01:39:04-6). Diese zwei Beispiele zeigen deutlich, dass das aktive Tätigsein, dass mit der produktiven Metaphorik verbunden wird, noch lange nicht gleichgesetzt sein muss mit Sozialer Arbeit. Sie wird „gemacht", und zwar vernünftig und gut, und kann zwei Formen annehmen: Zum einen kann damit die Tätigkeit des Arbeitens selbst benannt werden, zum anderen ist Arbeit gleichzeitig auch etwas, was durch eine produktive Aktivität erst hergestellt wird. Die produktive Metaphorik bietet die Möglichkeit, die Art und die Ausrichtung der Handlungen, die damit intendierten Ziele und die Reichweite sowie die beteiligten Akteurinnen und Akteure selbst genauer zu betrachten.

6.8.2. Das „Machen" als erfolgreiches Handeln

Mit der handwerklichen Metaphorik lassen sich Szenarien des Erfolgs einfangen, ohne allzu stark das Selbstlobtabu zu strapazieren. Hierzu verwenden die Befragten egressive Verben wie herstellen, fertigen, bewerkstelligen und schaffen, die zum einen den Endzeitpunkt der Handlung bezeichnen, zum anderen auch gleich einen erfolgreichen Abschluss implizieren. Es geht recht allgemein darum, Kontakte, einen Zugang oder Zusammenarbeit herzustellen, Briefe zu fertigen, eine Umverteilung oder eine medizinische Untersuchung zu bewerkstelligen. Frau Lemberg „schafft" es, zwei unbegleitete minderjährige Flüchtlinge in der Jugendhilfe unterzubringen (00:42:38-9) und ein behördliches Problem bis zum Ende des

6.8 Soziale Arbeit wird gemacht

Monats zu lösen (00:17:10-5) und Frau Afarid erzählt von der guten und erfolgreichen Zusammenarbeit im Team über Jahre hinweg als „wir haben bis JETZT geschafft" (01:05:47-6). Aus Herrn Kirschning spricht Erleichterung, wenn er erzählt, dass er und seine Kollegen einen schwer kranken Klienten in einem Hospiz unterbringen konnten und es so „geschafft haben, dass er nicht hier in so einem Heim sterben muss" (01:50:23-8). Und auch Frau Homfeldt verbindet mit dem „Schaffen" gute Gefühle:

> „ich schaffe das dann, dass sie vielleicht doch ein bisschen miteinander sprechen und dann merken, ‚ah das, was der andere von mir möchte, ist ja gar nicht so schlimm und vielleicht kann ich dem entgegenkommen'. Und der andere sagt dann, ‚okay, wenn der mir da entgegenkommt, komme ich ihm da entgegen', und schwupp di wupp werden die voll gute Freunde, dann ist das ein total schönes Gefühl." (Homfeldt 01:31:07-5).

Das „Schaffen" steht für den erfolgreichen Abschluss eines Arbeitsprozesses, wobei der Erfolg in der Sozialen Arbeit auch speziell darin liegt, anderen beim „Schaffen" zu helfen, wie es Frau Homfeldt beschreibt.

> „Ja oder wenn ich dann jemanden tatsächlich doch geholfen habe, dass er es schafft, eine Ausbildung anzufangen oder dass dann (.) die Abschiebung noch mal gestoppt wird irgendwie. (..) Also ne, dass diese Duldung in eine Ausbildungsduldung umgewandelt wird, weil ich dem geholfen habe." (Homfeldt 01:26:55-9)

Nach Ansicht von Herrn Eggert liegt der Erfolg Sozialer Arbeit in der Verwendung der richtigen Werkzeuge aber auch in der Fertigkeit, diese richtig anzuwenden. Hier zieht er einen Vergleich zwischen sich und seiner Kollegin:

> „also es is schon wichtig was man als Sozialarbeiter an theoretischem Handwerkszeug mitbekommt. Der andere Punkt ist DER das was mir aber in der Anfangsphase an theoretischem Handwerkszeug geFEHLT hat hat sie [die Kollegin; D.G.] über ihre JAHRElangen praktischen Erfahrungen dreimal wieder wett gemacht. Sie wird nach wie vor manche Instrumentarien die n ausgebildeter Sozialarbeiter hat nich anwenden KÖNNEN weil sie se gar nicht KENNT, aber sie hat vielleicht andere Instrumentarien aus ihrer praktischen Lebenserfahrung heraus die VIEL effektiver sind als irgend son hochstudiertes ZEUG." (Eggert 02:02:50-5)

Aus seiner Sicht hat er durch sein berufsbegleitendes Studium, durch seine „Ausbildung" ein Handwerkszeug erhalten, das ihm vorher gefehlt hat. Durch die Verbindung mit dem „theoretisch" grenzt er das „Instrumentarium" von einfachen, leicht handhabbaren oder anwendbaren Werkzeugen ab. Das Fehlen dieses Werkzeugs kann aber auch auf anderem Wege ausgeglichen werden, nämlich durch „jahrelange praktische (Lebens-) Erfahrung". Herr Eggert erscheint in dieser Sequenz sehr ambivalent, was sich auch sprachlich deutlich zeigt. Einerseits wertet er sein im Studium erworbenes Werkzeug durch die Charakterisierung als theoretisch und hochstudiert auf, das Oxymoron aus Theorie und Handwerk lässt auf eine hohe Komplexität des Werkzeugs schließen. Andererseits spricht er von „Zeug", was zwar veraltet auch Arbeitsgerät bedeutet, hier aber eher im umgangssprachlichen Sinn abwertend als unbrauchbare und/oder wertlose Sache verwendet wird. Dem gegenüber führt er den Pleonasmus der „praktischen Erfahrung" an, dem er nicht zuletzt durch die Wiederholung und die Hervorhebung der Dauer („jahrelang") besonderes Gewicht verleiht. Die Ableitung jedoch, dass aus dieser Erfahrung heraus „effektive", also wirksame Instrumentarien zur Verfügung stehen, schränkt er durch das „vielleicht" wiederum ein. Einzig konsistent ist hier, dass es sich sowohl bei dem theoretischen Handwerkszeug als auch bei den Instrumentarien aus Erfahrung um ein komplexes Set von Mitteln handelt, deren Anwendung nicht jedem möglich ist. Damit hebt er das „Machen von Sozialer Arbeit" als ein langwierig erlerntes Handeln hervor, das sich von Alltagshandeln klar abhebt.

6.8.3. Das „Machen" als kreatives Gestalten

Das Machen wird auch in der Bedeutung von „bearbeiten" und „gestalten" benutzt, die ebenfalls Teil der handwerklichen Metaphorik ist. Diese Verben sind durativ und fokussieren somit nicht das Ziel, sondern den Prozess der Handlung, der eine Veränderung indiziert. Das macht ein Objekt oder ein Ausgangsmaterial notwendig, das veränderbar ist und durch das „Machen" verändert wird. Das kann durchaus auch im wörtlichen Sinn verstanden werden, wenn Frau Nezami davon spricht, dass die Räumlichkeiten „umstrukturiert" werden und im Zuge dessen ein Kinderzimmer „gestaltet" wird (00:18:01-4).

6.8 Soziale Arbeit wird gemacht

Herr Eggert sieht eine Aufgabe darin, den Klientinnen und Klienten, die aus seiner Sicht selbst keine „reale Möglichkeit haben den Tag SINNvoll zu gestalten" (00:05:29-1) „mit den Angeboten die wir machen, den Aufenthalt im Wohnheim relativ RELATIV erträglich zu gestalten" (00:17:56-6) bzw. „den Aufenthalt im Wohnheim so angenehm wie möglich zu machen" (00:03:54-8). Er konstruiert damit den Aufenthalt der Flüchtlinge als einen Gegenstand über den die Sozialarbeitenden eine Gestaltungs- und damit Veränderungsmacht haben, die den Flüchtlingen selbst fehlt. Deutlich wird hier das Machtgefälle zwischen Klientel und Professionellen versprachlicht, bei dem die Sozialarbeitenden zusätzlich auch die Entscheidungsmacht darüber zukommt, was als „sinnvolle" Gestaltung gilt. Die beschränkte Macht der Klientinnen und Klienten, ihrem eigenen Tagesablauf eine selbstgewählte Form oder Gestalt zu geben, wird durch die Aktivität der Sozialarbeitenden kompensiert, damit allerdings auch unsichtbar gemacht.

Die Handlungsmacht der Sozialarbeitenden zeigt sich auch deutlich in ihrer Aufgabe, die Klientinnen und Klienten trotz der sehr eingeschränkten Möglichkeiten im Wohnheim, zur Zufriedenheit aller unterzubringen. An einigen Stellen im Interview mit Herrn Eggert entsteht ein Bild von Sozialer Arbeit, in dem die Flüchtlinge quasi Materialien oder Objekte sind, die von den Sozialarbeitenden sinnvoll kombiniert werden müssen. So beschreibt Herr Eggert die Situation einer Neuaufnahme, die durch ein Schreiben des LaGeSo angekündigt wird, aus dem die Beschaffenheit des neuen Materials, in dem Fall der Name, das Geschlecht, das Alter, die Nationalität und der Aufenthaltstitel der Klientinnen und Klienten, hervorgeht. Diese Information stuft Herr Eggert als „hilfreich" für die weitere „Bearbeitung" des Falls ein:

> „und dann w:ussten wir ‚AHA, jetzt müssen wa kucken was wa mit dem machen. is n alter MANN, hm was machen wa mit dem?'" (Eggert 00:12:52-4)

Problematisch ist für Herrn Eggert, dass das Verfahren aus Datenschutzgründen dahingehend geändert wurde, dass aus dem Ankündigungsschreiben lediglich noch eine Form, jedoch kein Inhalt, also auch keine Substanz, mehr erkennbar ist. Er vergleicht das mit dem Schütteln eines Überraschungseis, das sich beim Öffnen als leer herausstellt. Daraus ergeben sich vielfältige Probleme in der

Unterbringung der Klientel – metaphorisch gesprochen in der richtigen Zusammenstellung der Materialien –, da es an Wissen über die „Beschaffenheit" neuer Klientinnen und Klienten fehlt. Die Entscheidung über die Unterbringung der Neuen wird in dieser Metaphorik zu einem Akt des kreativen Umgangs mit verschiedenen Ausgangsmaterialien. Wissen und Erfahrung sind notwendig, um hier eine gute Mischung zu produzieren:

> „oder mit jemanden, die zu denen passt dann eben in ein Zimmer kommen sollten oder halt, dass wir dann gucken, Männer in ähm Gleichsprachige in ein Zimmer zu belegen. Ähm auf sowas schauen wir auch. (..) Dass es dann da wenig äh Konflikte entstehen, mehrere/ wenn mehrere Herkunftsländer in ein Zimmer sind. Also wenn/ wenn jetzt bei Männern WGs drei Männer in einem Zimmer sind, das ist äh (..) äh unpraktisch, wenn wir die einen aus Syrer, einen Afghanen, ein Eritreer oder so halt zusammen tun würden. Ja. (..) (Nezami 00:38:18-5)

Soziale Arbeit selbst ist auch etwas, was durchaus veränderbar ist. Der Gestaltungsspielraum wird hier aber deutlich unterschiedlich wahrgenommen. Herr Kirschning erzählt retrospektiv, „wie sich die Arbeit hier so in letzter Zeit gestaltet" (00:12:32-9) hat und impliziert damit auch, dass sein Einfluss nicht entscheidend für diese Gestaltung war. Frau Nezami spricht über den Inhalt einer bevorstehenden Fortbildung, in der es inhaltlich darum gehen soll, wie „generell ähm (..) die Soziale Arbeit in einer Unterkunft, in einem Heim, wie das zu gestalten ist" (01:00:07-8). Hier zeigt sich zumindest das Bedürfnis, prospektiv mehr auf die Ausgestaltung des täglichen Tuns einzuwirken.

6.8.4. Das „Machen" als übergriffige Manipulation

Das „Einwirken" impliziert im Vergleich zum Gestalten eine höhere und weitreichendere Wirkungsmacht der Bearbeitenden. Durch die nach innen orientierte Handlungsrichtung wird die Beschaffenheit und die Formbarkeit des Ausgangsmaterials interessant und die Frage danach, was dieses Material eigentlich ist, mit dem die Sozialarbeitenden etwas „machen". Wenn Soziale Arbeit sich dadurch auszeichnet, dass die Sozialarbeitenden „mit Menschen" arbeiten, wie Herr

6.8 Soziale Arbeit wird gemacht

Kirschning sich ausdrückt, dann liegt die Vermutung nahe, dass diese auch als Problem gesehen werden, das bearbeitet wird.

> „und wenn es dann ähm (..) sehr komplex wird, dass wir dann im Team dann, trotzdem dann immer äh (..) so ähm das besprechen und immer mal sagen, „ja, das haben wir jetzt mit der Person gemacht." (Nezami 00:45:40-1)

Dieses Zitat legt nahe, dass das „mit" nicht ein kooperatives „zusammen" bezeichnet, sondern ein Material, mit dem gearbeitet wird. Klientinnen und Klienten werden auch in anderen Interviews derart verdinglicht, zum Beispiel wenn Herr Eggert von einer Kollegin spricht, „die: macht auch die Russen n bisschen mit also alles was russisch spricht" (00:32:44-6). Er selbst „arbeitet mit (seinen) Flüchtlingen [...] WEIL man da auch man KANN da mit wenigen (.) Sachen ganz ganz viel bewirken" (01:45:52-0). Das lässt die Klientinnen und Klienten als ein leicht zu bearbeitendes Ausgangsmaterial erscheinen, auf das die Sozialarbeitenden einwirken. Frau Afarid überlegt konkret, wie ein Klient wieder in den vorherigen emotionalen Zustand zurückversetzt werden kann:

> „aber (.) was kann man machen? wie kann ihm [den Klienten; D.G.] wieder diese (.) ihn MUNTER machen?" (Afarid 00:52:56-1)

Die Einwirkung auf den Klienten wird als etwas Positives, etwas Erwünschtes dargestellt, obwohl die hier angestrebte Veränderung des Innenlebens als tiefgreifend angenommen werden muss. Während das „Munter machen" des Klienten als eine erwünschte Veränderung präsentiert wird, werden Einwirkungen von Behördenseite als übergriffige und damit ethisch nicht vertretbare Manipulationen bewertet.

> „und das vergessen die Ämter immer an der ganzen Geschichte. <<immer leiser werdend> wenn ses mit UNS [der Einrichtung; D.G.] machen, isses SCHLIMM, wenn ses mit den Menschen [den Klienten; D.G.] machen, isses unverantwortlich" (Eggert 01:21:27-4)

Auch Frau Lemberg thematisiert das Bearbeiten von menschlichem Material als unzulässig und unverantwortlich und zwar mit dem Begriff des „Stempels".

> „Die Behörde machen sich leicht, stempeln die Menschen ÜBER achtzehn [Jahre; D.G.] wobei !EIN!deutig die sind Kinder." (Lemberg 00:42:06-7)

Wie weit die Bearbeitung beim „Stempeln" geht, bleibt bei diesem Bild unklar: Ein Stempeln im Sinne eines Aufdrucks wie zum Beispiel bei amtlichen Unterlagen oder einem Warenaufdruck ist genauso denkbar wie die Veränderung einer Form durch einen Prägestempel. Möglicherweise ist es auch nicht so entscheidend, ob der Stempel auf- oder eingedrückt wird, ist doch in beiden Fällen bedeutsam, dass er das Gestempelte sichtbar kennzeichnet. Im obigen Zitat wird durch den Stempel – und zwar den wörtlichen wie den metaphorischen – die Eigenschaft „Alter" verändert: Aus Kindern werden Erwachsene mit allen rechtlichen Konsequenzen.

Doch auch das Verhalten der Klientinnen und Klienten den Sozialarbeitenden gegenüber kann „Grenzen überschreiten", wenn sie „aggressiv werden" oder die Sozialarbeitenden „beschimpfen" und damit „richtig treffen". Hier wird das „Machen mit" von Herrn Eggert als ein Manipulieren imaginiert, das nicht zulässig ist, weil es die Ordnung gefährdet.

> „wenn die [Klienten, D.G.] sehen, der kann ja mit dem [Sozialarbeiter; D.G.] machen was er WILL und der der macht jar nischt dann haben wir diese Ordnung nicht die wir brauchen und dieses RUHIGE Zusammenleben in unserm Wohnheim." (Eggert 01:26:27-3)

Als Regel der Ordnung kann also festgehalten werden, dass die Klientinnen und Klienten keine manipulative Macht gegenüber den Sozialarbeitenden erhalten, eine Situation, die auch von Frau Homfeldt als bedrohlich empfunden wird.

> „Aber ich fand diese Situation auch in dem Moment ganz schön beängstigend, weil ich dachte, (..) wenn jetzt der Sozialamts-Mitarbeiter nicht auch hier sitzen würde, ‚was würdest du denn dann mit mir machen? Nur weil ich deine Erwartung nicht erfüllt habe. Und du jetzt denkst, es ist meine Schuld.' (..) Das also/ (.) Das war so/ so eins dieser Erlebnisse, wo ich echt dachte, ‚nee'." (Homfeldt 00:17:05-8)

6.8.5. Das „Machen" als kooperatives Handeln

In einem anderen Zusammenhang wird das „machen mit" auch als ein „etwas zusammen machen", also zusammen in einem produktiven Prozess tätig werden und

6.8 Soziale Arbeit wird gemacht

gemeinsam ein Produkt herstellen, gebraucht. Dieses „Machen" im Sinne des kooperativen Handelns zwischen Klientinnen und Klienten und Sozialarbeitenden wird in verschiedenen Zusammenhängen in den Interviews sichtbar. Herr Eggert spricht davon, dass Probleme, die zuvor von den Klienten „dargelegt" wurden, dann gemeinsam mit ihnen „bearbeitet" werden können, wobei unklar bleibt, ob beide (Sozialarbeiter und Klient) an einem Material (dem Problem) arbeiten.

> „und DA ham wa dann regelrechte SPRECHstunden wo dann die Vietnamesen ihre Probleme DARlegen können, und wo WIR dann versuchen diese Probleme mit ihnen zu bearbeiten" (Eggert 00:35:55-5)

Frau Nezami und ihre Kolleginnen füllen ganz konkret Anträge mit den Bewohnern aus (00:02:33-8) und Frau Afarid expliziert auch das gemeinsame Wollen der Beteiligten als Basis der Kooperation: „wir WOLLEN miteinander, ich arbeite mit DENEN die hier wohnen" (Afarid 00:11:33-9).

Herr Thomas widmet dem Gedanken des „gemeinsamen Arbeitens an einem Produkt" eine längere Erzählung, in der er sich vor allem der Produktions- und der Wegmetaphorik in Kombination bedient. Das kooperative Tun, ist für ihn eine wichtige Handlungsmaxime, die er auch gegenüber seinen Klientinnen und Klienten deutlich vertritt: „ich sage wir machen zusammen" (00:07:52-3). Zentral ist für ihn die Sichtweise, dass die Klienten Kraft und Energie haben, um „schaffend" zu sein, also Dinge zu bewerkstelligen und Ziele zu erreichen, eine Eigenschaft, die auch von Frau Homfeldt gesehen wird (01:33:54-9).

> „zum Beispiel eine Flüchtlinge die aus Afghanistan gekommen ist hat so verschiedene Grenze überquert hat so viel Energie er kann das auch das schaffen. Sollte nur sein Hand nehmen aber ist nicht sein Hand wie heißt sein Last zu tragen nur sein Hand nehmen er wird das schaffen. Das ist mein Motto" (Thomas 00:45:54-6)

Er selbst sieht seine Funktion für den hinter dieser Beschreibung imaginierten Prozess als stützend und/oder wegweisend. Die Rollenverteilung kann vielleicht am ehesten mit der des Handwerksmeisters und des Lehrlings verglichen werden. An anderer Stelle schließt er sprachlich wieder mehr an die Produktionsmetaphorik an:

> „und so man nur eine Struktur für diese Menschen schafft diese klare Struktur ist sehr sehr wichtig in Sozialer Arbeit ‚du machst du das du machst du das nicht bitte gehst du pünktlich da'" (Thomas 0:46:38-6)

Als Sozialarbeiter ist er für die Her- und Bereitstellung einer Struktur zuständig, innerhalb derer sich der Produktionsprozess, das „Machen", Schritt für Schritt, Stück für Stück bewerkstelligen lässt. Das gemeinsame „Machen" bezieht sich also nicht auf eine zeitliche Struktur im Sinne von gleichzeitig zusammen machen, sondern vielmehr auf die Arbeitsteilung in einem gemeinsamen Prozess. Für den Erfolg ist es jedoch auch nötig, dass Herr Thomas einschätzen kann „was kann diese Bewohner machen und was kann nicht machen" (00:08:14-2), also welche Teilprozesse er überhaupt erfolgreich und effektiv übernehmen kann, was er „schaffen" kann. Auch wenn in Frau Nezamis Einrichtung sprachkompetente Flüchtlinge als Kooperationspartner für Gespräche herangezogen werden, betont das deren Kompetenzen und Fähigkeiten.

> „Von den anderen Bewohnern haben wir dann immer jemanden, der vielleicht besser spricht und dann können wir das dann so lösen, dass wir dann mit dem zusammen ähm (.) das machen." (Nezami 00:41:02-9)

Das hier dargestellte kooperative Handeln lässt Klientinnen und Klienten und Professionelle zu Partnern in der Bearbeitung von Problemen werden, wodurch die Beziehungsebene neben der Sachebene einen höheren Stellenwert bekommt. Die Kooperation hebt jedoch das hierarchische Verhältnis zwischen den Handelnden nicht auf, wenn die Sozialarbeitenden die Rolle eines „Anleiters" oder Meisters beanspruchen. Mit dem Konzept der kooperativen Arbeitsteilung grenzt Herr Thomas sich auch gegenüber Vorwürfen ab:

> „ich möchte nicht dass morgen kommen, ‚du hast nichts für mich gemacht' [...] manche sagen ‚du machst du nix für uns'. das glauben das aber das wie sagt auf Deutsch int die motiviert mich nicht, denn ich weiß ich möchte nicht alles auf meine Schultern nehmen,, (Thomas 00:07:52-3)

Gegenüber dem advokatorischen „Machen für" liegt ein Vorteil der Arbeitsteilung zum einen in der klaren Abgrenzung von Zuständigkeits- und Verantwortungsbereichen, was vor der in Kapitel 6.3.3 herausgearbeiteten Überlastung schützt, zum anderen aber natürlich auch in der Zeitersparnis für die Sozialarbeitenden. Aber das kooperative Handeln zusammen mit den Klientinnen und Klienten scheint auch prinzipiell als Prototyp dessen, was sich die Befragten unter Sozialer Arbeit vorstellen. Besonders deutlich wird dies bei Frau Homfeldt, die unter dem Aspekt des gemeinsamen Erarbeitens und Handelns auch die eigene Arbeits- und Zeitstruktur kritisch unter die Lupe nimmt.

> „Und dann denke ich halt auch wieder so, um wirklich Soziale Arbeit hier zu machen, müsste man wahrscheinlich ganz anders arbeiten. Also man müsste wahrscheinlich (.) erst um 14:00 Uhr kommen und dann bis 19:00 Uhr hier sein und dann auch einfach viel enger arbeiten. (4) Und dann muss man wieder (lachend) Prioritäten setzen." (Homfeldt 01:57:17-8)

Um miteinander arbeiten zu können, muss man natürlich auch zur selben Zeit am selben Ort sein, was nicht gegeben ist, wenn sich die Arbeitszeiten der Sozialarbeitenden auf die Morgenstunden und den frühen Nachmittag konzentrieren, ein Zeitraum, in dem viele Bewohnerinnen und Bewohner wegen Arzt- und Behördenterminen, Schulbesuch, Einkauf und Jobsuche außer Haus sind. Obwohl diese Bedingungen in der Einrichtung von Frau Homfeldt nicht gegeben sind, sieht sie besonders das gemeinsame Ausarbeiten von Handlungsoptionen als positive Momente, die für sie „erfüllend" sind und im Gegensatz zu dem rein mechanischen und nicht kreativen „Ausfüllen von ... für..." stehen.

> „Also es gibt (.) Menschen hier, die (..) nehmen uns, glaube ich, tatsächlich als Sozialarbeiter wahr. Die kommen auch einfach, um sich mal mit uns zu unterhalten, um zu sagen, ‚guck mal, das brennt mir irgendwie auf der Seele und damit geht es mir nicht so gut (..) und ich möchte jetzt mal mit dir darüber sprechen.' Und nehmen dann auch so (..) weiß nicht, also dann nehmen auch an, wenn man ihnen anbietet (.) Handlungsoptionen zusammen auszuarbeiten und (..) das ist total schön und erfüllend, finde ich. Das sind dann immer auch so positive Momente, (..) aber es gibt halt auch viele, die kommen einfach nur und sagen, ‚füllst du mir den Antrag aus?'" (Homfeldt 01:53:00-3)

6.8.6. Das „Machen" als advokatorisches Handeln

Herr Thomas setzt sich in mehreren Interviewsequenzen auch mit dem advokatorischen Charakter des produktiven Machens auseinander. Er spricht davon, „eine warme Atmosphäre" *für* eine schwangere Klientin „herzustellen" (00:31:07-3), „irgendeine Party *für* unsere Bewohner [zu] machen" (00:49:32-3) oder eine „klare Struktur" *für* die Klientinnen und Klienten zu „schaffen" (00:46:31-6). Durch die Verwendung des kollektiven „wir" oder des Indefinitpronomens „man" verallgemeinert er diese advokatorischen Tätigkeiten zu einem in der Einrichtung bestehenden Handlungsprinzip. Das advokatorische Tun leitet er durch die Frage ein: „Was kann ich noch für diese Mensch machen" (Thomas 00:01:13-3). Auch Frau Lemberg resümiert den vorläufigen Zwischenstand in einem geschilderten Fall aus der advokatorischen Handlungsperspektive:

> „ich weiß es nicht jetzt was ich für sie weiter machen kann" (Lemberg 00:10:04-4)

Auch Frau Afarid sieht das advokatorische Machen als einen zentralen Handlungsauftrag, den sie auch mit dem klientenzentrierten Mandat der Sozialen Arbeit gleichsetzt:

> „wir zeigen denen dass wir keine (.) BEAMTE sind, wir arbeiten nicht mit Polizei, mit Ausländerbehörde; wir arbeiten für DENEN; wir sind HIER dass denen helfen (.) WENN DIE möchten" (Afarid 00:12:42-2)

Sowohl Herr Thomas als auch Frau Afarid sehen jedoch auch deutliche Grenzen des advokatorischen „Machen für". Diese Art des Handelns ist zwar für beide essentiell für helfendes Handeln und steht am Anfang eines Hilfeprozesses, gleichzeitig werden die Klientinnen und Klienten aber nicht aus ihrer Eigenverantwortung entlassen. Dem advokatorischen Handeln der Sozialarbeitenden muss auch immer eine produktive Eigenaktivität der Klienten folgen, die vorgegeben ist. So wird das advokatorische „Machen für" übergeleitet in ein kooperatives „zusammen Machen".

> „Ja also in der Flüchtlingsarbeit ist es so, dass wir eigentlich alles, was den Bewohnern anfällt, alles was sie ähm (..) benötigen, wir im Sozialdienst dann für sie ähm machen oder ne mit denen zusammen das erledigen." (Nezami 00:01:21-4)

6.8 Soziale Arbeit wird gemacht

So gibt es für die Sozialarbeitenden auch die Option, den advokatorischen Auftrag abzulehnen, wenn die Klientinnen und Klienten ihrem Teil der Vereinbarung nicht nachkommen. So sagt Herr Thomas zu einem Klienten:

> „'wenn du diesen Termin versäumst dann mach ich nur nochmal einen Termin für dich, dann mach ich keinen Termin mehr für dich.' Das macht Arbeit Wohnungssuche. Wenn ich zweimal Besichtigungstermin mache dann für diese Mensch ‚es tut mir leid du musst du selber für dich Wohnung Wohnungssuche ich mache nicht mehr für dich denn ich mache Termin für dich und du nutze (???) ich verliere meine Gesicht'" (Thomas 00:47:00-4)

Herr Thomas verknüpft sein produktives Tun *für* die Klientinnen und Klienten mit konkreten Vorstellungen der Kooperation und mit Bedingungen, die diese zu erfüllen haben. Gleichzeitig hebt er das „Machen" seinerseits als Arbeit und damit als Leistung hervor, die wiederum produktiv umgesetzt oder weitergeführt werden soll. Ist dies nicht der Fall, so kann kein gemeinsames Produkt entstehen und die bereits erbrachte Arbeit wird nutzlos, Herrn Thomas Leistung erfährt keine Anerkennung, ein Szenario, das offensichtlich als bedrohlich empfunden wird, wenn er davon spricht, durch solch ein Verhalten sein „Gesicht zu verlieren".

Auch Frau Afarid appelliert an die Eigenverantwortung eines Klienten, seine Aufgaben aktiv und selbstständig zu machen: „'ich kann nicht jeden Monat hinter Ihnen Ihnen laufen; ob Du zwanz- fünfundzwanz-. das ist !DEINE! Aufgabe zu MIR kommen wenn nicht möglich ist. [...] Sie sind eine erwachsene MANN" (01:46:20-7). Kommt der Klient wie in diesem Fallbeispiel seinem Teil der Vereinbarung nicht nach, so sieht auch Frau Afarid hier klare Grenzen für ihr advokatorisches Tun:

> „ich sage (1)> ich DENKE nicht dass ich mehr helfen kann. es !TUT! mir leid. ich habe !SO! VIEL gemacht vor acht Monate für Sie." (Afarid 01:44:40-5)

Darin zeigt sich auch der Unterschied zum advokatorischen Kampf (siehe Kapitel 6.7.3). Während bei der Kampfmetaphorik Bedrohung und eigene Verletzung und Aufopferung mitgedacht ist, gilt es diese im advokatorischen „Machen" zu vermeiden. Auch erscheinen in der Kampfmetaphorik die Klientinnen und Klienten kaum oder werden als passiv oder handlungsohnmächtig imaginiert, sodass die Sozialarbeitenden mit ihrem „Einsatz" die Aktivität ihrer Klientel ersetzen. Beim „Machen für" ist das advokatorische nur ein Teil eines als kooperativ imaginierten Herstellungsprozesses, bei der den Beteiligten verschiedene Aufgaben und Tätigkeiten zukommen. Das Produkt kommt nur zustande, wenn die beteiligten Personen diese Aufgaben wahrnehmen und dadurch der Leistung des jeweiligen Partners Wertschätzung entgegenbringen, indem sie bereits „Gemachtes" weiter nutzen.

6.8.7. Die Handlungsspielräume von „Machern"

Die Handlungsspielräume des produktiven und gestalterischen „Machens" von Sozialer Arbeit werden sehr unterschiedlich wahrgenommen. Die oben zitierten Fragen nach dem weiteren „Machen für" zeigen, dass der Hilfeprozess an diesen Stellen völlig offen ist und erst entwickelt und festgelegt werden muss. Auch die Tatsache, dass sich das produktive Tun auf viele unterschiedliche Objekte und Zielkategorien bezieht, dass Klientinnen und Klienten sowohl als produktive Akteure als auch als Werkzeuge oder sogar als zu bearbeitendes Material imaginiert werden, zeigt die hohe Varianz der handwerklichen Metaphorik und die damit verbundenen Ausgestaltungsmöglichkeiten. Das Fehlen von Routine macht den Kern dieses Tuns aus. So ist es nicht verwunderlich, dass es eine starke Abgrenzungstendenz des produktiven Machens von als bürokratisch dargestellten Verfahrensweisen und Routinen gibt.

Herr Thomas nimmt gleich zu Beginn des Interviews eine Unterscheidung zwischen zwei Arten von Arbeit vor, die er „macht". Auf der einen Seite nennt er das, was er „machen muss" und was er als „Verwaltungssache" benennt und mit dem Verfahren der „Routine" verknüpft:

> „das muss ich machen, wenn jemand mit gültige Kostenübernahme von Sozialamt kommt, muss ich machen und das ist reine Routine und Verwaltungssache das heißt die Bewohner können darauf keinen Einfluss nehmen ich zum großen Teil kann ich auch darauf keinen Einfluss nehmen das äh durch Vorschriften es gibt Vorschriften, wenn jemanden kommt man macht die und das und das." (Thomas 00:01:00-3)

6.8 Soziale Arbeit wird gemacht

Die Kostenübernahme des Sozialamts ist in dieser Darstellung der Auslöser für eine Reihe von Handlungen oder Aktivitäten, die stark reglementiert sind und völlig unabhängig vom handelnden Subjekt („man") immer zum gleichen Ergebnis führen, nämlich zur Unterbringung der neuen Klientinnen und Klienten im Wohnheim. Das routinierte „Machen" erzeugt hier das Bild einer Fabrik, in der ein immer gleicher Bearbeitungsprozess abläuft und deren Teile reine Funktionselemente sind – spezifiziert, standardisiert und austauschbar. Die Nähe zur Maschinenmetaphorik, wie sie in Kapitel 6.1 ausgeführt wurde, ist evident.

Auf der anderen Seite nennt Herr Thomas „die andere Sache" (00:01:13-3 bis 00:03:59-2), nämlich das, was er mit der eigentlichen Sozialen Arbeit verknüpft. Bei dieser Sache wird das „Machen" mit einer Frage eingeleitet: „Was kann ich noch für diese Mensch machen?" (00:01:13-3). Aus dieser Frage geht zweierlei hervor: Zum einen ist der nun folgende Prozess nicht vorgegeben oder vorgeschrieben, sondern völlig offen und muss erst noch festgelegt werden. Das deutet an, dass es hier um Prozesse geht, die stark individualisiert und an den Klientinnen und Klienten orientiert sind, was Herr Thomas an späterer Stelle auf den Punkt bringt:

> „und jeder Migrant oder jeder Bewohner ist ein Beispiel für sich. Du kannst du nicht sagen ‚hey das da hab ich da gemacht und jetzt kann ich des da machen'. Jeder Mensch ist ein Beispiel für sich." (Thomas 00:03:59-2)

Herr Thomas präsentiert sich in der Folge auch in verschiedenen Rollen, er beschreibt, was er für die Klientinnen und Klienten *ist* oder zumindest *zu sein* versucht. Bleibt man im Denken der handwerklichen Metaphorik so gestaltet er seine professionelle Rolle entsprechend der Situation oder den Bedürfnissen der Klientel aus: er ist ein Fenster, ein Eingangstor, ein offenes Ohr, ein guter Zuhörer, eine Klagemauer. Seine Rolle wird so zu einem Material, dem er selbst Form geben kann.

Für Frau Afarid und für Frau Homfeldt gerät das Ausfüllen von Formularen zum Symbol für ein advokatorisches Tun, das routinehaft, repetitiv und unproduktiv ist und den Sozialarbeitenden keinen Gestaltungsspielraum bietet. Frau Afarid widmet diesem Thema eine längere Erzählung, die zwischen Beschreibungen von Handlungsanforderungen, Vergleichen, evaluativen Momenten, Selbstbeschreibungen und beispielhaften Aufzählungen für konkretes Handeln changiert (01:14:10-6 bis 01:21:49-8). Das „Ausfüllen" von Formularen sieht sie als ein bürokratisches Tun, das das Ausgangsmaterial einer komplexen, dreidimensionalen, lebendigen Person auf die leblose, papierne Zweidimensionalität von Daten reduziert und sich in diesem Selbstzweck erschöpft. Dabei treten sowohl Auftraggeber als auch Akteure in diesem Prozess der Formularproduktion in einen anonymen Hintergrund und auch die Sinnhaftigkeit des Endprodukts erschließt sich nicht für Frau Afarid:

> „dann mit DIESE Papiere diese Formulare WAS wird GEÄNDERT? und wissen wir VIELLEICHT geändert. aber nicht für dieses Jahr oder nächstes Jahr." (Afarid 01:20:13-6)

Auf der anderen Seite gibt es für Frau Afarid „richtige Hilfe" (01:17:46-0), die von Sozialarbeitenden gemacht wird und zwar in Form von „schriftliche vernünftige SCHRITTE" (01:21:27-3). Schreiben und Begleiten sind in dieser Konzeption zwei wichtige Tätigkeiten, die sich grundlegend vom standardisierten Ausfüllen von Formularen unterscheiden. Hier muss sie nicht fragen, für wen oder für was etwas getan wird, sondern das Tun ist klar zugunsten der Klientel ausgerichtet. Auch beschränkt sich der Prozess nicht auf die schnelle, aber unaufhörlich wiederholte Produktion von Formularen, sondern ist langfristig und vielschrittig. So werden auch Akten von Frau Afarid durchaus als ein wichtiges Produkt der Sozialen Arbeit gesehen, dessen Herstellungsprozess komplex ist und über einen längeren Zeitraum erfolgen muss:

> „und (1) solche äh PROZESS das wir m=machen, folgt EINE EINE Beispiel hab ich genannt; da:s i:s erstmal lange Prozess dass wir eine Akt- zu Ende bis Ende machen." (Afarid 00:10:55-8)

Frau Homfeldt sieht insgesamt ihre Handlungsspielräume als sehr beschränkt an. Sie erzählt von Situationen, in denen sie gedacht hat: „Ja keine Ahnung, was macht man da? Man kann gar nicht so viel machen." (Homfeldt 01:42:24-3) und in einem langwierigen Beratungsfall sieht sie sich selbst als völlig handlungsunfähig gemacht: „Das ist so, dass ich dann auch denke, okay, ich kann da gar nichts mehr machen. Es ist/ Da sind mir irgendwie die Hände gebunden" (Homfeldt 00:37:18-2). Zwischen dem Zwang, die Vorgabe ihres Arbeitgebers zu erfüllen und dem Wunsch, die Erwartungen der Klientel zu erfüllen, bleibt kein Raum mehr, um „auch noch ein bisschen Soziale Arbeit zu machen" (01:37:32-8).

Herr Kirschning sieht sich in seiner Arbeit durchaus auch als erfolgreicher Produzent, der „grobe Arbeit macht" (00:14:39-8) und Zeit und Mühe investiert, die Produkte jedoch sind fragil und anfällig und können leicht zerstört werden, wenn jemand „mit dem Ellenbogen alles wieder einreißt" (00:18:04-4) und „alles in sich zusammenfällt" (00:14:28-6).

6.8.8. Zusammenfassung: Die Leerstellen des Handwerks Soziale Arbeit

Obwohl das produktive, kreative „Machen und Bearbeiten" eine Wahrnehmungsfolie für das Tun in der Sozialen Arbeit ist, die in den Interviews durchgängig latent wirksam ist, bleiben viele Aspekte dieser Metaphorik ungenannt oder diffus. Bei allen Bedeutungsvarianten ist klar, dass mit dem Verb „machen" ein aktives Tun betont wird, das gerade stattfindet oder dem Ergebnis zugrunde lag. Welche Qualität dieses Tun jedoch hat, in welchen Handlungsspielräumen es stattfindet und welche Handlungsmacht die „Machenden" haben, ist je nach Kontext und sprachlicher Einbindung sehr unterschiedlich. Deutlich wird, dass zwar das tägliche Tun mit hoher Aktivität und Produktivität verbunden ist, nicht alles Tun jedoch als „echte" oder „richtige" Soziale Arbeit wahrgenommen wird.

Flüchtlinge werden zwar als Kooperationspartner auch zum Machen aufgefordert, sie erscheinen aber nicht als kreative, handlungsmächtige Gestalter. Das mag damit zusammenhängen, dass sie selbst damit beschäftigt sind, ihre „Erfahrungen zu verarbeiten" (Nezami 00:18:30-2).

Kaum wird in den Interviews thematisiert, in welchem Raum sich das „Machen" von Sozialer Arbeit abspielt. Aus den ausgeführten Abgrenzungen der eigentlichen, individualisierten und klientenzentrierten Sozialen Arbeit zum Routinehandeln, mit dem vor allem Verwaltungstätigkeiten verknüpft sind, lässt sich ein kognitiver Raum erkennen, der mit Gestaltungsfreiheit und Handlungsoptionen als weit konstruiert wird. Diese Darstellung, die vor allem aus den Interviews mit Frau Afarid und Herrn Thomas rekonstruiert werden konnte, steht im Kontrast zu den Interviews mit Herrn Kirschning und Frau Homfeldt aus der zweiten Erhebungsphase. Diese beiden Befragten heben auch in der produktiven Agency die Begrenzungen ihres Handelns hervor, Frau Homfeldt über die fehlenden Handlungsmöglichkeiten per se, Herr Kirschning über die Fragilität und Unbeständigkeit der produzierten Ergebnisse.

Herr Eggert benennt als einziger seine Sprechstunden als Ort, an dem Probleme mit den Klientinnen und Klienten „bearbeitet" werden. Informationen zur Ausgestaltung dieses Ortes werden jedoch nicht gegeben und auch Herr Thomas führt nicht aus, wo und wie er die „klare Struktur" für sein arbeitsteiliges, anleitendes Handeln herstellt. Die Produktions- und Gestaltungsräume bleiben als solche also unsichtbar, wodurch auch die verwendeten Hilfsmittel und Werkzeuge unbenannt und die Rollen der Beteiligten diffus bleiben. Advokatorische und kooperative Anteile des „Machens" verschwimmen oder gehen ineinander über, Verantwortungsbereiche müssen immer wieder neu ausgehandelt und festgelegt werden. Die Sozialarbeitenden können als Handwerker oder Künstler, als Anleiter und Meister oder als Partner und Kollegen auftreten. Dementsprechend können die Klientinnen und Klienten Werkzeuge sein oder das Material selbst, das geformt oder auf das eingewirkt wird, sie können die Rolle von Lehrlingen und „Angeleiteten" oder von gleichberechtigten Kooperationspartnern, von „Schaffenden" mit hoher Mitverantwortung erhalten.

Die Rolle der Sozialarbeitenden als „Macher" (Verweis Lit. Citavi) betont eine aktive Agency und lässt sie als erfolgreiche Produzenten erscheinen – eine Rolle, die gesellschaftlich ein hohes Ansehen genießt. Mit der Betonung von kreativen, kooperativen und advokatorischen Prozessen werden gleichzeitig die Flexibilität, Situationsangemessenheit und Individualisierung dieser Prozesse betont und ein Gegenbild zur anonymen, standardisierten Massenproduktion entworfen. Die Sozialarbeiter erscheinen im Gegensatz zur Maschinenmetaphorik nicht als bloßes funktionierendes Teilelement, sondern als machtvolle Gestalter und Entscheider über die Prozesse, Produktionsbedingungen, über die Beteiligten und Endprodukte.

> „also (..) mir fehlt schon so ein bisschen diese/ diese Eins-zu-Eins-Arbeit, wo es aber eben nicht nur darum geht, ein bestimmtes Thema zu haben ne. Also so wie jetzt diese Sorgerechtsgeschichte. Wenn ich mir denke, weißt du, wir können jetzt 100 Mal drüber reden, wie das mit dem Sorgerecht funktioniert, aber EIGENTLICH wäre es viel wichtiger, deine Situation als Vater mal aufzurollen. Zu überlegen, warum ist die Situation so? Wie geht es dir damit? Was könntest DU machen? Ne. Aber dazu braucht man natürlich ein total enges Vertrauens/ also eine Vertrauensebene, (.) in der man auch die Möglichkeit hat, so zu kritisieren oder Fragen zu stellen oder Anregungen zu machen und einfach die Person dazu zu bringen, vielleicht selber mal darüber nachzudenken, warum/ warum befinde ich mich jetzt hier." (Homfeldt 01:53:51)

Die erstrebenswerte Produktion in der Sozialen Arbeit ist eine handwerkliche, die in einem überschaubaren Rahmen stattfindet und deren Prozesse von den beteiligten Individuen maßgeblich mitbestimmt werden. Die Qualität der Produkte zeichnet sich nicht wie bei den automatisierten Produktionsprozessen einer Maschine, durch ihre völlige Gleichheit aus, sondern sie liegt in deren Einzigartigkeit.

6.9. Soziale Arbeit als unternehmerisches Handeln

Obwohl der Kostenaspekt der Flüchtlingssozialarbeit in mehreren Interviews Erwähnung findet, ist die unternehmerische Perspektive auf Soziale Arbeit, wie sie nachfolgend dargestellt wird, ausschließlich bei Herrn Eggert zu finden. Er bedient sich einer Sprache der Ökonomie, mit der er räumliche Aspekte, Prozesse und Ziele seiner Arbeit ausdrückt.

6.9.1. Soziale Arbeit ist ein „Tagesgeschäft"

Herr Eggert spricht davon, schon viele Jahre „im Geschäft" zu sein (01:30:27-8, 01:49:04-5) und bezeichnet seine Arbeit als „Tagesgeschäft". Dieses Tagesgeschäft unterteilt sich in zwei Komponenten: Zum einen gibt es die „Bürokratie" und „bürokratische Sachen", die Herr Eggert als prioritär bezeichnet, zum anderen gibt es das „Alltagsgeschäft" oder „allgemeine Tagesgeschäft", über das er zwar mit vielen Beispielen und Situationsschilderungen erzählt, eine Unterscheidung, die auch Herr Thomas trifft, die er aber über die produktive Metaphorik verbalisiert. Über Herrn Eggerts tatsächliches Tun erfahren wir allerdings kaum etwas. Im „Tagesgeschäft" geht um „Lappalien" (00:11:27-2), „Dinge die wa machen" (00:24:09-8), „das sind alles GESPRÄCHE" (00:11:59-9), „KLEINE Dinge, die Reibereien sind oder die denen [den Klientinnen und Klienten; D.G.] einfach wichtig sind, äh zu realisieren" (00:18:04-5).

> „das HEIßT bei mehr als 100 Leuten passiert IMMER mal irgendwas. und
> für d- für dieses TAGESgeschäft sind wir auch da." (Eggert 00:10:53-3)

Das Tagesgeschäft setzt sich also aus vielen alltäglichen Kleinigkeiten zusammen, die sich sehr unterschiedlich darstellen. Diese Unterschiedlichkeit wird auch sprachlich umgesetzt. Einmal quantifiziert Herr Eggert das Tagesgeschäft als viel und „ganz, ganz viel", ein andermal bedient er sich der Maschinenperspektive, wenn er das Tagesgeschäft als etwas beschreibt, das „weiterläuft" und „abgefangen werden muss". Die Notwendigkeit der Eindämmung oder Kontrolle, die hier mitschwingt findet sich auch, wenn er das Tagesgeschäft personifiziert als etwas, das „Zeit frisst" (00:17:07-1) und damit das Bild eines unaufhaltsamen, gefräßigen Monsters hervorruft. Diese bedrohliche Darstellung betrifft auch die bürokratische Seite des Tagesgeschäfts:

> „wobei man sagen muss das ganz alltägliche bürokratische Tagesgeschäft
> is DANK Herrn Hartz und Hartz IV in den letzten Jahren ENORM gewachsen." (Eggert 00:24:21-7)

Auch spielt sich dieses Geschäft in einem von Herrn Eggert sogenannten „Graubereich" ab, was wiederum Risiken birgt, die der Einzelne abzuwägen hat:

> „GANZ viele Probleme haben unsere vietnamesischen FRAUEN, hat ich
> Ihnen ja schon erzählt. Ne, also das sind dann schon sehr substantielle
> Probleme die die da haben, da isses auch, (.) da muss man für sich
> SELBST entscheiden, wie WEIT man sich da ausm Fenster lehnt, weil da
> vieles in nem GRAUbereich ist, aber das is eben so das allgemeine Tagesgeschäft" (Eggert 00:17:46-2)

6.9 Soziale Arbeit als unternehmerisches Handeln

Gleichzeitig wird dieses Risiko aber auch als eine bewusst eingeschlagene Handlungsrichtlinie innerhalb der Einrichtung dargestellt. Insbesondere bei den „großen Problemen" mit den Jobcentern bietet die Einrichtung auch eine Begleitung zu den Ämtern an, um Probleme direkt „vor Ort" zu klären. Diese Herangehensweise „frisst Zeit" (370), die offensichtlich nicht einkalkuliert ist, die jedoch trotzdem investiert wird:

> „DAS frisst alles ganz viel ZEIT. GRADE diese Begleitung. und äh öh: ich hatte ja am Anfang gesagt SO::: üppig, sind wir planstellenmäßig nicht besetzt, (und/denn) das was wir machen is so nich geWOLLT, und aus DEM Grunde REICHT eigentlich der <<lachend> Sozialarbeiter> für das normale Tagesgeschäft aus, alles andere solln die schon alleene hinkriegn irgendwie; wir machens aber TROTZdem" (Eggert 00:26:50-5)

6.9.2. Das Wohnheim als rentabler „Laden"

Das Tagesgeschäft findet üblicherweise im Wohnheim statt, das Herr Eggert dementsprechend auch als Ort für Handel hervorhebt. Er spezifiziert seinen Arbeitsort als „Laden", der abends „dicht gemacht" wird (00:46:37-9) und in dem er bis vor kurzem der einzige Mann war (01:29:48-0). Die finanzielle Verantwortung für diesen „Laden" liegt bei der Heimleitung:

> „Kostenübernahmen oder (.) äh Sozialleistungen d=DA sind natürlich auch so n bisschen im BLICKfeld der HEIMleiterin weil letztendlich hat sie ja auch die Gesamtverantwortung und die finanzielle Verantwortung für den Laden. Da sind die kostenübernahmen dann wichtig." (Eggert 00:31:57-9)

Trotzdem hat Herr Eggert die ökonomische Seite stark internalisiert und beschreibt als prioritäre Aufgabe der Sozialarbeitenden die Finanzierung des Heimplatzes:

> „und Priorität hat IMMER dass die Leute wenigstens die MINImalen finanziellen Mittel oder dann die fortführenden Mittel in (.) größerer Summe vom JOBcenter bekommen." (Eggert 00:28:07-0)

Die Kostenübernahme durch die Ämter ist ausschlaggebend für die Weiterexistenz des „Ladens", „das heißt da spielt och die ökonomische Seite ne große Rolle" (Eggert 01:14:27-2). Am Beispiel der Möglichkeit, ein Einzelzimmer zu bekommen (im Wohnheim sind alle Zimmer Zweibettzimmer) stellt Herr Eggert den Entscheidungsrahmen als einen vor allem finanziell bestimmten Rahmen dar.

> „das heißt damals, klingt blöd aber damals is damals öh wars so als es noch diese Faxe gab, da stand dann drauf NUR Einzelzimmer. dann habn wir solche Menschen in nem Einzelzimmer untergebracht. WEIL (.) ER eben (1) ne schwierige Situation hatte, und eigentlich das Recht aufn geschützten Wohnraum hatte. dem- das WAS man ihm an Schutz geben konnte war, dass er alleine in nem Zimmer is. So. Wenigstes DAS. So. Das funktioniert aber NUR wenn das Amt das mitträgt. So lange wie das Amt das nicht MITträgt kann der sich bei uns aufn KOPF stellen er KRICHT kein Einzelzimmer. Weil wa gar keins haben. So. Und weil WIR den zweiten Platz nicht einfach so nicht belegen werden bloß weil der das möchte. So. das=is jetzt son moralisches Recht eigentlich stehts ihm ZU, WEII der sieht schon so AUS als wenn er Probleme hat, aber (.) w=wir könnens nich verantworten. Dann habn wa irgendwann vierzich Leute in Einzelzimmern und melden Konkurs an." (Eggert 01:09:37-3)

Das Wohnheim ist also ein „Objekt", das sich finanziell tragen können muss (01:14:27-2) und diesem Kriterium wird bei vielen Entscheidungen Priorität eingeräumt. Gleichzeitig wird mit der Betonung von Kulanz aber auch ein Bild entworfen, in dem der Unternehmer durchaus sozial eingestellt ist und quasi „Gnade vor Recht" oder in diesem Zusammenhang vielleicht eher „Gnade vor Leistungsanspruch" walten lässt.

> „natürlich haben wir schon Leute (.) manchmal die bei uns sogar n relativ langen Zeitraum bei uns ohne Kostenübernahme wohnen lassen> wir schmeissen die nich RAUS SOFORT. wenn DIE !NACH!weisen dass die sich GANZ intensiv KÜMMERN aber einfach die Ämter nich ausm Knick kommen egal welche Ämter. Sie kommen nich ausm Knick. Manchmal dauert das !WO!chen TROTZ Intervention trotz Vorsprache mit Sozialarbeiter es dauert. Es IS aber im FLUSS. Für DIESE Zeit machen wir die Leute nich obdachlos. Irgendwie KLAPPTS und meistens bekommen wa das dann auch rückwirkend. So. Es is aber das RISIKO dafür dass den Menschen dieses RECHT weiter gewährt wird bei UNS bleiben zu können liegt beim Betreiber." (Eggert 01:13:51-0)

Das Geschäftsrisiko, das hier aus „Kulanzgründen" eingegangen wird, wird durch die schlechte Zusammenarbeit mit unzuverlässigen Geschäftspartnern begründet.

6.9.3. Behörden als „Geschäftspartner"

Als Hauptgeschäftspartner des Unternehmens „Flüchtlingswohnheim" werden Behörden und Ämter benannt, namentlich das Jobcenter, die Zentrale Leistungsstelle für Asylbewerber (ZLA) und das Landesamt für Gesundheit und Soziales (LaGeSo)[50]. Auch die ZLA wird von Herrn Eggert als „Laden" bezeichnet und es gab oder gibt einen „Deal" mit dem LaGeSo:

> „und DA wurde von Lageso n Deal gemacht wir beschicken euch wir können euch jetzt so theoretisch bis hundertneunzig beschicken aber wir machen den Deal WENN ihr denn n freies Zimmer habt dann wolln wir das och GERNE mal mit ner Einzelperson belegen. Die kricht ihr aber dann auch bloß einzeln bezahlt. Als eine Person." (Eggert 01:08:37-0)

Auffällig ist, dass die hier verwendete Umgangssprache eine abwertende Note enthält: Laden liegt nah am Saftladen, bei einem „Deal" kommen leicht Zweifel an der Seriosität des Angebots auf. Und so verwundert es nicht, dass das LaGeSo einen Vorgehensvorschlag macht, den es dann doch nicht finanziell unterstützen möchte. Das lässt die Zahlungsmoral dieses Geschäftspartners in einem ungünstigen Licht erscheinen.

Auch dem Jobcenter wird in einigen detailliert ausgeführten Fallbeispielen eine schlechte Zahlungsmoral bescheinigt und es wird als unseriös präsentiert, wenn Herr Eggert davon spricht, dass es Flüchtlinge mit eigenem Einkommen „abzockt".

> „Sie [eine vietnamesische Geflüchtete; D.G.] arbeitet in irgend so nem Hotel. So. und ZWAR relativ viel. Is für SIE ne tolle Sache, bei den Löhnen die gezahlt werden zahlt sich das für sie nich wirklich AUS, äh solange sie im WOHNheim is zocken wir sie dann mit Eigenanteil ab den sie zu den Unterkunftskosten ähm bezahlen MUSS, das zocken WIR nich ab

---

[50] Das LaGeSo war bis 2016 in Berlin zuständig für die Unterbringung von Flüchtlingen, seitdem Landesamt für Flüchtlinge (LAF).

sondern das JOBcenter, ‚Du hast Einkommen ein TEIL deines Einkommens muss du als Eigenanteil bringen'" (Eggert 00:36:54-6)

Als Geschäftspartner werden die oben genannten Ämter und Behörden aber auch das Wohnheim folgerichtig als (ver-) handelnde und sprechende Personen dargestellt – eine Wahrnehmung, die Herr Eggert auch mit den anderen Befragten teilt. Bei Frau Schneider beispielsweise sagt das Jobcenter: „ne Wohnung darf so und so viel kosten, bei b=bei Behinderung oder in Ausnahmefällen zehn Prozent mehr" (Schneider 00:49:17-9). Herr Thomas spricht davon, wie „lange gedauert bis wir Sozialamt davon überzeugt haben für diese Mensch muss eine Taxigeld bezahlt" (Thomas 00:15:53-9). Und bei Herrn Eggert „schreit dann das Wohnheim: ‚hey bei mir wohnt jetzt seit einem halben Jahr einer der hatte jetzt n SCHLAGanfall is ausm Krankenhaus raus die ham den erstmal zu UNS gebracht im Rollstuhl geht GAR nicht'" (00:54:54-4). Und auch das Sozialamt erhebt seine Stimme: „Sobald se n Aufenthaltstitel habn, n regulären Aufenthaltstitel sagt das Sozialamt, ‚SUPER. Sind wir nich mehr zuständig.'" (Eggert 00:25:57-2).

Die Hauptproblematik in der Zusammenarbeit mit den o.g. Leistungsstellen liegt für Herrn Eggert genau hier, nämlich in der Kommunikation. Diese ist oftmals gestört oder – wie im Falle der Jobcenter – gar nicht möglich, da diese nicht erreichbar sind. Seine Bilanzierung ist dementsprechend:

„DA haben wir in den letzten Jahrn VIEL mehr stress als vorher. Ganz einfach (.) durch diese JOBcentergeschichten und durch die NICHTkommunikation mit den Ämtern.> Da gibt es diverse Arbeitskreise da gibts IMMER wieder Beschwerden aber unterm Strich bringt es GAR nix. Also wer ne NUMMER von- ne DIREKTdurchwahl von einem engagierten Mitarbeiter aufm JOBcenter hat der is::: (2) SUPER dran." (Eggert 01:21:58-6)

Die Kommunikations- und Verhandlungsstrategien, die Herr Eggert daraufhin beispielhaft präsentiert, können durchaus als Drohungen aufgefasst werden, wenn er gegen ein Amt „in Opposition geht". Auch Frau Lembergs Strategie geht in diese Richtung, wenn sie überlegt, wie man eine Kostenübernahme für die Untersuchung und Behandlung einer behinderten, pflegebedürftigen Klientin erzwingen kann. Sie fragt: „Wie kann man auch DRUCK ausüben? Wie kann man die Stelle

6.9 Soziale Arbeit als unternehmerisches Handeln

dazu zwingen, dass sie Kosten übernehmen?" (00:49:08-1). Herr Kirschning bezeichnet die Kommunikation mit dem Gesundheitsamt als „Hin- und Hergeschacher" (01:51:41-0) und wird auch selbst vom Sozialamt – seinem Arbeitgeber – verkauft, aber letztendlich doch nur verschaukelt.

> „Und als es dann so auf das Ende des zweiten Jahres hinging und wir halt wissen wollten, was nun ist, wie es mit uns weitergeht, (.) sind wir auch so von Woche zu Woche zu Woche immer weiter vertröstet worden mit der Aussage "machen Sie sich keine Sorgen, Sie werden schon weiterarbeiten. Wir wollen das Heim loswerden, aber wenn wir das Heim verkaufen an einen privaten Träger, dann verkaufen wir Sie mit, kein Problem. Und die Verträge werden alle so bleiben und das Gehalt wird so bleiben". (.) Was aber im Prinzip alles nicht stimmte." (Kirschning 00:29:37-5)

Frau Frenzel äußert sich sehr kritisch über die Zusammenarbeit zwischen verschiedenen Behörden und den Heimbetreibern. So gibt es „ganz viele Beschwerden und Verstöße gegen die Auflagen. (..) Aber es r/ äh kümmert sich keiner darum, vom Landratsamt, oder es ist eben keinem so wichtig, dass die dieses Heim schließen oder dass die da jemand anders finden. Komischerweise. Also nicht komischerweise, weil es da wahrscheinlich auch wieder Machenschaften gibt." (01:27:45-7), was sie als „Vetternwirtschaft" bezeichnet (00:57:09-5).

6.9.4. Angebote und Bezahlung

Zurück zu Herrn Eggert. In vielen Fallbeispielen in seinem Interview geht es um die Bezahlung anfallender Kosten. Doch beginnt an dieser Stelle auch, das Bild des rentablen Unternehmens zu verschwimmen. Gehandelt wird keine Ware, eher vielleicht Dienstleistungen, die als Unterkunft, Betreuung und Beratung konkretisiert werden können. Diese Ware muss bezahlt werden und hier wird das ökonomische Kalkül wieder deutlich. Als Priorität im Tagesgeschäft der Sozialen Arbeit setzt Herr Eggert die Sicherung eines bezahlten Unterkunftsplatzes wie er mehrfach wiederholt.

> „das ist die absolute Priorität. Dass für die Leute gesichert ist sie HABN einen bezahlten Unterkunftsplatz weil wenn wenn er nich mehr

> beZAHLT, äh dann können wir zwar ne weile GUTmensch spielen, aber
> irgendwann is dann auch Schluss. SO. ALSO (1) der Unterkunftsplatz
> muss bezahlt sein, und für die Leute müssen natürlich die Sozialleistungen
> da sein." (Eggert 00:28:37-0)

Der „Gutmensch" ist dabei als Gegenentwurf zu sehen – und zwar zum professionell, weil distanziert arbeitenden Sozialarbeiter wie auch zur kalkulierenden Heimleitung. Zentral ist, dass „Gutmenschen gut sind", „aber Gutmenschen werden auf Dauer keen Bestand haben <<leiser> zumindestens nich in diesem Wirtschaftssystem" (Eggert 01:13:07-4). Und folgerichtig stellt Herr Eggert auch in Hinblick auf seine Arbeit fest:

> „so (.) GUT und so WICHTIG und so EDEL wie die Arbeit mit m::-
> Flüchtlingen und Asylbewerbern IST, es MUSS alles bezahlt werden."
> (Eggert 01:14:42-5).

Und:

> „in der PRAXIS spielt in vielen Fällen die Frage <<leise> wie in dem
> Lied, ‚WER soll das bezahlen?'> So. Und OHNE diese Bezahlung
> GEHTS nicht." (Eggert 01:12:59-1)

Neben diesen zentralen Dienstleistungen, die bezahlt werden müssen, macht das Wohnheim aber auch noch viele weitere Angebote. Herr Eggert legt in seiner Präsentation einen starken Fokus auf diese „Angebotsseite", die er mit vielen Beispielen aus dem Wohnheim füllt wie kostenlose Deutschkurse, die Bücherei, die Kleiderkammer, ein BVG-Jahresticket für alle Bewohnerinnen und Bewohner und Ausflüge. Diese „ANGEBOTE, die werden von den Leuten angenommen" (00:05:34-3), sie sind also wichtig und wertvoll. Das hat häufig auch etwas damit zu tun, dass die Flüchtlinge damit „bares Geld" sparen, da die Angebote für sie kostenlos sind. Damit ist aber auch klar, dass weder die Dienstleistungen noch die Angebote von denjenigen bezahlt werden, die sie in Anspruch nehmen. Daher betont Herr Eggert das (zum Teil freiwillige) Engagement und die Spendenwilligkeit von Firmen und Veranstaltern als wichtige Investitionsgrundlage:

> „also sämtliche diese Angebote die wir machen an an Räumlichkeiten basieren auf Spenden. u:nd auf Engagement zum Teil von draußen" (Eggert
> 00:08:01-1)

Die Flüchtlinge werden von ihm nicht als Klientinnen und Klienten bezeichnet, was eigentlich in dieser Metaphorik erwartbar wäre, denn sie bezahlen nicht für ihre Unterkunft und Verpflegung – wie zum Beispiel Hotelgäste – sondern sie kriegen etwas bezahlt. Das verweist sie im Gegensatz zu zahlungskräftigen Kunden auf eine Rolle, von der dankbare Passivität statt aktive und kritische Inanspruchnahme erwartet wird.

6.9.5. Flüchtlinge als mittellose Leistungsempfänger

Dass Flüchtlinge kaum Geld haben, macht sich in allen und jeder Situation bemerkbar. Demensprechend ist die fehlende Zahlungskraft auch Thema in allen Interviews, jedoch mit unterschiedlichen Schwerpunkten. Bei Herrn Eggert steht im Vordergrund, was sich Flüchtlinge alles nicht finanziell leisten können: „sie habn schlicht und ergreifend nicht die finanziellen Möglichkeiten, es sei denn sie fahrn SCHWARZ, dahinzufahrn" (00:22:33-2), sie „haben auch nicht die finanziellen Mittel zum Beispiel an ner ABENDschule oder wo auch immer Deutsch zu lernen, und „wenn ich bloß 210, 220 Euro habe, auch noch n RECHTSanwalt oder irgendwelche Schulden bezahlen muss, dann kann ich nicht auch noch so n Abendschulkurs besuchen" (00:21:27-1). So wird auch die Schuldenregulierung zu einem Großteil des Tagesgeschäfts.

> „jetzt bieten wir unseren Leuten zum Beispiel auch an dass sie ihre Ratenzahlungen (.) an paar son Kollegen Inkassounternehmen Vater Staat Hauptzollamt oder an Rechtsanwälte eben über unsre Konten machen können. und da müssen dann eben Formulare ausgefüllt werden und und und.> Das is alles TAGESgeschäft" (00:17:07-1)

Für Frau Afarid steht die Prävention von Schulden im Vordergrund, indem die Flüchtlinge lernen, mit dem wenigen Geld, das ihnen zur Verfügung steht, umzugehen, was sie ihnen lehrmeisterlich vermittelt (01:24:27-6) und Herr Thomas zeigt an einem Beispiel situationsangepasste Lösungswege, wenn ein Flüchtling überhaupt kein Geld mehr übrig hat.

> „Zum Beispiel haben wir ein Bewohner hier er war Alkoholiker er hat immer sein Geld ausgegeben für Alkohol und eine Tag er hat gesagt: ‚Ich

habe kein Geld (2) kein Geld für Essen und ist Wochenende. () Musst du mir Geld geben.' Ich habe gesagt: ‚Ich kann dir Geld werd dir kein Geld geben ist hier verboten und so (???) Geld geben und ausleihen.' (3) Dann (3) mit schlechte Gewissen bin ich rausgegangen aus Wohnheim dann hab ich gesagt: ‚Was machst du? Gibst du Geld oder gibst du nicht Geld oder gehst du zu Lidl und kaufst du für ihn irgendwas?' Dann (???) sagt: ‚Nee das machst du auch nicht.' Das war auch in Ramadan Zeit, man wird großzügiger und so dann hab ich andere Bewohner gesagt: ‚Kocht ihr zu Abend für Ramadan?' ‚Ja ja kochen wir und so kannst du hier bleiben.' Ich habe gesagt: ‚Nein ich bleibe nicht aber diese Person hat dann kein Geld und so könnt ihr vielleicht einen Teller geben.' ‚Laaa machen wir gern auch so.' ;Aber', ich habe gesagt, ‚Ich möchte nicht dass du sagst ich habe euch gesagt.' So okay. Das hab ich so gelöst sonst sonst hätte ich mit schlechte Gewissen nach Hause gegangen." (Thomas 00:43:55-1)

Herr Thomas präsentiert hier einen kreativen Umgang mit Problemen, die er lösen kann ohne selbst über seine professionellen Grenzen des Machbaren hinauszugehen und den Klienten aus der Verantwortung für sein Handeln zu entlassen.

6.9.6. Behinderte Flüchtlinge als kostenintensive Sonderfälle

Der Gesundheitsbereich und die sich hier zeigenden Probleme werden von den Befragten in der Hauptsache als finanzielle Probleme interpretiert. Herr Kirschning vermutet, dass in diesem Bereich besonders restriktiv gehandelt wird, weil der Kostenfaktor riesig wäre.

„Gerade so dieses Thema Gesundheits/ Ich glaube, das ist auch so ein/ so ein riesen Kostenfaktor einfach. Warum man das so absichtlich ähm vielleicht mehr restriktiv handelt als/ oder behandelt als andere Themen, weil es einfach so immens viel Geld kostet. Diese ganzen Medikamente und, sagen wir mal, die/ die Flüchtlinge im Asylbewerberleistungsbezug sind äh meistens oder in der Regel ähm zuzahlungsbefreit. So und wenn man das normal beantragt, muss man ja immer erst eine bestimmte Summe x im Jahr vorstrecken, bevor man dann eine Zuzahlungsbefreiung bekommt, das läuft hier anders. Die werden angemeldet und haben in dem Moment schon die Zuzahlungsbefreiung. (.) Und allein, was das Unmengen an Geld kostet, nur diese Zuzahlungsbefreiung wegen der ganzen Medikamente ähm, da, glaube ich, ist das einfach der Gedanke tatsächlich: Ja. Gut, wenn hier jeder wegen jedem Mist zu tausend Ärzten gehen kann,

> kostet das einfach so viel, dass wir da einfach auch ein Stück weit Regel und/ und/ und Riegel vorschieben müssen, dass das eben nicht passiert."
> (Kirschning 01:54:37-4)

Dieses Argument sieht Herr Kirschning auch in Bezug auf sich und das Kollegium, wenn ihnen selbst vom Arbeitgeber Tuberkuloseuntersuchungen nicht genehmigt werden, obwohl das aus Sicht der Betriebsärztin angezeigt wäre.

> „Aber scheinbar ist die Untersuchung einfach zu teuer. Ich weiß es nicht. Da ist wieder so dieser/ dieser Spargedanke ähm so groß, dass man sagt: "Naja, man kann ja nicht je/ regelmäßig irgendwie sieben, acht Sozialarbeiter durch Röntgenbilder und/ und/ und ähm Blutentnahmen laufen lassen, weil das einen Haufen Geld kostet." Und das ist tatsächlich schockierend." (Kirschning 01:40:08-0)

Was Flüchtlinge mit Behinderung betrifft konstatiert Herr Kirschning, dass „Sonderleistungen" nicht vorgesehen sind. So hat diese Gruppe aus seiner Perspektive zwar einen Anspruch auf den finanziellen Mehrbedarf (vermutlich sind hier die Sonstigen Leistungen nach § 6 AsylbLG gemeint), nicht aber auf eine andere Form der Unterbringung (02:01:10-9).[51] Auch zur fehlenden Barrierefreiheit in Flüchtlingswohnheimen äußert sich Herr Kirschning:

> „Ist halt finanziell/ Der Kosten-Nutzen-Faktor, da ist vielleicht einer mit einem Rollstuhl, der kommt EINMAL, dann ist er einmal raus und danach kommt nie wieder, also brauchen wir nicht das gesamte Heim umbauen mit Rampe, mit behindertengerechter Toilette oder ähnlichem. (...) Das ist so das, was/ was eigentlich durchgängig ist so. Kosten-Nutzen. Das ist so die Rechnung, die halt auch viele aufmachen. ‚Wie viel kostet es uns? Wie viel bringt es uns am Ende und macht es einen Sinn?' (...) Ja. (...) Ja."
> (Kirschning 02:07:24-2)

In diesem Zitat verbergen sich mehrere Annahmen. Zum einen wird Behinderung recht pauschal gleichgesetzt mit „Rollstuhl" und dementsprechend auch

---

[51] In Berlin wird seit 2015 mit dem Rundschreiben Soz Nr. 02/2015 über Leistungen nach § 6 Abs. 1 AsylbLG im Lichte der EU-Richtlinie 2013/33/EU des Rates (Mindestnormen für die Aufnahme) die neue EU-Richtlinie zur Versorgung schutzbedürftiger Flüchtlinge umgesetzt. Das Rundschreiben enthält auch Aussagen zum Mehrbedarf von chronisch kranken und behinderten Flüchtlingen, so zur barrierefreien Unterbringung, zur stationären Unterbringung und zur Unterbringung im Hospiz. Die Umsetzung in Brandenburg ist nicht bekannt.

Barrierefreiheit mit typischen, aus dem gesellschaftlichen Leben bekannten, weil markanten Zeichen von Zugänglichkeit für Rollstuhlfahrer assoziiert. Obwohl dieses Verständnis von Barrierefreiheit sehr verkürzt ist, sieht Herr Kirschning den Weg dorthin in einem Umbau des „gesamten Heims", was sofort an einen großen organisatorischen, zeitlichen und finanziellen Aufwand denken lässt, der die zwischenzeitliche Nutzung extrem einschränken oder verunmöglichen würde. Zum zweiten werden Flüchtlinge mit Behinderung respektive im Rollstuhl als Einzelfall bewertet, was an dem „vielleicht", dem „einmal und dann nie wieder" deutlich wird. Flüchtlinge mit Behinderung werden also als eine Ausnahmeerscheinung wahrgenommen, eine Besonderheit, deren Beachtung sich nicht „lohnt" und einen kurzen Spot auf die Beurteilung von Menschen über ihre imaginierte Verwertbarkeit wirft. Und zum dritten wird das Kostenargument als etwas Allgemeingültiges und Mächtiges präsentiert, da es nicht erklärt werden muss. Es scheint Teil des common sense zu sein, dass alles, was mit Behinderung zu tun hat, viel kostet, ohne einen Nutzen zu bringen. Die „vielen", die diese Rechnung aufmachen und nicht weiter genannt werden, rechtfertigen dieses Denken durch ihre Masse. Wenn Herr Kirschning diese Vielheit dann auch noch sprechen lässt, übernimmt er mit dem „uns" auch deren Perspektive.

Frau Schneider sieht hinter dem Kosten-Nutzen-Kalkül eine politische Haltung. Aus ihrer Sicht geht es darum, es Flüchtlingen in Deutschland so „unbequem" und „ungemütlich" wie möglich zu machen und dadurch die sogenannten „Pull-Faktoren" der Migration zu reduzieren. Aus dieser Perspektive ist die Verweigerung von weitergehender Versorgung keine Sparmaßnahme, sondern in erster Linie eine Abschreckungsmaßnahme.

> „das ist ja nicht ne versteckte Haltung sondern is ne offene Haltung: ‚Wir machens den Leuten hier so ungemütlich wir möglich damit halt nich also diese' Wie werden die genannt? Pull-Faktoren oder (???) Faktoren oder so. Sas da wird ja ganz offen drüber geredet auch und das schwingt sich schon auch in so nen Versorgungsfragen mit und ich denk das wird sich auch immer in den Bereich der Behinderung mit rein ähm wird auch immer da mit reinspielen das glaub ich kriegt man auch wird man nicht wegkriegen weiß es nich muss man gucken wär schön" (Schneider 00:28:11-5).

Frau Schneider nimmt hier eine distanziertere Perspektive ein und wünscht sich in diesem Bereich Veränderungen, die sie allerdings als unwahrscheinlich einstuft. Im Gegensatz dazu hat Herr Eggert die ökonomisch kalkulierende Haltung sehr stark internalisiert.

6.9.7. Die Coporate Identity des Sozialarbeiters – Handeln im Dienste des Unternehmens

Geht es um das konkrete Tun der Sozialarbeitenden in Hilfssituationen, dann steht für Herrn Eggert das Kalkül als wichtiges Merkmal der Professionalität im Mittelpunkt. Die Sinnhaftigkeit von Handlungen wird aus seiner Sicht an deren „Machbarkeit", der „Realisierbarkeit", beurteilt.

> „Der Sozialarbeiter sollte schon vorher abklären WAS is überhaupt MACHbar. Ne. Und dadurch, dadurch äh: verausgabt man sich auch nicht so." (Eggert 01:46:37-0)

Es geht darum, sich nicht zu „verausgaben", also die Ausgabenseite nicht überzustrapazieren, indem der Erfolg des Handelns vorherberechnet wird. Entsprechend dieser Kalkulation bewegt sich Herrn Eggerts Handeln „im Rahmen dessen was machbar ist" (00:03:49-5), also in einem prinzipiell limitierten Bereich, dessen Grenzen von ihm selbst bestimmt werden. Um den Rahmen für den Handlungsbereich abstecken zu können, ist es allerdings hilfreich, im Erfahrungsaustausch mit anderen, die schon lange „im Geschäft" sind, zu stehen, „weil das HILFT einem das Machbare zu realisieren und es beWAHRT einen davor unnötige Energie <<sehr leise bis kaum noch hörbar murmelnd> in absolut unmachbare Sachen zu stecken, ne. Sag ich dann einfach. Denn das ist dann auch Arbeits(?zeit/platz?)verschwendung." (01:50:04-2).

Hinter dieser Kalkulation steht die Grundannahme, dass nicht alles machbar ist. Diese Einschränkung wird mit Begrenzung von finanziellen, zeitlichen und persönlichen Ressourcen wie Energie erklärt, wobei deutlich wird, dass eine Verschwendung dieser Ressourcen unbedingt vermieden werden muss. Wie allerdings diese Machbarkeit vorausgesagt oder „geklärt" werden kann, das konkretisiert

Herr Eggert nicht, sondern formuliert es wie eben obenstehend als allgemeiner Imperativ. Er eröffnet damit eine Perspektive, die quasi als Leitbild des Unternehmens „Wohnheim" gesetzt wird und als unternehmerisch bezeichnet werden kann, weil sie den Fortbestand der Organisation im Fokus hat. Diese Perspektive hat Herr Eggert stark internalisiert. Er spricht hier häufig in der „Wir"-Form, meint damit jedoch nicht eine konkrete Gruppe von Personen, sondern die Organisation an sich wie in folgendem Zitat:

> „WIR könnens nich verantworten. Dann habn wa irgendwann 40 Leute in Einzelzimmern und melden Konkurs an" (Eggert 01:09:37-3)

Der Verantwortungsbegriff, den Herr Eggert hier einführt, bezieht sich nicht auf eine Verantwortung gegenüber den bedürftigen Klientinnen und Klienten, sondern gegenüber der Organisation, also seinem Arbeitgeber. Demensprechend steht hier nicht – wie zum Beispiel beim advokatorischen Kampf – der Einsatz für Rechte und Leistungen für die Klientel im Vordergrund, sondern die Rentabilität oder zumindest die Kostendeckung für das Unternehmen. Das wird auch nochmal im Folgenden deutlich, wenn es um ein Beispiel für das „Tagesgeschäft" geht:

> „wir müssen noch kontrollieren, dass se das rechtzeitig MACHEN weil wir sonst keine KOSTENübernahme haben und die kein GELD, also DAS is so äh (.) der EINE Teil." (Eggert 00:25:22-3)

Interessant ist, dass die Kostenübernahme offensichtlich als Aufgabe der Flüchtlinge und damit auch der Sozialarbeitenden angesehen wird, eine Aufgabenverteilung, die durchaus als fragwürdig angesehen werden kann, da es hier in der Regel um bürokratische Vorgänge geht, die auch von einer Verwaltungsfachkraft erledigt werden könnten. Die Verquickung von Sozialer Arbeit und der Verantwortung für die Kostenübernahmen und Leistungserbringungen durch die Ämter führt bei Herrn Eggert zu einer starken Corporate Identity zugunsten der Einrichtung, für die er arbeitet. Das wird auch deutlich, wenn er davon spricht, schon jahrelang „im Geschäft" zu sein und an anderer Stelle formuliert:

> „wir sind mit SICHERheit eines der (.) VIEL besseren Heime hier in dieser STADT" (Eggert 00:01:11-4)

Die Kalkulation von Machbarkeit und Aufwand wird durch diese starke Identifizierung mit ökonomischen Aspekten leicht zum zentralen Entscheidungskriterium für sein Handeln. Herr Eggert übersieht dabei, dass er selbst über einen Pauschallohn bezahlt wird und im Rahmen des vertraglich geregelten Stundenkontingents Soziale Arbeit leisten kann. Typische Angebote der Sozialen Arbeit im Flüchtlingswohnheim wie Frauen- oder Männercafé, gemeinsames Kochen, Beratung etc. sind nicht oder sollten zumindest nicht von der Kostenübernahme für einzelne Klientinnen und Klienten abhängig sein. Aus dieser Perspektive bleibt es unklar, warum sich Herr Eggert so stark mit den wirtschaftlichen Abwägungen der Einrichtung identifiziert. Er hat an dieser Stelle den öffentlichen Diskurs um den knappen Staatshaushalt stark internalisiert, in dem von Sozialleistungen abhängige oder abhängig gemachte Bevölkerungsgruppen wie Flüchtlinge als Kostenfaktor negativ dargestellt werden (siehe Kap. 4.5.1).

Eine gegenteilige aber genauso polarisierende Perspektive nimmt Frau Frenzel ein. Das Wohnheim, in dem sie aktuell tätig ist, wird von einem privaten Unternehmen betrieben, das Frau Frenzel als „Investor" bezeichnet. Sie hebt hervor, welche privatwirtschaftlichen Gewinne aus ihrer Sicht mit den Wohnheimen für Flüchtlinge erzielt werden.

> „Also ich will damit nur sagen, was/ also was dort/ also was da für/ für die goldene Nase sich gestoßen haben muss. [...] Aber der [der Betreiber; D.G.] ist eigentlich verpflichtet dazu gewesen, wäre dazu verpflichtet gewesen, dass/ so was [Desinfektionsmittel; D.G.] zu kaufen und STÄNDIG im Angebot zu haben. Auch KLOpapier, also Toilettenpapier. Das haben die Bewohner sich selber gekauft. Ich meine, das (.) ist ja jetzt nicht so ein großer Betrag. Aber wenn man es summiert, von den 300 Euro, die sie kriegen, das auch noch alles zu bezahlen? Also er wäre dazu verpflichtet gewesen. Auch Duschvorhänge oder/ Gibt es doch nicht, die duschen ohne Vorhänge. Oder, (.) ja Seife oder/ oder/ oder, ja (.) Haushaltschemieartikel zum Wischen oder (.) so oder einen Eimer oder/ Das haben die sich alles SELBER gekauft. Und das hat aber/ Es hat funktioniert. (...) Und es gab ja mal diesen Witz, wenn es nicht so traurig wäre, dass EIN Zimmer in einem/ ein beleg/ voll belegtes Zimmer in einem Asylbewerberheim ein Zehn-Sterne-Hotel sein müsste. Kannst du ja ausrechnen. Wenn sechs Leute dort drinnen (..) gelebt haben, sagen wir mal zwei Erwachsene, vier Kinder, und weißt, was pro Tag die gekriegt haben für einen Flüchtling,

> dann war das Zimmer (...) pro Tag 350 Euro wert, (..) pro TAG." (Frenzel 01:36:51-0)

Frau Frenzel thematisiert hier, was im öffentlichen Diskurs und in der Berichterstattung in den Medien selten angesprochen wird, nämlich die wirtschaftliche Seite der Asylgesetzgebung. Durch den Zwang, in Gemeinschaftsunterkünften zu wohnen und Sozialleistungen zu beziehen, ergeben sich zwar einerseits Kosten für den Staatshaushalt, der diese Leistungen finanziert, andererseits aber auch Investitionsmöglichkeiten für Firmen, die beispielsweise Essenspakete liefern oder eben Unterkünfte anbieten. Da die Qualität der erbrachten Leistungen nur unzureichend geprüft wird, ergeben sich hier durchaus auch profitable Spielräume für Investoren. Pieper illustriert diese an verschiedenen Zahlen und Fallbeispielen für den Raum Berlin (2008, Kap. 3.1.2), Skandale über unzureichende Lebensmittelpakete, die schlechte Qualität in der Ausstattung von Wohnheimen und über Doppelabrechnungen von Betreuungspersonal drangen im Zuge der Flüchtlingskrise auch an eine breitere Öffentlichkeit, aber auch Berichte über die Höhe der Gewinne haben es in die überregionale Berichterstattung geschafft (siehe zum Beispiel Bollmann et al. 2016). Die Perspektive von Frau Frenzel kann hier durchaus als realistische Wahrnehmung eingeschätzt werden, die sich in den Interviews der Sozialarbeitenden allerdings nicht wiederfindet.

> „Und immer, wenn die/ die Flüchtlinge auszogen, aus dem Zimmer, (.) wurde ja nichts erneuert. Es/ Wenn da neue kamen, die haben allerdings auch wieder ein Handtuch gekriegt, einen Bett/ einmal Bettwäsche. Aber meist auch aus Spenden. Nicht mal neue, sondern aus Spenden, die gekommen sind. Und mehr hat der NIE INVESTIERT. Der hat nicht in Modernisierung investiert, der hat nicht in/ (.) ja in/ in gemütleriches/ äh mütliches Wohnen investiert oder in/ in ansatzweise bisschen nettere Ausstattung des Zimmers. Also mehr/ hat aber das Geld weiter voll kassiert." (Frenzel 01:31:17-1)

6.9.8. Zusammenfassung: Der begrenzte Raum des unternehmerischen Handelns

Das metaphorische Konzept vom Wohnheim als Laden und Flüchtlingsunterbringung oder -betreuung als Geschäft betont die ökonomische Seite der Wohlfahrt. Herr Eggert verwendet es in Abgrenzung zum „Gutmenschentum" und betont die Notwendigkeit der Kalkulation als Bedingung für Gelingen.

Im Gegensatz zu dem metaphorischen Konzept „Hilfe ist Geben und Nehmen", das Schmitt (1995) für die Soziale Arbeit herausarbeiten konnte, fokussiert das Konzept des „Geschäfts" weniger den Aspekt des Tauschs oder Austauschs, sondern die wirtschaftliche Seite des Handel(n)s, die Rentabilität und die Kalkulation. So bleibt auch bei Herrn Eggert die Aktivität des Handelns in Form von Geben und Nehmen im Hintergrund, was sich zusätzlich zur Wortwahl auch in einem eher beschreibenden Sprachstil niederschlägt. In diesen Beschreibungen werden detailliert die „Angebote im Wohnheim" (häufig exemplarisch als Räumlichkeiten mit bestimmten Funktionen wie z.b. die Bibliothek und der Fitnessraum) präsentiert.

Parallel zu Schiefer (2006, S. 126), der in seiner Analyse von Arztbriefen ebenfalls die Geschäftsmetaphorik herausarbeiten konnte, kann gefolgert werden, dass aus Herrn Eggerts unternehmerischer Perspektive heraus Soziale Arbeit eine Dienstleistung ist und der Schwerpunkt dieser Dienstleistung eher auf Effizienz als auch Gerechtigkeit ausgerichtet ist. Möglicherweise zieht Herr Eggert sich auf den „Außenstandpunkt" des unternehmerischen Handelns zurück, da dieses mit weniger persönlichen Risiken verbunden ist. Es gibt klare Regeln wie Machbarkeit und Finanzierung, die gleichzeitig als Legitimation für unterlassenes Handeln oder verweigertes Handeln gelten, während es für solidarisches Handeln wie es von Frau Frenzel praktiziert wird, keine Grenzen gibt. Die Konzeptualisierung des Wohnheims als „Laden", der rentabel arbeiten muss und ein Geschäftsrisiko trägt, hat allerdings eine starke Begrenzung des Handlungsspielraums zur Folge. Durch die Reduktion auf die Machbarkeit und Finanzierbarkeit werden ethische Bewertungskriterien wie die Menschenrechte relativiert und untergeordnet. Das Risiko von Herrn Eggert wird zu einem Geschäftsrisiko und ist daher nicht auf seine

Person, sondern auf die Rolle als Sozialarbeiter bezogen. Seine Rückschau auf die zwanzig Jahre Berufserfahrung wird dementsprechend nicht als eine Entwicklung präsentiert, sondern erfolgt mit dem Ausdruck „unterm Strich" als Bilanzierung.

6.10. Soziale Arbeit versorgt

Ein Konzept, das mit dem unternehmerischen Handeln von Herrn Eggert in einem engen inhaltlichen Zusammenhang steht, ist die Versorgung von Flüchtlingen, die als bedürftige Klientinnen und Klienten konzipiert werden. Die Versorgung entspricht dabei dem Auffüllen von Leere und damit der Behebung eines Mangels und kann damit diesen Mangel auch benennen. Die Leere wird als fehlender Besitz verbalisiert, also im Sinne von „nicht haben", der Mangel wird als subjektive Wünsche, als Erwartungen und Wollen, als Bedürfnis oder Bedarf dargestellt. Die Versorgung kann dementsprechend auch auf verschiedenen Ebenen dargestellt werden. So werden Wünsche und Erwartungen meist von den Sozialarbeitenden in der direkten Interaktion mit den Klientinnen und Klienten erfüllt. Die materiell gedachte Versorgung wird dagegen von der Person des Sozialarbeitenden abgekoppelt. Hier liegt der Fokus auf dem passiven Empfangen auf Seiten der Klientinnen und Klienten, verbalisiert als „bekommen" oder „kriegen". Über die Frage der Verteilungsgerechtigkeit können auch Aspekte von Diskriminierung und Legitimität aufgeworfen werden.

6.10.1. Flüchtlinge sind bedürftig

Von allen Befragten wird die Klientel „Flüchtlinge" als Menschen gesehen, die nichts haben und deshalb bedürftig sind.

> „da schwingt immer wieder die Frage auch rein wie empfinden sie´s, dass sie ähm dass da irgendwas fehlt und sie haben bed- äh sie haben Bedürfnisse" (Schneider 01:18:32-0)

6.10 Soziale Arbeit versorgt

Die Bedürftigkeit wird auch durch die Organisation Wohnheim als solches deutlich, wo die Menschen erstmal einen Schlafplatz und eine Wohnmöglichkeit bekommen. Sie erhalten eine pauschale „Erstausstattung" an Haushaltsutensilien, die aus dem allernötigsten für den Lebensalltag besteht. Frau Afarid spricht davon, dass die Bewohnerinnen und Bewohner „viele simple Sachen" brauchen (01:24:32-0) und Frau Frenzel zählt auf, welche typisch deutschen Sachen wie Eimer und Besen besorgt werden müssen, wenn die Flüchtlinge in eigene Wohnungen umziehen (00:25:41-8). Es wird deutlich, dass es schon an den einfachsten materiellen Dingen mangelt und die daraus entstehende Bedürftigkeit wird sprachlich über das „Brauchen" wiedergegeben.

Neben dem materiellen Mangel werden gerade durch die Lebenssituation im Wohnheim auch andere grundlegende Bedürfnisse nicht erfüllt. Das „Dach über dem Kopf" (Eggert) erfüllt als Mehrbettzimmer, das mit Fremden geteilt werden muss, nicht das Bedürfnis nach Privatsphäre und Herr Kirschning bemängelt auch das Fehlen von Geborgenheit und Sicherheit für die Bewohner (02:22:23-8). Obwohl einerseits wichtige Rückzugsmöglichkeiten im Wohnheim fehlen, gibt es andererseits auch wenig Möglichkeiten, um ein soziales und kulturelles Leben zu führen. Dass Flüchtlingen wichtige Bereiche des gesellschaftlichen Lebens versperrt sind, wurde bereits ausgeführt. Dazu kommt noch, dass auch das Wohnheim selbst wenig soziales Leben bietet. Eine Ausnahme sind Männercafés oder Frauennachmittage, auch die häufig ehrenamtlich organisierte Kinderbetreuung gehören dazu. Dass aber auch hier eher der Mangel vorherrschend ist, wird deutlich, wenn Frau Frenzel erzählt, dass der Bedarf an Beschäftigungs- und Spielmöglichkeiten für Kinder immer größer wurde (00:16:32-8) oder wenn die „Männer sich beschwert [haben; D.G.], dass die mal nirgendwo die Gelegenheit haben, auch mal zusammen zu sitzen und Tee zu trinken" (01:46:22-2). Herr Eggert erzählt aus dem Wohnheimleben, dass „die die KEINE Kinder haben, die alten Omis, die setzen sich AUCH gerne (.) in den Kindergarten; GANZ EINfach weil da LEBEN ist" (00:06:31-0), was die Bedürftigkeit nach Geselligkeit und Austausch zeigt.

Die Bedürfnisse, die aus diesen Mängeln resultieren, können die Klientinnen und Klienten nicht alleine befriedigen, woraus sich direkt der Auftrag der Sozialen Arbeit ableitet. Die Behebung des Mangels wird als Erfüllen von Wünschen und

Bedürfnissen verbalisiert, was bildlich das Auffüllen der Leere, also des Mangels, aufgreift. Frau Afarid und ihre Kollegen „müssen denken, was brauchen die" und bekommen den Auftrag auch direkt von ihren Klientinnen und Klienten, die sie auch noch nach dem Auszug aus dem Wohnheim anrufen mit den Worten: „‚entschuldige Nasrin, kannst du uns helfen? das das das dieses brauchen wir'" (00:54:29-3). Frau Nezami fasst die Versorgung mit dem „Nötigen" als allgemeingültigen Auftrag in der Flüchtlingssozialarbeit auf:

> „Ja also in der Flüchtlingsarbeit ist es so, dass wir eigentlich alles, was den Bewohnern anfällt, alles was sie ähm (..) benötigen, wir im Sozialdienst dann für sie ähm machen oder ne mit denen zusammen das erledigen." (Nezami 00:01:21-4)

Und an anderer Stelle:

> „dass wir sozusagen ein Fallmanagement machen und so, dass wir gucken, ähm dass ähm je nachdem, was sie/ (.) was deren Bedarf ist, dass die ähm (.) gut äh versorgt werden, in/ indem sie zu verschiedenen Beratungsstellen sind oder Arzt, ähm ärztliche Versorgung oder bei uns eben alle das aller Notwendigste, das alles äh, was man eben an Alltägliche dann noch benötigt und gemacht werden muss." (Nezami 00:03:52-3)

Was Flüchtlinge alles benötigen, lässt sich nur bedingt aus dem rekonstruieren, was sie „kriegen" oder „bekommen", denn das ist das „Notwendigste" (Eggert und Nezami). So bekommen sie nicht nur Leistungen, ein zweites Zimmer, Therapie oder Angebote, eine Aufenthaltserlaubnis oder einen Aufenthaltstitel, sondern auch Hausverbot und eine Kündigung des Unterkunftsplatzes. Interessanter als der Inhalt des Mangels ist die Konstruktion der Flüchtlinge nicht nur als Bedürftige, sondern auch als passiv Empfangende, worin sich eine umfassende Handlungsohnmacht kristallisiert. Flüchtlinge sind keine aktiv Nehmenden, denen von anderen aktiv gegeben wird, sondern lediglich Empfänger von Gaben, die sie höchstens zurückweisen können. Die Konstruktion von Klientinnen und Klienten als passiv Empfangende, die etwas „bekommen", impliziert auch, dass es keine aktiv Gebenden gibt. Wenn die Sozialarbeitenden sich selbst aber nicht als Gebende metaphorisieren, dann bleibt zu fragen, wie sie ihren Versorgungsauftrag realisieren.

6.10 Soziale Arbeit versorgt

Besonders für Frau Nezami und Herrn Kirschning wird die Versorgung der Klientinnen und Klienten durch eine Anbindung an andere Einrichtungen erfüllt. Eine Klientin von Frau Nezami ist sehr gut an eine Beratungsstelle für Folteropfer angebunden, über die sie Angebote und Betreuung „bekommt" (Nezami 00:25:46-6). Herr Kirschning erzählt das Anbinden als ein aktives Handeln der Sozialarbeitenden, wobei er darunter das „machen von Kontakten" zu Ärzten, dem Sozialamt und dem Versorgungsamt versteht (01:57:39-9). Einen tuberkulosekranken Klienten „kriegen die Sozialarbeitenden angebunden" und zwar an das Krankenhaus als Einrichtung für medizinische Untersuchungen, indem sie den Krankenwagen rufen (Kirschning 01:48:09-8) und eine mit HIV infizierte Familie ist schon „sehr gut angebunden" an die Aids-Hilfe, als sie im Wohnheim ankommen (Kirschning 01:44:33-2).

Die Anbindung gehört zwar metaphorisch gesehen zum Verbindungskonzept, dieses ergänzt jedoch inhaltlich schlüssig die Versorgungsmetaphorik. Um einen Mangel aufzufüllen, muss es in irgendeiner Weise zu einer Übertragung von Ressourcen kommen, für die die Seite des Mangels mit der Seite der Ressource in Verbindung stehen muss. Um Versorgung zu gewährleisten müssen also Anknüpfungspunkte vorhanden sein und Verbindungen hergestellt werden, damit Übertragungen oder Vermittlungen stattfinden können. Das ist nicht immer einfach, entweder wenn die Klientinnen und Klienten keine Anknüpfungspunkte zur Verfügung stellen, indem sie sich „zum Beispiel sträuben ähm, zu Tuberkuloseüberwachungsuntersuchungen zu gehen" (Kirschning 01:33:50-0), oder wenn es keine Anknüpfungsmöglichkeiten auf Seiten der Einrichtungen gibt, „weil die Behandlungszugänge eben auch trotzdem zum Teil nicht da sind, zu wenig Behandlungsmöglichkeiten also zu viel Bedarf zu wenig Plätze" (Schneider 01:10:25-7). Die Übertragung wird als Vermittlung versprachlicht, die auch in einer technischen Art gemeint sein kann, wenn es zu einer „Rückkoppelung" kommt und ein Problem an Frau Schneider „zurückgeht" (00:14:54-5). Doch zurück zur eigentlichen Versorgungsrhetorik.

6.10.2. Versorgung von Flüchtlingen mit Behinderung

Die Versorgungmetaphorik hat einen starken inhaltlichen Bezug zu Krankheit und Behinderung. Andere Themen wie zum Beispiel der Schulbesuch oder Kindergartenplätze werden nicht als Versorgung metaphorisiert, sondern als Unterbringung oder Suche. Die Metaphorik ist inhaltlich also eng mit dem Versorgungsdiskurs der Sozialgesetzgebung verschränkt. Die Bedarfe von kranken Flüchtlingen sind in der Regel eindeutig und werden in vielen einzelnen Fallbeispielen als Behandlung durch Fachärzte, einer intensiven Behandlung oder in einer medikamentösen Behandlung gesehen. Für behinderte Menschen erweisen sich die Bedarfe als vielfältiger und oft komplex. Eine angemessene Unterkunft wird als „barrierefreie Wohnungen mit notwendigen Installaturen" konkretisiert (Schneider 00:48:12-3), als Wohnform, „wo man einfach besser auch auf die Bedürfnisse eingehen kann" als im Flüchtlingsheim (Kirschning 02:00:52-1), aber das ist schwer zu finden, weil „behindertengerechte Unterkunftsplätze für Flüchtlinge und Asylbewerber ganz selten angeboten werden" (Eggert 00:56:28-5). Auch bei Pflegebedürftigkeit gibt es Probleme, entweder weil es keine Angehörigen gibt, die die Pflege übernehmen könnten und die Frage steht „also gibts da n Pflegeheim äh was äh wie gesagt auch unheimlich kompliziert ist und ähm also auch wie geht die alltägliche Versorgung also auch so ähm wenn jemand jetzt gewaschen werden muss also eigentlich so tägliche äh Pflege braucht" (Schneider 00:22:32-2), oder weil es pflegende Angehörige gibt, die Betroffenen aber keinen Anspruch auf Pflegeleistungen haben „auf das Grund die sind noch nicht zwei Jahre in Deutschland beziehungsweise sind nicht zwei Jahre °hh KRANkenversichert" (Lemberg 00:08:59-7). Frau Lemberg erzählt auch von den Schwierigkeiten, überhaupt einen Schwerbehindertenausweis beantragen zu können, wenn dazu eine medizinische Diagnostik notwendig ist, deren Kosten wiederum nicht übernommen werden (00:48:23-3 bis 00:49:08-1). Herr Eggert berichtet von einer gescheiterten Intervention aus früheren Jahren, bei der einer Klientin der Schwerbehindertenausweis aufgrund des unsicheren Aufenthaltsstatus wieder entzogen wurde (01:59:05-5). Neben den überwiegenden Fallbeispielen der schwierigen oder gescheiterten Versorgung gibt es aber auch immer wieder positive Erzählungen, sodass Frau Schneider resümiert: „kann man eben nicht sagen so und so läuft das dann ab weils eben (.) sehr personenabhängig dann ähm is" (00:51:22-2).

6.10 Soziale Arbeit versorgt

Gerade bei Flüchtlingen mit Behinderung ist für Frau Schneider der Bedarf nicht immer eindeutig. Dann geht der Versorgung erstmal die „Ermittlung" des Bedarfs voraus. Frau Schneider lässt einen behinderten Flüchtling prototypisch nach den Möglichkeiten der Verwirklichung einer selbstständigen Lebensführung fragen:

> „wie kann ich mich äh wie kann ich eigentlich äh aus der Perspektive auch die die Sachen, die ich machen muss, irgendwie machen und wie werd ich mobil, wie kann ich äh wie kann ich sozusagen meinen Alltag gestalten?" (Schneider 00:21:07-6)

Hier wird deutlich, dass das Erkennen und die Anerkennung der Bedürfnisse „Mobilität" und „Selbstständigkeit" unproblematisch sind, die Bedarfe, die sich daraus ableiten aber nicht pauschalisiert werden können. Frau Schneider führt diese Gedanken an späterer Stelle des Interviews fort, wenn sie überlegt, wie sich Bedürfnis und Bedarf zueinander verhalten und feststellt, dass Personen den gleichen Faktoren „unterstellt sein können", trotzdem aber unterschiedliche Bedarfe haben (01:12:14-4). Aus diesen Überlegungen ergibt sich für sie eine „ganz spannende Auseinandersetzung, was brauchen Menschen und brauchen sie's weil's n Katalog gibt und sagt wenn du das hast, kriegst du das, kriegst du das, kriegst du das. Einerseits find ich ja also denk ich auch so ja wenn's die Möglichkeit gibt, dann sollte es das geben" (Schneider 01:12:33-3). Andererseits sieht sie die Katalogisierung von Bedarfen als problematisch an, weil sie zum einen nicht unbedingt den individuellen Bedürfnissen der Betroffenen gerecht werden, zum anderen sieht sie die Gefahr, dass so eine bedarfs- statt bedürfnisorientierte Versorgung „auch so Ressourcen von Menschen nehmen kann" (01:12:50-6). Sie führt das weiter aus:

> „zum Beispiel bei Chronifizierung des Traumas so ähm wo is die Schnittstelle wo man sagt ja: da w- wird was ausgestellt dass es ne Behinderung is dass ähm ne Arbeitsunfähigkeit da is und inwieweit wird bringt man die Person nicht weiter in ein Krankheitsbild rein in eine Passivität in eine Hilflosigkeit" (Schneider 01:13:41-1).

Im Folgenden wird dann deutlich, dass diese Überlegungen auf der Annahme basieren, dass der Leistungsbezug Abhängigkeit von der wohlfahrtsstaatlichen Versorgung schafft und Autonomie im Sinne eines „selbstaktiven Kämpfens" verhindert. Abhängigkeit kann hier als die Kehrseite der oben genannten positiv konnotierten „Anbindung" verstanden werden. So scheint Frau Schneider in Bezug auf die Versorgungsmetaphorik zwischen zwei Diskursen zu stehen. Aus der Perspektive des Fürsorgediskurses sieht sie die prinzipielle Problematik, dass bedürftige Menschen zu Leistungsempfängern und damit in eine abhängige und passive Rolle gedrängt werden. Als Empfangende werden sie zu Objekten der Wohlfahrt, eine stigmatisierende Konstruktion, die insbesondere von den Disability Studies „aufgedeckt" und kritisiert wurde (bspw. Drake 2001; zum Paradigmenwechsel im Zuge der Behindertenrechtskonvention siehe auch Graumann 2011). Aus der Perspektive der Bedarfsgerechtigkeit heraus, sieht sie vor allem die prinzipielle Ungerechtigkeit in der Versorgung bedürftiger Deutscher und bedürftiger Flüchtling und findet es „Wahnsinn, dass der Begriff Flucht ne Gruppe aufmacht und da einfach andere Standards setzt" (00:29:52-5). Flüchtlinge sind hier in erster Linie Menschen, die strukturell diskriminiert werden, weil der Staat ihre grundlegenden Bedürfnisse systematisch nicht erfüllt. Der Staat wird als ungerechter und schlechter Versorger imaginiert, ein Bild, das sich auch bei den anderen Befragten findet.

6.10.3. Die strukturelle Diskriminierung in der Versorgung

Frau Schneider illustriert die strukturelle Diskriminierung von behinderten Flüchtlingen an einem Flüchtlingskind mit einer Beinprothese.

> „also zum Beispiel das Kind mit der Beinprothese die äh die hatte halt vorher da war schon ne Art Prothese da und dann wurde halt, weiß nicht ob beim Arzt, dann gings darum dass vom Oberschenkel schon (???) und dann kam so'n Brief zurück, ob's notwendig ist, weil ähm hmhmhm und ob das nicht was zu Gutes ist ne, also ob's nicht auch mit weniger geht und ähm genau. Da wird halt ganz genau geguckt so ähm und wenn warum Rollstuhl wenn's auch mit Krücken geht, also das das is is ne Haltung wenn die Person auf Krücken gehen kann, is es doch in Ordnung es reicht. Warum muss dann der Rollstuhl her?" (Schneider 00:28:11-5)

6.10 Soziale Arbeit versorgt

Auch Herr Kirschning positioniert sich hier sehr kritisch. So betont er, dass die Einführung der elektronischen Gesundheitskarte für Flüchtlinge prinzipiell nichts an der strukturellen Diskriminierung in der Gesundheitsversorgung geändert hat.

> „Und ich meine, nur weil die Flüchtlinge hier eine AOK-Karte haben, heißt das nicht, dass sie tatsächlich gesetzlich krankenversichert sind bei der AOK. Da gibt es auch viele unterschiedliche Stati in den/ in den Versicherungsformen. Und den meisten steht, und das wissen viele nicht, tatsächlich NUR eine Notfallversorgung zu. Das heißt immer noch ähm, wenn sie Husten und Schnupfen haben, in der Regel äh müsste die AOK das nicht übernehmen. Sie tun es, ich glaube, in vielen Fällen trotzdem, aber theoretisch müssten sie nicht, weil es die Verträge gibt. Naja, es gibt zum Beispiel jemanden, der eine Duldung hat, der hat eine AOK-Karte, dem steht eine andere Gesundheitsversorgung zu als jemand, der einen Aufenthaltstitel hat und eine AOK-Karte hat. Dem steht einfach viel weniger zu." (Kirschning 01:52:19-5)

Herr Kirschning erzählt zwar, dass die Praxis anders aussieht, weil die behandelnden Ärztinnen und Ärzte von diesen Abstufungen in der Leistungsberechtigung nichts wissen und die AOK die Arztrechnungen „stillschweigend" übernimmt, die Rechtsgrundlage hat sich jedoch nicht geändert.[52]

Aus Herrn Kirschnings Sicht werden Flüchtlinge überhaupt nicht versorgt, wenn er sagt: „Und dann kommen sie her, sitzen vier Jahre in so einem Heim und kriegen GAR NICHTS." (00:44:21-5). Aus seiner Sicht wird die Versorgung durch Verwaltung ersetzt, was auch mit einer bestimmten Intention geschieht, nämlich eine Integration zu vermeiden und die Rückkehr zu begünstigen.

> „Integration ist nicht das, was man hauptsächlich will. Man verwaltet die Leute, bis sie hof/ hoffentlich irgendwie freiwillig ausreisen oder abgeschoben werden. Und die, die dann hierbleiben, mit einem Aufenthaltstitel, ja gut, um die kümmern wir uns dann irgendwie, aber die fügen sich

---

[52] Die Einführung der elektronischen Gesundheitskarte ist Sache der Bundesländer und dort zu verschiedenen Zeiten eingeführt worden, in der Regel jedoch im Zuge der sog. Flüchtlingskrise im Jahr 2016. Allerdings steht dahinter nicht der politische Wille, Asylsuchende in der Gesundheitsversorgung gleichzustellen, sondern die Notwendigkeit, den hohen bürokratischen Aufwand, mit dem die bisherige Praxis der Krankenscheine verbunden war, zu reduzieren. Informationen hierzu finden sich auf den Internetseiten der Landesministerien und der Flüchtlingsräte, zudem siehe Classen (2016).

dann halt auch ins deutsche System ein oder äh stranden irgendwo" (Kirschning 02:15:20-0)

Deutlich zeichnet sich hier eine Kritik an der Abschiebungsdoktrin ab, die spätestens seit dem Beginn der 1990er Jahre die Asylpolitik geprägt hat. Frau Frenzel übernimmt denselben Diskurs aus der Perspektive der Flüchtlinge, wenn sie von deren enttäuschten Hoffnungen erzählt:

> "Auch diese/ diese Enttäuschungen. Also diese/ mit welchen Wünschen und Plänen die hierhergekommen sind. (.) Also was die dachten, was die/ was die hier erwartet. Also die wollten/ haben gedacht, sie kriegen alle Wohnung und Arbeit, können Geld verdienen und ihre Familien nachholen." (Frenzel 00:30:30-4)

In den Interviewsequenzen, in denen die strukturelle Diskriminierung von Flüchtlingen mehr oder weniger explizit zum Thema gemacht wird, finden sich enge Anschlüsse an die Kosten-Nutzen-Rechnung, die auch schon zum unternehmerischen Handeln ausgeführt wurde, hier aber nochmal unter einer etwas anderen Perspektive beleuchtet werden soll.

Neben dem dort benannten Verwertungsdiskurs wird nämlich in der Versorgungsmetaphorik auch der Diskurs des Asylmissbrauchs aufgegriffen, wenn die Befragten damit argumentieren, dass die schlechte Versorgung auf die damit verbundenen Kosten zurückgeführt werden muss. Die Übernahme dieses Arguments und die Annahme, dass gerade der Gesundheitsbereich ein „riesen Kostenfaktor" ist (Kirschning), verteidigt ein Stück weit die Gründe der Diskriminierung von Flüchtlingen. Die Befragten stellen auf die Seite der Mehrheitsgesellschaft, die für diese Kosten aufkommen muss. So versucht Herr Kirschning das Kostenargument auch mit Begründungen wie der Zuzahlungsbefreiung zu untermauern und benennt damit ein zentrales Unterscheidungsmerkmal zwischen sich und seiner Klientel. Letztlich macht er aber in seiner Konklusion nochmal eine Wendung in Richtung einer menschenrechtlich gedachten Meinung, wenn er sagt „und selbst, wenn es nur eine Erkältung ist, aber die sollten trotzdem zum Arzt gehen dürfen" (01:53:10-2). Herr Eggert hingegen positioniert sich sehr deutlich auf der Seite der kostentragenden Aufnahmegesellschaft, wenn er immer wieder das „Lied vom Bezahlen" anstimmt:

6.10 Soziale Arbeit versorgt

> „die SCHÖNredner die dann immer sich hinstellen und von elementaren Rechten reden und jeder Recht hat das und jeder Flüchtling hat das Recht auf DAS und DAS und DAS. Das KLINGT ALLES sehr schön. Aber in der !PRA!xis spielt in vielen Fällen die Frage <<leise> wie in dem Lied WER soll das bezahlen.> So. Und OHNE diese Bezahlung GEHTS nicht."
> (Eggert 01:12:59-1)

Frau Homfeldt empfindet Diskriminierung als ungerecht. Sie eröffnet zwei Diskriminierungsperspektiven: Zum einen sieht sie eine Diskriminierung der Flüchtlinge nach Herkunftsregion. Aus ihrer Erzählung steht zu vermuten, dass afrikanische Flüchtlinge weniger von Wohnungsbaugesellschaften akzeptiert werden (00:06:49-2). Zum zweiten sieht sie eine Diskriminierung zwischen „Deutschen" und „Nicht-Deutschen". Eine prinzipielle Diskriminierung sieht sie auch darin, dass Flüchtlinge durch ihre Zeit im Wohnheim quasi „automatisch" zu Klientinnen und Klienten werden und das wiederum stellt sie in der Folge auch als Diskriminierung dar. Und zwar als Diskriminierung im Unterschied zu „deutschen Familien", die erst zu Klientel werden, „wenn etwas passiert" (00:07:33-4).

Der Auslöser der Diskriminierung ist also die biografische Entscheidung, aus der Heimat zu flüchten, die sich von einer Handlung in das stigmatisierende Merkmal „Flüchtling" wandelt.[53] Frau Schneider versetzt die Konstruktion dieser Zuschreibung in das Aufnahmeland, wenn sie sagt, dass damit eine Gruppe von Menschen „aufgemacht" wird, die rechtlich systematisch ungleich behandelt wird.

> „eben auch was so Asylbewerberleistungsgesetz angeht auch was an Geld und Finanzen also so ähm wos des Minimum an Lebensstandard was Menschen jetzt in Hartz IV kriegen sollen und diese Themen und ich finds Wahnsinn dass der Begriff Flucht ne Gruppe aufmacht und da einfach andere Standards setzt. Das is also ich mein das is für jeden also denk für meine Ansicht nach is das einfach müsst das jedem klar sein dass das nicht geht weil ich mein es sind halt eben alles Menschen is klar und da können

---

[53] Die Erkenntnis der mit dem Begriff „Flüchtling" zusammenhängenden Stigmatisierung hat während der sog. Flüchtlingskrise zu Bildung der neuen Bezeichnung „Geflüchtete" geführt und zu Diskussionen darüber, was Begrifflichkeiten für unsere Sprache bedeuten und welche Haltungen, Konnotationen und Konstruktionen hinter den Termini Asylanten, Flüchtlinge, Geflüchtete und Vertriebene stehen (Geisel 2015; Jöris 2015; Kothen 2016).

eigentlich keine Unterschiede gemacht werden und es is aber vom Staat her so und tatsächlich auch von der Bevölkerung" (Schneider 00:30:07-8)

Die Konstruktion des „Flüchtlings", die im Aufnahmeland durch die rechtliche Zuordnung zu einem bestimmten Personenkreis erfolgt, geht einher mit einer Dichotomisierung zwischen ebenjenen „Flüchtlingen" und den anderen „Menschen", die dazu führt, dass Flüchtlinge, solange sie nicht anerkannt sind, in Deutschland nur einen sehr eingeschränkten Zugang zu Menschenrechten haben.[54]

6.10.4. Der Staat als schlechter Versorger

Die schlechte Versorgung von Flüchtlingen wird vor allem im Gesundheitsbereich offensichtlich und betrifft dadurch ganz besonders Asylsuchende mit schweren Erkrankungen oder Behinderungen. Für Flüchtlinge, die unter das Asylbewerberleistungsgesetz fallen gilt: „die Versorgung sie muss ja wirklich notwendig sein also es darf ja keine Präventivversorgung sein und es muss n akuter Schmerzzustand da sein" (Schneider 00:27:30-3) und damit werden Hilfsmittel, Therapien, stationäre Krankenhausbehandlungen oder Untersuchungen häufig nicht genehmigt. Der Bedarf an Therapien kann nicht gedeckt werden, entweder weil es keine muttersprachlichen Therapeutinnen und Therapeuten gibt, weil die Plätze in spezialisierten Einrichtungen zu knapp sind oder weil einfach die Kostenübernahme nicht geklärt werden kann (Homfeldt 00:58:44-3; Schneider 01:10:25-7). Auch der Zeitfaktor spielt eine Rolle, wenn Anträge Monate brauchen, um bearbeitet zu werden, der Bedarf jedoch akut ist (Lemberg 00:09:37-6; Schneider 00:23:25-5). Herr Kirschning empfindet das Gesundheitsamt als wenig engagiert und einfach hilflos, wenn es um die Frage geht, wie die Tuberkuloseüberwachung in der Praxis konkret umgesetzt werden kann (01:35:04-1). Und Frau Frenzel macht eben jenes für verweigerte Leistungen für ein behindertes Kind verantwortlich, „weil, alles, was über eine (.) ganz stinknormale Ver/ ärztliche Versorgung ging, das hat das

---

[54] Das Interview mit Frau Schneider fällt in eine Zeit, in der es in Fachkreisen eine breite Diskussion zu der Umsetzung der Kinderrechtskonvention für geflüchtete Kinder gab, die durch die Rücknahme der Vorbehalte zur Kinderrechtskonvention durch die Bundesregierung im Jahr 2010 neuen Stoff und neue Hoffnung bekommen hatte.

Gesundheitsamt nicht genehmigt. Alles, was spezieller wurde, haben die nicht genehmigt" (Frenzel 02:12:12-6).

Die Lösungswege, die die Sozialarbeitenden in den erzählten Situationen der Ressourcenknappheit finden, sind nur über Beziehungen realisierbar und haben daher nur einen sehr eingeschränkten Nutzen im System der Unterversorgung. Frau Lemberg äußert sich kritisch, dass sie es „absurd" findet, „dass man nur alles über Beziehungen bekommen muss" (00:09:37-6). Auch Frau Frenzel hilft und versorgt durch eine Umverteilung auf privater Ebene. Sie leiht Flüchtlingen Geld, bietet ihre Wohnräume als vorübergehende Unterkunft an und besorgt Hygieneartikel, die der Betreiber des Wohnheims nicht zur Verfügung stellt, über die Pflegepauschale, die sie für ihren behinderten Sohn erhält. Frau Schneider kompensiert den Zeitmangel für die Betreuung und Begleitung einer Familie mit einem behinderten Kind, indem sie eine Freundin darum bittet, ehrenamtlich bei der Wohnungssuche zu helfen.

Herr Kirschning empfindet auch sich als Sozialarbeiter als „schlecht versorgt" und zwar von seinem Arbeitgeber, also dem Sozialamt. Am Beispiel der mangelhaften gesundheitlichen Versorgung stellt er dar, dass sein Arbeitgeber das Risikopotential, das mit seiner Arbeit verbunden ist, nicht ernst nimmt. Aus Herrn Kirschnings Sicht wären Impfungen und eine regelmäßige Gesundheitskontrolle in der Flüchtlingssozialarbeit nicht nur angezeigt, sondern sie liegen auch im Verantwortungsbereich des Arbeitgebers, der die finanziellen Mittel und die zeitlichen Ressourcen dafür zur Verfügung stellen sollte. Dass dies nicht passiert, wird von ihm auf Kostengründe und Sparzwänge zurückgeführt, dieselbe Argumentation, die sich auch für die mangelhafte Versorgung von Asylbewerbern findet.

> „Aber scheinbar ist die Untersuchung einfach zu teuer. Ich weiß es nicht. Da ist wieder so dieser/ dieser Spargedanke ähm so groß, dass man sagt: ‚Naja, man kann ja nicht je/ regelmäßig irgendwie sieben, acht Sozialarbeiter durch Röntgenbilder und/ und/ und ähm Blutentnahmen laufen lassen, weil das einen Haufen Geld kostet.' Und das ist tatsächlich schockierend". (Kirschning 01:40:08-0)

Auch die Lösungsansätze, die sich aus dem Spargedanken ergeben, muten ähnlich absurd an wie bei Flüchtlingen, wenn Herr Kirschning erzählt, dass „das

Maximum an Gesundheitsfürsorge, was man hier uns zukommen lässt, halt so Einmalhandschuhe und Desinfektionsmittel" sind (01:40:17-7). Untersuchungen auf Tuberkulose oder Impfungen müssen die Sozialarbeitenden „vehement einfordern" (01:40:26-2), was Herr Kirschning als „riesen Krampf" (01:38:19-2) bezeichnet. So rekapituliert er die Situation der Gesundheitsvorsorge für die Sozialarbeitenden mit denselben Worten, die die anderen Befragten für die Versorgungssituation der Klientinnen und Klienten gebrauchen:

> „Da müssten wir viel tun, [...] um das für uns einzufordern, was uns im Prinzip zusteht." (Kirschning 01:46:58-3)

Als grundlegender Unterschied zur Klientel soll an dieser Stelle darauf aufmerksam gemacht werden, dass es trotz der Parallelen in der Ausgangssituation einen großen Unterschied in der Problemlösung gibt. Während die Sozialarbeitenden ihre Forderungen selbst aktiv einbringen und durchsetzen müssen, steht den Flüchtlingen als Klientel der Sozialen Arbeit genau dafür die Hilfe und der Einsatz der Sozialarbeitenden zur Verfügung.

Auch die schlechte Bezahlung der Sozialarbeitenden in Flüchtlingswohnheimen kann als Beleg für deren schlechte Versorgung gelesen werden. Obwohl niemand konkret über das Gehalt spricht, ist der Verdienst in allen Interviews Thema. Und obwohl die Verdienstfrage wiederum sehr unterschiedlich eingebunden und konnotiert ist, wird deutlich, dass die Soziale Arbeit im Flüchtlingswohnheim finanziell nur unzureichend honoriert wird.

Herr Eggert positioniert sich gleich in der Anfangssequenz des Interviews, indem er die schlechte Bezahlung mit dem fehlenden gesellschaftlichen Ansehen in direkten Zusammenhang bringt. Wenn er sagt, „Sozialarbeit in diesem Sinne ist erstmal (.) gar nich so::, wird gar nich so intensiv geWOLLT, und wird auch gar nich so intensiv beZAHLT" (Eggert 00:01:36-3), dann schwingt auch der Umkehrschluss bereits mit: Damit Soziale Arbeit im Flüchtlingsbereich nicht professionell und engagiert geleistet wird, wird sie durch die schlechte Bezahlung bewusst unattraktiv gemacht. Herr Thomas übernimmt seine halbe Stelle als Sozialarbeiter von einem Freund, der diese aufgibt, weil er mit dem Geld nicht leben kann (Thomas 00:41:03-8). Herr Kirschning lässt Kolleginnen und Kollegen aus anderen Wohnheimen sprechen, die als einzigen Kritikpunkt an ihrer Arbeit die schlechte Bezahlung sehen (01:15:28-8). Obwohl auch er an anderer Stelle anmerkt, dass er „Überstunden ohne Ende macht, die nicht bezahlt werden" (00:31:51-8) und „mit dem Gehalt kaum über die Runden" kommt (1:16:39-6), sind für ihn andere Versorgungsmängel wie die fehlende Supervision oder der schlechte Personalschlüssel wichtiger.

Wenn Frau Homfeldt und Frau Lemberg sich als zufrieden mit der Bezahlung präsentieren, dann hat das nichts damit zu tun, dass sie gut oder hoch wäre, sondern weil sie andere Motivationen für ihre Arbeit finden, die den Mangel an einem guten Gehalt ausgleichen. „Also klar, man kann immer mehr verdienen, aber ich finde, es ist okay", erzählt Frau Homfeldt (01:23:40-0), bewertet aber gleichzeitig ihre flexiblen Arbeitszeiten und den unbefristeten Vertrag als ausgleichende Vorteile. Und Frau Lemberg braucht zwar das Geld für ihren Lebensunterhalt, doch sie betont mehrmals, dass sie nicht „nur für das Geld" arbeitet. Ihre Arbeitsmotivation markiert sie gleich zu Anfang als politisch, wenn sie davon spricht, dass Flüchtlinge keine „Lobby" haben (00:00:24-0).

Festzuhalten bleibt, dass die Versorgungsmetaphorik hier auch einen Blick auf die gesellschaftliche Situation der Sozialarbeitenden wirft. Obwohl diese rechtlich gesehen natürlich grundsätzlich verschieden von der Situation der Klientel ist, scheint es auch „Abfärbungen" zu geben, die Ähnlichkeit mit dem von Goffman erstmals geprägten Begriff des „courtesy stigma" haben.[55] Damit „courtesy stigma" ist gemeint, dass Vorurteile und damit verbundene stigmatisierende Verhaltensweisen nicht nur auf die Träger eines Stigmas abzielen, sondern auch auf deren Familienangehörige und Freunde oder das Fachpersonal.[56] Einige wenige Forschungen, die nicht nur auf die Mikroprozesse von Verhaltensweisen fokussieren, sondern auch systemische Aspekte einbeziehen, haben herausgefunden, dass sich die Stigmatisierung von vulnerablen Gruppen unter anderem auch darin zeigt,

---

[55] In der deutschen Übersetzung etwas unglücklich als „Ehrenstigma" übersetzt (Goffman 2016, 43ff).
[56] Forschung gibt es insbesondere zur Stigmatisierung von Ärzten und Fach- und Pflegepersonal, die mit Patientinnen und Patienten mit psychischen Erkrankungen oder mit HIV/Aids arbeiten sowie von Eltern von Kindern mit Behinderung (siehe hierzu Phillips et al. 2012), zur (fehlenden) Abgrenzung von Stigmatisierung und Diskriminierung siehe Pescosolido und Martin (2015).

dass diese besonders von Etatkürzungen und Ressourcenknappheit betroffen sind, eine Erkenntnis, die sich auch in der strukturellen Diskriminierung des gesamten Flüchtlingsbereich zeigt. Der oben zitierte Satz von Herrn Eggert, mit dem er die Rahmenbedingungen seiner Arbeit als ungewollt und daher unterbezahlt absteckt, macht deutlich, dass das ohnehin geringe gesellschaftliche Prestige von Sozialer Arbeit in dem Bereich der Flüchtlingshilfe besonders hervortritt. Hier eröffnet sich ein weites, bisher noch völlig unberührtes Feld für weitere Forschung.

Frau Frenzel nimmt zu diesem Thema als einzige eine konträre Position ein, worin sich auch der Unterschied zwischen ihrem hauptsächlich ehrenamtlichen Engagement und beruflicher Sozialer Arbeit zeigt. Auch sie sieht den Staat in der Verantwortung, sich um seine Mitglieder zu sorgen und diese gut zu versorgen, ihr Urteil darüber inwieweit der deutsche Staat dieser Verantwortung nachkommt, hat sich durch ihren Kontakt mit Flüchtlingen grundlegend verändert. Obwohl sie „chronisch pleite" ist, sieht sie sich selbst als „gut versorgt".

> „Äh, ich meine nur, was ich in den vier, fünf Jahren jetzt fast, erlebt habe und/ und wie das einen prägt. Als plötzlich weiß man eigentlich, wie gut es einem geht oder was/ was man/ dass wir VIEL zu viel haben, dass wir immer noch abgeben und weggeben könnten oder/ Plötzlich weiß ich, dass es/ dass das ein Sozialstaat ist. Also vorher habe ich bestimmt auch rumgemeckert, mit Hartz IV, und mir ist es immer schlecht gegangen. Also ich war alleinerziehend und ich habe wirklich bei der Tafel das Essen geholt und die Klamotten beim DR/ DRK. Und dann auch noch mit dem schwierigen Kind - finanziell. Aber ich habe mir immer irgendwie Geld dazuverdient. Aber das ist doch überhaupt gar kein Vergleich zu dem. Also wir können zum Arzt gehen, wenn wir krank sind. Wir kommen ins Krankenhaus, wenn es notwendig ist und wir werden dort beköstigt. Nicht wie dort, dass die dann noch das Essen den Angehörigen bringen müssen. Oder ICH KRIEGE Unterstützung für meinen/ mit meinem behinderten Kind." (Frenzel 00:38:50-2)

Auch wenn die Qualität der staatlichen Versorgung und Fürsorge unterschiedlich gesehen wird, so werden die Perspektiven durch die Grundannahme geeint, dass der Staat oder die Gesellschaft ein verantwortlicher Versorger ist. Schmitt sieht in dieser normativen Vorstellung eine Besonderheit der „angewandten"

Wissenschaft der Sozialarbeit gegenüber der wertneutral gedachten „Grundlagen"-Wissenschaft der Soziologie (2017, S. 267).

6.10.5 Entscheidungskriterien für die Ressourcenverteilung

Als schwierig erweist es sich, in den Interviews konkrete Entscheidungskriterien für die Verteilung beziehungsweise Zuteilung der zu knappen Ressourcen und Mittel zu finden. Auf konkrete Nachfragen in den Interviews wird gerne das Stichwort „Priorität" genutzt, die dann mit bestimmten Gruppen wie Familien, Kindern, schwangeren Frauen und psychisch erkrankten Klientinnen und Klienten ausgefüllt wird, also Gruppen, die als schutzbedürftig gelten (siehe EU-Richtlinie 2013/33/EU). Die Gruppe der Flüchtlinge mit Behinderung oder mit schweren oder chronischen Erkrankungen, die nicht in den psychiatrischen Bereich fallen, finden in diesem Zusammenhang allerdings keine Erwähnung, obwohl sie ebenfalls das Kriterium der Schutzbedürftigkeit erfüllen.

Priorität wird auch mit Dringlichkeit gleichgesetzt, die entweder zeitlich gesetzt sein kann oder durch die „Intensität" des Bedarfs. In beiden Fällen entsteht die Priorität aus dem Ziel, negative Folgen zu vermeiden. So hat die Aufnahme von neuen Klientinnen und Klienten Priorität vor Beratung, Bedrohung durch Abschiebung wird prioritär behandelt oder Fristen bei Gerichten oder der Ausländerbehörde. Auch die „Wartezeit" kann als Kriterium für die Inanspruchnahme von Ressourcen gelten, sie lässt die Klientinnen und Klienten als jemand erscheinen, die sich durch Geduld und Durchhaltevermögen, also positiv konnotierte Charaktereigenschaften und Verhalten, die Ressourcen „verdient" haben.

> „Also solche (lacht) so wirklich nach Priorität, welche Familie eben länger schon auf ein Zimmer wartet oder wir sehen, da ist ein Bedarf." (Nezami 00:38:41-7)

Auch die Ressource Zeit ist knapp, denn „es is einfach VIEL Arbeit und ZU wenig Zeit" (Eggert 00:27:25-6), sodass sich auch hier die Frage nach der Verteilung und die Priorisierung einzelner Klienten oder Problematiken stellt. Für Herrn Eggert ist das klar geregelt. Mit dem Verweis darauf, dass es überall und immer so ist, also eine naturhafte Gesetzmäßigkeit hat, benennt er als Priorität in der Arbeit „alles was mit Lebensunterhalt zusammenhängt" (Eggert 00:27:48-3). Diese Priorität ist dabei auch eng verbunden mit den Interessen des Trägers, denn zu diesem Lebensunterhalt gehören nicht nur die „finanziellen Mittel" für die Klienten, sondern auch die Kostenübernahme für den Wohnheimplatz, wie bereits ausführlich dargestellt. Als zweite Priorität führt er die Versorgung der Klientinnen und Klienten mit einem Aufenthaltstitel an:

> „Nächster Grad der Priorität is sicherlich, wenn Leute (1) am LIMIT sind, also wenn se ne GRENZübertrittsbescheinigung haben und es (.) realistischerweise vielLEICHT irgendwo DOCH noch ne Chance gibt, dass man des wieder zurück <<etwas leiser> in ne Duldung oder wie auch immer verwandeln kann" (Eggert 00:29:02-7).

Wie er als Sozialarbeiter an dieser Versorgung, die er als „Verwandlung" bezeichnet, beteiligt ist, ergibt das Interview nicht. Diese Prioritäten präsentiert Herr Eggert nicht als persönliche Relevanz, sondern als „Prioritäten die sind vorgegeben" (00:29:32-0) und er begründet diese Vorgabe damit, dass die Versorgung in diesen Bereichen die Grundvoraussetzung ist für alle folgenden Aufgaben.

In den Interviews mit Frau Nezami und Frau Homfeldt wird die Priorisierung weniger klar erzählt. Dass es letztlich keine festen Orientierungskriterien gibt und Entscheidungen dann auch schon mal zur Gefühlssache werden können, deutet Frau Nezami an, wenn sie zum Beispiel sagt: „Das schauen wird dann" (00:36:45-1). Frau Homfeldt gibt ihre verschiedenen Gedankengänge und Überlegungen wider, die sie anstellt, als ein großer Karton mit Sandspielzeug verteilt werden soll und bezeichnet die Zuweisung von Zimmern als ein „schwieriges Abwägen".

> „was halt immer schwierig war, war so abzuwägen, wenn jetzt dann zum Beispiel hier ein Zimmer frei geworden ist im Haus, wer/ wer zieht jetzt um. Ja." (Homfeldt 01:43:43-4)

Das Abwägen versprachlicht, dass hier verschiedene Ansprüche gewichtet werden müssen, doch ist das nicht immer möglich, wenn es sich beispielsweise um dieselben Bedarfe handelt. Aus Frau Homfeldts Sicht ist dieses Dilemma nicht zu lösen

6.10 Soziale Arbeit versorgt

und sie demonstriert ihren Versuch, hier Verantwortung abzugeben, indem sie die Entscheidung dem Zufall überlässt.

> „Aber da gab es ja auch mehrere Familien mit Kindern und mehrere Schwangere. Und dann musst du da sitzen und überlegen so (lacht) (..) jetzt die Schwangere oder die Schwangere? (..) Musstest du so ein bisschen Schnick-Schnack-Schnuck und gewürfelt und (.) keine Ahnung, gehofft, dass vielleicht ganz schnell noch ein anderes Zimmer frei wird, damit man beide umziehen kann oder irgendwie (..) Alternativen gegeben ne. „Du kannst jetzt in dieses Zimmer, aber dann seit ihr zu fünft in einem ganz kleinen Zimmer oder ihr wartet halt noch, weil irgendwann wird diese andere Familie ausziehen, dann hättet ihr ein größere Zimmer." Und dann halt immer gehofft, dass es sich irgendwie so löst." (Homfeldt 01:44:27-1)

An dieser Stelle wird deutlich, dass die Verteilung und Zuteilung von Ressourcen eine Schlüsselsituation für die Ausübung von Macht werden kann, wenn diese nicht ausreichend zur Verfügung stehen oder wenn, wie in der folgenden Sequenz geschehen, nicht „beide Augen zugedrückt" werden.

> „Naja, also viele Sachen, Entscheidungen/ Also einige Entscheidungen wurden uns einfach dadurch abgenommen, dass ähm (.) Flüchtlinge zum Teil, die Lager aufgebrochen haben und sich einfach Sachen genommen haben, die sie (.) dachten, (...) benötigen zu (.) wollen. (..) Also Decken, Kissen und so. (..) Wo wir dann auch einfach beide Augen zugemacht haben und gesagt haben, ‚ja klar, dann sollen sie es aber nehmen.' Wir haben es dann halt neu bestellt. Und als es dann irgendwie hieß, ‚ja wo sind die Sachen denn hin?' Dann haben wir gesagt, ‚Schwund' ne. Also weil irgendwie (.) kannst du den Leuten doch auch nicht sagen, ‚ja also, dir steht nur eine Decke zu und ich weiß, draußen sind es irgendwie minus zehn Grad, aber trotzdem steht dir nur eine Decke zu.' Habe ich gedacht, ‚Scheiße, dann nimm halt irgendwie fünf Decken. Ich verstehe das total.' Also das haben wir dann gar nicht entschieden. Das haben sie einfach selber entschieden. (Homfeldt 01:43:32-7)

Im Vergleich zu dem in Kapitel 6.5.5 zitierten Verhör, in dem der zweite Topf verweigert wird, gewährt Frau Homfeldt den Klientinnen und Klienten hier einen weitaus größeren Handlungsspielraum und positioniert sich deutlich auf der Seite der Bedürftigen.

Hinsichtlich der knappen Zeitressourcen verfolgt Frau Homfeldt hingegen die Gleichbehandlung der Klientinnen und Klienten als Handlungsprinzip, ist damit aber nicht zufrieden, weil sie die Gleichheit an der aufgewendeten Zeit pro Klient misst und hier durchaus sieht, dass es doch sehr unterschiedliche und dementsprechend zeitintensive Bedarfe gibt. Diese Erkenntnis bedeutet für sie eine Dilemma-Situation, da sie zwar die Bedürfnisse als legitim ansieht, den damit verbundenen hohen Bedarf an Hilfe jedoch nur schwer vor sich selbst und den anderen Klienten legitimieren kann. So sieht sie für zwei „schwierige Klienten" Netzwerkarbeit und Einzelfallarbeit als geeignete Methoden, um wirklich gut helfen zu können (01:54:08-4 bis 01:56:27-6), kann diese Methoden aber nicht oder nur eingeschränkt umsetzen, da sie sehr zeitintensiv sind.

> „Oder KANN ich auch, glaube ich einfach nicht, weil ich denke, dass sich viele andere dann zurückgesetzt fühlen würden, wenn sie sagen, „ja, mit dem machst du, mit mir nicht." (Homfeldt 01:55:07-8).

Den Mehrbedarf an Betreuung kann sie vor den anderen Klienten nicht begründen und zitiert hier die Zweifel der benachteiligten Klientinnen und Klienten an der Rechtmäßigkeit des zeitlichen Aufwands: „bist du schon wieder hier? (...) So. Was habt ihr denn immer zu besprechen?" (01:55:57-6). Frau Homfeldt erlebt hier in der Versorgung ein Dilemma, das auch von Osterkamp beschrieben wird und auch ihre Lösungsstrategie findet sich bei Osterkamp. So entscheidet sich Frau Homfeldt, an ihrem Handlungsprinzip der quantitativ bemessenen Gleichbehandlung festzuhalten, was auch dazu führt, dass sie intensiven Unterstützungsbedarfen mit einer resignierten Distanz begegnet.

> „Und so muss ich halt gucken und sagen, okay, vielleicht ist es mir auch einfach egal. Vielleicht muss es mir ja auch ein bisschen egal sein, weil ich ja sowieso nichts tun kann." (Homfeldt 01:56:40-4)

6.10.6. Die Legitimierung von versorgender Hilfe

Das präsentierte Handlungsprinzip der Gleichbehandlung hat eine Legitimationsfunktion und zwar zum einen bezüglich der Verteilung der Ressource Zeit, zum anderen auch bezüglich nicht erbrachter Hilfe und Unterstützung. Doch scheint die wahrgenommene Legitimität von Bedürfnissen und damit verbundenen Ansprüchen auch zum Teil von dem Verhalten oder „Benehmen" der Klientel abzuhängen. Wie bereits aufgeführt geht mit der Konstruktion der Bedürftigkeit von Flüchtlingen auch eine Rolle von passiv Empfangenden einher. Nehmen die Klientinnen und Klienten diese Rolle nicht an, steht auch die Bedürftigkeit beziehungsweise deren Anspruchsberechtigung in Frage. So erzählt Frau Homfeldt von einer Familie, die sie als „Könige der Forderns" kategorisiert, die also eine Rolle des aktiven Wollens und Nehmens einnehmen.

> „Also die haben nicht EINEN Finger bewegt, aber kamen hier von Anfang an mit ‚meine Mutter ist krank. Ich will. Mach das. Wir brauchen. (.) Warum haben wir nicht?' Und dann immer, ‚alle anderen haben, nur ich nicht.' (.) Und da/ dann/ dann bleibt einem/ irgendwann geht dann auch diese Rationalität, die man sich ja so aneignet, um einfach immer neutral zu beraten, die geht dann auch irgendwann einfach weg, weil man sich denkt, (..) Scheiße nee, alle anderen haben auch nicht." (Homfeldt 00:20:35-6)

Auch in einem anderen Fallbeispiel, dass Frau Homfeldt sehr ausführlich darstellt, scheint die Legitimität von Anfang an in Zweifel zu stehen, weil es die Familie an Anerkennung und Wertschätzung für die erbrachte Hilfe fehlen lässt.

> „Und hat auch immer nur gefordert. Alle beide. Immer nur, gib mir, gib mir. Ich brauche. Ich will. Ich habe. (.) Und alle haben, nur ich nicht und nur, weil ich schwarz bin. Das war auch immer so ein/ (.) Wir kriegen das nur nicht, weil wir schwarz sind." (Homfeldt 00:25:24-6)

Die Familie erwartet durch die Unterstützung der Sozialarbeitenden eine Wohnung zu bekommen, sie empfindet die vorgeschlagenen Kompromisslösungen nicht als Hilfe und lehnt diese ab. Die daraus resultierende fehlende Dankbarkeit der Familie und die Vorwürfe keine Hilfe erhalten zu haben, empfindet Frau Homfeldt als „Dreistigkeit", die sie „wütend" macht.

Auch Herr Thomas und Herr Eggert beurteilen nicht alle Bedürfnisse als legitim. So wird der Wunsch nach einem Einzelzimmer nur als rechtmäßig anerkannt, wenn die Kosten dafür vom Sozialamt übernommen werden. Und Herr Thomas präsentiert es als Strategie, wenn Flüchtlinge sich als krank oder behindert bezeichnen, um ein Einzelzimmer zu bekommen, was implizit auch die Legitimität des Bedürfnisses nach Privatsphäre in Frage stellt (00:26:55-9).

Frau Schneider hingegen betont mit dem Argument der Legitimität das Grundrecht auf Versorgung, das sie als unabhängig von dem aktuellen individuellen Bedarf sieht.

> „es is eben die Frage kuck ich auf den Bedarf oder sag ich einfach das steht den Leuten zu, so. Und ich find beides wichtig und ich bin auch denke auch ähm sa- Sachen stehn den Leuten zu und es muss transparent gemacht werden wenn es die Möglichkeit gibt den Antrag zu stellen und dafür kriegt die Person das und das find ich das total wichtig und legitim (Schneider 01:20:05-9).

Gleichzeitig bewegt auch sie sich in dieser Sequenz in einem festen Rahmen, der sich aus der Konstruktion von Flüchtlingen als Empfangende („kriegen") und dem gesetzlichen Leistungsanspruch zusammensetzt. Legitimität im Sinne von anerkannter Rechtmäßigkeit geht hier einher mit Legalität, also der gesetzlichen Zulässigkeit, eine durchaus fragwürdige Parallelisierung, die nachfolgend näher beleuchtet werden soll.

6.10.7. Die Legitimität von Bedürfnissen und die Legalität von Ansprüchen

Das Interview von Herrn Eggert zeigt beispielhaft wie er als Sozialarbeiter die Legitimität der Bedürfnisse seiner Klientel an den gesetzlich festgelegten Leistungsansprüchen festmacht, wenn er sagt: „was den Menschen zusteht, das versuchen WIR für diese Menschen auch zu erkämpfen" (01:03:56-7). Die Brüchigkeit dieser auf den ersten Blick so schnörkellosen und einleuchtenden Argumentation wird dann aber in den darauffolgenden Ausführungen sichtbar, in denen es Herrn Eggert nicht gelingt, die rechtmäßigen Ansprüche zu konkretisieren (01:04:34-3 bis 01:07:38-5). Er kann zwar noch „ein Dach über dem Kopf", „sie dürfen nicht verhungern, sie dürfen nicht sterben" als „elementare Rechte" benennen, kommt dann aber begrifflich sehr ins Schlingern, wenn er zwischen „moralischen Rechten", „untersetzten Rechten", „rechtlichen Rechten" und „rechtlich fixierten Rechten" unterscheidet. Inhaltich völlig abwegig werden untersetzte Rechte von ihm

6.10 Soziale Arbeit versorgt

als etwas ausgeführt, was zwar vom Gesetz vorgeschrieben, von den Behörden aber „anders" gesehen wird, eine Interpretation, die das diskriminierende Handeln dieser Behörden recht euphemistisch darstellt. Moralische Rechte definiert er als „das sind Menschen die ham das gleiche Recht wie jeder andere auf das und DAS", illustriert das aber dann am Beispiel „Fernseher als Grundausstattung einer Wohnung". Den dahinterstehenden Gedanken des Gesetzgebers formuliert er als „Menschenrecht auf Kommunikation und Teilhabe am gesellschaftlichen Leben" und findet das „konstruiert" und damit ein „diffuses, moralisches Recht".

Frau Frenzel ist hierzu eine Kontrastierung. Für sie ist die Gesetzeslage, also der legale Rahmen, in dem sich Flüchtlinge bewegen, per se illegitim. In vielen Fallbeispielen wird deutlich, dass sie in erster Linie die (Er-) Leidensgeschichten und Bedürfnisse von Flüchtlingen, die in deren Heimatländern nicht erfüllt werden können, sieht. Das Bedürfnis, in Deutschland bleiben zu dürfen, ist aus dieser Perspektive nur zu verständlich und wird für sie zu einer persönlichen Angelegenheit, wenn sie über eine Familie ohne Asylanspruch sagt: „Ich lasse die nicht mehr zurück" (00:46:45-4). Da die Erfüllung von Bedürfnissen von Asylbewerbern aber oft an der Gesetzgebung scheitert, wählt Frau Frenzel bewusst „illegale" Möglichkeiten der Unterstützung. So arrangiert sie Ehen, um alleinstehenden Müttern eine Aufenthaltsgenehmigung zu verschaffen, sie mietet Wohnungen für Flüchtlinge an oder lässt ganze Familien nicht gemeldet bei sich wohnen. Auch Frau Lemberg thematisiert die „Illegalität" ihrer Arbeit, wenn sie den schmalen Grat zwischen der legalen und der illegalen Arbeit hervorhebt.

> „ich will NUR einen SATZ sagen. Unsere Arbeit ich sag es IMMER ei-
> eine HAARE ist zwischen legal und illegale Arbeit. Ich kann sagen
> WIRKLICH eine Haar ist zwischen legal und illegal, WENN man die Ar-
> beit ernst nimmt" (Lemberg 00:27:53-7)

Diese Äußerung ist umso bemerkenswerter, weil sie nicht im Zusammenhang mit der Frage steht, die die Interviewerin zuvor gestellt hat. Zusammen mit der Wiederholung kann davon ausgegangen werden, dass diese Aussage eine große Bedeutung für die Befragte hat. Aus dem folgenden Erzählabschnitt wird deutlich, dass die Befragte diese Aussage in einen Kontext der Beratung über „rechtliche Sachen" stellt und dabei die Seite der Flüchtlinge einnimmt, die damit zu ihren

Mandanten werden. Sie positioniert sich im Weiteren als Gegenspieler von Behörden, deren Handeln sie als nicht legitim darstellt, wenn es um die Versorgung von minderjährigen Flüchtlingen geht. Ihre Aufgabe ist es, auch mit Hilfe von Stellungnahmen, in denen sie menschenrechtliche Aspekte ausführt, eine rechtmäßige, also legitime Versorgung einzufordern.

Wenn es auf der einen Seite ein Urteil dazu gibt, ob ein Bedürfnis legitim ist, dann gibt es auf der anderen Seite natürlich auch Urteile dazu, welche Bedürfnisse nicht legitim sind. Die Illegitimität von Bedürfnissen beziehungsweise deren Erfüllung wird von Frau Homfeldt und Herrn Thomas mit Illegalität gleichgesetzt und führt so direkt zum Urteil des „Betrugs", einem Begriff aus dem Strafrecht. Mit diesem Begriff sind in § 263 Strafgesetzbuch (StGB) drei Komponenten verbunden. Zum einen geht es um ein Vermögensdelikt, das heißt, beim Betrug geht es um materielle Güter. Zum zweiten geht es um eine Verhaltensweise, nämlich die „Täuschung", die in der Alltagssprache gerne mit unmoralisch konnotierten Eigenschaften wie tückisch und arglistig verbunden wird. Und drittens wird durch den Betrug eine dritte Person oder Instanz geschädigt.

Herr Thomas positioniert sich mehrmals im Interview kritisch zu Betrugsfällen im Asylbereich und führt auch ihm bekannte Beispiele an. Beide Fallbeispiele scheinen moralisch sehr stark aufgeladen, wenn im ersten Fall der „Betrüger" als Mann mit zwei Ehefrauen beschrieben wird (01:01:08-2), im zweiten Fall sein Onkel als jemand, der auch nach fünfzehn Jahren immer noch „kein Wort Deutsch gelernt", dafür aber „jahrelang Kindergeld" bezogen hat (01:02:17-4). Mit diesen kurzen Schlaglichtern, die für den Rechtsfall „Betrug" tatsächlich wenig Erklärungskraft besitzen, evaluiert Thomas beide Beispiele mit dem Satz „und das find ich Betrug". Geschädigt wird durch diesen Betrug der aufnehmende Staat, insbesondere das „soziale System", das „kaputt gemacht wird", was Herr Thomas wie folgt detailliert.

> „ich weiß, wenn ich äh zum Arzt gehe, dass ich untersucht werde und so. Ich weiß, wenn ich zu Supermarkt gehe, dass ich gute Sachen kaufe. Ich finde es wunderbar zum Beispiel Straßen gebaut werden und die gebaut diese U-Bahn Netzwerke und Busnetzwerk, nirgendwo findest du das

6.10 Soziale Arbeit versorgt

> nirgendwo. Das Schulsystem nirgendwo. Man muss das nicht kaputt machen" (Thomas 01:01:48-4)

Obwohl Herr Thomas in seinem Heimatland studierter Jurist war, scheint er mit dem Motiv des „Betrugs" nicht ein strafrechtlich gedachtes Thema zu verfolgen. Vielmehr trifft er hier moralische Bewertungen über die Legitimität von Bedürfnissen und die Rechtmäßigkeit ihrer Erfüllung und schließt sich damit dem Diskurs des Asylmissbrauchs an. Dass ein aufnehmendes Land solche Arten der Schädigung durch Fremde abwehren muss, schließt sich logisch an und so muss das folgende Fallbeispiel, das den Beispielen des Asylbetrugs im Interview vorgelagert ist, als eine Rechtfertigung der Abwehrstrategie gelesen werden.

> „aber zum Beispiel es gab auch eine Frau aus Irak sie hat ihre Asylverfahren verloren bei Interview, die sagt: ‚ich habe keine Probleme gehabt in Irak nur ich wollte mit meinem Kind hierher, damit mein Kind eine Untersuchung bekommt' und sofort in die Akte geschrieben: „ich möchte nur die Sozialleistung in Anspruch nehmen.' Deswegen alles abgelehnt"
> (Thomas 00:59:11-6)

Durch die Übernahme des diskursiven Motivs Asylbetrug positioniert Herr Thomas sich selbst als integrierter Teil der Mehrheitsgesellschaft des Aufnahmelandes. Auch Frau Homfeldt positioniert sich selbst als Aufnehmende und Kostentragende, wenn sie von Betrugsfällen erzählt, die sie mitbekommen hat.

> „Also viele Sachen, zum Glück, kriege ich ja gar nicht so mit. Das erfahre ich dann erst im Nachhinein. (..) Dokumentenfälschung, Asylbetrug und so. (..) Das gibt es ja auch. Das wi/ Wir hatten hier auch Bewohner haben zum Teil unter drei verschiedenen Identitäten in drei verschiedenen Bundesländern Leistungen bezogen über einen längeren Zeitraum (.) und da ist es dann tatsächlich ganz kurz so, dass der Sozialarbeiter irgendwie sich ausschaltet und der Steuerzahler irgendwie denkt, boah, echt ja? Ist doch Scheiße" (Homfeldt 02:25:49-2)

Es ist in dieser Erzählung gut vorstellbar, wie Frau Homfeldt innerlich die Seiten wechselt, von der Stellvertreterin ihrer Klientinnen und Klienten zur geschädigten Person wird. Diese Schädigung expliziert sie dann auch als real Erfahrenes, wenn sie vorher von diesen Klienten um Geld für Fahrscheine gebeten wurde. Nachfolgend wird deutlich, dass die advokatorische Position der Versorgung auch immer eine Dilemma-Situation ist. Das Gefühl, selbst die Geschädigte und Betrogene zu sein, kollidiert mit der der Versorgungsmetaphorik zugrundeliegenden Perspektive, dass Flüchtlinge prinzipiell bedürftige Menschen sind. In einem anderen Fall ist der Betrug für sie offensichtlicher, wenn ein Mann schon seit längerem in der Wohnung seiner Freundin wohnt und deshalb von den Sozialarbeitenden aus dem Wohnheim abgemeldet wird.

> „Und dann tanzt er hier an mit seiner Freundin und die haben uns die Hölle heiß gemacht. ‚Was wir uns denken, ihn abzumelden.' Er würde doch hier wohnen. Ich sage, ‚ja, aber er ist ja nie hier.' ‚Doch der schläft doch hier.' Ja. Also keiner weiß es, auch die Security nicht. Und dann schleppen sie den/ den Zimmernachbar an, der uns dann bezeugt, dass er doch hier schläft. (..) Und dann denke ich mir auch, was haben sie dir dafür gegeben, 10 Euro und eine Schachtel Zigaretten, dass du das jetzt sagst oder was? (.) Nur damit er hier angemeldet wird, weil er Leistung vom Jobcenter bezieht und sie Leistungen vom Jobcenter bezieht. Und wenn natürlich rauskommt, dass er bei ihr wohnt, die Leistungen gekürzt werden ne. Wo ich mir denke, das ist doch voll der Sozialbetrug. Also jetzt nicht im großen Stil, (..) aber (..) irgendwie trotzdem halt ne" (02:28:23-2)

Das konkrete Dilemma, in der Rolle als Privatperson zumindest emotional die Geschädigte zu sein, in der Rolle der Professionellen aber trotzdem einen Hilfeauftrag zu haben, findet eine Lösung darin, dass sich Frau Homfeldt in ihrer Argumentation auf die Seite derjenigen Klientinnen und Klienten stellt, die nicht betrügen und deshalb unter ihrer Situation leiden. Zur Illustration führt sie Eltern an, die ihren Kindern monatelang nur Knäckebrot und Reis anbieten können, weil ihr Hartz-IV-Antrag noch nicht bewilligt ist (02:26:37-7) oder „diese ganz lieben, ehrlichen Familien, die sich irgendwie hier abrackern, damit die Kinder ihre Schulbücher kriegen" (02:28:57-9). Auf diese Weise wird eine neue Kategorie von Klientinnen und Klienten konstruiert, die als ehrlich, fleißig, unschuldig und heroisch Leidende stilisiert werden und deren Hilfebedarf aufgrund dieser Eigenschaft legitim erscheint.

Der Betrug ist für Frau Homfeldt emotional aufwühlend, gleichzeitig jedoch rational auch nachvollziehbar. Auch dreimal Asylleistungen sind nicht das große Geld und sie sieht durchaus die menschenunwürdige und prekäre Lage von

Flüchtlingen, wenn sie denkt: „die müssen vielleicht doch betrügen, um weiter zu kommen, aber ist ja irgendwie auch doof" (Homfeldt 02:28:57-9). Hier zeigt sich, dass für Frau Homfeldt Legitimität und Legalität doch nicht unbedingt zusammenfallen müssen. Aus diesem Empfinden heraus entscheidet sie sich gegen ein Studium des Sozialrechts, denn „„„mein Empfinden von Gerechtigkeit entspricht nicht immer so dem Recht" (Homfeldt 02:30:52-2).

6.10.8. Zusammenfassung: Die Defizitorientierung der Versorgung

Der Versorgungsmetaphorik liegt eine starke Defizitorientierung zu Grunde, weil sie von der Annahme ausgeht, dass Flüchtlinge an einem Mangel leiden, der Bedürfnisse begründet, die sie selbst nicht erfüllen können, da es ihnen sowohl an materiellen als auch an sozialen und kulturellen Ressourcen fehlt. In der systemistischen Theorie Sozialer Arbeit gründen in diesem Spannungszustand soziale Probleme, für deren Lösung die Profession der Sozialen Arbeit zuständig ist. Die Klientel der Sozialen Arbeit wird aus dieser Perspektive als leidend, passiv und ohnmächtig konstruiert, was – im Gegensatz zum kooperativen Machen – diese Metaphorik als defizitorientiert erscheinen lässt.

In der Szenerie der Versorgung von Geflüchteten als Auftrag Sozialer Arbeit wird das Grunddilemma dieses Berufsfeldes virulent und verlangt Entscheidungen und Handlungen von den Sozialarbeitenden, die legitimationsbedürftig sind. Die Ausgangssituation ist, dass die Klientinnen und Klienten einen Mangel haben oder empfinden, den sie nicht aus eigenen Mitteln auffüllen können und der so zu einem Sozialen Problem wird. Der Auftrag der Sozialen Arbeit wird dementsprechend als das Erfüllen von Wünschen und Bedürfnissen oder als Versorgen in einer Bedarfslage imaginiert. Dilemmatisch ist nun zum Einen die Tatsache, dass sich auch durch die Methode der systemischen Denkfigur keine klare Trennung zwischen Bedürfnisbefriedigung und Wunscherfüllung vornehmen lässt und damit die Erfüllung von Bedürfnissen nicht so einfach zu legitimieren ist. So ist die Versorgungsszenerie auch stark normativ, wenn Sozialarbeitende darüber entscheiden, welche Bedürfnisse als „echter" Bedarf eingestuft und damit legitimiert werden können. Als Entscheidungsstelle über die Weitervermittlung und Verteilung von

Ressourcen, sind sie in einer machtvollen Position, die in den Interviews unreflektiert bleibt.

Das zweite Dilemma liegt darin, dass der Mangel bei Flüchtlingen, nicht nur in materieller Hinsicht, politisch gewollt und über die Asylgesetzgebung verwirklicht wird. So wird einerseits verhindert, dass geflüchtete Menschen ihre Bedürfnisse selbst befriedigen können, indem ihnen der Zugang zu ihren Ressourcen, wie zum Beispiel ihrer Arbeitskraft und Bildung, verwehrt wird. Andererseits aber werden von staatlicher Seite nur sehr begrenzt Ressourcen zur Verfügung gestellt, um die Mängel auszugleichen. Die Versorgungsszenerie ist damit auch ein Scheideweg, an dem sich die Sozialarbeitenden für die Rolle der „Verwalter eines permanenten Notstandes" (Espenhorst und Berthold 2010, S. 292) oder die Rolle der Kämpfenden für Versorgungsgerechtigkeit und menschenwürdige Behandlung entscheiden müssen.

6.11. Soziale Arbeit erzieht und beeltert

Zur Szenerie der Beelterung gehören mehrere Komponenten, die miteinander verknüpft sind. Sie geht über eine rein materielle Versorgung der Klientinnen und Klienten wie sie im vorausgehenden Kapitel zur Versorgung dargestellt ist, hinaus und fokussiert stärker die emotionale und die Beziehungsebene der Sozialen Arbeit. Die Beziehungsebene drückt sich nicht zuletzt auch in einer beiderseitigen Erwartungshaltung aus, *was* die Versorgung umfassen muss, und in einer Zielbestimmung, nämlich *wohin* sie führen soll. Die Metaphorik der Beelterung ist schwer an einzelnen Termini festzumachen, sie wird häufig über narrative Formate vermittelt, aus denen sich spezifische Beziehungs- und Interaktionskonstellationen erschließen.

6.11.1. Die Sozialarbeitenden als Elternersatz

Von zwei der Befragten wird die Eltern-Kind-Beziehung direkt expliziert. Herr Kirschning bezeichnet seine Rolle als „Elternersatz" und verbindet damit eine Szene, in der er den Klienten gleich einem verängstigten Kind beschützend an die Hand nimmt.

> „Und da ist man dann so im Prinzip teilweise wirklich schon auch ähm ein Stück Elternersatz, weil man da wirklich JEDEN Gang mitmachen muss. (.) Wir haben jetzt momentan einen ähm Herrn, der auch wirklich zu allem begleitet werden muss, weil er (.) emotional gerade in einem sel/ relativ labilen Zustand ist." (Kirschning 00:14:00-9)

Die Beelterung ist aber auch eine Erwartung, die von außen an ihn herangetragen wird und die er so nicht unbedingt als Rolle annehmen möchte. Diese Erwartung wird als „Betreuerrolle" versprachlicht, wenn er als Sozialarbeiter von anderen Einrichtungen wie Schulen oder dem Gesundheitsamt als „Betreuer" der Flüchtlinge gesehen wird, wobei es Differenzen und Unklarheiten zu geben scheint, was das nun konkret bedeutet. Obwohl Herr Kirschning sich selbst auch an einigen Stellen als Betreuer und seine Arbeit als Betreuung bezeichnet, grenzt er sich an anderer Stelle davon ab und bezeichnet sich selbst „nur" als Sozialarbeiter.

> „Wir rufen an irgendwo bei einem Arzt und sagen: ‚Ja, wir betreuen die Familie so und so', und dann ist der erste Gedanke, da wird auch nicht nachgefragt, sondern der erste Gedanke: ‚Aha, ein Betreuer, super. Die haben Betreuer, klasse.' (.) Und dann kommen die da beim Arzt und sagen: ‚Wo ist denn Ihr Betreuer?' Und dann rufen die jemand an: ‚Wo sind Sie denn?' Und sagt so: ‚Wieso? Wir sind/ Wir sind hier.' ‚Ja, aber Sie sind doch der Betreuer.' Und wir sagen: ‚Nein, wir sind nicht der Betreuer, wir betreuen die Leute hier im HEIM. Aber wir sind im Prinzip NUR die Sozialarbeiter, wir sind keine Betreuer im Sinne von Betreuungsverhältnis ähm, wir haben kein Betreuungsverhältnis, zu niemandem.' Dürfen wir auch rechtlich gar nicht haben, weil sich das halt der/ mit der Arbeit hier widerspricht." (Kirschning 02:35:49-2)

Es steht zu vermuten, dass er sich hier von einem Verständnis als „gesetzlicher Betreuer" abgrenzt, was aber nur bedingt gelingt. So geht aus einem anderen Fallbeispiel hervor, dass Herr Kirschning bis heute bei einer Schule als Vormund für einen jugendlichen Klienten geführt wird (02:37:15-4). Auch bei anderen Schulen muss er sich immer wieder abgrenzen, um nicht in die Rolle eines Elternteils gedrängt zu werden. So antwortet er auf den Auftrag einer Schule, dafür zu sorgen, dass ein Kind aus dem Wohnheim regelmäßig die Schule besucht:

> „‚Klar, wir gehen zu den Eltern hin, wir BITTEN sie darum, ihre Kinder in die Schule zu schicken, aber ob sie sie schicken oder nicht, (.) sind wir RAUS. Die haben Eltern. Die haben Sorgeberechtigte, die kümmern sich darum, nicht wir. Wir sind hier nicht äh Vormund für alle.'" (Kirschning 02:36:35-1)

Die Elternrolle wird von beiden Seiten mit einer großen, allumfassenden Verantwortung verbunden, die Herr Kirschning bewusst nicht annimmt und das auch kommuniziert.

Anders bei Frau Frenzel. Bei ihr verschmilzt die Rolle der Helferin und Unterstützerin eins zu eins mit der sehr persönlichen Rolle der Mutter oder Großmutter. So spricht sie von „meinen Kindern", wenn sie von ihrer Arbeit spricht und die Art und Weise wie sie von den Flüchtlingsfrauen erzählt, erinnert manchmal eher an eine Mutter, die die Entwicklung ihrer Kinder mit Stolz verfolgt: „Da kam die ganze Nachbarschaft. Und da war ich SO stolz auf meine Asylbewerber." (Frenzel 01:52:01-4).

Frau Frenzel erzählt ausführlich die tragische Geschichte eines jungen Mannes, der sie „Mutti" nennt und der nach mehreren Selbstmordversuchen in eine psychiatrische Klinik eingewiesen wird. Als er „psychisch völlig weggetreten" auf dem Dach des Wohnheims steht, zieht sie direkte Parallelen zu ihrem leiblichen Sohn:

> „Ich habe dort immer dagesessen und habe gedacht, das könnte wirklich mein Sohn sein, der dort oben steht. Weil mein Sohn hat auch Suizid-Gedanken, also wenn er depressiv ist. Und jetzt weiß ich, wie die [Feuerwehrleute und Rettungssanitäter; D.G.] damit umgehen, wie ernst die das nehmen. Und das hat mich also VÖLLIG aus der Bahn geworfen. Und ich dachte eigentlich, SO schlimm aus der Bahn geworfen, dass ich nie wieder weiterarbeiten kann. Aber es (.) hat mich eher noch dann mehr dazu bestärkt." (Frenzel 01:08:58-4)

Diese Szene macht deutlich, wie bedrohlich das Verschmelzen von spezifischer und diffuser Rollenbeziehung werden kann. Frau Frenzel selbst bewältigt diese Grenzerfahrung wie sie auch die Grenzerfahrungen als leibliche Mutter bewältigt hat: Sie sieht sie als harte Prüfung, aus der sie stärker denn je hervorgeht. Gleichzeitig beschneidet die intensiv-diffuse Beziehung zu „ihren" Flüchtlingen ihre Rolle als leibliche Oma und sie hat „nicht nur versteckte Vorwürfe zu hören gekriegt, dass ich ja gar keine richtige Oma bin. Also dass ich wenig die/ also die/ für/ die Enkelkinder weniger nehme, wie die ganzen anderen Kinder." (Frenzel 00:51:43-1) So deutet sich an dieser Stelle bereits an, dass die Beelterung – oder auch Begroßmutterung – als zeit- und gefühlsintensiv erlebt wird.

6.11.2. Gefühlsarbeit: Kümmern und Sorgen

Ganz allgemein wird die Rolle von Eltern mit den Begriffen des „Sich Kümmern" und des „Sorgen für" oder „Sorgen um" verbunden. Problematisch ist für Herrn Kirschning, wenn Eltern im Wohnheim „maßlos überfordert" oder in den „Asylstrukturen gefangen" sind und sich deshalb nicht um ihre Kinder „kümmern" können (02:24:08-6 und 02:20:15-9). Umgekehrt „kümmern" sich aber die Sozialarbeitenden um die Angelegenheiten ihrer Klientinnen und Klienten. Frau Lemberg ist in Sorge und weiß gar nicht, wie sie sich um alles kümmern soll (01:20:25-7). Herr Eggert spricht von einem Kollegium von vier Leuten, die sich um die Flüchtlinge „kümmern" (00:31:57-9).

Frau Afarid spricht davon, dass die Sozialarbeitenden um die Klientinnen und Klienten sehr besorgt sind und demonstriert in vielen Redewiedergaben ein Verhalten, das als „Kümmern" und „Sorge zeigen" interpretiert werden kann. Immer wieder fragt sie nach, wie es Klientinnen und Klienten geht, sie bietet Hilfe an und demonstriert durch das Absenken der Stimme auch einen Tonfall der Vertrautheit, der Vertraulichkeit und Nähe. Diese Nähe bewirkt auch, dass ihr Dinge und Ereignisse emotional nahe gehen. So geht sie manchmal „besorgt" nach Hause, sie leidet mit ihren Klientinnen und Klienten mit oder freut sich mit ihnen.

> „wissen Sie, dass wir sind sehr NAH mit denen. Wir leiden miteinander, manchmal wenn die leiden, wenn die Probleme haben (.) äh wir leiden

> darunter und die wenn die FREUDE haben etwas schönes Ereignisse zum Beispiel Aufenthalt Wohnung und und freuen wir uns auch." (Afarid 00:04:22-5)

Es wird auch deutlich, dass sie diese Nähe zur Klientel abgrenzt von der eigentlichen Sozialen Arbeit, wenn sie fortfährt:

> „Diese Mischung von Sozialer Arbeit und NAH zu sein, is für mich sehr interessant." (Afarid 00:04:31-7)

Diese Art der Beziehung, in der diffuse Anteile, die über die Rolle der Sozialarbeiterin hinausgehen, bewusst gepflegt werden, vergleicht sie mit einer engen Nachbarschaft oder einer Familie, in der sie sich die Rolle „der große Mutter, Großmutter oder Mama" zuschreibt (00:14:38-1). Diese Rollenverteilung bewertet sie als „gut" für ihre Klientinnen und Klienten, für sich als Sozialarbeiterin sieht sie aber auch ein bedrohliches Potential: „für Soziale Arbeit is nicht gut (1) äh für UNS. (.) Wir müssen uns SCHUTZ geben" (Afarid 00:08:18-1). Sie erläutert zwar nicht weiter, worin die Bedrohung besteht, doch kann aus dem Kontext geschlossen werden, dass Nähe mit einem „immer da sein" verbunden wird, Distanz mit „Abschalten von der Arbeit" und damit mit einem Pausieren und Weggehen von der Arbeit assoziiert ist.

Auch Frau Lemberg thematisiert die emotionale Seite der Sozialen Arbeit, allerdings ausschließlich die negativen Gefühle wie Trauer und Kummer. Obwohl sie das Thema sachlich und distanziert eröffnet, indem sie von „emotionalen Dingen" spricht und davon, dass sie jemanden weinen sieht oder der Wachschutz feststellt, dass jemand laut weint, wird klar, dass ihr diese Distanzierung nicht gelingt. Sie bricht die Sätze ab, springt im Subjekt zwischen „ich", „du" und „man" und vermeidet darüber zu sprechen, was diese Szenen emotional für sie selbst bedeuten. So ist es nicht überraschend, dass sie zum Ende resümiert, dass ihre Versuche, diesen Teil der Arbeit zu Hause „abzuschalten", misslingen.

Sehr ähnlich wie Frau Afarid erklärt sie die emotionale Komponente aus der Struktur der räumlichen Nähe und zeitlichen Kontinuität der Arbeit im Wohnheim, denn „wenn man in a- in Wohnheim arbeitest, dann hast, hat man die Menschen volle Tage" (00:24:48-7). Sie führt aber ebenso eine Beziehungskomponente ein, wenn sie einen Verwandtschaftsgrad zwischen sich und ihren Klientinnen und Klienten herstellt, indem sie andeutet, dass sie dieselben Ahnen haben (00:25:02-2). Ob sie die Verwandtschaft hier auf dieselbe nationale oder kulturelle Herkunft zurückführt oder allgemeiner auf das geteilte Schicksal der Flucht und des Exils wird nicht weiter expliziert und ist möglicherweise auch nicht so bedeutsam. Denn mit beiden Bezügen wird die Verbundenheit mit den Klientinnen und Klienten als gesetzmäßig und unausweichlich konstruiert, was sie dem Konzept der Beelterung zumindest nahe stellt.

6.11.3. Die Ethik des Gebens

Das Kümmern und Sorgen muss für die Klientinnen und Klienten auch sichtbar gemacht werden. Das geschieht, indem die Beelterung von Flüchtlingen durch Aspekte des Gebens konkretisiert wird. Um Fürsorge zu zeigen, werden aber nicht in erster Linie materielle Güter und Ressourcen gegeben, sondern Abstrakta wie Aufmerksamkeit, Zuneigung oder Empathie. Frau Afarid hat dieses Geben von Aufmerksamkeit in ihrem Arbeitsalltag fest integriert. Sie demonstriert das in vielen kleinen Redewiedergaben, die alle ähnlich verlaufen.

> „‚ach du bist heute so SCHICK und SCHÖN'. ‚ach wirklich, Frau Afarid?' Weißt, das ist Kleinigkeit; aber die BRAUCHEN es. (1) Diese Aufmerksamkeit. (1) Wir nennen die Leute mit NAMEN immer. Guten TAG Herr soundso. Guten TAG Frau soundso. Die FREUEN sich. Aufmerksamkeit. Is so einfach." (Afarid 01:29:02-3)

Auch Herr Thomas schätzt „Empathie, Wertschätzung, Wahrnehmung sehr, sehr wichtig" (00:18:01-7) ein und gibt diese ebenfalls in formalisierter Weise als Höflichkeitsbezeugungen an seine Klientinnen und Klienten weiter. Frau Schneider findet es wichtig, den Klientinnen und Klienten „das Gefühl zu geben, dass sie es ansprechen können" (00:37:12-8) und meint damit heikle Themen wie Behinderung oder Erkrankungen, für deren Veröffentlichung eine Vertrauensbasis nötig ist. Frau Homfeldt erzählt, dass andere Klientinnen und Klienten sich ungerecht behandelt fühlen, wenn ein Klient besonders viel Aufmerksamkeit von ihr bekommt (01:56:27-6). Und Herr Kirschning und seine Kollegin nehmen sich viel

Zeit zum Rumspaßen mit einem Jungen, bei dem sie gemerkt haben: „der braucht einfach auch diese/ diese ganz viele Zeit, der braucht wirklich viel mehr Aufmerksamkeit als er von seiner Familie kriegt" (Kirschning 01:59:57-3). Beim Geben geht es also auch um Zeit, die gegeben, geschenkt oder investiert wird. Zeit ist nicht nur eine knappe Ressource, wie das in der Begleitung und der Versorgung thematisiert wird, sondern sie ist auch ein wertvolles Gut, das gegeben wird.

Das Geben als solches wird einerseits als altruistisch, andererseits aber auch als begrenzt wahrgenommen. Herr Thomas sagt zwar, dass „man nicht erwarten [kann; D.G.], dass man etwas kommt. Man muss für eigene Seele zu machen" (00:49:32-3), doch im Folgeabsatz wird klar, dass er es schön findet, wenn er Wertschätzung durch die Klientinnen und Klienten auch zurückbekommt. Er vergleicht sich mit einem Regal voller Bücher, die er ausleiht „und irgendwann diese Regal wird leer und man muss diese Regal wegschmeißen. Ist nutzlos. Deswegen man muss sehr, sehr vorsichtig sein, sich immer auftanken." Das, was gegeben wird, ist also wie dies schon für das Gut „Zeit" festgestellt wurde, nicht in unendlicher Stückzahl vorhanden. Auch Frau Homfeldt kennt das Gefühl der inneren Leere als Ergebnis eines unproduktiven Leerlaufs, der Energie verbraucht.

> „Man läuft so leer. Also es ist nicht, wie in vielen anderen Jobs, finde ich, wo man (.) so sag ich mal, 80 Prozent gibt und 70 Prozent dann irgendwie emotional zumindest zurück bekommt, (.) sondern ich habe hier ganz oft das Gefühl, fünf Leute finden eine Wohnung. Vier davon habe ich geholfen und einer kommt vielleicht und sagt Danke. (Homfeldt 0:22:33-2)

Ein „Auftanken" ist also durch Gaben möglich, die von den Klientinnen und Klienten gegeben werden. Das können durchaus auch materielle Dinge sein wie eine Flasche Sekt oder eine Torte, sie stehen jedoch symbolisch für die Dankbarkeit und die Wertschätzung der geleisteten Arbeit, die die Klientinnen und Klienten damit zeigen. Frau Afarid selbst ist froh, wenn sie die Bestätigung zurückbekommt, dass sie ihre Klientinnen und Klienten glücklich gemacht hat (00:07:07-5), Herr Eggert braucht „das tagtägliche Feedback von den Leuten, wenn irgendwas getan wurde, dass es denen geholfen hat oder wie auch immer" (01:44:43-5) und auch Frau Schneider gibt ihre Arbeit viel, wenn sie mit Erfolg verbunden ist, etwa wenn sie einen Klienten wiedertrifft, der in der Zwischenzeit „angekommen" ist und „sein Leben startet" (01:30:28-3 bis 01:31:02-2).

Die Beelterung wird also mit einem Geben und auch wieder Zurückbekommen verbunden. Interessant ist dabei, dass die Klientinnen und Klienten nicht als aktiv Gebende dargestellt werden, sondern von ihnen etwas irgendwie zurückkommt. So konstruiert das Geben und Nehmen kein reziprokes Verhältnis, wie dies bei dem Konzept „Austausch" der Fall wäre, sondern legt den Fokus auf die Sozialarbeitenden, als die aktiv Gebenden. Selbst wenn Frau Frenzel die Flüchtlinge sehr pauschalisierend als „unheimlich gastfreundlich" charakterisiert und das konkretisiert mit „von dem wenigen, was sie haben, das geben sie sehr, sehr gerne auch noch ab", wird aus der Rahmenerzählung wiederum deutlich, dass erstens sie diejenige ist, die mit viel Zeit und Engagement den Rahmen für dieses Geben (von Speisen bei einem Fest) schafft und dass zweitens sie nicht die Empfangende dieser Gaben ist (01:52:01-4 bis 01:52:34-9).

Ein letztes Beispiel soll hier noch angeführt werden, das umgekehrt zeigt, dass ein Abstraktum wie Empathie nicht zwangsläufig als wertvolle Gabe konzipiert werden muss. Auch Herr Eggert spricht nämlich von Empathie in der Arbeit mit Flüchtlingen, er begreift sie aber als ein Handwerkszeug, das im Gespräch angewendet wird (00:34:49-6). Da gleichzeitig verwandte Begriffe aus der Umgangssprache wie Aufmerksamkeit oder Interesse völlig fehlen, ist Empathie in seinem Interview als Fachvokabular zu lesen, das vor allem einen Zweck für seine Selbstpräsentation erfüllt. Diese Selbstpräsentation ist die eines kompetenten Experten, der Methoden sinnvoll und angemessen anwenden kann, es steht die produktive Metaphorik im Vordergrund, nicht die des Gebens.

6.11.4. Erziehungsarbeit: Beibringen und Belehren

Aus der diffusen Rolle der Beelterung ergibt sich nicht nur persönliche und emotionale Nähe, sondern auch ein Erziehungsauftrag. Dieser zeigt Überschneidungen mit dem Bildungsauftrag, den vor allem Frau Afarid als „Lehrende" verfolgt (siehe Kapitel 6.6), geht jedoch über ein Beibringen und Lernen auch hinaus. Der Erziehungsauftrag wird nicht explizit als solcher benannt, was nicht weiter überraschend ist, handelt es sich doch bei der Klientel in der Regel um erwachsene Menschen, die als Eltern zum Teil selbst „Erziehende" sind. Die belehrende Haltung der Sozialarbeitenden tritt aber in Redewiedergaben deutlich zu Tage, wenn die Klientinnen und Klienten wie Kinder angesprochen werden, die erst noch etwas begreifen oder verstehen müssen. Das „guck mal" von Frau Afarid ist eine Gesprächseröffnung, die die übergeordnete Positionierung der Sprecherin sofort festlegt. Wenn sie ein Gespräch mit einem hilfesuchenden jungen Mann mit diesem „guck mal" eröffnet, erreicht sie dadurch zweierlei: Zum einen positioniert sie sich selbst als jemand, der mehr Erfahrung und Wissen hat als der Angesprochene und bereitet damit schon vor, dass der folgende Vorschlag als richtig und weise angenommen wird. Zum anderen definiert sie den Angesprochenen als denjenigen, der belehrt wird und damit eine untergeordnete Position innehat. Der junge Mann wird von ihr als Sohn der Familie angesprochen, nicht als autonom entscheidender, erwachsener Mensch auf Augenhöhe. So ist es nur folgerichtig, dass sie ihn auch inhaltlich auf diese Position als Familienmitglied verweist, wenn sie ihm nahelegt, erstmal nichts an der Wohnsituation zu verändern. In der präsentierten Redewiedergabe nimmt der Angesprochene diese Rolle an, sein schweigendes Lächeln wird zu einem „okay" und etwas später zu einem „okay, Frau Afarid", das wie eine resignierte Unterordnung wirkt (Afarid 00:22:12-9 bis 00:26:39-0).

Frau Homfeldt präsentiert eine Auseinandersetzung mit einem Klienten, die auffallend viele Parallelen aufweist (00:11:42-3 bis 00:17:05-8). Der Klient klagt nach einer schon einige Tage zurückliegenden Sportverletzung über Schmerzen und möchte deshalb gerne einen Krankenwagen, um ins Krankenhaus gefahren zu werden. Bereits mit dem Beginn ihrer Redewiedergabe mit „naja, guck mal" markiert sie dieses Ersuchen als kindisch. Weder nimmt sie die Schmerzen ernst noch sieht sie in seinem Wunsch einen Krankenwagen zu rufen, eine angemessene Lösungsidee. Während sie sich selbst als sachlich, besonnen und wissend darstellt, indem sie ihre Einschätzung der Dringlichkeit der Behandlung und die Transportmöglichkeiten erläutert, präsentiert sie den Klienten als uneinsichtig, unbeherrscht und trotzig. Die Situation eskaliert, als der Klient eigenmächtig handelt, der von ihr prophezeite Ausgang eintritt und der Klient ihr dafür die Schuld gibt. Er muss die Strafe für seine Uneinsichtigkeit im wahrsten Sinne des Wortes abbüßen, indem er die Kosten für den Krankenwagen selbst übernehmen muss. Mehrere Aspekte begünstigen die Schlussfolgerung, dass Frau Homfeldt hier keine Hilfe- und Unterstützungssituation präsentiert, sondern von einer gelungenen Erziehungsmaßnahme erzählt. So wären in dieser Situation durchaus verschiedene, unkomplizierte und zeitnahe Hilfsangebote möglich gewesen, wie zum Beispiel eine Kühlkompresse oder ein Schmerzmittel, die das Ernstnehmen der Beschwerden signalisieren hätten. Auch schließt die Erzählung mit der Evaluation, dass der Klient eigentlich ein „netter Kerl" ist und sich positiv entwickelt hat.

> „Er hat sich dann ganz schön gewandelt, hat dann irgendwann einen Job gekriegt, spricht total gut Deutsch und so. Es ist alles ganz gut. Danach haben wir auch nie wieder uns angeschrien. (Homfeldt 00:17:05-8)

Durch diese abschließende Einschätzung einer Entwicklung entsteht einmal mehr das Bild eines trotzigen oder pubertierenden Kindes, dem die Grenzen für sein Verhalten aufgezeigt wurden und das diese schmerzlich aber nachhaltig gelernt hat.

Frau Frenzel kümmert sich in einer recht autoritär anmutenden Art um das Wohlergehen ihrer Schützlinge, wenn sie dafür „sorgt", dass eine Flüchtlingsfrau aus Georgien von ihrem „gewalttätigen, drogen- und alkoholabhängigen Mann", dem sie „hörig" war, geschieden wird und das alleinige Sorgerecht für ihre Kinder bekommt (Frenzel 00:44:37-8). Sie ist nicht nur eine fürsorgliche, sondern auch eine belehrende (Groß-) Mutter, die aufgrund ihres Alters und ihrer Lebenserfahrung die Autorität besitzt, die Flüchtlinge wie Kinder auszuschimpfen.

> „ich habe viele Ansagen gemacht. Und die haben SO viel Respekt vor mir. Wahrscheinlich, weil ich die Älteste dort war. Also wenn da irgendwas durchzusetzen war oder wenn wirklich ein Mann (.) die Frau geschlagen hat oder wenn die Kinder geschlagen wurden oder IRGENDWAS, ich bin da hin und habe die zusammengeschissen. Die hatten so eine Angst oder so einen Respekt vor mir. Die haben/ haben sich auch geändert." (Frenzel 01:55:26-6).

Ziel der Belehrungen oder der Schimpfe ist auch hier eine Veränderung der Schützlinge, die Frau Frenzel nicht genauer ausführen muss, weil sie den vorherrschenden kulturellen Vorstellungen wie zum Beispiel Gewaltlosigkeit entsprechen.

Weniger erfolgreich verläuft ein anderes Fallbeispiel, das ebenfalls von Frau Homfeldt präsentiert wird. Dieses wird mit einem von „tausend" Gesprächen eröffnet, das einen offensichtlichen Belehrungscharakter hat.

> „Tausend Gespräche haben wir geführt. ‚Bitte zieh doch deinen Kindern mal Socken an und Schuhe an. Das ist wirklich wichtig. Guck mal, es regnet draußen. Guck mal, es schneit draußen. Es friert draußen. Draußen sind Steine. Vielleicht wäre es voll gut, du würdest deinen Kindern mal was anziehen. Haben die heute eigentlich schon was gegessen außer Toast?' ‚Nein, haben sie nicht.' ‚Naja, dann koch doch mal was für die Kinder.' (Homfeldt 00:39:30-0)

Frau Homfeldt – selbst Mutter zweier Kinder – belehrt hier die Klientin darüber, wie sie ihre Kinder kleiden und ernähren soll. Sie präsentiert sich damit als jemand, der weiß, wie eine gute Fürsorge für Kinder aussieht und nimmt gleichzeitig eine Bewertung des Verhaltens der Klientin als „nicht fürsorgend" vor. Es bleibt jedoch bei der Belehrung, die mit einer konkreten Handlungsaufforderung verbunden wird. Ansätze des Nachforschens und Verstehens, warum die Mutter sich so wenig „mütterlich" verhält, bleiben aus, obwohl sich daraus möglicherweise konkrete Hilfestellungen für die Mutter ergeben könnten. Im Gegenteil wird das Fallbeispiel fortgeführt mit Situationen, in denen die Mutter ihrer Aufsichtspflicht nicht nachkommt und deshalb von den Sozialarbeitenden mehrere Anzeigen wegen Kindeswohlgefährdung beim Jugendamt gemacht werden. Frau Homfeldt rechtfertigt dieses drastische Vorgehen, indem sie ihre Sicht als kollektiv geteilte Meinung präsentiert.

> „Aber ich war/ oder wir waren damals so im Kollegium der Meinung, man sollte der Mutter die Kinder wegnehmen. Zumindest mal kurzfristig, damit sie wieder klar kommt und irgendwie ihr Leben sortiert. (..) Und die Kinder auch mal irgendwas anderes lernen außer Gewalt und Vernachlässigung ne." (Homfeldt 00:42:38-7)

Insgesamt ist die Erzählung aber weniger von einer Sorge um die Kinder geprägt als von dem Bedürfnis, die Klientin für ihre Verantwortungslosigkeit und die ausbleibende Veränderung zu bestrafen, was auch in der Formulierung „die Kinder wegnehmen" deutlich wird.

Belehrungen, Ermahnungen, Verweise und Bestrafungen werden als Methoden Sozialer Arbeit dargestellt. Frau Afarid zeigt verbal den mahnenden Zeigefinger, wenn sie zu ihren Klientinnen und Klienten sagt „du, du" (01:47:53-1) und man kann sich gut vorstellen, wie sie die Ermahnung realisiert, wenn eine Waschmaschine kaputt gemacht wurde oder jemand heimlich Besucher hatte. Herr Eggert wählt mehr die sportliche Variante, wenn er statt des mahnenden Zeigefinders die gelbe oder die rote Karte zeigt, wenn sich jemand nicht an die Regeln hält (00:11:18-7). Und Herr Thomas sieht es als wichtigen Teil seiner Professionalität, jemandem auch zu helfen, wenn er vorher eine Abmahnung bekommen hat. Allerdings macht er dieses Verhalten dann auch als bewusste Handlung dem Klienten gegenüber deutlich und präsentiert sich auf diese Weise als Vorbild.

Wenn Flüchtlinge sich auch nach vielen „Belehrungen" im Wohnheim nicht „benehmen" können, werden sie in ein anderes Wohnheim umverteilt. Diese Szenarien finden sich sowohl bei Herrn Thomas auch als bei Herrn Kirschning. Während Herr Thomas mit der Umverteilung vor allem Veränderungs- und Entwicklungsmöglichkeiten für die Klientel sieht, wenn diese sich in einem anderen Heim „stabilisieren", konzipiert Herr Kirschning die Umverteilung als Strafe.

> „wo wir sagen: ‚Es geht nicht mehr. Der ist jetzt viermal von uns belehrt worden und ist jetzt auch im FÜNFTEN Mal wieder betrunken und hat jetzt ähm den Kopf von jemandem gegen eine Wand geschlagen.' Ich sage: ‚Da ist doch irgendwann auch mal ein Punkt erreicht, wo wir einfach auch nicht mehr mit Reden weiterkommen, weil es bringt ja nichts.' (atmet hörbar ein) (Kirschning 01:00:57-6)

Diese Beispiele von Ermahnungen, Belehrungen und Strafen weisen auch darauf hin, dass es durchaus Klientinnen und Klienten gibt, die „unbelehrbar" sind oder die – um im Bild der Beelterung zu bleiben – als missratene Kinder präsentiert werden, wie weiter unten ausgeführt wird, nachdem im Folgenden das Ziel des Erziehungshandelns dargestellt wird.

6.11.5. Erziehung zur Selbstständigkeit

Frau Frenzel verbalisiert das Kümmern und Sorgen als elterlich gedachte Unterstützung überhaupt nicht. Nichtsdestotrotz ist der Eindruck stark, dass sie genau dieses Konzept von Hilfe verfolgt, wenn sie Dinge für Flüchtlinge besorgt und bis heute ein Zimmer in ihrer Wohnung bereithält, wo Flüchtlinge in Notfällen Unterschlupf finden können. Auf diese Art und Weise werden sie, wenn auch vorübergehend, sogar räumlich Teil der Familie. Die Aufzählungen von Frau Frenzel, was sie zusammen mit dem ehrenamtlichen Unterstützerkreis geleistet hat, lässt an das Tun von Eltern denken, die ihre Kinder Stück für Stück in die Selbstständigkeit begleiten. Das fängt damit an, dass den Flüchtlingen gezeigt wird, wie sie öffentliche Verkehrsmittel benutzen, dass für sie ein Konto eröffnet wird, dass Wohnungen gesucht und eingerichtet werden, sie bei einer Krankenkasse, beim Jobcenter und bei der Meldebehörde angemeldet werden. Das „Fitmachen" für eine selbstständige Lebensführung geht Hand in Hand mit Belehrungen und Erziehung zum richtigen Verhalten.

> „Oder Nichtigkeiten, wie, dass es eine HAUSORDNUNG gibt und dass die eine Hausordnung machen müssen, also Kehren oder Wischen oder/ Oder dass die sich an/ an Ruhezeiten halten müssen. Dass es eben abends/ Es gab ja dann auch PROBLEME. Die sind ja oft/ Das sind ja Nachtmenschen. Und dass es eben ab um zehn ruhig sein muss oder ab und zwölf nachts ähm/ am/ am/ am Wochenende. Oder dass man nicht bohrt und sägt am WOCHENENDE. Oder solche DINGE, solche deutschen/ typisch deutschen Dinge." (Frenzel 00:25:20-2)

Mehr Selbstständigkeit wird auch in anderen Interviews ganz allgemein als gut und wünschenswert vorausgesetzt und auch so benannt. Frau Frenzel erzählt von der bereits genannten georgischen Mutter, mit der sie mittlerweile befreundet ist, die „völlig unselbstständig, also hörig ihrem Mann gegenüber" war, inzwischen aber geschieden und „sehr selbstständig" geworden ist (00:42:41-1 bis 00:46:45-4). Frau Nezami berichtet von einer Analphabetin, die „unselbstständig [war; D.G.], weil sie/ weil sie nichts alleine machen durfte. Alles haben ihre Brüder für sie übernommen oder haben sie nicht rausgehen lassen" (00:24:50-0). In der Folge versuchen die Sozialarbeitenden sie „hier in den Strukturen so einzugliedern, dass sie vieles versucht selbstständig dann zu/ machen zu können" (Nezami 00:25:03-

5). Der Weg in die Selbstständigkeit wird an bestimmten Stationen wie einer eigenen Wohnung, einer Arbeitsstelle, die unabhängig von Sozialleistungen macht, einem guten sozialen Netzwerk oder einer eigenen Familie festgemacht. Es wird deutlich, dass Selbstständigkeit immer Hand in Hand mit Integration geht oder diese beiden Ziele sogar verschmelzen. Herr Eggert spricht davon, dass bei einer Klientin „offensichtlich ne Integration von statten geht" (00:37:35-1), weil sie einen Job als Reinigungskraft gefunden hat. Frau Nezami sieht den Zusammenhang im obigen Beispiel genau anders herum, wenn eine Klientin in Strukturen „eingegliedert" werden soll, damit sie selbstständiger wird.

Einen hohen symbolischen Wert für die beiden Ziele Integration und Selbstständigkeit hat die Beherrschung der deutschen Sprache. Eine Aufreihung relevanter Zitate mag die Dichte dieses Schlusses bei den Befragten veranschaulichen.

> „Wobei die ja jetzt sehr, sehr selbstständig geworden ist. Die spricht/ Die hat auch studiert in/ in Georgien. Die ist/ Die spricht fast perfekt Deutsch - die Kinder sowieso perfekt Deutsch. Die gehen in den Kindergarten und der S. in die Schule, der Große." (Frenzel 00:46:45-4)

> „Er hat sich dann ganz schön gewandelt, hat dann irgendwann einen Job gekriegt, spricht total gut Deutsch und so. Es ist alles ganz gut." (Homfeldt 00:16:38-1)

> „aber Afghaner is ganz andere Beispiele. Sie sind sehr ruhig sehr respektvoll sie sind nicht gewalttätig obwohl so Krieg erlebt haben sie integrieren sich schnell sie lernen sehr schnell Sprache sie nehmen ihre Termine wahr wunderbar (Thomas 01:04:03-5)

> „ich werde nie vergessen so'n Neunzehnjähriger war des der irgendwann ankam so fließend deutsch sprach mit seinem Pass so in der Hand und so ja ich fang jetzt an zu studieren und was einfach so total schön is wenn man dann so Leute sieht" (Schneider 01:30:46-6)

Die Beelterung in die Selbstständigkeit ist ein zweischneidiges Schwert. Einerseits ist das Geben wie dargestellt ein zentraler Aspekt, andererseits sollen die Klientinnen und Klienten von genau diesem Geben unabhängig werden. Dementsprechend muss die Beelterung so angelegt sein, dass sie den Schützlingen auch eine Entwicklung ermöglicht. In dem schon mehrfach angeführten Zitat von Herrn

Thomas erfordert das von den Sozialarbeitenden die Kompetenz, ihre Klientinnen und Klienten richtig einzuschätzen und aus dieser Einschätzung heraus Verantwortung stückweise an sie abzugeben: „kann man gucken was kann diese Bewohner machen und was kann nicht machen man kann das schätzen" (Thomas 00:08:14-2).

Auch Frau Homfeldt betont gleich zu Beginn des Interviews ihr Wissen über die Fähigkeiten der Klientinnen und Klienten, eigenständig und eigenverantwortlich zurecht zu kommen und stellt das auch als Entscheidungskriterium für Hilfestellungen dar.

> „ich meine, ich kenne die Leute ja auch hier und es gibt auch hier Leute, wo ich mir denke, ich traue denen nicht zu, dass die alleine wohnen. Ich kann mir auch nicht vorstellen, dass die in ihrem Heimatland irgendwie klar gekommen sind. (..) Und ähm (.) da hätte ich auch kein gutes Gefühl, wenn ich wüsste, dass die jetzt alleine in eine Wohnung ziehen, ohne Hilfe. (.) Und es gibt hier Leute und das ist mir auch völlig wurscht, ob die dann aus Afrika kommen oder (.) Syrien oder (lacht) (..) weiß ich nicht, Albanien oder so, (.) wo ich einfach denke, die kriegen das hin ne, die können es." (Homfeldt 00:07:22-1)

An späterer Stelle hebt sie ihre Professionalität hervor und markiert dadurch auch den Unterschied zu ehrenamtlichen Helfern, eben weil sie mit ihrer Einschätzung darüber, wie und ob eine Familie in einer eigenen Wohnung zurechtkommen kann, letztlich richtig liegt.

> „Dann kamen wieder die Ehrenamtlichen, wir würden die Familie schlecht behandeln und diskriminieren und (.) hach keine Ahnung und es war einfach so wahnsinnig anstrengend bis (...) irgendwann der Moment kam, wo die tatsächlich durch diese Ehrenamtlichen eine Wohnung gefunden haben und ausgezogen sind. (..) Und ich habe/ Wir haben gewettet. Ja. Die sind im September ausgezogen, ich habe gesagt im Januar/ (.) im Januar läuft es nicht mehr. (.) Anfang Dezember kam der Vater wieder her. (.) Sie hat ihn rausgeschmissen. (lacht) (..) Ja. Also jetzt ist er immer noch hier." (Homfeldt 00:32:07-3)

Auch in Bezug auf Klientinnen und Klienten mit Behinderung ist Selbstständigkeit ein Thema.

6.11.6. Behinderung als unmögliche Selbstständigkeit

Im Zusammenhang mit Behinderung und chronischer Erkrankung benutzt Frau Schneider den Begriff „Autonomie", den sie mit „selbstaktiv bleiben" und „kämpfen" verknüpft. Autonomie ist etwas, was gefördert werden soll, was sie aber auch als eingeschränkt oder bedroht sieht, wenn Flüchtlinge eine Behinderung haben. Im ersten Beispiel erzählt sie von der Lösung, dass in einer Unterkunft, die nicht barrierefrei ist, „alle mit anpacken" und sieht hier zwar den Willen zur Hilfsbereitschaft positiv, sie kritisiert aber auch, dass eine derartige Lösung nicht autonomiefördernd ist (00:21:27-7). In einem zweiten Beispiel stellt sie Autonomie als selbstaktive Lebensführung in Kontrast zur Abhängigkeit von Behörden.

> „Grade so in dem Bereich so chronifiziertes Trauma äh find ich es es schon ne wichtige Frage und ich denk das kann man auch kann auch übertragen werden auf andere Themen sozusagen ähm (1) zu kucken dass ne Person auch irgendwie ähm so ne Autonomie hat äh so ähm selbstaktiv bleibt äh für sich auch kämpft und und ich glaub so dieses a:- Antragstellen und ähm es ich find es hat ja auch so n bisschen was von so ner Abhängigkeit der- äh zu ner Behörde" (Schneider 01:14:58-6)

Staatliche Unterstützungsleistungen führen aus dieser Perspektive nicht unbedingt zu mehr Autonomie sondern zu Abhängigkeit und Frau Schneider kennt „Leute", die aus diesem Grund auf Leistungen verzichten, weil sie sagen: „Ich v- verzichte lieber auf was, weil ich keinen Bock hab, irgendwie keine Lust hab, mich mit Behörden auseinanderzusetzen und ähm dieses Abhängigkeitsgefühl zu haben" (Schneider 01:15:33-2). Sie verwendet Autonomie in diesem Zusammenhang als Synonym für Freiheit und Unabhängigkeit. Autonomie im Sinne von Selbstbestimmung, wie sie als Zielbestimmung in der Behindertenrechtskonvention oder im SGB IX formuliert ist, findet bei Frau Schneider keine Erwähnung.

Ähnlich bei Herrn Eggert. Behinderung wird von ihm sowohl in seinen Definitionsversuchen als auch in imaginierten Szenarien zur Unterbringung behinderter Flüchtlinge im Wohnheim an der Fähigkeit der selbstständigen Lebensführung gemessen.

> „das heißt wenn jetzt ne Behinderung welcher Art auch immer so ist, dass der Mensch mehr oder weniger in der Lage ist alleine zu laufen und

bestimmte Verrichtungen auch selber zu machen also theoretisch bei uns verbleiben !KANN! aber WIR der Meinung sind der is NICH mehr in der Lage, (1) physisch und psychisch sich wirklich KOMPLETT um sich zu kümmern das heißt er kann kein Einkäufe mehr machen, der kann sich sein Essen nich mehr selber bereiten, der ist nicht mehr in der Lage seine Körperhygiene in DEM Maße zu gestalten wie es sein SOLLTE, der is nich mehr in der Lage seine Wäsche zu waschen oder was auch immer; WENN er denn dann bei uns verbleibt weil weil der GRENZwert noch nicht erreicht is wo wir sagen wir könnens nich mehr mittragen dann installieren wir hm=häusliche Krankenpflege oder so ne hauswirtschaftliche Bedienung und das funktioniert dann auch. Und das übernehmen auch die Krankenkassen." (Eggert 01:00:17-8)

Die fehlende Selbstständigkeit wird dadurch markiert, dass die betroffenen Menschen nichts oder nur wenig alleine machen können oder nicht alleine gelassen werden können. Frau Lemberg erzählt von einer schwer behinderten Tochter, die zwar laufen kann, aber immer begleitet werden muss. Eine Klientin mit Epilepsie wird von Frau Nezami so beschrieben, dass ihre Anfälle gefährlich sein können, wenn sie beispielsweise beim Kochen auftreten. In der Folge kann die Frau von ihrem Mann nicht mehr alleine gelassen werden, was die Erledigung der anfallenden Aufgaben extrem erschwert und wodurch eine intensive Betreuung durch die Sozialarbeitenden nötig wird (Nezami 00:31:00-3).

Auch hier geht es also aus Sicht der Sozialarbeitenden weniger darum, den Betroffenen zu mehr Selbstbestimmung zu verhelfen, sondern der Fokus liegt darauf, die mit Behinderung assoziierte Unselbstständigkeit zu kompensieren.

6.11.7. Gegenkonstruktionen: Vertrauen und Austausch

Zum metaphorischen Konzept der Beelterung lassen sich aus den Interviews drei Gegenkonzepte rekonstruieren, nämlich das Vertrauensverhältnis, der Austausch mit Gleichen und die Klagemauer. Zwar kann Vertrauen auch als ein Beziehungsaspekt gesehen werden, das Vertrauensverhältnis zwischen Professionellen und Klientel unterscheidet sich aber wesentlich von der vertrauten Beziehung zwischen Eltern und Kindern, denn es muss erst gewonnen oder aufgebaut werden. So drückt sich im Vertrauen der eigentliche Unterschied zwischen einer sozialen

Eltern-Kind-Beziehung und einer beelternden Arbeitsbeziehung aus, denn Vertrauen ist etwas, was in der Eltern-Kind-Beziehung als Urvertrauen urwüchsig angelegt ist, in der Beziehung zu Klientinnen oder Klienten muss diese Ebene erst hergestellt werden.

Auch das Konzept des Austauschs kann als Gegenkonstruktion zur Beelterung gelesen werden. Es wird in den Interviews nur bei einem Geben und Nehmen zwischen Kolleginnen und Kollegen verwendet. So ist es nur schlüssig, dass Frau Frenzel, die sich in den Interviews als engagierte Privatperson präsentiert, überhaupt kein Konzept von Austausch oder Netzwerkarbeit hat. Im Gegensatz zu dem oben dargestellten Geben und Bekommen, bei dem das Fließen der Güter hauptsächlich als Einbahnstraße dargestellt wird, bezeichnet der Austausch ein Fließen in beide Richtungen. Damit wird eine Gleichwertigkeit zwischen den Beteiligten ausgedrückt, die beim elterlichen Geben nicht vorhanden ist. Auch die Art der Güter, die beim Austausch hin und her fließen, sind gleichwertig und in der Menge wird eine Balance gehalten. Austausch findet dementsprechend im Team der Einrichtung oder zwischen Kolleginnen und Kollegen aus unterschiedlichen Wohnheimen statt, Beispiele finden sich bei Herrn Eggert (01:49:04-5 bis 01:50:04-2), Frau Schneider (00:42:53-5), Frau Nezami (00:42:24-7 bis 00:43:21-7), Frau Afarid (00:33:28-4) und Herrn Thomas (00:22:34-0).

Herr Kirschning fühlt sich „mutterseelenallein" und dementsprechend fehlen bei ihm auch Erzählungen des Austauschs und des Netzwerks. Er wirkt sehr resigniert und macht das an der fehlenden Unterstützung durch seinen Arbeitgeber fest. Durch die Tatsache, dass der Betreiber des Wohnheims von Herrn Kirschning das Sozialamt ist, sind für ihn formal gesehen, viele Angestellte in diesem aber auch in anderen Ämtern Kolleginnen und Kollegen. Sogar die Mitarbeiter der Ausländerbehörde zählt er dazu (00:44:12-0). Gleichzeitig verbindet ihn mit diesem Kollegium aber kein Austausch, es gibt keine Gespräche oder Treffen und durch die lokale Abgeschiedenheit des Wohnheims von den Behördensitzen ergeben sich auch keine informellen Möglichkeiten. Frau Homfeldt erwähnt den Austausch mit Kolleginnen und Kollegen aus anderen Heimen, hat jedoch kaum Verbindung zu den Kolleginnen und Kollegen im eigenen Wohnheim. Auf die Frage, wer alles zum Team gehöre, fragt sie zurück: „Wie zum Team?" (Homfeldt 01:57:39-9). Es stellt sich heraus, dass es ein zweites Büro gibt, in dem „sind auch noch zwei drin, aber die sind beide keine Sozialarbeiter" (01:58:15-9) und sie illustriert an einer Szene, dass diese beiden Mitarbeiter keinen Kontakt wünschen. Ihr Vorschlag, den Arbeitstag mit einer kurzen gemeinsamen Besprechung zu beginnen, wird „abgewiegelt", und Frau Homfeldt erzählt mehrere Begebenheiten, in denen die fehlende Zusammenarbeit zu Mehrarbeit und Missverständnissen führt. Über die Schilderung dessen, was es nicht gibt, wird klar, dass für Frau Homfeldt Austausch zu einer kollegialen Beziehung gehört.

6.11.8. Die Mütter-Biografie der Helfenden

So wie die Lehrer- und die Kämpferrolle hat auch die Beelterung eine stark biografische Prägung, die sich vor allem bei Frau Afarid und Frau Frenzel nachvollziehen lässt. Beide Frauen übernehmen eine Elternrolle, die prägnant mit der Rolle einer fürsorglichen und in dieser Fürsorge auch bestimmenden und anleitenden Mutter oder Großmutter beschrieben werden kann. Beide Frauen legen auch in den Erzählungen zu ihrer Biografie einen Schwerpunkt auf diese Rolle, anders als zum Beispiel Frau Lemberg und Frau Homfeldt, die zwar beide ebenfalls Mütter sind, diesen Aspekt jedoch nur am Rande oder in einem Zusammenhang erwähnen, in dem es nicht um Fürsorglichkeit geht.

Die Fürsorglichkeit gegenüber ihrem eigenen Kind wird von Frau Afarid als eine wichtige biografische Erfahrung rekonstruiert, die in Zusammenhang mit ihrer Fluchtgeschichte steht. Das Zusammenspiel von Flüchtling, Frau und alleinerziehender Mutter macht sie einerseits besonders vulnerabel, andererseits sind die Bedürfnisse ihres Kindes auch ein wichtiger Motor, um in dieser vulnerablen Situation aktiv zu werden.

> „Diese Erfahrung, das kann ich denn weiterbenutzen. (1) Und von meine Erfahrungen als Flüchtlinge (.) mit ein KIND. ALLEINEstehende Frau mit einem KIND, Dreijährige, die HUNGER hatte. Die wollte nicht Abendbrot, deutsche Abendbrot essen. Die wollte WARMES essen. Musste ich putzen gehen." (Afarid 01:32:47-5)

Entlang des Motivs „mütterliche Fürsorge" entwirft sie eine biografische Konstruktion, in der Fürsorglichkeit und aktiver Einsatz zusammenkommen und so zu einem sozialen Aufstieg von der Reinigungskraft zur Sozialarbeiterin führen. Diese Erfolgsgeschichte gibt sie im Frauencafé als Mutmacher und Motivation an ihre Klientinnen weiter.

Frau Frenzel präsentiert in den biografischen Erzählungen ähnliche Motivzusammenhänge von Verantwortung, Fürsorglichkeit und Leistung. Nach der Trennung von ihrem zweiten Mann ist sie faktisch alleinerziehend, gleichzeitig fühlt sie sich durch die Behinderung ihres Sohnes sehr gefordert und zwar zum einen im täglichen Zusammenleben mit ihm, zum anderen aber auch wegen der fehlenden Unterstützungsmöglichkeiten, sei es durch Vereine und Einrichtungen, sei es durch Verwandte.

> „Ich musste um alles kämpfen, fürchterlich kämpfen, damit mein Kind gefördert wird. Weil ich, ja, mich ja/ Jede Mutter fühlt sich für ihr Kind verantwortlich. Und ich habe immer sowieso gedacht, was ich nicht mache, macht niemand anders. Der Vater (.) ist zwar gekommen aber es war nie so ein Vater-Sohn-Verhältnis." (Frenzel 03:45:27-7)

So wie sie ihren Sohn immer wieder und immer noch schützen muss, so schützt sie auch die Flüchtlinge, indem sie sie nachts irgendwo abholt, durch die Gegend fährt zu ihren Schlafplätzen oder sie aus „brenzligen Situationen rausholt" (00:27:36-0).

6.11.9. Zusammenfassung: Die beelternde Beziehung

Beelterung ist eine Metaphorisierung, die den Beziehungsaspekt und die emotionale Seite der Sozialen Arbeit fokussiert. Beides wird mit der Vorstellung von „Nähe" zur Klientel ausgedrückt, die auch zu groß werden kann und dann als bedrohlich empfunden wird. So ist es auch verständlich, dass das Beelterungskonzept von den Befragten eher in Einzelaspekten umgesetzt wird. Als Gegenpol zur emotionalen Nähe wird ausreichende Distanz nicht nur als erstrebenswert, sondern auch als professionell konzipiert. Herr Kirschning grenzt sich von der familiär gedachten Nähe zur seinen Klientinnen und Klienten ab, indem er Beziehungsangebote als „Bruder" oder „Freund" deutlich zurückweist und so auf Distanz bleibt. Für Frau Nezami bedeutet Distanz, dass sie die Erlebnisse auf Arbeit nicht mit nach Hause nimmt. Das impliziert, dass Gefühle und Erinnerungen etwas sind, von dem man sich zeitweilig lösen kann (00:55:24-4), eine Vorstellung, die nicht zu einer elterlichen Rolle passt.

Die Positionierung der Sozialarbeitenden als Fürsorgende und Erziehende ist deutlich an das Verhältnis von Erwachsenen und Kindern angelehnt. Die Sozialarbeitenden sind dabei natürlich die Erwachsenen, die gegenüber den Kindern einen Vorsprung an Wissen, Erfahrung und Ressourcen haben, gleichzeitig aber auch Verantwortung für die Kinder tragen. So können die Sozialarbeitenden einerseits mehr geben, sie haben andererseits aber auch die Macht, zu sanktionieren und zu bestrafen. Im Zusammenhang mit Erziehung kann auch das Geben als Form der Macht genutzt werden: Wer ein „guter" Klient ist, sich richtig verhält und den Rat und die Anweisungen der Sozialarbeitenden befolgt, der kann durch die wertvollen Gaben von Aufmerksamkeit, Interesse, Empathie und Rat auch belohnt werden. Auch wenn in der Präsentation der Altruismus des Gebens überwiegt, so kann davon ausgegangen werden, dass diese zweite Seite der Medaille des Gebens in der Praxis eine große Rolle spielt. Auch wird an einigen Stellen deutlich, dass es auf der Seite der Sozialarbeitenden durchaus die Erwartung gibt, dass die Klientinnen und Klienten auch Dankbarkeit für die Fürsorge und die Gaben zeigen. Diese Haltung fokussiert auf das Erleben der Beziehungsebene zwischen Professionellen und Klientel. Herr Kirschning beispielsweise, der eine sehr systemische Perspektive auf die Lebenssituation seiner Klientel und damit auch auf seine Arbeitssituation hat, erwartet diese Dankbarkeit nicht. Er beklagt stattdessen, dass er sich von seinem Arbeitgeber nicht wertgeschätzt fühlt.

Der materielle Aspekt, der in echten Eltern-Kind-Beziehungen einen wichtigen Teil ausmacht, stellt sich in der Sozialarbeiter-Klient-Konstellation differenzierter dar. Während in Eltern-Kind-Beziehungen die Eltern in der Pflicht sind, sich auch materiell um die Kinder zu kümmern, sich nicht nur um sie zu sorgen, sondern sie auch zu versorgen, haben Sozialarbeitenden keine materiellen Unterstützungspflichten gegenüber den Klientinnen und Klienten, obwohl das manchmal sogar von diesen eingefordert wird. Sie „versorgen" ihr Klientel mit staatlich bereit gestellten Ressourcen und nehmen hier die Funktion von Distributoren ein wie das im vorangegangenen Kapitel ausgeführt wurde.

6.12. Soziale Arbeit ist bedrohlich

Soziale Arbeit hat auch eine sehr bedrohliche Seite. Diese ist nicht einer einzelnen Metaphorik zuzuordnen, sondern setzt sich aus verschiedenen Metaphern und Bildern zusammen, die sich zu einer Atmosphäre der Bedrohlichkeit verdichtet und sehr konkret erfahr- und spürbar ist, wenn die körperliche Integrität der Sozialarbeitenden verletzt wird.

6.12.1. Berufserfahrung ist prägend und einschneidend

Frau Schneider und Frau Nezami sprechen von Achtsamkeit für sich selbst, die nötig ist, um dauerhaft „funktionieren" zu können. Zu dieser Achtsamkeit gehört bei Frau Schneider, dass der Feierabend auch tatsächlich eine Pause von der Arbeit ist und dass sie auch Essenszeiten einhält, sich also im wahrsten Sinne Energie zuführt. Auch Frau Nezami muss auf sich achten, indem sie Pausen wie zum Beispiel Urlaub nutzt, um „abzuschalten". Sie spricht auch davon, dass sie das Erlebte nicht mit nach Hause nimmt, um sich zu schützen. „Wenn ich jetzt alles mit nach Hause nehmen würde, würde ich äh kaputt gehen." (Nezami 00:55:47-2) Andererseits gelingt es ihr auch nicht immer, alles zu vergessen, wenn sie „etwas mitnimmt" (00:56:03-8).

Herr Eggert und Herr Kirschning sprechen von Erlebnissen und negativen Erfahrungen, die Spuren hinterlassen haben.

> „WIE sagt man immer? (1) äh fremde Erfahrungen ritzen die HAUT, eigene Erfahrungen schneiden ins Fleisch. So. Schöner Spruch. Äh also ich hatt schon etliche solcher Schnitte mit eigenen Erfahrungen, wo man sich sagt das musste so nich nochMAL machen, det funktioniert nich" (Eggert 01:48:57-7)

Wie aus dem Kontext hervorgeht, beziehen sich die „Schnitte mit den eigenen Erfahrungen" auf Herrn Eggerts Berufserfahrungen in der Flüchtlingsarbeit. Obwohl er an dieser Stelle von „etlichen" Erfahrungen spricht, erzählt er im Interview nur von einer für ihn körperlich bedrohlichen Situation, eine szenische Darstellung, die hervorsticht, weil sie die einzige wirklich erzählende Sequenz des Interviews darstellt (01:32:13-4 bis 01:34:16-7). In dieser Szene muss Herr Eggert das Hausverbot, das zuvor von seinen Kolleginnen ausgesprochen wurde, durchsetzen. Der Klient wird als stark, aber gutmütig charakterisiert, wird jedoch zum wilden Tier, das „von einem Einsatzkommando von sieben Leuten gebändigt" werden muss, wenn er betrunken ist. Nach dem Rausschmiss kommt der Klient während der Arbeitszeit von Herrn Eggert zusammen mit einem „Suffkumpel" zurück, um seine Sachen aus seinem Zimmer abzuholen. Nach mehreren Ermahnungen, holt Herr Eggert die Polizei zu Hilfe, um das Hausverbot durchzusetzen. Die beiden Männer haben sich in der Zwischenzeit betrunken. Es kommt zu folgender Szene im Zimmer des Klienten:

> „und der eine mit dem Rollator [der ‚Suffkumpel'; D.G.] der saß aufm Bett, und der riesen Ringer [der Klient; D.G.] der war da in dem Zimmer. Und die Polizei war an der Tür. Und ich bin in das Zimmer gegangen weil ich i::rgendwas gucken wollte, und war dann auf einmal in der Situation, (1) dass der (1) russische Mann [der Klient; D.G.] RICHTIG AUFBRAUSEND wurde, und er aber zwischen Polizei und mir stand. das heißt also (1) d- und VOR dem=äh Ringer stand noch der Rollator. Also die Polizei hätte da Mühe gehabt sofort einzugreifen" (Eggert 01:34:16-7)

In dieser Szene hat sich Herr Eggert, wie er sagt, „unnötig in Gefahr gebracht". Die Gefahr, die er selbst als bedrohlich und angstmachend empfindet, entsteht dadurch, dass Herr Eggert sich im wahrsten Sinne des Wortes auf die falsche Seite stellt. Der Klient wird als unkontrollierbare und zerstörerische Kraft imaginiert, wenn er „gebändigt" werden muss oder wie ein Unwetter „aufbrausend" wird. Die Geschichte der Bedrohung wird zum Schluss hin umgewandelt in eine Lehrgeschichte, die gut ausgeht, weil Herr Eggert die fehlende Professionalität in seinem Verhalten durch die „gute Beziehung" zum Klienten erfolgreich kompensieren kann.

6.12 Soziale Arbeit ist bedrohlich

Herr Thomas erzählt keine bedrohlichen Szenarien, wohl aber ermahnt er einen Klienten zu einem „besseren" Verhalten, in dem Fall, mehr Verantwortung bei der Suche nach einer eigenen Wohnung zu übernehmen und Termine wahrzunehmen, weil Herr Thomas sonst „sein Gesicht verliert" (00:47:00-4).

Herr Kirschning erzählt von „einschneidenden Negativerfahrungen" (00:34:21-1; 00:35:17-2), die er auch mit dem Verhalten seines Arbeitgebers in Verbindung bringt. Bei ihm geht es mehr um das Verlassen sein „mutterseelenallein", was für ihn bedrohliche Formen annimmt, wenn er sich bedroht fühlt und keine Schutzmöglichkeiten für sich sieht. Es werden zwei Aspekte deutlich: Zum einen ist Soziale Arbeit mit Bedrohung verbunden, zum anderen erwartet Herr Kirschning Schutz von seinem Arbeitgeber, den er nicht erhält. Zwei Beispielerzählungen machen das deutlich und die Bedrohung konkret. Einmal erzählt Herr Kirschning von dem fehlenden gesundheitlichen Schutz. Die Krankheiten, die in den Klienten versteckt sind und dann ausbrechen, sind hier die Naturkatastrophe, die Herr Kirschning als lebensbedrohlich empfindet. An anderer Stelle erzählt er von seinen Versuchen, bei seinem Arbeitgeber Schutz zu finden bei einer Bedrohung durch einen Klienten.

> „Also das Gefühl hatte ich tatsächlich schon mal, wo es dann auch wirklich so um/ um/ um Bedrohung ging auch mit Waffen ähm, wo wir dann selber bedroht wurden, ich teilweise bedroht wurde, auch mit dem Tode bedroht wurde, (atmet hörbar ein) (..) wo man mir dann auch seitens meines Arbeitgebers sagte, na ja, ich soll einfach mal reden mit dem Herrn und mal gucken, ob man das Problem nicht irgendwie so lösen kann. Ähm wo ich dann auch dachte ‚ja, was soll ich mit jemandem reden, der mir irgendwie den Tod androht (.) und irgendwie mich mit Rasiermessern bedroht, ähm wa/ wa/ was/ was soll ich denn da großartig noch tun?'" (Kirschning 00:31:06-8)

Der Schock über diese Situation ist in der Erzählung darüber noch deutlich zu hören, wenn Herr Kirschning zuletzt zu stottern beginnt. Auch die Hilflosigkeit wird deutlich, denn für diese Art der Lebensbedrohung hat Herr Kirschning keine professionellen Methoden parat. Diese Erlebnisse sind für Herrn Kirschning „einschneidende Erlebnisse", womit er sprachlich den Anschluss an Herrn Eggerts Erfahrungen findet, die ins Fleisch schneiden. Herr Kirschning imaginiert sich hier deutlich als Opfer – und zwar weniger durch die Bedrohungen durch Klienten als durch die Ignoranz und unterlassene Hilfeleistung seines Arbeitgebers, denn er ist sich sicher, dass er es nicht „verdient" hat, sich „sowas antun zu lassen" (00:34:51-3).

Auch andere Aspekte der Sozialen Arbeit werden zu Bedrohungen für die Gesundheit und die körperliche Integrität. Herr Kirschning illustriert sein Engagement als selbstverletzend, wenn er sagt, dass „er sich die Beine ausreißt" (00:31:51-8). Gleichzeitig muss er aber auch den Kopf hinhalten, wenn dieser von den Klienten abgerissen wird, weil es schlechte Nachrichten gibt (00:41:40-6). Er erhält auch Drohungen von Klienten, dass sie ihm einen „Knüppel über den Kopf haun" (02:31:55-3; 2599). So wird Herr Kirschning zu einem Prügelknaben, mit dessen Hilfe sich auch der Arbeitgeber selbst schützt, indem er seinen Angestellten den Kopf für schlechte Nachrichten und Bescheide hinhalten lässt, eine Rolle, die Herr Kirschning als lebensbedrohlich empfindet.

> „ich sage mal immer so, ähm der Überbringer der Botschaften ist halt der erste, der/ der/ der Überbringer der schlechten Botschaften ist der erste, der gehängt wird, und im Prinzip ist das halt auch so" (Kirschning 0:41:44-9)

Auch andere Befragte sprechen von Situationen von Gewalt oder Aggressivität im Wohnheim, aber nicht aus der Position der bedrohten Betroffenen, sondern als Richtende und Strafende, die zum Beispiel ein Hausverbot aussprechen können (Afarid 00:37:56-9).

Möglicherweise ist es bei Herrn Kirschning so, dass sich bei dem Thema eine tief sitzende Angst vor den Fremden Bahn bricht. Er spricht darüber, dass er diese Angst empfunden hat, als er zu arbeiten begonnen hat, weil er Flüchtlinge als aggressiv eingeschätzt hat, was er im Nachhinein selbst als Vorurteil reflektiert.

> „in dem Kontext habe ich immer damit gerechnet, das war so meine erste Angst-ähm-idee, die ich hatte, als ich hier angefangen habe: oh Gott ähm (.) so viele Leute und alle sind ähm Flüchtlinge und alle sind aggressiv und alle sind irgendwie/ das wird ne/ äh eine totale schlechte miese Arbeit werden. Ähm den Gedanken hatte ich tatsächlich vorher, ich weiß auch

6.12 Soziale Arbeit ist bedrohlich

nicht, warum. Aber der hat sich Gott-sei-Dank relativ schnell eben relativiert." (Kirschning 00:34:46-8)

Herr Kirschning schildert seine Angst als rational überwunden, spricht auch davon, dass die „reine Arbeit mit Flüchtlingen" eine „sehr schöne Arbeit" sein kann (00:34:55-9), möglicherweise ist die emotionale Ebene aber erfahrungsresistenter und seine ursprünglichen Sorgen brechen in bestimmten Situationen als „Urangst" vor dem Fremden wieder durch.

Auch bei Frau Frenzel hinterlässt das Engagement für Flüchtlinge einen Eindruck, sie geht zwischendurch „auf dem Zahnfleisch" und fühlt sich „geprägt" durch diese Zeit. Sie wird also selbst zum Material, das durch ihre biografischen Erfahrungen geformt wird, deutet diese Prägung allerdings positiv. Die „Prägung" von Herrn Eggert wird von ihm hingegen als bedrohlich eingestuft, wenn sie in seiner Ehe „Spuren hinterlässt".

> „und wenn man so ne Gespräche führt und dann so viel (.) Grausames geschildert bekommt dann erscheinen einem diese tagtäglichen Probleme die wir haben so BANAL dass das sogar da- in unsrer EHE ähm Spuren hinterlassen hat. Weil ich sage <<leise> so='na (1) worüber regst du dich eigentlich auf?'> Ne. Da habe ich meiner Frau Stories erzählt da sagt sie <<sehr leise> ‚ja du bist aber mit MIR verheiratet und nicht mit deinem Wohnheim. Ich will dass das hier SO läuft'>. Also man hat sich n Wertesysteme aufgebaut was näher an den Flüchtlingen war als an dem realen Leben in dem WIR leben" (Eggert 01:43:48-6)

Diese Sequenz ist eingebettet in eine Rahmenerzählung, in der Herr Eggert eine persönliche Entwicklungsgeschichte vom orientierungslosen Gutmenschen hin zum distanzierten Professionellen präsentiert, der quasi nach einem Ausflug in die Parallelwelt der Flüchtlinge wieder seinen Platz findet. Das, was Frau Frenzel als „Prägung" bezeichnet, also als eine Veränderung, die nicht wieder rückgängig zu machen ist und von ihr in der Rückschau positiv konnotiert wird, wird von Herrn Eggert als Traumgebilde imaginiert. Das an den biografischen Erfahrungen der Klienten ausgerichtete Wertesystem wird zu einer Fata Morgana, die ihm durch seine Frau erkennbar wird. Auch hier wird von einem Positionswechsel erzählt, wenn diesmal auch nicht räumlich in einem Zimmer, sondern hinsichtlich der Wertvorstellungen, die Herrn Eggert auf die Seite seiner Klienten bringt. Die Nähe zu dieser Seite ist verbunden mit einer Entfernung von seiner Ehe, seinem „realen Leben". Hier wird auch deutlich, dass es einen großen Abstand zwischen der Klientel und ihm als Vertreter der „einheimischen Deutschen" gibt.

Auch die anderen Befragten kennen schwere und schwierige Situationen. Frau Lemberg bekommt „zitternde Knie", wenn es Abschiebungen direkt aus dem Wohnheim gibt, und erlebt damit ihre Angst und die empfundene Bedrohung auch somatisch (00:25:46-1). Frau Schneider, Herr Kirschning und Frau Homfeldt benutzen das Wort „auskotzen", wenn sie über Supervision sprechen. Das impliziert, dass sie vorher in ihrer Arbeit etwas „schlucken" mussten, was unverdaulich schwer im Magen liegt und möglicherweise sogar krank macht. Das „Auskotzen" hilft, das Krankmachende wieder los zu werden, allerdings auf eine sehr unangenehme Art, die man im Alltag mit Krankheit oder einer Überdosis an Alkohol verbindet. Soziale Arbeit wird als etwas dargestellt, das der Gesundheit nicht zuträglich ist. Frau Frenzel imaginiert ihr Engagement in der Flüchtlingshilfe als etwas Schweres, von dem sie droht, überrollt zu werden: „dieses ganze Massive, was da auf uns zugekommen ist" (Frenzel 00:11:32-8). Hier sind Assoziationen mit Naturkatastrophen wie einer Lawine, einer Muräne oder einer Flutwelle nicht weit, die in jedem Fall eine Gefahr für Leib und Leben darstellen.

6.12.2. Krankheiten sind eine Bedrohung

Krankheiten von Klientinnen und Klienten werden von Herrn Thomas und Herrn Kirschning auch als potentielle Bedrohung wahrgenommen, vor allem wenn es um hoch ansteckende Krankheiten geht, für die das Heim ein „perfekter Nährboden" ist (Kirschning 01:33:36-0). Es geht um Krankheiten, die nicht „offensichtlich sind", im Anfangsstadium nicht „zu Tage treten", deren Symptome nicht sichtbar sind. Diese Krankheiten sind entweder tückisch, weil sie die Menschen täuschen, denn sie sind schon in einem Stadium ansteckend, in dem sie noch nicht „auffällig" sind, sich also verborgen halten.

> „Die Inkubationszeit ist da äh relativ lang, ja, sechs bis acht Wochen, wenn nicht länger. Das heißt, in der Zeit ist das so nicht auffällig. Die Leute haben keine Symptome, es ist so nicht nachweisbar und taucht im

> Röntgenbild vielleicht nicht unbedingt auf. Ähm und ein Bluttest äh wird nicht sofort gemacht, weil der halt länger dauert und das durch den äh/ durch das Blutabnehmen erstmal äh einen größeren Eingriff darstellt als ein Röntgenbild. Und dadurch äh gehen dann halt so Sachen auch unter. Und dann gibt es dann halt auch Leute, die eine Tuberkulose in sich tragen, das gar nicht wissen und dann auf einmal bricht es aus. (.) Und dann fällt es urplötzlich auf. Und dann sieht man sich in so einem Heim hier konfrontiert mit der Situation: Eine offene Tuberkulose ist HOCHGRADIG ansteckend." (Kirschning 01:33:26-0)

Wenn Krankheiten „ausbrechen" (Kirschning), ist der Gedanke an einen Vulkan nicht weit. Es geht hier also um eine Naturkatastrophe, der Herr Kirschning als Sozialarbeiter kaum etwas entgegenzusetzen hat, der er schutzlos ausgeliefert ist. Um dies zu untermalen, präsentiert er die Szene einer Überweisung eines kranken Klienten ins Krankenhaus, bei dem ein Verdacht auf Tuberkulose vorliegt. Der Rettungsdienst erscheint mit „Schutzanzügen" im Wohnheim, in die sie sich erstmal selbst „einpacken" (01:48:04-3).

Auch Epilepsie gehört in diese Kategorie der lauernden Bedrohung. Frau Nezami erzählt als Hauptproblem im Umgang mit Epilepsie, dass die Anfälle „unberechenbar" sind und deswegen zu einer Gefahr werden können, wenn sie in Situationen wie beim Kochen auftreten.

> „Ist auch bis jetzt ähm für/ für sie nicht klar, wann die immer kommen oder wie/ oder aus/ woher die ausgelöst sind und werden. Aber ist ja so bei Epilepsie in der Krankheit ist es ja so ein (...) ja unberechenbares Erkr/ Erkrankung, dass man da gar nicht weiß, ähm (..) ähm ja das kommt ja plötzlich. (Nezami 00:29:51-5)

Die Krankheit erscheint in der Erzählung wie ein Monster, das sich in der Klientin verborgen hält, um sie dann in unterschiedlicher Art und Weise „anzufallen".

Allein die potentielle Bedrohlichkeit der verborgenen Krankheiten hat direkten Einfluss auf das Alltagshandeln der Sozialarbeitenden, die zwischen Selbstschutz und Respektlosigkeit abwägen müssen, wie Herr Thomas erklärt.

> „Zum Beispiel hier die Männer geben gerne Hand und du sagst es der Mann is krank wenn du gibst es steht immer ein bisschen ah vielleicht hab

ich mich angesteckt und wenn nicht die geben das is ein bisschen Respektlosigkeit und so" (Thomas 00:16:44-0)

Dahinter steht das metaphorische Konzept „der Mensch ist ein Gefäß" und hat dementsprechend ein Innen, ein Außen und eine Grenze (Schmitt 1995, S. 201). Das Händeschütteln als höfliche Geste des Begrüßens oder Abschiednehmens zeigt die Annäherung der beteiligten Personengefäße an. Diese Annäherung, die ein wichtiger Teil der Eröffnung von Interaktion und Kommunikation ist, birgt jedoch auch die Gefahr, dass gefährliche Teilchen aus einem Gefäß die Gefäßgrenzen überschreiten, in das andere Gefäß eindringen und es (negativ) verändern. Im Krankheitsbild der „offenen TBC" (Thomas, Kirschning) wird dieses Konzept einer Krankheit, die geschlossene Behälter öffnen kann, auch im Namen deutlich. In einer Beispielnarration von einem Flüchtling mit künstlichem Darmausgang nutzt Herr Thomas statt dem Fachvokabular die Umschreibung „hat offene Operationen gehabt" (00:11:16-3). In dem damit produzierten Bild ist es der „Gestank", der (über die Nasenöffnungen) in die Mitbewohner eindringt.

Klientinnen und Klienten können aber nicht nur gefährlich sein, weil sie eine hochansteckende Krankheit haben, sondern auch, wenn sie die Gefäßgrenzen der Sozialarbeitenden durch ihr Verhalten verletzen.

6.12.3. Klienten können gefährlich werden

Die Gefäßgrenzen können jedoch auch durch bedrohliches Verhalten („Gewaltbereitschaft") oder durch Worte verletzt werden: Traumatisierte Menschen können aus Herrn Thomas Sicht manchmal „nicht mit anderen Menschen umgehen", wobei das „Umgehen" als eine Bewegung um ein anderes Gefäß herum als Gegenkonstruktion zu Annäherung und Eindringen interpretiert werden kann. In dem Fallbeispiel eines alkoholkranken Klienten wird die Grenzproblematik sogar direkt verbalisiert: „und zuerst war hier ruhig und so und dann hat einen Mitarbeiter von uns beschimpft und dann für uns war die Grenze überschritten" (Thomas 0:35:17-0).

6.12 Soziale Arbeit ist bedrohlich

Auch für Herrn Eggert haben Klienten ein bedrohliches Potential. Wie schon im obigen Fallbeispiel dargestellt, werden einzelne als wild gewordene Tiere imaginiert, die nur schwer „gebändigt" werden können. In diese Metaphorik passt auch, dass Klienten „über die Stränge" schlagen.

> „dass jemand der hier VOLLkommen über die Stränge geschlagen is dass der sofort rausfliegt. Damit man das auch SIEHT. „Es gibt Grenzen, und ihr könnt die gerne übertreten, aber dann müsst ihr mit den Folgen leben."' (Eggert 01:36:53-7)

Der Ausdruck „über die Stränge schlagen" kommt aus dem Kutschbereich und bezeichnet eine Situation, wenn ein unruhiges Pferd über den Zügelstrang hinaus ausschlägt. Auch hier geht es also um ein unbändiges, wild gewordenes Tier, das droht, den leitenden und regulierenden Zügeln des Kutschers zu entkommen und sowohl das angespannte Gefährt als auch alle Insassen zu gefährden. So wird deutlich, dass die Grenzen, die von diesen Klienten übertreten werden, die Grenzen des Zügels sind, der von den Sozialarbeitenden in der Hand gehalten wird.

Wenn Situationen von Gewalt im Heim von der Polizei „entschärft" werden müssen (Kirschning 01:03:49-6), so werden Klientinnen und Klienten quasi als tickende Zeitbomben imaginiert. In anderen Fällen sind sie selbst Naturphänomene, die nicht der Steuerung der Sozialarbeitenden unterliegen. So „schneien" sie ins Büro (Homfeldt 00:01:42-4) oder „überfluten" die Sozialarbeitenden (Kirschning 00:25:59-9), Probleme können dann „ausufern" (Kirschning 01:13:04-6). Auch wenn bedrohliche Klienten ein Hausverbot bekommen haben, „tauchen" sie noch im Wohnheim „auf" (Kirschning 00:36:04-2).

6.12.4. Soziale Arbeit ist risikoreich

Wie aus den vorangegangenen Ausführungen schwerlich von der Hand zu weisen, birgt Soziale Arbeit mit Flüchtlingen also ein Risiko. Dieses ist aber nicht nur mit konkreten Bedrohungen durch Erkrankungen oder gewaltbereitem Verhalten von Klienten zu erklären, sondern geht weiter. Frau Lembergs Statement, dass ihre Arbeit sich auf einem schmalen Grat zwischen „legal und illegal" bewegt, wurde bereits zitiert (Lemberg 00:27:53-7). Aber auch Herr Eggert nimmt das

Risikohafte in den Blick, wenn er von dem „Graubereich" seiner Arbeit spricht und von der immer wieder nötigen Entscheidung, „wie weit man sich da aus dem Fenster lehnt" (00:17:46-2), sich also bewusst in eine risikoreiche, weil absturzgefährdete Situation begibt.

Frau Nezami kann nicht „alles mit nach Hause nehmen" und spricht hier sicherlich von Erfahrungen, sonst würde sie „kaputt" gehen. Frau Frenzel erlebt Bedrohung aus einer ganz anderen Richtung. Mit ihrem Engagement für Flüchtlinge positioniert sie sich auch politisch in der Öffentlichkeit und wird dafür von „Nazis" (00:53:09-8) bespuckt und angepöbelt.

> „Also bespuckt und be/ angepöbelt, auf JEDEN Fall. Auch Beschmierungen am Haus. WOBEI ich sagen muss, das äh (.) dass da noch mal eine wahrscheinliche Grenze ist, weil ich schon eine alte Schachtel bin. Also weil ich jetzt nicht/ (.) Wir haben ganz viele junge Leute, die sich auch da bemühen und sozial arbeiten. Die greifen sie schneller an. Also vor mir/ Da ist immer noch so eine kleine Distanz, also so eine kleine Grenze wahrscheinlich da. (4) Ja." (Frenzel 00:53:03-6)

Während des Zitats vollzieht sie eine Weiterentwicklung von einem drohenden Verhalten zu einem angreifenden Verhalten. Das Feindbild ist klar umrissen, es geht um eine Gruppe von Menschen, die sich politisch rechts positionieren und damit „gegen Flüchtlinge" sind (Frenzel 01:00:28-9). Das verweist auf eine prinzipielle Dichotomisierung in dem Interview mit Frau Frenzel: Es gibt die Gruppe derjenigen, die „pro Flüchtlinge" sind, sich „pro Flüchtlinge" engagieren und sich damit sichtbar auf deren Seite positionieren. Und es gibt die Gruppe derjenigen, die „gegen" Flüchtlinge und damit auch gegen die Unterstützerinnen und Unterstützer sind. Die Trennung geht durch die ganze Stadt und führt zu regelrechten Straßenkämpfen, zu denen auch die oben genannten Beschimpfungen und Bedrohungen gehören.

Soziale Arbeit ist auch risikoreich, weil sie als „Katastrophenhilfe" gesehen wird. Es ist einerseits ihre Aufgabe, präventiv Katastrophen zu verhindern und an dem Ausbleiben einer solchen macht sich auch die Qualität und der Erfolg fest:

6.12 Soziale Arbeit ist bedrohlich

> „So in anfangs/ wir hatten wirklich eine Zeit, so zwei Jahre, drei Jahre, zweieinhalb Jahre circa plus minus, wo hier nie was passiert ist. Wo wir immer ge/ so gedacht haben ‚Mensch, irgendwie vielleicht machen wir doch ganz gute Arbeit, wenn hier nichts passiert.'" (Kirschning 00:36:54-0)

Soziale Arbeit ist aber auch dafür da, wenn es um Brandkatastrophen im übertragenen Sinne geht, wenn den Klientinnen und Klienten etwas „auf der Seele brennt" (Homfeldt 01:52:37-7) oder „etwas in der Familie brennt" (Afarid 00:22:12-9).

> „aber dürfen wir wenn es !BRENNT! ähm solche ähm ähäh Situation so aktiv sein und gleichzeitig reagieren. (1) äh wir geben, wir sind in Kontakte. WENN wir nach Hause gehen und etwas brennt die Hausmeister ALLE wissen können die uns anrufen wenn NOTwendig ist." (Afarid 00:39:07-2)

Die Soziale Arbeit bekommt eine „Feuerwehrfunktion", ein Terminus, der mit Krisenmanagement und sozialen Brennpunkten verbunden wird (siehe auch Schulewski 2002 in Kapitel 2.2.2). Herr Thomas hat dasselbe Konzept und kleidet es in ein Fallbeispiel aus demselben metaphorischen Zusammenhang

> „ich sehe es so als ein bei ähm Beispiel zu nehmen mein Nachbar ist sehr sehr schlecht (3) er redet nur () äh beschimpft mich findet meinen Hund schmutzig findet mein Kind laut findet was ich koche eklig aber trotzdem wenn bei ihm brennt denn bin ich da oder wenn irgendwas Arzt brauch dann ruf ich an. Ich sehe es so" (Thomas 00:48:31-9)

Genauso wie Frau Afarid, die das „Brennen" als Doppelgänger sowohl im wörtlichen als auch im übertragenen Sinn nutzt, sind auch bei Herrn Thomas beide Ebenen präsent. Zum einen wird es in dem Beispiel gut vorstellbar, wie er wirklich bei einem Brand helfend eingreift, andererseits steht das Feuer auch exemplarisch für dringenden, lebensbedrohliche Notfälle, was durch das „Arzt brauchen" aufgegriffen wird.

6.12.5. Zusammenfassung: Keine Soziale Arbeit ohne Risiko

Soziale Arbeit selbst ist also risikoreich und kann für die Sozialarbeitenden auch zur Bedrohung werden, die gemachten Erfahrungen können positiv als prägend oder negativ als einschneidend empfunden werden. Die Bedrohung kann bewusst (bei gewalttätigem Verhalten) oder unbewusst (bei Erkrankungen) von den Klientinnen und Klienten ausgehen, sie ist aber auch durch die „Feuerwehrfunktion" der Sozialen Arbeit in Krisensituationen quasi „natürlich" gegeben. Bei letzterem ist die bedrohliche Katastrophe der Gegenentwurf zur Maschine, die menschengemacht, geplant, konstruiert und produktiv ist und deren „Funktionen" vorhersehbar sind, während die Katastrophe als plötzliches, unerwartet aus dem Nichts entstehendes Ereignis mit zerstörendem Charakter ist. Die natürlichen Elemente Wasser und Feuer sind hier einerseits als Gegenpol zur Künstlichkeit der Maschine zu lesen, andererseits werden sie als Flut und Brand, also in einem „wilden", „ungebändigten" Zustand präsentiert.

Allen Bedrohungsszenarien liegt die Einsicht zu Grunde, dass Soziale Arbeit nicht nur etwas ist, was auf die Klientel wirkt oder einwirken soll, sondern sie ist auch etwas, was auf die Sozialarbeitenden zurückwirkt. Während die Wirkung auf die Klientel aber intendiert ist und als positiv wahrgenommen wird, wird der Einfluss auf die Sozialarbeitenden mit Gefahr und Bedrohung assoziiert. Eine „automatische" Bereicherung wird mit den Erfahrungen nicht verbunden, sie gehört in das Kapitel des altruistischen Gebens, mit dem ein positives Rückwirken in Form von Feedback, Essensgaben oder einem Dankeschön vorangenommen wird.

6.13. Zusammenfassung: Verwobenheit und Muster der beruflichen Rollen

Die dargestellten Konstruktionen Sozialer Arbeit sind komplexe Gefüge, die Aspekte des Raumes und der Akteure, ihrer Positionierung, ihrer Handlungsmacht und ihrer Beziehung enthalten. Dabei ist anzumerken, dass sich einzelne Konstruktionen nicht mit einzelnen Personen decken. Die Regel ist, dass die Befragten

6.13 Zusammenfassung: Verwobenheit und Muster der beruflichen Rollen 389

sich in ihren Erzählungen zwischen mehreren Konstrukten bewegen, aus welchen sie oftmals nur einzelne Aspekte herausgreifen. Beispielsweise hat Frau Schneider ein starkes Bild der Flüchtlingshilfe als Raum, als Landschaft (Kap. 6.2.1). Die Problematik für chronisch kranke und behinderte Flüchtlinge liegt für sie aber nicht in erster Linie in deren fehlender Eigenbewegung (wie dies zum Beispiel bei Frau Afarid der Fall ist), sondern im fehlenden Zugang zu Unterstützung und Angeboten. Folgerichtig greift sie nicht das Bild der Begleitung auf, sondern das Bild der Versorgung, wenn es um die konkrete Hilfe und damit auch ihren Auftrag geht. In der Versorgungsmetaphorik wiederum lassen sich die für Frau Schneider wichtigen Aspekte von Bedürftigkeit und Diskriminierung beschreiben (Kap. 6.10.1 und 6.10.3). Es muss festgestellt werden, dass es in Bezug auf befragten Personen nicht unbedingt eine metaphorische Kongruenz zwischen Einzelaspekten (Organisation, Klientel, professionelle Rolle, Auftrag) gibt, wohl aber eine inhaltliche. So begreift Frau Afarid Soziale Arbeit als Motor (Maschinenmetaphorik), die Klientinnen und Klienten als Lernende (Bildungsmetaphorik) in einer unklaren Situation (Metaphorik des Sehens) und sich selbst als sorgende Mutter (Beelterungsmetaphorik). Das macht Sinn in der „Übersetzung", dass sowohl Lehrer als auch Eltern den Auftrag haben, den Wissenshorizont ihrer Schützlinge zu erweitern, und dies durch Unterricht oder Erziehung geschieht. In den Szenerien werden umfassende metaphorische Konzepte für alle Aspekte entworfen, die für die Befragten in ihrer täglichen Arbeit relevant sind. Darunter finden sich auch Bewältigungsstrategien wie in der Maschinenmetaphorik oder im Bedrohungsszenario, die zwar persönlich bedeutsam sind, jedoch nicht auf der Ebene professionellen oder beruflichen Handelns liegen. Da dies jedoch das hauptsächliche Interesse dieser Arbeit ist (siehe Kap. 3.2.3), werden nachfolgend die für die Soziale Arbeit handlungsrelevanten Rollen herausgenommen, in einer Zusammenschau in Beziehung gesetzt und aufeinander bezogen. Erste Erkenntnisse und Interpretationsmöglichkeiten zeichnen sich ab, die dann in Kapitel 7 diskutiert werden.

6.13.1. Kombinationen beruflicher Rollen

Wie die Analyse zeigt, sind die Möglichkeiten, um Soziale Arbeit in einem Wohnheim für geflüchtete Menschen zu imaginieren, vielfältig und auch innerhalb der metaphorisch hergeleiteten Konstruktionen sind die Rollen und Positionen, die die Sozialarbeitenden für sich sehen, unterschiedlich. Es lassen sich auch innerhalb eines metaphorischen Konzeptes verschiedene Implikationen finden, die wiederum sogar konträre Sichtweisen zulassen (siehe auch Schachtner 1999, S. 228; Wiedenhöft 2005, S. 77; Schmitt 2017, S. 506f). In der vorliegenden Arbeit können sich Sozialarbeitende zum Beispiel innerhalb der Maschinenmetaphorik (Kap. 6.1) sich sowohl als funktionierenden, Arbeit verrichtenden Teil des Ganzen sehen, der die Maschine steuert und in Gang hält, oder aber sie imaginieren sich als ein Kontrollelement, das die Routineabläufe der Maschine prüft und – im Sinne eines Notausschalters – auch stoppen kann. In den rekonstruierten Szenerien lassen sich die Sozialarbeitenden selbst als produktive Macher oder kreative Gestalter, als steuernde Systemelemente oder kalkulierende Unternehmer, als belastete Unterstützer oder richtungsweisende Begleiter, als aufmerksam Wahrnehmende oder distanzierte Beobachter, als interessierte Forscher oder kluge Ermittler, als fürsorgliche Eltern oder entscheidungsstarke Versorger, als wissende Lehrer oder mahnende Erzieher, als advokatorische Kämpfer oder mitfühlende Nachbarn auftreten. Die Metaphorisierungen ermöglichen es, bestimme Aufgaben und Handlungen oftmals situationsspezifisch hervorzuheben („highlightning") und gleichzeitig andere Aspekte zu verschleiern („hiding") (Schmitt 2017, S. 60f und S. 500ff). In den erzählten Rollen verwirklichen die Sozialarbeitenden verschiedene Konzepte von Hilfe, es zeigen sich aber auch die Grenzen ihrer Handlungsmöglichkeiten und Wirkmächtigkeit, wenn sie selbst keine Unterstützung bekommen, kein Netzwerk haben, nicht als Expertinnen und Experten wahrgenommen werden oder nicht ausreichend Ressourcen für ihre Arbeit zur Verfügung stehen. Zudem gibt es Rollen, die nicht der Helferrolle der Sozialen Arbeit zugeordnet werden können, die diese aber genauso prägen. Wenn sich Sozialarbeitende als kleine Teilchen in einer Maschinerie oder einem großen System sehen, dann beschränkt sich ihre Rolle auf ein routinehaftes Tun, das an den Funktionsanforderungen dieses Systems ausgerichtet ist, welche sich nicht zwangsläufig mit dem Konzept der Hilfe decken. Als Entscheider über die Legitimität von Versorgung, Hilfe und Unterstützung agieren sie in einer Rolle, die der Rolle des oder der Helfenden vorgeschaltet ist und auch zum Ergebnis der Nicht-Hilfe führen kann. Und als belastete, alleingelassene oder bedrohte Sozialarbeitende befinden sie sich selbst in einer

6.13 Zusammenfassung: Verwobenheit und Muster der beruflichen Rollen

Klientenrolle, da ihre Bedürfnisse nach körperlicher Integrität, Sicherheit und Gesundheit in ihrem Berufsleben nicht erfüllt werden.

Die Rollen sind also vielfältig, jedoch nicht unendlich kombinierbar. In der Regel erzählen die Interviewten drei bis vier Rollen, die die Präsentation ihrer Arbeit hauptsächlich prägen und zu einem beruflichen Selbstverständnis vereint werden (siehe auch Kap. 5.3.4). Auch wenn in einzelnen Textabschnitten in der Regel eine Fülle von Metaphern und metaphorischen Konzepten zu finden ist, was erstmal den Eindruck von Beliebigkeit erweckt, ergibt sich aus der Gesamtanalyse ein strukturierteres Bild.

Die Abbildung 3 erlaubt einen Überblick über die Kombinationen und die Verwobenheit der Einzelrollen, für welche aus den rekonstruierten Szenarien die handlungsleitenden Aspekte herausgenommen wurden.[57]

---

[57] An dieser Stelle sei darauf hingewiesen, dass in der Abbildung natürlicherweise keine statistischen Zusammenhänge dargestellt werden. Dies ist mit der Datengrundlage und der Analysemethode weder möglich noch gewollt. Sie resultiert aus dem Versuch, die Verteilung und das Zusammenspiel der herausgearbeiteten Konstruktionen sichtbar zu machen. Dazu wurden aus den Konstruktionen die für das berufliche Selbstbild als relevant erachteten Handlungsaufträge herausgenommen und miteinander in Beziehung gesetzt. Beispielsweise erzählt Herr Kirschning ausführlich über den Auftrag des Beeltering, den er aber als Erwartungshaltung von außen präsentiert und von dem er sich deutlich abgrenzt. Damit wurde der Auftrag des Kümmerns und Sorgens Herrn Kirschning nicht zugerechnet, obwohl seine Erzählung viel zur Rekonstruktion dieser Szenerie beigetragen hat. Frau Schneider wiederum hat eine starke Imagination der Flüchtlingshilfe als Landschaft und nimmt hier entsprechende Verortungen vor. Den damit verbundenen Handlungsauftrag des Begleitens und Orientierens verbindet sie damit allerdings nicht.

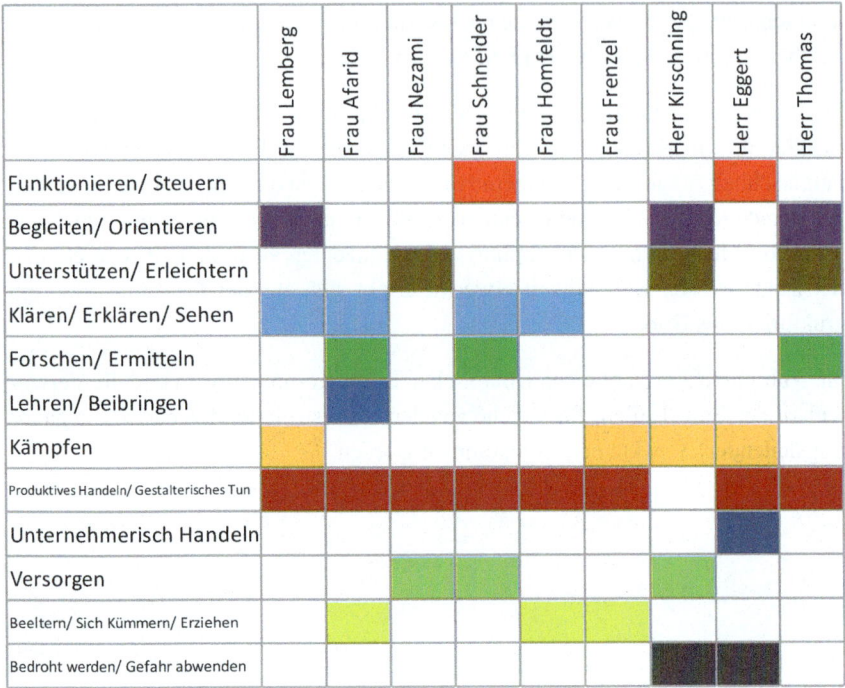

Abb. 3: Zuordnung der befragten Sozialarbeitenden zu dem erzählten Rollenhandeln

Es wird deutlich, dass es keine gruppenspezifischen Rollen gibt. So finden sich keine Unterschiede, zwischen den gebürtig deutschen Sozialarbeitenden und denjenigen mit Fluchthintergrund. Auch das Alter oder die Berufserfahrung scheint keine Relevanz zu haben, möglicherweise weil sich alle Befragten selbst als berufserfahren einstufen. Selbst Frau Nezami, die statistisch gesehen als Berufseinsteigerin gilt, spricht davon, dass sie „schon" seit einem Jahr in dem Wohnheim arbeitet. Weiterhin gibt es auch keine auffallenden Parallelen zwischen Kolleginnen und Kollegen, was auf die Wirkmächtigkeit eines Leitbilds einer Einrichtung schließen lassen würde. Zwar bedienen sich Kolleginnen und Kollegen manchmal ähnlicher Begrifflichkeiten oder sprachlicher Bilder zu bestimmten Themen, aber

6.13 Zusammenfassung: Verwobenheit und Muster der beruflichen Rollen 393

diese schlagen sich nicht in einem gemeinsamen Auftrag oder beruflichen Selbstverständnis nieder.

Es fällt auf, dass vor allem die befragten Männer von der bedrohlichen und verletzenden Seite der Sozialen Arbeit sprechen. Obwohl Herr Eggert erzählt, dass seine Kolleginnen mehr Probleme mit beleidigenden Äußerungen oder Drohverhalten von Seiten der männlichen Klienten haben, werden solche Szenen von keiner der weiblichen Befragten erzählt. Auch die Gesundheitsgefährdung durch ansteckende Krankheiten wird von den Sozialarbeiterinnen nicht thematisiert, obwohl einige ein starkes Selbstbild von „Nähe zur Klientel" haben. Da Nähe und Übertragung sich konzeptionell in der Annahme einer größeren Ansteckungsgefahr ergänzen, wäre hier ein anderes Ergebnis zu erwarten gewesen. Eine mögliche Erklärung mag darin liegen, dass die befragten Frauen das Bedrohliche und Risikoreiche der Sozialen Arbeit nicht als Gefährdung von außen beschreiben, sondern stärker ihren eigenen Umgang mit der Bedrohung fokussieren. Fast alle erzählen beispielsweise von kleinen Strategien im Alltag, um ein Ausbrennen, eine Überlastung zu vermeiden und übernehmen damit eine starke Verantwortung für das Zurückwirken ihrer Arbeit auf sie. Möglicherweise zeigen sich hier Hinweise, dass Arbeitsrisiken genderdifferent wahrgenommen und bewältigt werden.

Das Konzept der Beelterung wiederum wird nur von Frauen angenommen, Herr Kirschning greift es lediglich auf, um sich von der von außen an ihn herangetragenen Erwartungshaltung, diese Rolle zu übernehmen, zu distanzieren. Die Aufgabe der Erziehung der Klientinnen und Klienten, das Sich Kümmern und Sorgen stellt die Seite der Gefühlsarbeit der Sozialen Arbeit dar. Sie ist bei dem befragten Sample nicht nur den weiblichen Interviewten zuzuordnen, sondern zudem stark biographisch geprägt. Die Gefühlsarbeit wird so einer mütterlichen Rolle zugeteilt. Hier mögen sich traditionelle Rollenbilder, wie sie sich bis heute in der Kindererziehung und dem Erzieher- und Lehrerberuf zeigen, in der Eigenwahrnehmung durchsetzen.

Gibt es nun Rollen, die häufig präsentiert werden und damit vielleicht als zentral und typisch für Soziale Arbeit interpretiert werden könnten? Die Frage ist so nicht ganz einfach zu beantworten. Erstmal fällt auf, dass die Rollen aus der

Handwerksmetaphorik von fast allen Befragten herangezogen werden, um von ihrer Arbeit zu erzählen. Dies ist einerseits in der Alltäglichkeit des Wortes „machen" begründet, andererseits auch in der positiven Konnotation als erfolgreiches Tun (siehe auch Kap. 6.8). Lediglich Herr Kirschning und Frau Frenzel imaginieren sich nicht in den Rollen von kreativen Gestaltern und erfolgreichen Machern. Bei Herrn Kirschning spiegelt sich darin der pessimistische und kritische Grundton des Interviews, in dem die Soziale Arbeit im Flüchtlingswohnheim als wenig handlungsmächtig und selten erfolgreich erzählt wird. Trotzdem hat auch Herr Kirschning ein Verständnis von „echter" Sozialer Arbeit als einem produktiven Prozess, wenn die Rahmenbedingungen es erlauben, sie zu „machen". So liegt die Vermutung nahe, dass sich die Produktionsmetaphern nicht so sehr auf das spezifische Tun in der Sozialen Arbeit als vielmehr auf eine Metaphorisierung von Erwerbsarbeit im Allgemeinen bezieht.

In der Alltagssprache gehen die Begriffe Arbeit, Produktion und Produktivität Hand in Hand, um Ziele von Prozessen, Effizienz oder Wirtschaftlichkeit zu thematisieren. So bestätigt sich im vollständigen Fehlen des metaphorischen Konzepts „Produktion" bei Frau Frenzel, was sich auch in den Rahmenfakten zeigt: Für Frau Frenzel ist die Soziale Arbeit mit Flüchtlingen (als Einzige der Befragten) keine Erwerbsarbeit, die sie – zumindest auch – aus ökonomischen Gründen aufnimmt, sie steht nicht unter dem Druck, eine qualitativ hochwertige Leistung zu erbringen oder ihr Handeln anderweitig zu legitimieren. Die Motivation für ihr Engagement liegt in anderen Bereichen, die Legitimation ist eine moralische, die sich aus der gesellschaftlichen Anerkennung von altruistischem Helfen und (z.T. ehrenamtlichem) Engagement ergibt. Zum Fehlen der Produktionsmetaphorik gehört auch, dass Frau Frenzels Engagement nicht systematisch erfolgt, sondern dass sie spontan und situativ reagiert.

Das metaphorische Konzept des Suchens, Forschens und Ermittelns als eine rationale Methode, die ein systematisches Herangehen erlaubt, findet sich daher ebenfalls nicht bei ihr. Stattdessen vereint sie hauptsächlich die Rollen der Mutter und der Kämpferin, die sie auch explizit als biografisch relevante Selbstdeutungen benennt und mit denen sie einen Aufopferungsauftrag verbindet. Dieser bekommt mit ihrem Engagement im Flüchtlingsbereich nicht nur ein neues Handlungsfeld, sondern auch eine Öffentlichkeit, über die sie Anerkennung und Bewunderung erhält. Auf diese Art gelingt ihr in Beibehaltung ihrer identitätsstiftenden Rollen eine Umdeutung von der schwer belasteten, finanziell abhängigen Mutter zur hart geprüften, aber zähen Heldin.

Von nur wenigen Befragten werden jeweils Rollen wie die Beelterung, das unternehmerische Handeln, das Kämpfen und Lehren genannt. Hier zeichnet sich ab, dass die letzteren stark biografisch geprägte Konstruktionen sind, die das Selbstbild der Befragten auch über den Beruf hinaus betreffen. Oder eher umgekehrt: Die Rollen der Mutter, der Lehrerin, der Kämpferin und des Managers sind mächtige biografische Selbstkonstruktionen, die in das berufliche Selbstbild integriert wurden, wie die Erzählabschnitte zum beruflichen Werdegang deutlich zeigen. Im Gegensatz dazu bedienen Rollen wie das Begleiten und Unterstützen, das Erklären und Aufklären sowie das Forschen und Ermitteln Bilder, die auch in der Fachliteratur klassischer Weise mit Sozialer Arbeit verbunden werden, wenn auch manchmal mit etwas anderen Konnotationen. Diese Rollen sind eng mit Beschreibungen von Hilfe verbunden, einzelne metaphorische Ausdrücke aus diesen Szenarien werden von allen Befragten gebraucht. In der Ausgestaltung der Rollen zeigt sich aber auch das Spezifische des Berufsfeldes. So wird die Rolle des Begleiters weniger mit der Aufgabe verbunden, einen Klienten, der auf seinem Lebensweg auf Abwege geraten ist, wieder auf die richtige Bahn zu führen , denn Klienten, die „auf die schiefe Bahn geraten sind", sind eher ein Fall für Therapeuten, sie müssen angebunden, nicht begleitet werden. Das Begleiten kommt erst zweitrangig zum Einsatz, wenn die Klienten, die den hohen Anforderungen eines gut terminierten Wegeablaufens ausgesetzt sind, in diesem Wettlauf die Orientierung verlieren.

Wie bereits angesprochen, sind die herausgearbeiteten Rollen nicht beliebig miteinander kombinierbar. Dies soll an Frau Afarid und Frau Schneider illustriert werden. Frau Afarid hat eine stark psychologisch geprägte Perspektive auf ihre Soziale Arbeit. Diese fokussiert auf den langanhaltenden Kontakt zu den Klientinnen und Klienten, die Beziehungsgestaltung, das „Innere" (beispielsweise das Erleben) der Klientinnen und Klienten und das Reden in seinen verschiedensten Ausprägungen als hauptsächliches Tun. Diese „Nähe" zur Klientel, die sie bereits zu Anfang des Interviews als Besonderheit markiert und die sich über den

Arbeitsort Wohnheim aus ihrer Sicht quasi automatisch herstellt, zeigt sich auch in ihren Konstruktionen. So finden sich in ihrem Interview vor allem metaphorische Konzepte, die die Arbeit als etwas, was zwischen ihr und den Klienten passiert, begreifen und die sie selbst als diejenige darstellt, die in dieser Konstellation besser mit Wissen, Macht, Weitblick und Erfahrung ausgestattet ist. Sie ist die sorgende Mutter, die wissende Lehrerin, die erklärende Informandin. Gleichzeitig klammert diese Fokussierung systemische Aspekte ihrer Arbeit aus. So ist in den Erzählungen von Frau Afarid die Begrenztheit der Ressourcen kein Thema. Die Ressource Zeit beispielsweise wird zwar nicht als unbegrenzt, aber als immer verfügbar dargestellt, wenn sie sich selbst gegenüber den Klientinnen und Klienten und der Interviewerin als immer erreichbar, immer „da" verortet, was in Kontrast zu ihrer tatsächlichen Arbeitszeit von einer halben Stelle steht. Und in dem Fallbeispiel des „jungen Mannes" (ausführlich in Kap. 6.5.2), der gerne aus dem Wohnheim ausziehen möchte, nimmt sie eine Uminterpretation des Bedarfs vor, die zu einer wesentlich kostengünstigeren Lösung führt. Sie schlägt dem Hilfesuchenden Gespräche mit der Familie vor, obwohl sie gleichzeitig die Möglichkeit für ihn, eine eigene Wohnung oder ein eigenes Zimmer zu bekommen, „wahrscheinlich" nennt.

Frau Schneider hat in Kontrast zu Frau Afarid aufgrund ihrer Position in einem extern bezahlten und zeitlich begrenzten Projekt eine stark systemische Perspektive. Zwar erzählt auch sie Fallbeispiele, sie ordnet diese aber in der Regel in größere Zusammenhänge ein. So dominieren bei ihr metaphorische Konzepte, mit deren Hilfe die Beschreibung der Ausgangssituation und der Bedingungen der Hilfe möglich werden, zum Beispiel als unklare Situation und Bedürftigkeit der Klientel. Mit Hilfe der Maschinenmetaphorik kann Frau Schneider einerseits über ablaufende Prozesse berichten, andererseits auch die eigene Beteiligung in diesem System hinterfragen. Der Kontakt zur Klientel ist aus dieser Perspektive mehr funktionsorientiert und nicht auf mittragende Unterstützung und Beziehungsaufbau ausgerichtet. Kümmern, sorgen, mitleiden, erziehen, lehren und belehren als Hauptbestandteile der Beelterung und der Wissensvermittlung kommen folgerichtig bei ihr nicht vor.

6.13 Zusammenfassung: Verwobenheit und Muster der beruflichen Rollen

Wie nicht nur in den obigen Beispielen zu sehen ist, scheinen sich die individuell-psychologische und die systemisch-soziologische Perspektive nur schwer in ein kongruentes Selbstverständnis vereinen zu lassen. Diese Erkenntnis würde auch erklären, warum Abb. 3 keine Kombination zwischen dem Konzept der Versorgung und dem Konzept der Beelterung zeigt, obwohl sie inhaltlich als „zwei Seiten einer Medaille" beschrieben wurden. In dieser Zwei-Seiten-Perspektive kann die Versorgung als systemisch gedacht, das Kümmern als psychologisch gedacht eingeordnet werden und obwohl beide Konzepte den Mangel und die daraus resultierenden Bedürfnisse der Klientel hervorheben, werden unterschiedliche Handlungsaufträge daraus abgeleitet. Als zwei Seiten einer Medaille sind die Konzepte also in ihrer Voraussetzung verbunden, es kann aber nur jeweils eine Seite gesehen werden. So konzipiert Frau Afarid die Klientinnen und Klienten zwar als sehr bedürftig, auch hinsichtlich materieller Bedürfnisse, ihre Interventionen entfalten ihre Bedeutung aber in dem Bemühen, ihnen zu zeigen, dass ihre Bedürfnisse wahrgenommen, angenommen und berücksichtigt werden. Das vorrangige Ziel ist nicht die Behebung des Mangels, sondern der Prozess von der Bedürfnisäußerung, über die Anerkennung des Bedürfnisses bis zur Lösung, sodass im Vordergrund statt der Versorgung das Gespräch steht.

Die fehlende Überschneidung von der Rolle des Funktionierens und Steuerns auf der einen Seite mit den Rollen des Beelterns bzw. Bemutterns, des Begleitens und Unterstützens auf der anderen Seite kann schlüssig inhaltlich erklärt werden. Beelterung, Begleitung und Unterstützung sind zum einen Rollen, die einer Beziehungsebene bedürfen, zum anderen sind sie alle prozessorientiert, verfolgen also – um in der Metaphorik des Weges zu bleiben – ein Ziel. Wichtiger Bestandteil dieses Tuns ist die Initiierung und/oder Begleitung von Entwicklung bis zu einem Endpunkt. Im Gegensatz dazu ist für das Funktionieren und Steuern, das aus der Maschinenmetaphorik kommt, lediglich Kontakt notwendig. Die Prozesse sind nicht auf das Erreichen eines Ziels ausgerichtet, sondern auf die zuverlässige Wiederholung, nicht auf Entwicklung, sondern auf die Aufrechterhaltung des Status Quo. Hier wird auf einer metaphorischen Ebene konzipiert, was im wissenschaftlichen Diskurs als die beiden sich diametral gegenüberliegenden Mandate der

Sozialen Arbeit, nämlich das Mandat der Hilfe und das Mandat der Kontrolle, bezeichnet wird (bspw. Böhnisch und Lösch 1979 und Schütze 1996).

Neben der Fülle an metaphorischen Konzepten, die herausgearbeitet wurden, gibt es aber auch Metaphoriken, die fehlen. Das Mitdenken fehlender metaphorischer Konzepte ist für die Interpretation der Ergebnisse wichtig Schmitt (2013, S. 175), weshalb nachfolgend die metaphorischen Leerstellen für Soziale Arbeit beschrieben werden.

6.13.2. Fehlende Metaphoriken bezüglich der Sozialen Arbeit

Um fehlende mögliche Szenerien Sozialer Arbeit zu erkennen, wurden als Vergleichsfolie Arbeiten aus der Sozialen Arbeit (zur Einzelfallhilfe Schmitt 1995), aus der Pädagogik (Geffert 2006; Guski 2007; Nittel 2007) und aus der Organisationsforschung (Sucharowski 2010; Fuchs und Huber 2011) herangezogen.

6.13.2.1. Kommunikation, Verbindung und Vernetzung

Schmitt hat für die Einzelfallhilfe als ein Berufsfeld Sozialer Arbeit, das der Arbeit in einem Flüchtlingswohnheim in vielen Aspekten konträr gegenüber steht, neben anderen auch die Metaphoriken der Verbindung und der Kommunikation herausgearbeitet (1995, S. 199ff, 210ff). Kommunikation wird dabei als ein Raum konzipiert, *innerhalb* dessen entweder gleichberechtigt mit jemandem über etwas gesprochen wird, oder aber hierarchisch von einem Kommunikationspartner etwas *angesprochen* wird, sie erfolgt meist *in* einem Gespräch.

Die Metaphoriken der Verbindung und der Kommunikation sind beide auch in der hier vorliegenden Analyse zu finden, als „Querschnittsmetaphern" haben sie sich jedoch als Teilaspekte in mehreren Szenerien der Sozialen Arbeit aufgelöst. Kommunikation ist die Essenz aller Handlungsaufträge, die ohne diese nicht stattfinden können. Das Zusammenspiel der Systemteilchen der Maschine funktioniert nur über das technische Versenden von Information, aufklären, erklären und abklären findet ausschließlich über verbale Kommunikation statt, Geheimnisse werden im Gespräch erforscht, Wissen wird im „darüber Sprechen" im Frauencafé weitergegeben, der Kampf mit den Behörden findet als Diskussion statt, kooperatives Handeln erfordert Absprachen, Angebote werden mitgeteilt, Bedürfnisse werden erfragt und das Tagesgeschäft sind in der Hauptsache Gespräche. Die Kommunikation wird zu einem zentralen Merkmal Sozialer Arbeit und zwar sowohl als Reden mit der Klientel als auch an den Grenzen der Organisation, also als Kommunikation mit außenstehenden Dritten. Das zeigt sich darin, dass auch Behörden, Ämter und anderen Einrichtungen als Personen präsentiert werden, die etwas zu sagen haben und mit den Sozialarbeitenden sprechen – oder dies nicht tun, obwohl es erwartet wird. Auch der Anteil an Redewiedergaben in den Interviews mit einem erzählenden Stil ist hoch, zentrale oder entscheidende Szenen aus dem Berufsalltag werden als Gespräche auch szenisch präsentiert.[58] So kann gesagt werden, dass Kommunikation in der Sozialen Arbeit omnipräsent ist: das Reden geht allen anderen Handlungen voraus und begleitet diese auch. Sie wird konstitutiv für Soziale Arbeit, wenn sie über ein rezeptartiges Weitergeben von Information hinausgeht, wenn nicht mehr das *Reden über* sondern das *Reden mit* im Vordergrund steht.

Die Verbindungsmetaphorik ist eng mit der Kommunikation verbunden, wenn sie als etwas imaginiert wird, das zwischen zwei Entitäten A und B stattfindet, die dazu in Verbindung stehen müssen. Trotzdem ist die Verbindungsmetaphorik kaum in den Interviews zu finden, sie findet sich als „Anbinden" an dritte Einrichtungen in der Versorgungsmetaphorik und in der Konnektivität der Systemteilchen in der Maschinenmetaphorik, als Netzwerkarbeit wird sie nur schlaglichtartig eingeworfen, aber nicht weiter ausbuchstabiert, was in Kontrast zu Abbott steht, der als ein zentrales Merkmal Sozialer Arbeit die Vernetzungsarbeit nennt (Abbott 1995, S. 559).

---

[58] Einige Redewiedergaben wurden für die Darstellung einzelner metaphorischer Konzepte in diesem Kapitel auch wiedergegeben, in der Regel habe ich es wegen der Umfänglichkeit aber auf metaphorisch besonders aussagekräftige Ausschnitte begrenzt. Das Material ist so umfangreich, dass sich hier auch eine stärker gesprächsanalytisch orientierte Auswertung lohnen würde, die möglicherweise noch weitere Aspekte zu narrativer Identität, Positionierung und Agency erschließen könnte.

6.13.2.2. Organische Metaphern

In den Erziehungswissenschaften wurden in den wenigen metaphorisch orientierten Arbeiten auch organische Metaphern für die Arbeit der Erziehung und Bildung herausgearbeitet. Scheuerl (1959) entwickelt als erster aus dem Werk von Comenius heraus ein Bild von Erziehung und Bildung, bei dem ausgehend von einem bereits vorhandenen „Samenkorn", die darin angelegte Gestalt entfaltet wird, bei Nittel können Pädagogen Säende sein, wobei es nicht in ihrer Hand liegt, ob das Saatgut aufgeht (2007, S. 319). In späteren empirischen Arbeiten konnten diese organischen Metaphern auch rekonstruiert werden. Bei Wiedenhöft (2005) sind Lehrer gleichsam Gärtner, die sich um ein gutes Lernklima kümmern und den Nährboden dafür bereiten, dass Wissen gedeihen kann. Die Bemühungen von Lehrerinnen und Lehrern fallen dann hoffentlich auf guten Boden, sodass sie später auch Früchte tragen. Bei Marsch wird im Biologieunterricht ein „Gebiet beackert", die „Spreu vom Weizen getrennt" und schließlich die „Reifeprüfung" abgelegt (2009, S. 93).

In der Gärtnermetaphorik steht das Wachstum im Vordergrund und sie richtet sich sehr häufig auf Kinder und „Heranwachsende", die sich und ihr Wissen ähnlich wie Keimlinge erst noch zu einer vollen Pflanze entwickeln müssen. Vor diesem Hintergrund ist es nicht verwunderlich, dass dieses metaphorische Konzept nicht gefunden werden konnte.[59] Zwar fehlt es auch Flüchtlingen im Wohnheim an notwendigem Wissen, doch werden sie in ihrem Menschsein nicht als „unreif" imaginiert. Auch das Aufzwingen einer bestimmten Gestalt, wie sie in der Gärtnermetaphorik als Beschneiden, Zurechtstutzen, Erziehen und Propfen vorkommt und eine inhaltliche Nähe zum manipulativen und gestaltenden Handwerk zeigt, ist für den Umgang mit Erwachsenen nicht angemessen. Hier liegen wesentliche Unterschiede zwischen dem Auftrag des Lehrens und Erziehens in der Pädagogik und dem des Helfens in der Sozialen Arbeit.

---

[59] Auch Geffert (2006) kann in seiner Untersuchung zu Metaphern von Schule keine organischen Metaphern des Wachsens und Gärtnerns finden (S. 250f). Eine mögliche Begründung mag darin liegen, dass hier nicht die metaphorischen Konzepte von Pädagogen und Lehrenden erhoben wurden, sondern die Perspektive benachteiligter Schülerinnen und Schüler auf Schule und Unterricht.

Auch die Organisation Wohnheim wird nicht mit Hilfe einer organischen Metapher beschrieben. Es ist weder ein „botanischer Garten" noch ein „buntes Beet" (beides in Nittel 2007, S. 320), obwohl es durchaus mit Exotik, Fremdheit und unübersichtlicher Unordentlichkeit assoziiert werden könnte. Das Wohnheim ist auch kein „Paradiesgarten", wie er sich bei Comenius findet (Guski 2007, S. 239ff), obwohl auch hier die Teilimplikation eines abgeschlossenen und entlegenen Ortes durchaus zutreffend wäre. Der Hauptunterschied liegt darin, dass ein Flüchtlingswohnheim zum einen kein Ort für Entwicklung ist und zum anderen auch selbst kein lebendiges, offenes System, das in einem Austausch mit der Umwelt steht und sich selbst weiterentwickeln kann, wie es Organismusmetaphern für Unternehmen suggerieren (Sucharowski 2010; Fuchs und Huber 2011).

6.13.2.3. Architektonische Metaphern

Auch architektonische Metaphern, wie die des Bauens, des Konstruierens und des Gebäudes, konnten in den Interviews nicht gefunden werden.[60] Zwar finden sich Einzelaspekte aus dieser Metaphorik, wenn Herr Thomas sich als ein „Fenster" oder „Eingangstor" zur Gesellschaft und als Klagemauer für seine Klientinnen und Klienten bezeichnet und Herr Eggert sich auch mal „aus dem Fenster lehnt", sie gehen jedoch nicht in einem Konzept auf. Dies verwundert, da die Arbeit der Befragten ja innerhalb eines sehr konkreten Gebäudes, nämlich des Wohnheims, stattfindet. Für die metaphorische Konzeptualisierung bleibt dieser architektonische Rahmen jedoch bedeutungslos. Was mag das bedeuten?

Metaphern aus dem architektonischen Bereich sind stark strukturorientiert, sie suggerieren bezüglich der Handlung der Konstruktion und des Bauens ein planvolles, bestimmbares und determiniertes Vorgehen, bezüglich des Gebäudes werden orientierende Strukturen der Unterteilung, des Oben und Unten, des Innen und Außen wirksam. Planvolles Tun in der Sozialen Arbeit geht in den Interviews in den Metaphoriken der Begleitung, des Klärens, des Erforschens, des Schaffens und im Tagesgeschäft auf, es ist also immer auf ein Gegenüber oder Miteinander ausgerichtet. Diese haben eine individuelle Orientierung, sie sind nicht auf die

---

[60] ebenso fehlen auch diese Metaphern bei Geffert (2006)

Konstruktion eines umfassenden Dritten hin orientiert. Die Architekturmetapher würde die Möglichkeit bieten, weitreichendere und abstraktere Ziele der Sozialen Arbeit zu versprachlichen. In Analogie mit dem metaphorischen Konzept „Wissen ist ein Haus" (Wiedenhöft 2005, S. 88ff; Guski 2007; Marsch 2009, S. 86) könnte beispielsweise Autonomie als etwas beschrieben werden, das Schritt für Schritt aufgebaut werden muss und wofür Soziale Arbeit den Grundstein legt, Integration könnte als Brückenbau imaginiert werden. Das Fehlen dieser Metaphern mag ein Hinweis darauf sein, dass die klassischen Ziele Sozialer Arbeit auf die besondere Klientel „Flüchtling" nicht so ohne weiteres zu übertragen sind (siehe Kap. 4.3.4).

6.13.2.4. Bereicherung und Selbstverwirklichung

Obwohl sich in den Interviews auch Erzählungen zur Berufswahl und Motivation finden, in denen alle Befragten die Wahl des Berufs als bewusst und gewünscht erzählen, finden sich keine Konzepte der Bereicherung und/oder Selbstverwirklichung. Das ist umso erstaunlicher, da für einige der Wunsch, mit Flüchtlingen zu arbeiten, die Ausbildungs- und Berufsbiografie – zumindest in der Retrospektive – maßgeblich bestimmt hat. Lediglich Herr Eggert und Herr Thomas äußern sich explizit zu ihrer Motivation und dem „Benefit", den sie aus der Sozialen Arbeit im Wohnheim ziehen. Herr Thomas verlässt seine wissenschaftliche Laufbahn, was er mit seinen ungenügenden Sprachkenntnissen erklärt, und findet in der Sozialen Arbeit im Flüchtlingswohnheim eine Möglichkeit, sein Beratertalent einzusetzen. Dieses hat er bereits im Studium in der Beratung von ausländischen Studierenden entdeckt und entwickelt und empfindet auch seine Rechtsexpertise aus dem Jurastudium im Heimatland dafür als nutzbringend. Die Stelle im Wohnheim ist für Herrn Thomas „wunderbar", weil er dieses Talent hier zum Beruf machen kann. Herr Eggert kann im Wohnheim seine Sprachkenntnisse einsetzen, eine Expertise, die ursprünglich auch das Einstellungskriterium war. Er möchte „seine Sprachen nicht verlieren" und bezeichnet sie als „Schatz" oder „Silbermünze", die er im Wohnheim durch den Gebrauch täglich „putzen" kann, damit sie nicht „anläuft" (Eggert 01:45:09-4).

Obwohl beide Interviewpartner positive Effekte ihrer Arbeit erzählen, kommt auch hier nicht das Motiv der Bereicherung oder Selbstverwirklichung ins Spiel, obwohl gerade die Selbstverwirklichung eine große Rolle im Diskurs um „gute Arbeit" spielt (vgl. Voggenreiter 2014; Donauer 2015) und in der Untersuchung von Ackermann (2000) sogar als ein Typus von Sozialarbeiter herausgearbeitet wurde (siehe Kapitel 2.2.2). Das Urteil über die „gute Arbeitsstelle" zielt hier weniger auf persönliche Weiterentwicklung oder biografische Bereicherung, sondern es geht vielmehr um Kontinuität in einer biografischen Umbruchphase. So können beide Sozialarbeiter eine ihnen wichtige Expertise aus ihrem beruflichen Leben vor diesem biografischen Bruch (bei Herrn Thomas ist dies die Flucht, bei Herrn Eggert der Zusammenbruch der DDR) für die berufliche Neuorientierung fruchtbar machen und so als Konstante in ihrem Lebenslauf rekonstruieren.

6.13.2.5. Spiel und Spaß

Und ein letztes: Die Soziale Arbeit mit Flüchtlingen ist kein Spiel. Metaphern, die in einem ersten Durchgang der Metaphorik des Spiels zugeordnet wurden, konnten nicht herangezogen werden, um eine in sich stimmige Szenerie auszuarbeiten. Sie gingen als (Wett-) Kampf in die Kampfmetaphorik oder als Verwarnung („rote Karte zeigen") in die Beelterungsmetaphorik ein. Beides zeigt, dass es sich bei Sozialer Arbeit nicht um etwas Leichtes, Beschwingtes handelt, das Spaß macht und bei dem man Kreativität und Einfallsreichtum spielen lassen könnte. Das ist deshalb auffällig, weil für den Bereich der Psychotherapie, in dem ebenfalls die Kommunikation mit den Klientinnen und Klienten das zentrales Tun ist, die Spielmetaphorik durchaus rekonstruiert werden konnte (Beispiele in Schmitt 2017, S. 365, S. 371, S. 517). Doch Momente von Leichtigkeit und Spaß zeigten sich in der Analyse nicht und so gerät die Soziale Arbeit im Flüchtlingswohnheim zu einer ernsten als auch zu einer ernstzunehmenden Angelegenheit.

7 Interpretation und Diskussion: Die Selbstpräsentationen der Sozialarbeitenden im Spiegel der Professionsdiskussion

In diesem Kapitel sollen nun abschließend die einzelnen Teile der Arbeit zusammengeführt werden. Es wird zu zeigen sein, wie sich die rekonstruierten beruflichen Rollen der Sozialarbeitenden in der Identitätslandschaft der Professionalisierungsdiskussion verorten lassen und was dies konkret für den Auftrag der Sozialen Arbeit im Berufsfeld Flüchtlingswohnheim bedeutet. Dazu werden einleitend die Präsentation von Agency und die Selbstpositionierung der Sozialarbeitenden in den Interviews resümiert sowie die Wahrnehmung von Behinderung und Vulnerabilität aufgearbeitet. Anschließend wird das präsentierte Handeln der Sozialarbeitenden vor dem Hintergrund der in Kap. 2.1 vorgestellten Theorien Sozialer Arbeit diskutiert, wobei dies für die drei Kernbereiche des professionellen Handelns, nämlich der direkten Interaktion mit Klientinnen und Klienten, dem Handeln innerhalb des Rahmens der Organisation und dem Handeln an den Grenzen der Organisation Wohnheim getrennt erfolgt. Last but not least wird das präsentierte Wissen der Sozialarbeitenden als das zentrale, (fast) allen Theorien immanente Kernstück und Aushängeschild für die Professionalität Sozialer Arbeit diskutiert.

7.1 Die Agency der Sozialarbeitenden – viel Aktivität versus geringe Wirkungsmacht

Da die Grundverben „arbeiten" und „handeln" aktive Tätigkeitsverben sind, ist es wahrscheinlich, dass auch die konkreten Aktivitäten, mit denen sie gefüllt werden, Tätigkeiten bezeichnen. Und tatsächlich handelt es sich nicht nur um Tätigkeiten, sondern auch um zielgerichtete Aktivitäten: machen, gestalten, hingehen, aufsuchen, kämpfen, klären, erklären, aufklären, begleiten, versorgen, belehren sind typische Beispiele für Verben, die eine Dynamik und Veränderung abbilden. Sie sind für die Ausführenden mit Aktivität verbunden, gleichzeitig sind sie aber nicht determinierend, das heißt, sie benennen kein Ziel der Aktivität. Telische Verben, die das Ziel der Aktivität und damit den Erfolg der Handlung bereits beinhalten, finden sich lediglich beim Anbinden als Teilhandlung der Versorgung, dem Schaffen und Herstellen als ergebnisorientiertes, produktives Handeln und dem Erreichen als definiertes Ende eines ablaufenden Prozesses. So muss festgehalten werden, dass die Sozialarbeitenden sich zwar als aktiv Handelnde präsentieren, die Wirkmächtigkeit ihrer Handlungen aber an dieser Stelle offen bleibt. Besonders die Feststellung, dass das Erreichen, was vor allem in Herrn Kirschnings Interview eine tragende Konstruktion ist, nur in der Negation verwendet wird, die bei ihm als „man"-Konstruktion eine gesetzmäßige Ausformung erhält, bestätigt diesen Schluss. Auch Frau Lemberg findet es schwierig, überhaupt „anzukommen", also ans Ziel zu gelangen, was die Rechte behinderter Flüchtlinge angeht.

Nimmt man die Gesamtgestalt der Interviews nochmal in den Blick, dann findet sich auch hier die aktive, aber nur eingeschränkt wirkmächtige Agency bestätigt. So werden die Interventionen in Fallbeispielen sehr oft als „Versuche" verbalisiert und sogar das reine Verwaltungshandeln, wie etwas auszufüllen, zu beantragen oder zu dokumentieren, wird – wahrscheinlich mit Blick auf das erwartete Ergebnis – zum Versuch. Das gibt dem Tun der Sozialarbeitenden insgesamt ein Muster des „Try and Error", welches sich eben dadurch auszeichnet, dass das Ergebnis, die Wirkung und der Erfolg des Tuns nicht vorhersehbar sind oder eben schon als unwahrscheinlich eingeschätzt werden oder erfahren wurden. Herr Kirschning bringt dieses Tun auf den Punkt und soll hier stellvertretend für viele andere

7.1 Die Agency der Sozialarbeitenden

Interviewstellen zitiert werden: „Man sitzt den ganzen Tag hier, versucht irgendwie irgendwas zu machen, aber im Prinzip erreicht man nicht viel". Der von ihm beschriebene Zustand wird in dem Verb „funktionieren" aus der Maschinenmetaphorik besonders deutlich. Der damit assoziierte „Normalzustand" ist der des Aktivseins, aber die Besonderheit der Aktivität liegt gerade nicht in ihrer Zielgerichtetheit, sondern in der Wiederholung. Wer funktioniert, ist zwar aktiv, es geht aber nicht um Erreichen, sondern um das Immer-wieder-Machen. Die Sozialarbeitenden werden damit Teil von routinisierten Abläufen, die aber nicht als entlastend empfunden werden, sondern als einengend und frustrierend, weil die Wirkmächtigkeit auf den kleinen Moment der Aktivität begrenzt bleibt und diese Aktivität nicht autonom erfolgt.

Einige der Sozialarbeitenden sprechen auch explizit über das Fehlen der Handlungsautonomie, wie etwa Frau Homfeldt, die wiederholt thematisiert, dass sie Erwartungen nicht erfüllen kann, keinen Einfluss nehmen kann und Dinge nicht schafft, weil sie nicht in ihrer Macht liegen. Mehrfach wird deutlich, dass das, was von ihr erwartet wird, übermenschliche Kräfte verlangt, wenn sie Wohnungen oder Lösungen „herzaubern" soll.

Andere Szenarien sind mit mehr Handlungsmacht verbunden. Das Manipulieren, das Lehren und das Orientieren sind Handlungen, die Handlungsautonomie voraussetzen und alle eine mehr oder weniger überprüfbare Veränderung oder Entwicklung des Ziels bewirken. Das Manipulieren kann als sehr mächtiges Handeln eingeschätzt werden, da hier die Veränderung ausschließlich über eine externale Beeinflussung realisiert wird und das Ziel damit reines Objekt wird, während beim Lehren und Orientieren den Zielen, also den Klientinnen und Klienten, durchaus auch ein eigenes Entwicklungspotential zugestanden wird. Auch das Steuern kann als wirkmächtige Aktivität eingestuft werden, wobei es nicht das Ziel selbst verändert, sondern dessen Funktionsweise. Die Steuerung macht die Aktivität des Zielobjekts zu einer fremdbestimmten Aktivität wie dies auch beim Vermitteln, Schicken und Hinschicken der Fall ist. Es ist bemerkenswert, dass die Wirkmächtigkeit des beruflichen Handelns sich ausschließlich in Aktivitäten zeigt, die auf die Klientinnen und Klienten ausgerichtet sind.

Eine besondere Stellung aus der Sicht der Agency nimmt das Begleiten ein, in dem im Gegensatz zum Steuern die Begleitenden selbst aktiv sind, sich gleichzeitig aber auch angepasst verhalten. Sie sind keine Anführer, die Richtung, Geschwindigkeit und Ziel der Aktivität vorgeben, sondern überlassen denjenigen, die begleitet werden die Verantwortung für die gemeinsame Aktivität. So liegt die Handlungsautonomie hauptsächlich bei denen, die begleitet werden, obwohl die Begleitung als solche durchaus wirkmächtig sein kann, etwa weil sie neue Handlungsspielräume ermöglicht. So ist es nicht verwunderlich, dass diese Konstruktion in den Interviews einen hohen Stellenwert hat. Das Begleiten ermöglicht eine Ausbalancierung des grundlegenden Hilfedilemmas, nämlich wirksame Hilfe anzubieten und gleichzeitig die Handlungsautonomie der Klientinnen und Klienten nicht einzuschränken, womit das Begleiten als metaphorische Umsetzung des Hilfe-zur-Selbsthilfe-Auftrags interpretiert werden kann. Auch die Ausbalancierung der Entfernung zwischen den Sozialarbeitenden und den Klientinnen und Klienten ist in diesem Bild gut vorstellbar. So muss ein Begleiter zwar nah genug sein, um als solcher wahrgenommen zu werden, es muss aber nicht zwangsläufig zu „Berührungspunkten" kommen wie zum Beispiel bei der Unterstützung. Idealerweise schaffen es die Begleitperson und die begleitete Person, sich auf einen als angemessen empfundenen Abstand zu einigen und diesen gefundenen Abstand einzuhalten. Damit kommt die Begleitung dem Idealbild der Sozialen Arbeit wie es von Oevermann im Arbeitsbündnis und von Schütze im Arbeitskontrakt proklamiert wird, recht nahe, das Orientieren kann als Verweis auf die höhersymbolischen Sinnwelten gedeutet werden, die in diese Form der Interaktion einfließen.

7.2. Die Positionierung der Sozialarbeitenden

Die Sozialarbeitenden positionieren sich selbst hauptsächlich in Relation zur Klientel und in Relation zum institutionellen Umfeld des Wohnheims. Die Klientinnen und Klienten werden häufig als Mängelwesen dargestellt, die etwas brauchen, weil sie vieles nicht wissen, nicht klarkommen, etwas nicht finden oder nicht alleine schaffen können. In vielen Szenerien ist deshalb für die Klientel eine

Veränderung oder eine Entwicklung vorgesehen, die von den Sozialarbeitenden initiiert oder angeleitet wird. Die Position der Sozialarbeitenden zeichnet sich hier durch einen „Vorsprung", ein „Mehr an Wissen" aus. Mit Hilfe dieses Wissens, das in verschiedenen Formen vorliegt, können sie voraussehen und Orientierung geben, Situationen überblicken und deshalb erklären, gezielt suchen und das Gefundene deuten, ihr Wissen lehrend oder belehrend weitergeben. Da es im Ermessensspielraum der Sozialarbeitenden liegt, wie sie ihr Wissen einsetzen und weitergeben, ist das Handeln dahinter normativ ausgerichtet, denn ihm liegen implizite Annahmen zugrunde, welches Wissen wertvoll ist, welche Geheimnisse bedeutungsvoll sind, welche Wege zielführend sind und welche Erziehung erwünscht ist. Es kann davon ausgegangen werden, dass hier die Normen der Mehrheitsgesellschaft übernommen werden, da das Ziel aller Handlungen darin liegt, den Klientinnen und Klienten Zugang zu den Subsystemen der Mehrheitsgesellschaft zu verschaffen und sie für diese Subsysteme auch entsprechend vorzubereiten. Frau Frenzel und Frau Afarid beispielsweise bringen den Flüchtlingen bei, was sie beachten müssen, wenn sie alleine und auf sich gestellt wohnen, aber auch der von allen verbalisierte Anspruch, dass die Klientinnen und Klienten gut Deutsch lernen müssen, gehört hier hinein.

Damit nehmen die Sozialarbeitenden eine prinzipielle Distanzierung und Hierarchisierung gegenüber den Klientinnen und Klienten vor. Nicht nur, dass Sozialarbeitende sich in fast allen Szenerien ihrer Arbeit als Wissende und die Klientinnen und Klienten als Unwissende präsentieren, worüber sie diese als hilfebedürftig konstruieren und damit ihre helfenden Interventionen legitimieren. Es ist zudem so, dass sie ihr Wissen nicht so sehr als Expertenwissen sondern vielmehr als „Insider"-Wissen präsentieren, das sie durch ihre Zugehörigkeit zur Mehrheitsgesellschaft erworben haben. So positionieren sie sich der Klientel gegenüber nicht nur hierarchisch höherstehend, sondern vor allem eröffnen sie damit eine Innen-Außenperspektive, aus der heraus sie selbst zum erstrebenswerten „Innen" gehören, während die Klientel (noch) exkludiert ist.

Diese Erkenntnis ist deshalb bemerkenswert, da vier der Befragten selbst einen Fluchthintergrund haben. Im Besonderen Frau Afarid argumentiert daraus auch ihre „Nähe" zu den Klientinnen und Klienten und präsentiert sich ihnen gegenüber explizit als Teil der Gruppe der Geflüchteten. Gleichzeitig konstruiert sie über Deiktika wie „die" und „denen" auf der einen Seite und einem kollektiven „wir" auf der anderen Seite zwei dichotom gedachte Gruppen, wobei das „wir" als ein unspezifisches Kollegium die Klientinnen und Klienten ausschließt. Über die Dichotomisierung von Inklusion – Exklusion und Wissen – Nicht-Wissen (bzw. Erfahrung – Unerfahrenheit) wird der „Vorsprung" der Sozialarbeitenden hervorgehoben, ein eventuell anzunehmender Peer-Effekt tritt in den Hintergrund.

Eine weitere Dichotomisierung findet durch das Gegensatzpaar Aktivität – Passivität statt. Im Gegensatz zu der hohen Aktivität, die die Sozialarbeitenden für ihre Arbeit präsentieren, dominieren für Klientinnen und Klienten Zustands- und Vorgangsverben. Das verdichtet sich symbolisch im Raum des Wohnheims, in dem Sozialarbeitende aktiv arbeiten, Klientinnen und Klienten passiv wohnen. Flüchtlinge landen im Wohnheim und kommen dort an, sie wohnen im Wohnheim und bekommen dort Zimmer zugewiesen, sie halten sich in Deutschland auf, warten, sitzen und dümpeln, womit vorrangig Zustände, keine Aktivitäten beschrieben werden. Oftmals sind sie auch reine Objekte, die untergebracht werden, hin- und hergeschickt werden, verlegt werden, verwiesen werden, vermittelt, weitergeleitet und angebunden werden. Darin scheint implizit der in Kap. 4.4 dargestellte „totale Raum" durch, in welchem Flüchtlinge leben. Sie haben kaum Möglichkeiten selbstbestimmt aktiv zu werden, geschweige denn sind Aktivitäten hier von Wirkungsmacht begleitet, gleichzeitig ist die Fremdbestimmung ihres Tuns sehr ausgeprägt. In ihrem mehrdimensionalen Ansatz von Agency arbeiten Bender et al. (2013) heraus, dass ein Tun, das als fremdbestimmt erfahren wird und nicht den eigenen Vorstellungen und Zielsetzungen entspricht, keine Agency ist, weil ihm die Autonomieperspektive fehlt. Das steht in einem krassen Gegensatz zu Selbstpräsentation der Sozialarbeitenden, die sich als aktiv und zumindest in Teilbereichen ihres Tuns auch als autonom erzählen. Und nicht nur das. Ihre Aktivität richtet sich auch oft auf das Objekt „Klientel", die von ihnen dann eben verändert werden, sei es in ihrer Lage im Raum (zum Beispiel durch Hinschicken) oder sei es auch in ihren Materialeigenschaften und Funktionsweisen (zum Beispiel durch Belehrung und Beibringen). Diese Einwirkung von den Sozialarbeitenden auf die Klientinnen und Klienten ist ein zentraler Punkt ihres Tuns und wird über die

Norm der positiv konnotierten Hilfe legitimiert. Eine Einwirkung in umgekehrter Richtung ist nicht nur unzulässig, sie ist auch bedrohlich für die Sozialarbeitenden und muss vermieden oder sanktioniert werden, wie die Reaktionen der Sozialarbeitenden zeigen, wenn die Klientinnen und Klienten durch „Ausrasten" Störungen hervorrufen, wenn sie „Grenzen überschreiten" oder wenn sie mit Beschimpfungen „richtig treffen".

Das Moment der Herrschaft, das sich in diesem Einwirken zeigt, wird auch in den Szenerien der Versorgung und der Maschinerie deutlich. Beide Szenerien sind zwar mit Einschränkungen der Handlungsautonomie der Sozialarbeitenden verbunden, weil bei der Versorgung nur in dem engen Rahmen vorhandener Ressourcen und bei der Maschinerie in dem engen Rahmen der zugeschriebenen Funktion gehandelt werden kann und die Sozialarbeitenden selbst in ein größeres System eingebunden sind. Gleichzeitig sind sie in diesem System Elemente mit „höheren" Funktionen als die Klientinnen und Klienten, wenn sie entscheiden, verteilen und steuern und damit Macht über die Funktionsfähigkeit des Elements Klient sowie deren Beurteilung innehaben. Diese Position der machtvollen Einflussnahme bleibt in den Interviews weitgehend unreflektiert, sie wird fast ausschließlich als positiv konnotiert dargestellt und lediglich Frau Homfeldt und Frau Lemberg versuchen sich ihr stellenweise zu entziehen oder entgegenzuwirken.

7.3. Die Wahrnehmung von Behinderung und schweren Erkrankungen

Die Befragten schätzen selbst ihre Erfahrungen mit Flüchtlingen mit Behinderung als gering ein, und leiten dies daraus ab, dass sie bisher nur wenige Klientinnen und Klienten mit Behinderung hatten. Gleichzeitig werden in allen Interviews Fallbeispiele, die mit Gesundheit und Krankheit zu tun hatten, auch ohne direkte Erzählaufforderung thematisiert und es finden sich in allen Interviews Erzählungen, in denen es um das Erkennen, die Versorgung und die Schwierigkeiten von schwer kranken oder behinderten Flüchtlingen geht. Woran mag das liegen?

Es kann angenommen werden, dass sich hier Wahrnehmung, Vorannahmen und Definitionen überschneiden. Das Thema Behinderung wird oft zusammen mit Krankheit und psychischen Problemen behandelt, wobei durchaus Unterschiede gemacht werden. Während Behinderung mit einer dem Individuum anhaftenden Auffälligkeit gleichgesetzt wird, werden Krankheiten eher als unsichtbare Bedrohung (für die Klientinnen und Klienten sowie bei Ansteckungsgefahr auch für die Sozialarbeitenden) thematisiert. Auch in der Beschreibung der Symptome zeigt sich ein Unterschied zwischen „Kranksein" und „Behindertsein". So wird das Kranksein als Fehlen von Bewegung und Aktivität verbalisiert, Behindertsein hingegen wird als eine Abweichung von „Normalität" beschrieben. In einer längeren Beispielnarration von Frau Afarid wird „normales" Verhalten von Kindern als „frech", „fröhlich" und „laut" beschrieben, das „auffällige" Kind ist „ängstlich", „dünn" und „klein". Hier steht die Abweichung von dem erwarteten (altersgemäßen) Verhalten und einer normgerechten Körperentwicklung im Vordergrund. Die Sozialarbeiterin vergleicht mit zwei „Normen", nämlich mit dem aktenkundigen Alter des Kindes und dem Verhalten des Geschwisterkindes. In dem Interview mit Herrn Eggert wird das Behindertsein durch den Vergleich mit den Schulleistungen des Geschwisterkindes hervorgehoben, wenn er den Jungen als „ganz helle" in der Schule bezeichnet und das Mädchen als „geistig behindert". In einer weiteren Beispielnarration vermittelt Frau Afarid die Abweichung im äußeren Erscheinungsbild eines Kindes gestisch und mimisch, indem sie es in der Interviewsituation vormacht. Der Kopf als das sichtbarste Körperteil wird von ihr als deformiert bezeichnet, entspricht also nicht der erwarteten Norm, die Augenbewegung kann das Kind nicht kontrollieren, das Kind kann schreien, aber nicht sprechen, wie andere Kinder in seinem Alter. Auch hier nennt die Sozialarbeiterin für die Symptombeschreibung deutlich sicht- -und hörbare Abweichungen von einer erwarteten (am Alter orientierten Entwicklungs-) Norm, die sich ihr vor allem als Defizite zeigen und dementsprechend lautet ihre Diagnose, dass etwas nicht „in Ordnung" ist.

Eine andere Möglichkeit, um Behinderung als Abweichung zu beschreiben, sind Defizitbeschreibungen des Nicht-Könnens. Sie beziehen sich vor allem auf das Laufen, wobei das selbstständige Laufen in allen Situationen als Norm angelegt wird, sodass auch die Beispiele, in denen Hilfsmittel wie Rollstühle oder

7.3 Die Wahrnehmung von Behinderung und Krankheit

Gehhilfen genutzt werden zu Beispielen für Defizite werden. So stellt Herr Eggert zum Beispiel fest, dass, wer „auf einen Rollstuhl angewiesen" ist, keine Treppe „hochkommt". So wie die altersgemäße Entwicklung die Norm für Kinder ist, ist die selbstständige Lebensführung die Norm für erwachsene Menschen, sodass jemand dann als behindert wahrgenommen und eingestuft wird, wenn er nicht mehr „in der Lage [ist], physisch und psychisch sich wirklich komplett um sich zu kümmern", wobei Herr Eggert als Beispiele für diese Aussage Körperhygiene, Wäsche waschen, Einkauf und Essenszubereitung nennt. Von einem Erwachsenen wird hier als „normal" erwartet, dass er „mehr oder weniger in der Lage ist alleine zu laufen und bestimmte Verrichtungen auch selber zu machen" (Eggert).

Generell kann gesagt werden, dass das Thema Behinderung für alle Befragten mit „Sichtbarkeit" und/oder „Schwere" verbunden ist. Behinderung wird dann erkannt, wenn sie optisch wahrnehmbar ist, wenn die Betroffenen amputierte Gliedmaßen haben, blind sind oder auf typische Hilfsmittel wie einen Rollstuhl oder Gehhilfen angewiesen sind. Behinderung wird auch erkannt, wenn sie eine bekannte „Form" hat wie Down-Syndrom oder Epilepsie mit ausgeprägten Anfällen. Schwere Erkrankungen wie HIV/Aids, Tuberkulose oder Diabetes werden als Krankheiten wahrgenommen, nicht als Behinderung thematisiert, wenn Klientinnen und Klienten pflegebedürftig sind, so erscheinen sie als Pflegefälle, nicht als behinderte Menschen. Auch psychische Erkrankungen werden nicht als Behinderung eingestuft: Depression, Posttraumatische Belastungsstörungen, aggressives Verhalten, Suchtverhalten, Angststörungen oder ganz allgemein seelische Erkrankungen nehmen zwar einen breiten Raum in den Erzählungen ein, werden aber nicht als „Erfahrung mit behinderten Flüchtlingen" eingestuft.

Die Wahrnehmung von Behinderung ist an einem medizinischen Modell ausgerichtet, was bedeutet, dass die Einschränkungen, die Flüchtlinge mit Behinderung haben, aus einem individuellen Merkmal, einem defizitären Zustand resultieren, nicht aus der Eigenschaft ihrer Situation heraus. Diese Perspektive bezeichnet Grue als den „Erzfeind" aller Fürsprecher anderer Modelle von Behinderung wie dem sozialen Modell, dem kulturellen Modell oder dem Minderheitenansatz, weil sie sehr eingeengt ist:

"It is described as an ideological framework that reduces every aspect of disability to bodily impairment, prescribes only medical treatment and normalization as appropriate interventions, and denies agency to disabled people while reserving power to medical professionals." (Grue 2011, S. 540)

Diese Struktur findet sich auch in den Interviews. Beispielerzählungen zum Thema Behinderung beziehen sich meist auf Geflüchtete, die eine sichtbare körperliche Einschränkung haben, die Hilfe fokussiert die Suche nach Ärzten und die Weiterleitung und Weitervermittlung von Flüchtlingen mit Behinderung, da sie nicht in die „normale" Struktur des Wohnheims „passen". Die Sozialarbeitenden fühlen sich für das Soziale Problem Behinderung und für die sozialen Probleme von Flüchtlingen mit Behinderung nicht zuständig. Herr Thomas konstruiert seine eigene Abgrenzung darüber, dass er sich im Gegensatz zu Ärzten, die er als zuständige Profession sieht, nicht „professionell darauf gebildet" sieht. Frau Lemberg hingegen sieht ihre Zuständigkeit differenzierter. Obwohl sie sich nicht als „Fachmensch" sieht, hat sie doch konkrete Vorstellungen von der benötigten Hilfe und sieht die ärztliche Diagnose vor allem als wichtigen formalen Schritt, um über angemessene Hilfsangebote entscheiden zu können. Sie ist auch die einzige, bei der das soziale Modell von Behinderung in ihren Bemühungen um Unterstützung zu erkennen ist, wenn sie davon spricht, dass die Hilfe für diesen Personenkreis besonders schwierig ist, weil ihr so viele Steine in den Weg gelegt werden. Wenn sie resümiert, dass es bei Klientinnen und Klienten mit Behinderung besonders schwer ist, an deren „Rechte anzukommen", dann präsentiert sie diese Gruppe einerseits als besonders von Diskriminierung betroffen, andererseits ihre Hilfe nicht als Fürsorglichkeit, sondern als Rechtsanspruch.

So oder so wird die Arbeit mit behinderten Flüchtlingen als Sonderfall dargestellt, für den es keine Arbeitsroutine und keine Rezeptlösungen gibt und der deshalb als Belastung und/oder Störung dargestellt wird. Das steht im Kontrast zur Präsentation der Arbeit mit anderen vulnerablen Gruppen wie zum Beispiel Kindern und Familien, die auch einer besonderen Aufmerksamkeit und intensiven Betreuung bedürfen, diese wird aber nicht als belastend oder störend gerahmt. Dass Flüchtlinge mit Behinderung nicht unbedingt als Klientel gesehen werden, zeigt sich auch darin, in welchen metaphorischen Szenerien der Arbeit Behinderung *kein*

Thema ist. So kommen sie nicht als Lernende und Lernfähige in der Metaphorik der Wissensvermittlung vor und auch nicht in der produktiven Metaphorik, was sie also weder als aktive Kooperationspartner noch als Beispiele für erfolgreiche Interventionen erscheinen lässt. Im Gegenteil wird mit dem Arbeitsauftrag des „Tragens", der mit Behinderung verbunden wird (siehe Kap. 6.3.5) impliziert, dass das klassische Ziel der Sozialen Arbeit, nämlich die (Wiederherstellung der) Autonomie überhaupt nicht mitgedacht wird. Dies steht in einem klaren Gegensatz zu dem Selbstbestimmungsdiskurs, der eng verbunden mit dem Menschenrechtsparadigma über die Independent-Living-Bewegung und die Disability Studies auch in die Sonderpädagogik hineingetragen wurde (bspw. Albrecht et al. 2001; Waldschmidt 2012) und in der Behindertenrechtskonvention durch Artikel 19 zu einem Recht erhoben wurde.

7.4. Die professionellen Rollen in den Interviews und in den Professionskonzepten

Was bedeuten diese Erkenntnisse nun aber für das berufliche Selbstverständnis der Sozialarbeitenden respektive das professionelle Selbstverständnis der Sozialen Arbeit? Hier muss der Blick noch einmal erweitert werden und die Gesamtlandschaft, wie sie mit Hilfe der Professionalisierungsdiskussion entwickelt wurde, betrachtet werden. In Kap. 2.1 ist bereits deutlich geworden, dass sich auch theoretische Texte zu Profession einer bildreichen Sprache bedienen und damit unterschiedliche Perspektiven und Reichweiten auf das Thema zulassen. So wird im Arbeitsbündnis von Oevermann, im Arbeitskontrakt von Schütze und in der Kooperation von Dewe der Kontakt zu und mit der Klientel hervorgehoben, die systemischen Perspektiven fokussieren stärker soziale Probleme, die nicht nur auf der Mikroebene liegen. Abbott wiederum konzentriert sich auf die Aushandlungsprozesse mit Nachbarprofessionen (oder Systemen). Um diese unterschiedlichen Perspektivierungen mit den Selbstbildern und Rollen von Sozialarbeitenden verständlich in Beziehung zu setzen, werden sie den drei zentralen Handlungsorten zugeordnet, an denen Soziale Arbeit im Flüchtlingswohnheim stattfindet: Die

Beziehungs- und Interaktionsebene Professionelle-Klient, der Innenraum der Organisation Flüchtlingswohnheim, und die Außengrenzen der Organisation. Abschließend wird die Bedeutung der Analyseergebnisse für die Kernkomponente „Wissen und Wissenschaftlichkeit", die man vielleicht als Klima dieser Landschaft bezeichnen könnte, dargelegt.

7.4.1. Arbeiten im Kontakt mit Klientinnen und Klienten

Im direkten Kontakt mit den Klientinnen und Klienten nimmt die Bürokratie als Schreiben von Empfehlungen, Telefonaten mit Ämtern und Ausfüllen von Anträgen einen breiten Raum ein. Der Arbeitsalltag ist stark mit der Struktur „Sprechstunde im Büro" verknüpft, innerhalb welcher Probleme bearbeitet, Sachen zusammen gemacht, den Klientinnen und Klienten erklärt und mit Ämtern etwas geklärt wird und das alles im Gespräch. Diese Gespräche sind keine Alltagsgespräche aus der Situation heraus, sondern haben durch das Setting Sprechstunde eine Rahmung, zu der Rollenzuschreibungen als hilfesuchender Klient und Unterstützung anbietender Professioneller und die Lösung eines Problems als Interaktionsziel gehören. Das Gespräch erscheint nicht als gemeinsam gestalteter kommunikativer Raum, sondern wird von der Gesprächsführung der Sozialarbeitenden bestimmt, Gesprächssituationen, in denen die Klientinnen und Klienten die Gesprächsführung übernehmen, werden als misslungen, belastend oder falsch dargestellt. Das ist insbesondere dann der Fall, wenn die Klientinnen und Klienten etwas fordern, was zuvor nicht angeboten wurde, wenn es Schuldzuweisungen gibt oder Drohungen ausgesprochen werden. Ein „gutes" Sozialarbeitsgespräch ist also eine Kommunikation, in der die Professionellen die Führung übernehmen und die Klientinnen und Klienten sich dieser Führung anschließen.

Der Personalschlüssel in Flüchtlingswohnheimen ist generell schlecht, sodass ein Sozialarbeitender prinzipiell für eine große Gruppe von Menschen Ansprechpartner ist. So kommt es, dass die Sozialarbeitenden jeden Tag physisch mit einer großen Gruppe „potentieller" Klientinnen und Klienten zu tun haben, wenn sie als Angestellte deren Wohnort aufsuchen, was eine Entscheidung erforderlich macht, wer oder was als „Fall" angesehen wird, der bearbeitet werden soll. Die

Sprechstunden sind eine Möglichkeit, diese Entscheidung in die Hände der Klientinnen und Klienten zu legen: Sie finden zu festgelegten Zeiten in einem festgelegten Raum, statt und wer in dieser Zeit das Büro betritt, wird als Klient identifiziert, der das Anliegen hat, dass ihm geholfen wird. Diese strukturelle Rahmung der Hilfe hat Vor- und Nachteile, die mit dem Konzept des Arbeitsbündnisses (Oevermann 1996) und der kooperativen Deutung (Dewe und Otto 2002) beleuchtet werden können.

Die „Geh-Hin"-Struktur der Sprechstunde im Büro, wie Herr Kirschning sie nennt, kommt den Klientinnen und Klienten zwar ein Stück weit entgegen, indem sich die Sozialarbeitenden an deren Wohnort begeben, sie bleibt aber ein *Angebot*, dass die Klientinnen und Klienten aus einer eigenen Entscheidung heraus nutzen können. Damit wird die für das Oevermannsche Arbeitsbündnis so zentrale „Freiwilligkeit" hergestellt, die aus strukturfunktionalistischer Perspektive konstitutiv für die Beziehung Klient-Professioneller ist. Kommen die Klientinnen und Klienten in die Sprechstunde, so zeigen sie damit dreierlei, nämlich erstens, dass sie ein Problem haben, das sie selbst erkannt haben und das sie nicht alleine lösen können, zweitens, dass sie die Sozialarbeitenden als Expertinnen und Experten für dieses Problem anerkennen und drittens, dass sie ihnen auch das Vertrauen entgegenbringen, dieses zu lösen. Sich auf diese Art und Weise selbst Hilfe zu suchen wird von den Sozialarbeitenden positiv schon als erster Schritt zur Selbsthilfe bewertet.

Probleme treten an mehreren Stellen auf. Zum ersten erfolgt durch das Erkennen des Problems auch schon eine erste Deutung durch die Klientinnen und Klienten, die sich nicht mit der Deutung der Sozialarbeitenden überschneiden muss. Dies kann angenommen werden, wenn die „Könige des Forderns" sich beklagen, dass alle etwas haben, was sie nicht bekommen, während sie aus der Perspektive der Professionellen schon mehr bekommen als alle anderen. Möglicherweise werden hier mit dem „alle" verschiedene Vergleichsmaßstäbe angelegt, die dazu führen, dass es unterschiedliche Deutungen davon gibt, welche legitimen Bedürfnisse nicht befriedigt werden, also welches Soziale Problem vorliegt und welche Hilfe sich daraus ableitet. Als fordernd werden Klientinnen und Klienten vor allem dann empfunden, wenn sich ihr Hilfewunsch nicht auf ein gemeinsames Erarbeiten des Problems, also der unbefriedigten Bedürfnisse richtet, im Zuge dessen der

Sozialarbeitende „versteht", sondern wenn der Hilfewunsch als Einfordern von konkreten Mitteln zur Bedürfnisbefriedigung formuliert wird. Die Sozialarbeitenden bewerten Hilfeanfragen also danach, ob sie das Problem selbst verstehen (hier können Bezüge zu Oevermanns Fallverstehen gesehen werden) und ob dieses Verständnis zusammen mit dem Klient oder der Klientin ein einem kooperativen Prozess erarbeitet wird, was auch eine Analogie zu Dewe und Otto (2002) zeigt. Zentral für eine Akzeptanz des Hilfegesuchs ist, dass die Deutungshoheit auf Seiten der Sozialarbeitenden verbleibt und diese nicht von den Klientinnen und Klienten vorweggenommen wird.

Zum zweiten ist die „Sprechstunde" eine kommunikative Situation, in der häufig Zeitdruck herrscht, weil vor der Tür eine ganze Schlange weiterer Klientinnen und Klienten wartet oder viele Störungen durch Anrufe von Ämtern oder wegen der Postausgabe erfolgen. Dieser Rahmen befördert ein schnelle, auf kurzfristigen Erfolg gerichtetes „Abarbeiten" von dem, was im wahrsten Sinne des Wortes „ansteht". Die konkrete Hilfe erschöpft sich dann in einem schnellen, stellvertretenden, lösungsorientierten Handeln, dass sich nicht nach außen richtet und deshalb keine Interessensvertretung ist, sondern der Klientel das eigene Aktivwerden abnimmt. Das helfende Handeln ist dann wiederum standardisiert und routinisiert und zeigt sich praktisch im Ausfüllen von Anträgen, sprachlich im Erfüllen von Wünschen. Eine Hilfe zur Selbsthilfe kann jedoch nur über ein stufenorientiertes Handeln, wofür auch die Ressourcen der Klientinnen und Klienten in den Blick genommen und daraus Vorschläge für ein gemeinsames Arbeiten an dem Problem gemacht werden müssen, wie dies im Bild der Begleitung aufgeht. Diese Ressourcen unterliegen gerade in der Flüchtlingsarbeit einer starken Veränderung, etwa wenn die Klientinnen und Klienten Deutsch lernen, wenn sie Erfahrungen zum Beispiel mit Verwaltungsvorgängen gewinnen oder ein soziales Netzwerk aufbauen. Diese Ressourcen können aber auch gehemmt werden, wenn sich psychische Probleme wie eine Depression einstellen, ein befreundeter Zimmernachbar auszieht oder eine Arbeitsstelle wieder verloren geht, sodass auch das soziale Problem immer wieder neu ausgelotet werden muss, wenn die Hilfe auf Lern- und Entwicklungsmöglichkeiten abzielen soll. Die defizitorientierte Konstruktion der Klientel als „Mängelwesen", die etwas brauchen, was sie nicht haben, ist dabei nicht zielführend, wenn Ressourcen nicht als Potentiale mitgedacht werden. Im Gegenteil zeigt sich an dieser Stelle die Gefahr, dass nicht mehr das eigentliche Soziale Problem der Klientel, nämlich die Stigmatisierung, Diskriminierung und Exklusion, in die Wahrnehmung kommen, sondern die Klientinnen und Klienten selbst als problematisch empfunden werden.

Ein drittes Problemfeld zeigt sich, wenn Bewohnerinnen und Bewohner nicht in die Sprechstunde kommen, da der Umkehrschluss, dass sie dann auch nicht hilfe- oder unterstützungsbedürftig sind, nicht zulässig ist. Im Gegenteil kann gerade das Problem, sei es ein Suchtproblem oder eine Erkrankung, dazu führen, dass die Klientinnen und Klienten *nicht* den Kontakt zu den Sozialarbeitenden suchen. Darauf reagieren die Professionellen, indem sie ihre Soziale Arbeit in einem informellen Rahmen des „Daseins" auch außerhalb der Sprechstunde und ihres Büros fortsetzen. Sie gehen durch die Korridore, klopfen auch mal bei Bewohnerinnen und Bewohnern und „zeigen" sich und die Soziale Arbeit als Interesse für, Aufmerksamkeit für, Wissen um. Sie suchen selbst den Kontakt zu den Bewohnerinnen und Bewohnern und formulieren Angebote eines Arbeitsbündnisses, nehmen Distanz zum Verwaltungshandeln am Schreibtisch und gehen in Nähe zur Klientel.

Obwohl das routinisierte, bürokratische „Tagesgeschäft" den Großteil der Handlungsvollzüge ausmacht, wird dem Beziehungsaufbau und dem „in Beziehung sein" mit der Klientel eine größere Bedeutung in den Interviews beigemessen, so in den metaphorischen Konzepten der Begleitung, der Unterstützung, dem kooperativen Handeln, dem Beeltern. Hier passiert das, was die Sozialarbeitenden als Soziale Arbeit bezeichnen, als „reine Arbeit mit den Menschen", als „da sein", als „enges Miteinander". Im Gegensatz zum advokatorischen Kampf mit den Behörden, der ohne die Klientel stattfindet und als „edel", aber „hart und bitter" erzählt wird, wird die Beziehung zu den Klientinnen und Klienten mit Vertrauen als einem wertvollen Gut gefüllt. Für dieses Vertrauen gibt es Strategien, aber keine Garantien. Es muss gewonnen, entwickelt oder aufgebaut werden und ist mit Nähe verbunden. Die emotionale Bedeutung der diffusen Beziehungsanteile auch für die Professionellen tritt zu Tage, wenn die Sozialarbeitenden positiv hervorheben, dass manche Bewohnerinnen und Bewohner verstehen, was Soziale Arbeit ist und die Sozialarbeitenden also solche wahrnehmen. Dieses Verstehen zeigt sich darin, dass sie zu den Sozialarbeitenden kommen, um sich zu unterhalten oder wenn ihnen etwas „auf der Seele brennt", wenn sie also klassisch „Sorgen und Nöte" haben. Diese beiderseitige Wahrnehmung wird dann zu einer Basis, die die gemeinsame Ausarbeitung von Handlungsoptionen ermöglicht und auch mal praktische Unterstützung auf einer persönlichen Ebene legitimiert. Im Erleben der Sozialarbeitenden liegt der Kern der Sozialen Arbeit also auf der Ebene einer tieferen und langfristigeren Beziehungsgestaltung zwischen Klientinnen und Klienten und Professionellen als Einzelpersonen. In den Szenerien wird die Beziehungsebene vor allem über die Beelterung eingefangen, im Zuge dessen die Wohn- und Lebensgemeinschaft im Wohnheim recht euphemistisch als „große Familie" imaginiert wird, die die Beziehungsgestaltung als rein diffuse Beziehung unprofessionell erscheinen lässt. Strukturell professionalisiert wird die Nähe zur Klientel in angeleiteten Gruppensituationen, wie im Frauencafé oder bei Ausflügen, wo die Anwesenden miteinander ins Gespräch kommen oder zusammen etwas tun und erleben können, wie zum Beispiel gemeinsam zu tanzen oder zu kochen. In den Wohnheimen der zweiten Erhebungsphase wird diese Art kommunikativer Räume nicht erzählt und auch von Veranstaltungen wie Ausflügen oder Feiern berichten die Sozialarbeitenden nichts. Es entsteht der Eindruck, dass die diffuse Beziehungsebene stark in den Hintergrund rückt (oder von Ehrenamtlichen übernommen wird) und das spezifische Rollenhandeln die Arbeit maßgeblich bestimmt, was die Sozialarbeitenden eher als frustrierend erleben.

Wenig thematisiert wird die andere Seite einer nahen, vertrauensvollen Beziehung, nämlich das Missverstehen, das Misstrauen und die Befremdung, obwohl diese Aspekte sowohl in der Sozialen Arbeit allgemein als auch in der Arbeit mit Flüchtlingen in der Literatur als eine wichtige Komponente des Erlebens genannt werden. Schütze geht von einer prinzipiellen Fremdheit zwischen den Interaktionsparteien in professionellen Arbeitskontrakten aus, „erstens weil die Professionelle nicht problembetroffen ist wie die Klientin, zweitens weil die Professionelle einen unvergleichlich größeren Wissensbestand bezüglich der Problemanalyse und Problembearbeitung hat als die Klientin und drittens weil die Professionelle oftmals einer anderen soziokulturellen Lagerung zugehörig ist als die Klientin."

(Schütze 1996, S. 208). Es kann davon ausgegangen werden, dass die Fremdheitskonstruktionen zwischen Geflüchteten und Sozialarbeitenden durch die gegenseitige Wahrnehmung als kulturell Fremde sogar noch stärker zum Tragen kommen. Dies ist der Fall, wenn die Sozialarbeitenden deutscher Herkunft sich gegensätzliche Merkmale bezüglich Herkunft, Lebenserfahrung und Kompetenzen zuschreiben wie ihrer Klientel. Auch wird deutlich, dass es auf deren Seite ein prinzipielles Misstrauen gegenüber den Geschichten und Äußerungen mancher Klientinnen und Klienten gibt, dass sie mit der Erfahrung von Betrug und Lügen begründen, die auch als verletzend empfunden werden. Mit diesen Voraussetzungen eine Vertrauensbasis zu schaffen, scheint unmöglich und die Klientinnen und Klienten erscheinen in den Erzählungen manchmal wie ein unbekanntes Terrain. Die Erfahrung fortgesetzter Schummeleien, Unwahrheiten und Lügen, die in der Perspektive des überwachten und reglementierten Lebens im Wohnheim durchaus nachvollziehbar sind, stellt die Sinnhaftigkeit des sozialarbeiterischen Engagements per se in Frage.

"Die Soziale Arbeit im Flüchtlingsbereich geht mit einem hohen moralischen Anspruch ans Werk, den Menschen unter anderem zu ihren beschiedenen Grundrechten zu verhelfen. Sobald der Eindruck entsteht, dass dieser moralische Anspruch durch Lügen ausgenutzt wird, stellt sich die Frage nach Sinn und Zweck des Engagements." (Soyer 2004b, S. 57)

Die befragten Sozialarbeitenden, die selbst einen Fluchthintergrund haben, präsentieren sich tendenziell eher als Verstehende. Allerdings fallen bei einer detaillierten Analyse auch „Leerstellen" auf, die darauf hinweisen können, dass es auch hier zu einigen Klientengruppen mehr Nähe, zu anderen mehr Distanz gibt. So beziehen sich Fallbeispiele, in denen komplexe Fälle und langwierige Interventionen erzählt werden, ausschließlich auf Klientinnen und Klienten, die dieselbe kulturelle Herkunft haben wie die Professionellen. Das ist sicherlich auch den Möglichkeiten der sprachlichen Verständigung geschuldet. Es fällt aber auch auf, dass beim Erzählen manche Klientengruppen individualisiert und differenziert dargestellt werden, andere stärker über die Zuschreibung ethnischer, kultureller oder nationaler Merkmale, was eine Distanzierungstendenz anzeigt. Auch die empfundene Bedrohlichkeit Sozialer Arbeit mag in diese Richtung zu interpretieren sein, denn diese wird nicht über Situationen der Interaktion mit Behörden erzählt, die ja durchaus als Gegner dargestellt werden, sondern ausschließlich in Bezug auf die Interaktion mit Klientinnen und Klienten. In den Erzählungen über unberechenbares Verhalten, unvorhergesehene Bedrohungen oder versteckte Gefahren scheint möglicherweise eine diffuse Angst vor dem Fremden durch, die einem Thematisierungstabu unterliegt.

7.4.2. Arbeiten im Rahmen der Organisation Wohnheim

Soziale Arbeit findet aber nicht nur in der Dyade Professionelle – Klient statt, sondern auch im lokalen wie sozialen Raum der Organisation statt. Hier sehen die Befragten unterschiedliche Handlungsspielräume hat, was sich auch in der unterschiedlichen Metaphorisierung dieses Raumes zeigt. Als Maschine wird das Wohnheim zu einem Schauplatz eines effizienten Verwaltungshandelns, in dem die zugehörigen Teile nicht als Menschen in ihrer Ganzheitlichkeit und Würde relevant sind, sondern lediglich auf ihre Funktionsfähigkeit hin bewertet werden. Diese Reduzierung auf spezifische, erwartbare Funktionen betrifft nicht nur die Bewohnerinnen und Bewohner der Maschine Wohnheim, sondern auch die Angestellten. Die Maschine kennt zudem nur zwei Modi, nämlich 0 und 1, läuft oder steht still, funktioniert oder funktioniert nicht. Ihre Konstruktion, ihr Maßstab, ihr Programm ist von außen gesetzt und von ihr selbst nicht veränderbar oder gestaltbar, sie hat einen Auftrag, an dem die Funktionen der Einzelteile ausgerichtet sind. Die Maschine ist also zwar einerseits der Prototyp für die Routinisierung von Abläufen, mit deren Hilfe der Auftrag effizient erfüllt wird und die Aufgaben der Einzelteile überschaubar bleiben. Andererseits ist es eine statische, unlebendige Konstruktion mit einem Maximum an Fremdbestimmung und bildet so die Funktionsweise totaler Organisationen ab.

Ganz ähnlich gelagert ist die Konstruktion des Wohnheims als Laden, für den der Auftrag der Wirtschaftlichkeit im Vordergrund steht, die den Maßstab für Entscheidungen liefert. Allerdings eröffnet der Laden auch Gestaltungsspielräume innerhalb dieser ökonomischen Grenzen, die als Angebote erzählt werden und also den Innenraum selbst mit strukturieren.

7.4 Die professionellen Rollen

Organisationen lassen sich aber nicht nur über die Metapher der Maschine, des Gefängnisses oder des Handels beschreiben, sondern auch über Bilder, die Entwicklung, Veränderbarkeit, Lebendigkeit und Gemeinschaft hervorheben wie in Kap. 6.13.2 herausgearbeitet wurde (Fuchs und Huber 2011, 147f). Ein solches Bild ist in der Szenerie der Wissensvermittlung zu finden, in der das Wohnheim als ein Ort der Bildung und des Lernens imaginiert wird. Bildung und Lernen stellen Übergänge dar, die Raum bieten, um Wissen anzueignen, Fertigkeiten auszubilden und Kompetenzen zu erlangen, die den Zugang zu weiteren Räumen oder Systemen eröffnen. Durch die Zwangsunterbringung wird das Wohnheim in der Literatur und auch an vielen Stellen in den Interviews als ein unerwünschter, isolierter Raum mit engen Grenzen konzipiert, in dem die Bewohnerinnen und Bewohner ausharren müssen, bis sie die Erlaubnis oder Möglichkeit zum Auszug – und damit zu Entwicklung - bekommen. So richten sich auch viele Bemühungen der Sozialen Arbeit darauf, die Klientinnen und Klienten bei der Wohnungssuche zu unterstützen, um den Aufenthalt im Wohnheim so kurz wie möglich zu halten.

Ist das Flüchtlingswohnheim als Übergangsraum konzipiert, dann beinhaltet es auch einen Gestaltungsauftrag, der zum Ziel hat, Lern- und Entwicklungsmöglichkeiten zu eröffnen und Perspektiven anzubieten. In der Szenerie der Beelterung und in der Wissensvermittlung geschieht dies auf eine von der Sozialen Arbeit reglementierte Weise, in der Ziele und Erfolgsdefinition von den Sozialarbeitenden als Vertreterinnen und Vertreter der Mehrheitsgesellschaft festgelegt werden, die Professionellen eine dirigierende und belehrende Position einnehmen und die Richtung der Entwicklung vorgeben. Es gibt aber auch Szenen, in denen die Sozialarbeitenden – zugegeben im sehr begrenzten Rahmen der engmaschigen Strukturen im Wohnheim – Handlungsspielräume eröffnen, deren Nutzung in der Verantwortung der Bewohnerinnen und Bewohner liegt. Dies ist der Fall, wenn einer Bewohnerin, die Möglichkeit eingeräumt wird, ein Zimmer zu tauschen, sie diesen Tausch jedoch selbst in Absprache mit den anderen Bewohnerinnen und Bewohnern organisieren muss. In einem anderen Fall ist der Sozialarbeiter bereit, das Spielzimmer für die Kinder auch rund um die Uhr offen zu halten, wenn die Bewohnerinnen sich organisieren und die Betreuung der Kinder und die Pflege des Raumes eigenverantwortlich übernehmen. Es wäre an dieser Stelle eine

Überlegung wert, ob nicht auch in der zuvor als total beschriebenen Organisation Flüchtlingswohnheim kleine Situationen und Räume des Übergangs von Inaktivität zu Aktivität, von Drinnen zu Draußen, von Abhängigkeit zu Selbstständigkeit geschaffen werden können (Schär Sall 1999, S. 96). Für die Soziale Arbeit würde dies bedeuten, stärker die Handlungsoptionen und Entscheidungsspielräume der Klientinnen und Klienten in den Blick zu nehmen, als die Begrenzung der eigenen Handlungs- und Wirkmächtigkeit zu fokussieren und auf diesem Weg einer reinen Exklusionsverwaltung (Schroeder 2003; Stichweh 2009b), in der die Soziale Arbeit eine kompensatorische „Kosmetikfunktion" einnimmt, zu entkommen.

In den Professionstheorien zur Sozialen Arbeit taucht das Strukturmerkmal Organisation nur am Rande auf, und dann in der Funktion einer behindernden Machtstruktur (Staub-Bernasconi 2002), die über das Mandat der Kontrolle und ihre Organisationsroutinen die Soziale Arbeit einseitig zu vereinnahmen droht. Bürokratische und hoheitsstaatliche „Aktivitätskontexte" werden vorrangig als Gefahrenpotential für das professionelle Handeln beschrieben (Schütze 1996, S. 189). Diese Perspektive übersieht, dass Organisationen nicht nur aus abstrakten Verfahren und Abläufen und festen Strukturen bestehen, sondern von Menschen belebt werden, die weit mehr sind als steuerbare Funktionselemente. Zwar wird in der Literatur zu Recht auf die Schwierigkeiten verwiesen, in einem Kontext Soziale Arbeit zu leisten, in dem das Miteinander auf Zwang, nicht auf Freiwilligkeit basiert und sich aufgrund der Heterogenität der Klientel und des steten Wechsels nur schwer Gemeinschaft und Solidarität entwickeln, doch wird das Wohnheim auch als ein „organisches, sich entwickelndes Miteinander von Individuen, die in verschiedenen parallel ablaufenden und sich überschneidenden Prozessen interagieren" beschrieben (Fritz 2004, S. 85).

Auch die Soziale Arbeit hat Anteil an diesen Prozessen und zwar nicht nur als Steuerungs- und Bearbeitungsinstrument, sie ist selbst eine Struktur der Unterkunft, die wiederum Prozesse hervorbringt. So gesehen ist es konstitutiv für das Wohnheim, wie sich die Soziale Arbeit dort sichtbar präsentiert, ob sie in Sprechstunden hinter geschlossenen Türen Prozesse verwaltet oder ob sie sich als Ansprechpartner auch „zeigt", Nähe sucht und teilnimmt am Innenleben der Unterkunft. Fritz hebt dazu auch die Bedeutung von Veranstaltungen hervor und zählt regelmäßige Bewohnerversammlungen, gemeinsame Ausflüge, Feste, zu denen auch die Nachbarschaft eingeladen sein kann, und gruppenspezifische Angebote auf, denen er den „katalytische Effekt" zuschreibt, die Kommunikation zwischen den Bewohnerinnen und Bewohnern zu fördern (2004, S. 85).

Gerade Strukturen, die den Bewohnerinnen und Bewohnern ein Mitspracherecht einräumen und in denen Fragen des Zusammenlebens gemeinsam geklärt werden können, sind konkrete Ansätze, um im Alltag des Wohnheimlebens behindernde Machtstrukturen in begrenzende Machtstrukturen zu überführen (Staub-Bernasconi 2014), wenn sie als Forum genutzt werden, um Organisationsabläufe, Routinen und Prozesse zu hinterfragen und gegebenenfalls an die Bedürfnisse der Bewohnerinnen und Bewohner zumindest ein Stück weit anzupassen. Eine Soziale Arbeit, die ihren Arbeitsort als einen Lernraum für ihr Klientel konzipiert, kann auch Möglichkeiten für diese schaffen, um Kompetenzen zu erwerben, die Autonomie fördern. Neben Angeboten wie Sprach- oder Computerkursen können auch Hilfestellungen zur Bewältigung von Aufgaben und Lösen von Problemen hierzu gezählt werden, wie sie in der Rolle des Erklärens, des Begleitens und Orientierens realisiert werden. Dann können Sozialarbeitende nicht nur als Exklusionsverwalter, sondern auch als bemühte Inklusionsvermittler gesehen werden.

Dies zeigt, dass die Position der Sozialen Arbeit innerhalb der Organisation Flüchtlingswohnheim eine durchaus machtvolle ist. Anders als in der Psychiatrie, die im Forschungsfokus von Abbott stand und für die auch im deutschsprachigen Raum eine Studie vorliegt (Sommerfeld und Gall 1998), ist die Soziale Arbeit die einzige in Flüchtlingswohnheimen tätige Profession. Das erzeugt einerseits zwar eine große Verantwortung, gibt ihr andererseits aber auch die Entscheidungsmacht, diese Arbeit zu gestalten. Hierzu gehört auch die Entscheidung darüber, ob die Soziale Arbeit sich auf die individuellen Problemlagen einzelner Klientinnen und Klienten und deren Bearbeitung konzentriert, oder ob sie die Unterbringung im Wohnheim als Teil der problematischen Situation sehen und daraus auch einen Auftrag ableiten, den sozialen Raum Wohnheim als solchen mitzugestalten. Dann kann die Übergangsphase Flüchtlingswohnheim (wenn sie nicht zur dauerhaften Lebensform wird) auch als Ressource begriffen werden, „nämlich dann, wenn es Nischen gibt, wo die Chance der Entfaltung von Fähigkeiten und Stärken, das

Einbringen des Eigenen und Fremden, die Möglichkeit von Zwischenbereichen für MigrantInnen vorhanden sind oder zumindest geschaffen werden können." (Schär Sall 1999, S. 101). Das Wohnheim kann dann auch ein temporärer Schutzraum werden, in dem die Bewohnerinnen und Bewohner als Fremde nicht nur „gefangen" sind, sondern auch einen Rahmen bekommen, um sich die für sie neue Welt anzueignen. Sozialarbeitende, die sich selbst als Fenster oder offenes Tor imaginieren, die ihre Rolle als orientierende Begleiter bei diesen „Streifzügen in die Außenwelt" interpretieren, mögen diese Perspektive ein Stück weit einnehmen.

Auch die Schaffung oder das Zulassen von Strukturen der Selbstbestimmung und Mitbestimmung für die Klientel können Teil einer Inklusionsvermittlung sein und wirken gleichzeitig natürlich auch zurück auf die Soziale Arbeit. Sie können bewusst als ein Ort der Reflexion derselben eingesetzt werden, um sich der bestehenden Machtasymmetrien zwischen Klientel und Profession bewusst zu werden oder bewusst zu bleiben und darüber die Herrschaftsverhältnisse innerhalb des Wohnheims immer wieder zu hinterfragen, zu kontrollieren und zu regulieren. Das kann die Professionellen davor bewahren, Allmachtsphantasien zu entwickeln, die in den engen Grenzen der Organisation und der reglementierenden Gesetzeslage leicht zu Resignation führen. Mehr Selbstbestimmung und Eigenverantwortung für die Klientel kann die Soziale Arbeit im Umkehrschluss aber auch von einer allumfassenden Verantwortung befreien und letztlich entlastend wirken. In den Interviews wird der Auftrag der „Hilfe zur Selbsthilfe" allerdings enger erzählt. Autonomie als Zielvorstellung für die Klientel wird von den Sozialarbeitenden entweder als größerer rechtlicher Freiraum, symbolisiert durch den rechtlichen Zugang zu Bildung, Arbeit und Wohnen, oder als Selbstständigkeit im Sinne eines „eigenständigen Zurechtkommens" erzählt, die Dimensionen der Selbstbestimmung und des Mitsprache- oder sogar Mitbestimmungsrechts finden sich nicht.

Die routinisierten Handlungsabläufe innerhalb der Organisation werden von den Sozialarbeitenden nicht hinterfragt, obwohl sie einerseits einen quantitativ hohen Anteil an den täglichen Handlungsvollzügen haben, andererseits nicht als „echte" Soziale Arbeit wahrgenommen werden. Das Routinehandeln wird als bürokratische Arbeit, als Verwaltungshandeln oder als Management bezeichnet und zeigt sich konkret in der Aufnahme neuer Bewohnerinnen und Bewohner, der Zuweisung von Zimmern, der Umverteilung in andere Wohnheimen, in der täglichen Meldung der Kapazitäten und Behebungen von Störungen im Heimalltag, im Sinne von Konfliktlösungen und Ermahnungen zur Hausordnung. Im Arbeitsalltag wird dabei eine ethisch ausgerichtete Orientierung des Handelns und Entscheidens zugunsten einer Orientierung an der (im totalen Raum des Asyls sehr beschnittenen) „Machbarkeit" zurückgestellt. Es sollte allerdings gerade auf der Organisationsebene, also innerhalb des Wohnheims darum gehen, „Momente überflüssigen Zwangs und ungerechtfertigter Bevormundung" zu verunmöglichen, und das Handeln sowie die Strukturierung des Umfelds Wohnheim sollte hier ganz konkret an der Maxime des Biophysikers und radikalen Konstruktivisten Heinz von Foerster ausgerichtet werden: „Handle so, dass die Handlungsalternativen maximiert werden" (zit. in Kardorff 2012, S. 83). Im Sinne einer wirklichen Hilfe zur Selbsthilfe sollte damit der Fokus nicht (nur) auf die kurzfristige und schnelle Lösung von Problemen gelegt werden, sondern immer die nachhaltigen Auswirkungen des Handelns in Betracht gezogen werden.

7.4.3. Professionelles Handeln an den Grenzen der Organisation

Ein dritter Ort des sozialarbeiterischen Handelns ist das Handeln an den Außengrenzen der Organisation Wohnheim, das auch ein Handeln an den Außengrenzen der Profession Sozialer Arbeit ist und diese mit anderen Systemen in Verbindung bringt. In den rekonstruierten Szenerien findet sich diese Grenzhandeln als Kampf gegen Behörden und als Anbindung der Klientel wieder, die nachfolgend mit Hilfe der Systemtheorie eingeordnet werden.

Die Anbindung der Klientinnen und Klienten bezieht sich auf Beratungsstellen und medizinische Versorgung in Form von Ärzten und Krankenhäusern, aber auch die Anbindung an „Versorgungsstellen" wie das Sozialamt und das Versorgungamt gehören dazu. Ziel ist es, Kontakte zu machen und herzustellen oder systemtheoretisch ausgedrückt, den Klientinnen und Klienten dort eine soziale Adresse zu verschaffen. Das Besondere der Flüchtlingssozialarbeit besteht darin, dass die Adressabilität ihrer Klientel nicht „re-organisiert" (Fuchs 2000, S. 162), sondern überhaupt erst einmal hergestellt werden muss. Die fehlenden Anknüpfungspunkte, also die Schwierigkeiten der Herstellung von Adressabilität werden sowohl auf Seiten der Klientel als auch auf Seiten der Systeme gesehen, was die Vermittlungsfunktion Sozialer Arbeit schwierig gestaltet. Auch ist die Erteilung des Zugangscodes letztlich oftmals eine rechtliche Frage bzw. eine Verwaltungsentscheidung, mit der sich der Bedürftigkeitscode der Sozialen Arbeit nicht unbedingt deckt.

Die Problematik der Vermittlung zwischen den Systemen der Sozialen Arbeit und der Verwaltung liegt in deren struktureller Koppelung, die zwar als stark, aber höchst einseitig gesehen werden muss. Das bedeutet konkret, dass die Organisation Wohnheim und die dort verortete Soziale Arbeit in großer Abhängigkeit vom Verwaltungssystem stehen, dessen Ausführungs- und Umsetzungsvorschriften direkte Auswirkungen auf die Soziale Arbeit haben, während es der Sozialen Arbeit gleichzeitig schwer fällt, einen kommunikativen Anschluss im Verwaltungssystem zu finden. So schreibt Gildemeister bereits 1983:

> „Die Dominanz der Verwaltungsstruktur in der Sozialadministration löst des weiteren in der Sicht der Sozialarbeiter vor allem bei der Regelung von Entscheidungsprozessen Probleme und Konflikte aus. Grundlage dieser Kritik ist die Argumentation, daß die über die bürokratische Organisationshierarchie festgeschriebene ‚Entscheidungskompetenz' nicht zusammenfalle mit der ‚Fachkompetenz', das erforderliche Wissen auf Seiten der Sozialarbeiter liege, die Befugnis, Entscheidungen zu treffen, aber auf Seiten der Verwaltung." (Gildemeister 1983, S. 98)

Die Nicht-Kommunikation zwischen Administration und Sozialer Arbeit, die Gildemeister als fehlende Kooperation einzelner Verwaltungsfachkräfte personalisiert, muss als strukturelles Problem zwischen Systemen gesehen werden, deren Operationen in unterschiedlichen Kommunikationsräumen stattfinden. Die Operation des Helfens, die im System der Sozialen Arbeit über den Code bedürftig/nicht bedürftig ausgelöst und in der Kommunikation Fürsorglichkeit stattfindet, hat ihre Entsprechung in der Verwaltung in der Operation der Gewährleistung, die als binären Code berechtigt/nicht-berechtigt hat und in der Kommunikation Entscheidung stattfindet. Adressabilität wird im System Soziale Arbeit über die Bedürftigkeit hergestellt, im System der Verwaltung jedoch über Berechtigung.

7.4 Die professionellen Rollen

So kann der Kampf der Sozialarbeitenden dahingehend interpretiert werden, dass sich in ihm der stete Versuch zeigt, hier eine Übersetzung zu leisten, die bedürftige Klientinnen und Klienten als „berechtigte" Adressen in das Sozialsystem inkludiert.

Die Berechtigung kann über die Kommunikation der Fürsorglichkeit nicht erreicht werden, weshalb die Sozialarbeitenden für ihr Handeln nach außen andere kommunikative Anschlüsse wählen müssen. In den Interviews werden zwei Möglichkeiten präsentiert, nämlich einmal die Anpassung an den Code der Berechtigung, der sich in den routinehaften Verfahren der Antragsstellung und des Widerspruchs niederschlägt. Die Vorgehensweise, menschenrechtlich begründete Stellungnahmen zu schreiben, kann als zweite Möglichkeit gesehen werden, einen kommunikativen Anschluss herzustellen, indem die Codes Bedürftigkeit und Berechtigung ineinander überführt werden. Die Wahrung von Menschenrechten und Menschenwürde kann hier als gemeinsames Medium gesehen werden, mit Hilfe dessen eine neue strukturelle Koppelung der Sozialen Arbeit mit der Verwaltung möglich wird. Eine Plausibilisierung der durch die Soziale Arbeit festgestellten Hilfebedürftigkeit erfolgt dann dadurch, dass die „Ungleichheitslage" der Klientel sichtbar gemacht wird (Fuchs 2000, S. 169).

Die Vermittlungsfunktion der Sozialen Arbeit wird an der Schnittstelle zum System Verwaltung zu einer Übersetzungsfunktion, die dem advokatorischen Mandat Sozialer Arbeit entspricht. Dieses ist klar abgegrenzt von einer fürsorglichen Belagerung der Klientel, wie sie in der Beelterung nicht nur denkbar, sondern wahrscheinlich ist, denn das Mandat ist nicht auf die Interaktion mit der Klientel gerichtet ist, sondern verortet sich im Handeln an der Systemgrenze im Sinne eines „Mandats des bürgerlichen Engagements für Gleichberechtigung und gegen soziale Benachteiligung" (Kardorff 2012, S. 80). Nicht zuletzt kann an dieser Stelle auch das Mandat der Kontrolle verortet werden, das in der Professionsliteratur bisher sehr kontrovers als staatlicher Kontrollauftrag diskutiert wurde, zu dem sich die Profession zu verhalten habe. Das Stichwort des „doppelten Mandats" (Böhnisch und Lösch 1979) dominierte, als Paradoxie zwischen der Verpflichtung gegenüber dem Staat als Auftraggeber und der Interessensvertretung der Hilfebedürftigen interpretiert, die Auseinandersetzungen um die Funktion der Sozialen

Arbeit (Gängler 2011, S. 615). Auch die Deskriptionen des Berufsfelds der Flüchtlingssozialarbeit sehen das Kontrollmandat hauptsächlich im Lichte hoheitsstaatlicher Kontrolle und die Unterbringung in Wohnheimen als eine Form deren administrativer Umsetzung. Die Gegensätzlichkeit von Hilfe und Kontrolle soll in der systemistischen Theorie mit Hilfe der menschenrechtlichen Orientierung als Tripelmandat zumindest ein Stück weit aufgelöst werden.

> "Ein *Tripelmandat* [...] wird nicht nur verlangen zwischen Gesellschaft und Klientel zu vermitteln oder Partei für die schwächere, diskriminierte Seite zu ergreifen, sondern auf der Basis von wissenschaftlich begründbaren Arbeitsweisen sowie unter Beachtung des Ethikkodexes der Profession zu handeln, der im Fall der Sozialen Arbeit die Menschenrechte und soziale Gerechtigkeit als Grundlage hat." (Staub-Bernasconi 2014, S. 380 Herv. i. O.)

Das Mandat der Kontrolle kann aber mit eben dieser Perspektive des Einsetzens und des Engagements für Gleichbehandlung und Achtung der Menschenwürde auch als Kontrolle eben jener staatlichen Systeme, nämlich der Politik und Verwaltung, interpretiert werden, die für die Umsetzung menschenrechtlicher Standards verantwortlich zeichnen. Insbesondere für das Verwaltungshandeln gegenüber der Klientel Sozialer Arbeit scheint eine Überwachung durchaus angezeigt, wenn Dienstanweisungen rechtlichen Regelungen zuwiderlaufen und Ermessensspielräume nicht zugunsten der Klientel genützt werden. Dieser Fokus würde das weite Feld des Menschenrechtsmandats eingrenzen auf erreichbare Systeme, es für die täglichen Handlungsvollzüge in der Praxis konkretisieren und der Sozialen Arbeit zudem existierende „Überwachungssysteme" wie Flüchtlingsräte oder Menschenrechtsinstitutionen zur Seite stellen.

Im Falle der Flüchtlingssozialarbeit wird der Sozialen Arbeit das neue „turf" (Abbott 1988), das es nicht nur zu besetzen, sondern auch mitzugestalten gilt, nicht von anderen Professionen streitig gemacht, sondern von dem System der Verwaltung und das zeigt sich auch in der Organisation Flüchtlingswohnheim. Im Gegensatz zu der Beobachtung Abbotts, nach der das Handeln von Sozialarbeitenden vorrangig eine Verknüpfungsarbeit von Diensten ist, die wiederum in einer Organisation stattfindet, die von anderen Professionen geprägt ist (seine

Beobachtungen beziehen sich hier auf Krankenhäuser, psychiatrische Kliniken, Schulen und Gerichte (Abbott 1995, S. 559)), ist das Flüchtlingswohnheim eine Organisation, die professionell gesehen bisher eine Leerstelle war. Das stellt sie zwar einerseits vor die Aufgabe, diese Verbindungen und Anbindungen der Organisation in den umliegenden Systemen erst herzustellen, bietet andererseits aber auch die Möglichkeit, die Organisation ein Stück weit mit zu strukturieren.

7.5. Das Wissen von Sozialarbeitenden und die Wissenschaftlichkeit der Praxis

Ein Blick zurück auf die Darstellung der Professionsdiskussion in Kapitel 2 ruft in Erinnerung, dass in allen dort vorgestellten Theorien die Wissenschaftlichkeit als Kernelement Sozialer Arbeit gesehen wird. Mit der stellvertretenden Deutung des Sozialen Problems im Arbeitsbündnis, dem Bezug auf die höhersymbolische Sinnwelt der Wissenschaft, der systemischen Denkfigur als Analyseinstrument und der Dekomposition in der reflexiven Sozialen Arbeit werden die Sozialarbeitenden zu wissenschaftlich und systematisch arbeitenden Praktikerinnen und Praktikern. Der wissenschaftliche Bezug der Praxis zeige sich, so die Theorien in der Überführung von Theoriewissen in professionelles Handeln und in der Verwendung wissenschaftlich fundierter Methoden, die beispielsweise in der Fallrekonstruktion oder der Gesprächsführung zum Tragen kommen.

Die befragten Sozialarbeitenden präsentieren in den Rollen als Lehrerin, als Insider, als führende Begleiter, sehende Experten und prüfende Diagnostiker, als Lehrmeister und verantwortungsvolle Eltern ein deutliches Bild von sich selbst als Wissenden und positionieren sich mit Hilfe dieses Wissens deutlich höher als ihre Klientel. Wissen wird von ihnen – parallel zum gesamtgesellschaftlichen Bildungsdiskurs – als etwas Positives und Wertvolles imaginiert wird und mit Hilfe des Wissensvorsprungs, der sie von ihrer Klientel abhebt, präsentieren sie sich als „professionell". Doch was wissen die Befragten tatsächlich und generieren sie dieses Wissen aus einem spezifisch theoretischen Wissensbestand?

Ein erster Blick in die Interviews wirkt ernüchternd. Die Interviewten bedienen sich kaum einer Fachsprache, und tun sie es doch, so werden Fachtermini sogar falsch gebraucht oder können nicht inhaltlich gefüllt werden. Das Nähe-Distanz-Konzept wird herangezogen, wenn eine professionelle Haltung als distanziert beschrieben wird, das Tripelmandat fällt als Schlagwort in Situationsschilderungen von Zerissenheit, wird aber auf Nachfrage falsch expliziert. Die präsentierte Kommunikationstheorie von Sender und Empfänger entpuppt sich als technisch orientierte Eigentheorie, der Kulturbegriff von Herrn Eggert speist sich aus einem Bestseller. Nachfragen zu den Themen Behinderung oder Menschenrechte führen wiederum zu Beispielnarrationen aus der erlebten Praxis und nicht zu wissenschaftlich fundierten Reflexionen, theoretisch verorteten Explikationen oder Verweisen auf disziplinäre Diskurse. Menschenrechtliches Wissen ist geprägt von einer eher intuitiven Sensibilität für Menschenrechtsverletzungen und fehlender Menschenwürde, es gibt aber keine Referenzen zu dem Menschenrechtsparadigma der Sozialen Arbeit oder Bezugnahmen auf konkrete Dokumente, Organisationen oder Verfahren, die im Bereich Menschenrechte anzusiedeln sind. Die Sozialarbeitenden sind zwar wohl kritisch gegenüber der Asylpolitik und ihren Auswirkungen auf ihre Klientel und ihre Arbeit, auch finden sich Aussagen zu dem Widerspruch zwischen dem offiziellen Auftrag der Integration und der versteckten Intention des Zerbrechens und Abschreckens, eine reflektierte ethische Haltung zur Mandatsfrage konnte jedoch nicht rekonstruiert werden.

Auch professionelle Methoden, sei es in der Gesprächsführung, sei es für die Analyse des Fallgeschehens werden nicht explizit erzählt. Lediglich die Kontaktaufnahme und das Herstellen von Vertrautheit werden als ein intendiertes und systematisches Vorgehen präsentiert, doch wird diese Art der Interaktion nicht vor dem Hintergrund interaktionstheoretischen oder gesprächsanalytischen Wissens und Könnens realisiert, sondern durch den bewussten Einsatz von Höflichkeitsfloskeln, ist also eher alltagsbasiert. Auch eine „Übersetzung" von wissenschaftlichen Konzepten von Kommunikation und Interaktion in Alltagskommunikation wird hier nicht erkennbar. Insofern decken sich die Befunde mit den Ergebnissen aus Untersuchungen in anderen Berufsfeldern der Sozialen Arbeit, die alle ein Defizit an Theoriewissen konstatieren, das sich auch im Selbstverständnis und im fehlenden Habitus zeigt (siehe Kap. 2.2.1).

Doch wie wird dann der präsentierte Wissensvorsprung konstruiert? Da es sich die Arbeit zur Aufgabe gemacht hat, auch Orientierungen und Vorstellungen zu rekonstruieren, die in der Regel implizit vorliegen, muss hier noch ein zweiter Blick auf das Material geworfen werden.

Der Wissensvorsprung der Sozialarbeitenden speist sich vornehmlich aus ihrem Erfahrungswissen und zwar nicht nur aus ihren beruflichen Erfahrungen, sondern auch aus lebensgeschichtlichen Ereignissen sowie ihrer Eingebundenheit in die Mehrheitskultur, also ihrer Lebenserfahrung im Aufnahmeland Deutschland. Auch ihre Sprachkenntnisse werden als wertvolle Kompetenz präsentiert (Kap. 6.6.3) und im Umgang mit Verwaltungsangelegenheiten sind sie die unumstrittenen Expertinnen und Experten. Dieses Expertenwissen zeigt sich vor allem im routinierten Handeln gegenüber Behörden, für das gute Kenntnisse der Verwaltung aber auch eine rechtliche Expertise nötig ist. Auch zur Situation in den Herkunftsländern der Klientel und deren kulturellem Hintergrund präsentieren die Sozialarbeitenden sich als gut informiert.

Ihr berufliches Handeln ist zwar nicht explizit theoriebasiert, wohl aber methodisch und strukturiert. In der Szenerie des Erforschens und Ermittelns findet sich diese Perspektive wieder, genauso wie im prüfenden Blick der Sozialarbeitenden und ihrer Diagnostik des Sehens. Sie präsentieren sich selbst als Professionelle, die zwar einerseits in unvorhergesehenen Situationen mit unterschiedlichen Anforderungen handeln, andererseits dies aber auch systematisch und strukturiert tun. Das „Beobachten" ist kein zufälliges, unintendiertes Hinsehen, sondern ein bewusstes in den Blick nehmen und wahrnehmen, vergleichen und schließlich bewerten. Die Beobachtung wird als Analyseinstrument für komplexe und nicht unbedingt sichtbare Soziale Probleme eingesetzt. Auch das Erforschen und Vermitteln bezieht sich auf Verborgenes oder zumindest nicht Offensichtliches und obwohl das Finden auch zufallsabhängig ist, erfolgt die Suchbewegung nicht ziellos. Das forschende Tun ist ein Handeln, bei dem Wissen eingesetzt wird, um dieses zu erweitern. Auch die Gespräche unterscheiden sich von Alltagsgesprächen. Sie sind intendierte Interaktionen, in denen die Sozialarbeitenden zu unterschiedlichen Anteilen Probleme aufdecken, erkennen und verstehen oder lösen wollen. Der systematische Einsatz und die Rahmung erheben die Gespräche zu einem Instrumentarium, einer Methode, mit deren Hilfe auch Arbeitsbündnisse geschlossen werden und Kooperationen eingegangen werden.

Auch zeigt sich, dass die befragten Sozialarbeitenden durchaus Vorstellungen von ihrer Arbeit als Hilfe haben, die sie analog zu den befragten Einzelfallhelferinnen bei Schmitt (1995) als Steuern, Begleiten, Unterstützen, Klären, Versorgen und Kümmern verbalisieren. Die Professionalität dieser Hilfe zeigt sich in der Abgrenzung zu anderen Formen von Hilfe, die als nicht professionell präsentiert werden, wie dem stellvertretenden Tragen und dem unbestimmten Funktionieren. Die Metaphorisierungen können also als eine Möglichkeit für die Befragten gesehen werden, ihr implizites Wissen in den Interviews zu versprachlichen.

> Metaphors are a linguistic manifestation of tacit knowledge, which is easily accessible because metaphorical expressions cannot be avoided in everyday or professional language (Moser 2000b, Abs. 12; zit. in: Schmitt 2017, S. 177)

Können aus den gewonnen Ergebnissen dann auch Aussagen zur Professionalität der Befragten abgeleitet werden? Nittel (2007) verortet Professionswissen als ein höhersymbolisches Wissen zwischen Alltags- und Wissenschaftswissen, wobei er von einer Hierarchie von Wissen ausgeht, wenn er Professionswissen einerseits als "abgesunkenes" Wissenschaftswissen, das an die Erfordernisse der beruflichen Praxis angepasst wurde, andererseits als "reflektiertes berufliches Erfahrungswissen" beschreibt. Professionswissen ist dazu da, angewendet zu werden und liegt häufig implizit als "Grauzone von Orientierungen, Handlungsmaximen, praktischem Rezeptwissen und Legitimationsmustern" vor (ebd., S. 326). Er bescheinigt Metaphern prinzipiell den Status von Professionswissen, weil mit ihnen konkrete Einzelerfahrungen sprachlich übertragen und damit eine "Fachsprache von unten" (ebd.) generiert wird. Dies gelte insbesondere für noch neue Berufskulturen, zu denen die Soziale Arbeit in Flüchtlingswohnheimen zweifellos zählt. Profession und Professionswissen wird zudem mit dem Habituskonzept von Bourdieu verknüpft (Becker-Lenz und Müller 2009a) und auch hier finden sich Anschlüsse zu

7.5 Wissen und Wissenschaftlichkeit der Praxis

Metaphern, denn beide Konzepte „situieren Praxis im Spannungsfeld zwischen schöpferischem und determiniertem Handeln" (Schachtner 1999, S. 23). In seiner Funktion als „Brücke zwischen individuellem Handeln und sozialer Struktur" (Dünne 2015, S. 301) verleiht der Habitus dem professionellen Handeln Konstanz und wird so häufig als Kern oder Kennzeichen von Professionalität bewertet. Er scheint in den Selbstbildern und Selbstverständnissen von Professionellen als eine allgemeine Grundhaltung gegenüber der Welt auf (Boeker 2001, S. 29) und gibt Hinweise auf eine geteilte Berufskultur.

In der Analyse konnte kein einzelnes metaphorisches Konzept herausgearbeitet werden, dessen Implikationen alle Befragten teilen und das Rollen und Handlungsprinzipien enthält, die für das gesamte Sample handlungsleitend sind. Nichtsdestotrotz gibt es Metaphern, die mehr oder weniger ausgeprägt von allen Befragten genutzt werden wie die Maschinenmetaphorik, die als feldkodifiziert eingestuft werden kann, oder die Metaphorik des Sehens, die stark berufskodifiziert scheint.

Eine etwas andere Herangehensweise wäre der Versuch, die von Becker-Lenz und Müller (2009a) vorgeschlagenen Habitusmerkmale in den metaphorischen Konzepten zu identifizieren. So kann für die „Berufsethik" (ebd., S. 361-371) die Orientierung an der Autonomie und Integrität der Klienten in den Handlungsprinzipien des Begleitens, des Orientierens, des Unterstützens sowie des Aufklärens und Erklärens verortet werden. Auch das „Querstellen" in der Maschinenmetaphorik kann als ein Handeln eingestuft werden, das auf die Autonomie und Integrität der Klientel abzielt, wenn denn Handlungs- und Entscheidungsspielraum beschneidende Mechanismen gestoppt werden. Das Prinzip der Gerechtigkeit geht in den Handlungen der Kampfmetaphorik sowie den Entscheidungen zu Bedürftigkeit und der Feststellung von Diskriminierung in der Versorgungsmetaphorik ein. Die „Fähigkeit zur Gestaltung eines Arbeitsbündnisses" (ebd. S. 371ff) kann auf der vorliegenden Datenbasis naturgemäß nicht bewertet werden. Das Ziel der Gestaltung eines Arbeitsbündnisses scheint jedoch in mehreren metaphorischen Konzepten auf (siehe Kap. 7.4.1) und wird von den Sozialarbeitenden als wichtige Voraussetzung und gleichzeitig Kernelement „echter" Sozialer Arbeit präsentiert. Sehr konkret finden sich in dem metaphorischen Konzept des Sehens und Klärens

(Kap. 6.4) der Anteil der spezifischen Beziehung, wenn sich die Sozialarbeitenden als sehende Experten präsentieren, die diffuse Beziehung wird im „Sich Zeigen" beschrieben. Zuletzt nennen Becker-Lenz und Müller die "Fähigkeit des Fallverstehens unter Einbeziehung wissenschaftlicher Erkenntnisse" (S. 373ff), in der sich die wissenschaftlich fundierte Methodik der Profession zeigt. Diese geht vor allem im metaphorischen Konzept des (Er-) Forschens auf, das nicht nur die Suche nach Verborgenem enthält, sondern auch das Deuten von Hinweisen.

Resümierend scheint mir die empirische Rekonstruktion eines professionellen Habitus in den metaphorischen Szenarien schwierig, was weniger an den Ergebnissen liegt, sondern an der Überführung der metaphorischen Konzepte in das Habituskonzept. Obwohl die Verknüpfung von Metapher und Habitus durchaus gesehen und logisch verargumentiert wird (Schachtner 1999, S. 22-25; Boeker 2001; Schmitt 2017, S. 133ff), legen lediglich Bremer und Teiwes-Kügler (2007) ein methodisch strukturiertes Vorgehen vor, um Habitus aus empirischem Material herauszuarbeiten. Schmitt schlägt vor, die Verknüpfung zum Habitus über die Suche nach gleichen Implikationen über verschiedenen Metaphoriken hinweg zu realisieren, die auf eine soziale Lage und damit verbundenen Haltungen und Wertpräferenzen hinweisen (2017, S. 142), ein Ansatz, den die vorliegende Arbeit an dieser Stelle schuldig bleiben muss.

7.6. Zusammenfassung: Soziale Arbeit im Flüchtlingswohnheim als sich entwickelndes Professionsfeld

Es kann abschließend festgestellt werden, dass sich im untersuchten Berufsfeld keine Professionskultur der Sozialen Arbeit abzeichnet, die sich in dem Vorherrschen eines oder zweier metaphorischer Konzepte zeigen würde. Dies mag zum einen mit den sehr unterschiedlichen formalen Qualifikationen der Befragten zusammenhängen, die sich auf die rekonstruierten Selbstverständnisse auswirken. Es kann aber auch der Tatsache geschuldet sein, dass die Soziale Arbeit in Flüchtlingswohnheimen ein recht neues, bisher eher marginales Berufsfeld ist, in dem die Professionellen nicht auf Praxistraditionen und etablierte Rollen zurückgreifen können.

Gleichzeitig muss angemerkt werden, dass sich die rekonstruierten Selbstbilder wenig von den professionellen Selbstbildern von Ärzten und Lehrern unterscheiden und zwar sowohl was die Vielfalt der gefundenen metaphorischer Konzepte betrifft als auch was die Art der Metaphorisierungen angeht. Schachtner (1999) rekonstruiert acht Schlüsselmetaphern, darunter auch so konkrete Bilder wie die Rettermetapher und die Entdeckermetapher, und setzt diese ins Verhältnis zu Vorstellungen von Diagnose, Therapie und die Arzt-Patient-Beziehung. Interessant dabei ist, dass diese Vorstellungen auch aus „metapherninitiierenden lebensgeschichtlichen Erfahrungen" gespeist werden (ebd., S. 203ff). Schiefer (2006) findet durch die Analyse von Arztbriefen neun metaphorische Konzipierungen von Krankheit und Gesundheit, die sich in Unterschieden im ärztlichen Rollenbild, bei der Diagnose und Therapie niederschlagen. Für Lehrer konnten De Guerrero und Villamil ebenfalls neuen Rollenbilder rekonstruieren (zusammengefasst in Schmitt 2017, S. 232), Marsch (2009) findet insgesamt zehn metaphorische Konzepte für das Lehrerhandeln und bei Schmitt (1995) beschreiben Professionelle in der Einzelfallhilfe ihre Tätigkeit des Helfens mit insgesamt neun metaphorischen Konzepten. Vor allem für die Profession des Arztes und die Profession des Lehrers kann dabei nicht das Argument des „neuen" Berufsfeldes herangezogen werden. So ist der Grund für die Vielschichtigkeit wohl eher in der Komplexität des Untersuchungsgegenstandes liegen, die mit einer Metaphernanalyse angemessen erfasst werden kann, eben weil sie vielschichtiges Wissen erfassbar macht.

8 Yes, but is this for any use? – Finale Einsichten und Ausblicke

„Yes, but is this for any use?" So übertiteln Hall et al. (2007) das abschließende Kapitel ihres Sammelbandes und werfen damit die Frage nach dem Zweck und dem Nutzen von Forschung für die Institution und Profession Sozialer Arbeit allgemein und die Praxis im Besonderen. Eine Frage, die am Ende einer Forschungsarbeit leicht gestellt ist und auch ihre Berechtigung hat, deren Beantwortung aber sicherlich nicht immer einfach ist.

8.1. Ziele und Grenzen der Forschungsarbeit

Vielleicht ist es an dieser Stelle sinnvoll, die Beantwortung quasi von hinten zu beginnen und zu beschreiben, was *nicht* das Ziel dieser Untersuchung war und ist. Und da finden sich einige Nicht-Ziele und Abgrenzungen: Zum einen ist es *nicht* das Ziel der Arbeit zum Schluss ein Ergebnis darüber präsentieren zu können, was „gute" Soziale Arbeit ausmacht und wie professionelles Handeln in der Flüchtlingssozialarbeit aussehen sollte oder eine Beurteilung darüber abzugeben, welche Rollen und Selbstbilder professionell sind und welche nicht. Eine solche Intention wäre hochgradig normativ und die Analysearbeit wäre unzweifelhaft tendenziös geraten. Auch habe ich mich mit der Arbeit *nicht* einmal mehr auf die Suche nach einem die Profession einigenden Selbstverständnis oder einer einheitlichen Identität gemacht, was, wie eingangs dargelegt wurde, bereits mehrfach gescheitert ist.

© Springer Fachmedien Wiesbaden GmbH, ein Teil von Springer Nature 2020
D. Gräber, *Flüchtlingssozialarbeit im Kontext von Krankheit und Behinderung*,
https://doi.org/10.1007/978-3-658-28735-1_8

Auch muss sich die Arbeit davon distanzieren, eine wie auch immer geartete „Realität" abzubilden, die einer Tatsachenüberprüfung standhalten würde.

Was anhand der Erzählungen aus dem Arbeitsalltag der Sozialarbeitenden analysiert wurde, sind Konstruktionen davon, wie sie selbst ihr Handeln erleben, ihr Erleben deuten und ihre Deutungen versprachlichen. Sichtbar wurden verschiedene Szenerien Sozialer Arbeit, in denen die Sozialarbeitenden sich selbst und ihre Klientel verorten und aus denen sich Rollen herleiten lassen. Diese Rollen haben zwar unterschiedliche Bildquellen, sie vereinigen sich jedoch in Sets, die inhaltlich kohärent sind. Das erlaubt ein flexibles, situationsangepasstes Wechseln zwischen diesen Rollen, ohne dass das professionelle Selbstverständnis als Gesamtes in Frage gestellt wird. In einem Tätigkeitsfeld, das in extremer Art und Weise von Paradoxien geprägt ist, die wenig Handlungsspielräume lassen und die Wirkmächtigkeit sozialarbeiterischen Einsatzes an enge Grenzen stößt, kann der Wechsel zwischen Rollen als Strategie gesehen werden, handlungsfähig zu bleiben. In ihren verschiedenen Rollen können dies Sozialarbeitenden die breite Palette an Tätigkeiten, die der spezialisierte Generalismus der Sozialen Arbeit erforderlich macht, erbringen ohne identitären Irritationen ausgesetzt zu sein. Sie können sich aber auch flexibel in den kleinen Nischen ihrer Handlungsmöglichkeiten bewegen und diese dadurch nutzen. Vor diesem Hintergrund kann es als ein gutes Zeichen gesehen werden, dass nicht nur so viele Szenerien und Rollen gefunden wurden, sondern dass diese sich in den Einzelpersonen zu einer flexiblen Komplexität verdichten. So gibt die Arbeit an dieser Stelle auch einen Einblick in die rollenförmige Bestimmung des eigenen Standorts des Einzelnen oder in Anlehnung an Zepf gefragt: "What makes them tick?" (1996, S. 34f), wenn sie sich als Handelnde, Wissende und Entscheidende präsentieren.

Die metaphorische Herangehensweise hat sich zudem als potent erwiesen, wenn eine Ergebnisdarstellung nicht als reine Deskription enden soll, sondern auch kreative Ansätze und Überlegungen Platz finden sollen. Das Bewusstmachen der Bilder und Vorstellungen, die hinter dem „Reden über" liegen, öffnet den Blick für die Leerstellen, also für das, was eigentlich nicht gesehen wird. Es eröffnet dadurch auch im wahrsten Sinne des Wortes Gedankenspielräume, wenn weiter gefragt wird, wie diese Leerstellen gefüllt werden könnten oder wie sich die konstruierte Wirklichkeit verändert, wenn Bilder „vertauscht" oder neu zugeteilt werden. Das konnte an der Organisation Wohnheim gezeigt werden, die nicht nur als Maschinenraum mit maximaler Fremdsteuerung gedacht werden kann, sondern auch als (sicherlich in Grenzen) gestaltbarer Lern- und Entwicklungsraum für alle: Angestellte und Bewohner. Das darf natürlich nicht darüber weg täuschen, dass diese Perspektive die Begrenzungen des Maschinenraums nicht aufheben kann, sie verhilft aber vielleicht dazu, mehr die kleinen Zwischenräume wahrnehmen. Die Weisheit, die Grenzen nicht des Machbaren, sondern des Möglichen zu kennen, kann Mut freisetzen, um den Weg der kleinen Möglichkeiten auch zu gehen, ohne sich – wie es ein Sozialarbeiter im Interview ausdrückt – sich die Birne zu stoßen.

8.2. Das Potenzial metaphorischer Konzepte

Um das weitere Potenzial der Metaphernanalyse kritisch bestimmen zu können, muss erst einmal geklärt werden, was als Metapher angesehen wird. In den Interviews finden sich durchaus Metaphern, die beim ersten Lesen als Bilder oder Eigenkonstruktionen Aufmerksamkeit auf sich ziehen. Wenn die Interviewten von Flüchtlingen als die „Könige des Forderns" sprechen oder von einem „weißen Kreis, einer Spirale der Gewalt", dann nutzen sie die Metapher als rhetorisches Stilmittel, um die Aufmerksamkeit ihres Gegenübers auf das Gesagte zu lenken. Für die Analyse waren diese auffälligen, bewusst eingesetzten Metaphern jedoch kaum von Bedeutung. Mit dem weiten Metaphernbegriff aus der kognitiven Linguistik konnten dagegen auch non-verbale Äußerungen wie Gestik und andere Formen szenischer Präsentationen berücksichtigt werden, die die Metaphernanalyse auch für weniger wortgewandte Interviews fruchtbar gemacht haben. Auch die Interviews mit nicht-muttersprachlichen Interviewpartnern konnten problemlos mit der Folie der Metaphorik analysiert werden, da gerade diese in ihren Erzählungen Bilder und Vergleiche als Hilfskonstruktionen heranzogen.

Metaphern können als sprachliches Bindeglied zwischen verschiedenen Formen von Wissen fungieren und eröffnen damit Möglichkeiten, die über die der wissenschaftlichen Analysemethode hinausgehen. Sie können eine Vermittlungsfunktion einnehmen, die sowohl für die Ausbildung und das Studium als auch für die Praxis Relevanz hat.

8.2.1. Das Potenzial metaphorischer Konzepte für Ausbildung, Studium und Praxis

Ein großer Klagepunkt innerhalb der Debatte über den Professionsstatus der Sozialen Arbeit ist die Feststellung, dass im Studium vermitteltes Wissen sich später weder im Handeln noch im beruflichen Selbstverständnis von Sozialarbeitenden niederschlägt (siehe dazu Kap. 2.2.1). Die empirisch gefundenen Selbstverständnisse werden als stärker von biografischen und beruflichen Erfahrungen geprägt eingeschätzt und es wird ein Mangel an wissenschaftlicher Fachlichkeit im Sinne eines kanonisierten Wissensbestandes und theoretisch fundierter Methoden festgestellt. Woran kann es liegen, dass erlerntes, theoretisches Wissen im Studium so wenig Relevanz für die Umsetzung in der Berufspraxis zeigt?

Ein Hinweis auf den „missing link" kann in einer Studie von Schmitt (2014) zu den vorherrschenden metaphorischen Konzepten von Gesellschaft gefunden werden. Während in soziologischen Theorien Gesellschaft zum Beispiel in Bildern des Marktes, des Organismus oder als Krieg/Kampf metaphorisiert wird, denken Studierende Gesellschaft vor allem als elterlich-versorgend (Parallelen zu Kap. 6.10.4 liegen auf der Hand) oder als Behälter. Schmitt folgert daraus, dass sich das studentische Alltagswissen und das disziplinäre Theoriewissen grundlegend unterscheiden und damit nicht anschlussfähig sind (2017, S. 267). Wenn Lernen aber eine Weiterentwicklung oder Ausdifferenzierung von Konzeptionen und Vorstellungen ist, dann müssen diese Anschlüsse geschaffen werden, um die Vorstellungswelt der Studierenden nicht nur zu erreichen, sondern auch zu erweitern. In der Didaktik-Forschung hat diese Einsicht bereits Eingang gehalten und sich in zahlreichen Forschungsarbeiten niedergeschlagen (zusammenfassend Schmitt 2017, S. 236ff), auf den Bereich der Hochschulbildung bleibt sie noch zu übertragen und in Praxis umzusetzen.

8.2 Das Potenzial metaphorischer Konzepte

Die Professionalität Sozialer Arbeit wird in der Disziplin unbestritten mit der Fähigkeit der Reflexion in Zusammenhang gebracht. In der Reflexiven Sozialpädagogik wird sie sogar zum Leitbegriff erhoben, der „systematische Modus der Reflexivität" wird zu einem Qualitätsmerkmal professionellen Handelns und dementsprechend Reflexivität als notwendige Kernkompetenz für Sozialarbeitende definiert (siehe Kap. 2.1.6 und Dewe und Otto 2002; Dewe und Otto 2011). Doch kann man reflektieren lernen und vor allem, ist es überhaupt möglich und zielführend, professionelles Handeln im Berufsalltag kontinuierlich zu reflektieren? Wenn Habitus einen Teil von Professionalität ausmacht, eben weil er für Handlungssicherheit steht, ist eine stete Reflexion des Handelns weder sinnvoll noch möglich (Becker-Lenz und Müller 2009a, S. 69). Die Reflexion des habitualisierten Selbstverständnisses wird in der Praxis aber immer wieder herausgefordert und zwar in Situationen, die problematisch sind, weil sie mit einem standardisierten Vorgehen und einem rezeptartigen Handeln nicht gelöst werden können. An dieser Stelle kann über das Bewusstmachen der eigenen metaphorischen Konzepte eine reflexive Selbstverortung vorgenommen werden. Über das kreative Formulieren möglicher Implikationen dieser Konzepte und das Erkennen von Verschleierungen und Leerstellen können neue Bilder für professionelles Handeln entworfen werden, die in der Praxis als Lösungsstrategien relevant werden. Die Bewusstwerdung der eigenen Metaphoriken ermöglicht es auch, an den Grenzen des eigenen Denkens, der eigenen Vorstellungswelt noch einen Schritt weiterzugehen, sich selbst neue Denkmuster zu erschließen und damit auch neue Perspektiven auf Probleme und Lösungen zu entwickeln.

Diese hermeneutische Funktion von Metaphern kann aber auch als Methode Anwendung finden, wenn es um die stellvertretende Deutung (Oevermann 1996) oder die kooperative Deutung mittels Dekomposition (Dewe 2001) geht. Die Übertragung wissenschaftlicher Methodik auf die Praxis der Sozialen Arbeit ist dabei nicht neu, sie wird sogar als ein zentrales Moment von Professionalität gedeutet. Für das Fallverstehen muss die Sinnstruktur des Falles rekonstruiert werden und dies kann je nach Professionskonzept durch biographisches Erzählen (Schütze), objektive Hermeneutik (Oevermann) oder eine Systematisierung durch W-Fragen (Staub-Bernasconi) geschehen. Wissenschaftliche Analysemethoden werden gleichsam zu einem „Diagnoseinstrument" in der Praxis Sozialer Arbeit, wobei die Verstehensleistung zuvorderst auf der Seite der Professionellen gesehen wird. Auch mit Hilfe der Analyse metaphorischer Denkstrukturen können Sinnstrukturen erschlossen werden, wobei dieser Herangehensweise aus meiner Sicht zwei Vorteile innewohnen. Zum einen lässt sich der Blick auf metaphorische Konzepte relativ leicht schulen, da er sich auf Verbalisierungen wie Bilder und Vergleiche bezieht, die erfahrungsbasiert, eingänglich und allgegenwärtig sind (Lakoff und Johnson 2004) und daher leicht erkennbar . Metaphern sind in unserer Alltagssprache gegenwärtig und müssen „nur" bewusst gemacht werden, eine Vorgehensweise, die auch in kurzen Gesprächen und mit limitierten Zeitressourcen umgesetzt werden kann. Zum anderen ist die metaphorische Sprache selbst eine Sprache, die Komplexität reduziert und Abstraktes greifbar macht und daher für eine Verständigung auf einem alltagssprachlichen Niveau geeignet ist (für die stationäre Psychotherapie: Buchholz und Kleist 1997). Sie kann, was eine elaborierte Fachsprache nicht kann, nämlich Anschlüsse an Vorstellungen und Alltagsverstehen herstellen und damit eine sprachliche Verständigungsbasis zwischen Sozialarbeitenden und Klientel bereiten. Diese ist eine zentrale Voraussetzung, wenn zwischen Professionellen und Klientinnen und Klienten ein Arbeitsbündnis aufgebaut, eine gemeinsame Definition des Problems gefunden und Lösungen formuliert werden sollen, wie dies beispielsweise auch beim Hilfeplangespräch passiert. Diese Anschlussfähigkeit metaphorischer Konzepte macht sie für die Soziale Arbeit im Allgemeinen und für den Bereich der Beratung im Besonderen wertvoll. Für die Psychotherapie sowie die Personenzentrierte Beratung liegen bereits Überlegungen vor (Fischer 2003; Schmitt 2016b; Schmitt 2016a; Schmitt und Heidenreich 2019), ihre Übertragbarkeit auf die Berufsfelder der Sozialen Arbeit wäre zu prüfen.

8.2.2. Metaphorische Konzepte in der Rehabilitationswissenschaft

Metaphorische Konzepte sind kontextabhängig und so müssen sie in ihrer Begrenztheit auch gelesen werden. Die in dieser Arbeit rekonstruierten Bilder von Behinderung, chronischen Erkrankungen und psychischen Problemen sind Bilder, die in dem spezifischen Kontext der Sozialen Arbeit im Flüchtlingswohnheim erzählt wurden und sich ausschließlich auf die Klientel „geflüchtete Menschen mit Behinderung und chronischer Krankheit" beziehen. Entsprechend lassen sie auch nur Schlüsse und Interpretationen zu, die sich auf diesen konkreten Rahmen beziehen, etwa über die Grenzen der professionellen Zuständigkeit von Sozialarbeitenden in der Organisation Flüchtlingswohnheim und ihren Auftrag, der zum Beispiel als Weiterleiten statt Begleiten gefasst werden kann. Die gefundenen metaphorischen Konzepte zu Behinderung lassen sich ausschließlich dem biomedizinischen Modell von Behinderung zuordnen. Doch wie ist das zu bewerten? Entspringen diese Konzepte einem Alltagswissen oder sind sie Teil eines medizinisch orientierten Professionswissens? Ergibt sich der Auftrag der Weiterleitung und Passung aus einem normativen Verständnis von „normalen", alltagsweltlichen Problemen, für die sich die Soziale Arbeit zuständig fühlt oder aus einem systematischen Blick auf die „Turfs" der Nachbarprofessionen? Welches Verständnis von gesellschaftlicher Teilhabe, Selbstbestimmung, Selbstständigkeit und Integration liegt den metaphorischen Konzepten zugrunde und kann dieses als professionsspezifisch oder alltagsweltlich eingestuft werden? Um diese Fragen beantworten zu können, wäre ein kontextueller Vergleich notwendig, beispielsweise mit metaphorischen Konzepten von Sozialarbeitenden in Wohnheimen für behinderte Menschen (Veränderung des Organisationskontexts) oder mit den metaphorischen Konzepten von Sonderpädagoginnen und -pädagogen (Veränderung des Professionskontexts). Dieser Schritt war in der vorliegenden Arbeit nicht möglich und zwar nicht nur aus Gründen des Umfangs, sondern auch aus der Erkenntnis heraus, dass die Rekonstruktion metaphorischer Konzepte in Bezug auf Behinderung bisher nur in Ansätzen und oftmals methodisch ungenau stattfand (siehe Kap. 5.2.3).

Auch die sonderpädagogische Forschung hat die Möglichkeiten der an der kognitiven Linguistik orientierten Metaphernanalyse bisher noch nicht für sich entdeckt. Eine systematische Recherche in den Fachzeitschriften über die letzten 50 Jahre steht noch aus, Stichproben legen aber den Schluss nahe, dass eine Auseinandersetzung mit den sprachlichen Analogien und Bildern in der Rehabilitationswissenschaft bisher nicht stattfand. Dabei gilt für die Sonderpädagogik mindestens in gleichem Maße, was Scheuerl bereits 1959 für die allgemeine Pädagogik feststellt:

> „Wir brauchen uns in der pädagogischen Literatur nicht lange umschauen, um unentwegt auf solche Absolutsetzungen von Metaphern zu stoßen. Es dürfte auch kaum schwer fallen, nachzuweisen, daß die vorherrschende Wahl bestimmter Metaphern dabei zeitüblichen Moden folgt." (Scheuerl 1959, S. 212)

Metaphernanalyse kann also nicht nur eine Forschungsmethode sein, um bspw. implizites Wissen von Professionellen zu rekonstruieren, wie in der vorliegenden Arbeit, sie kann der kritischen Selbstreflexion der Disziplin dienen. Dieser Aufgabe sollten sich alle Disziplinen immer wieder stellen, werden wissenschaftliche Erkenntnisse doch „unumgehbar" durch Sprache vermittelt (Terhart 1999, S. 155).

In der Rehabilitationswissenschaft könnte eine Analyse metaphorischer Konzepte also eine Antwort geben auf die Frage, ob und in welcher Weise die Paradigmenwechsel in der Sonderpädagogik oder Inklusionspädagogik tatsächlich auch Veränderungen in den Bildern zu Behinderung und in den Diskursen über Behinderung, behinderte Menschen und die Institutionen der Behindertenhilfe einschließlich der Sonderschule zeigen. Es wäre anzunehmen, dass wirkmächtige Paradigmen wie der Wohlfahrts- und Fürsorgegedanke, das Normalisierungsprinzip, der Menschenrechtsansatz, der Intersektionalitätsansatz, die Prinzipien der Integration, Partizipation und Inklusion sowie die Forderungen nach Empowerment und Selbstbestimmung auch sprachlich Spuren hinterlassen haben, die in einer Veränderung metaphorischer Konzepte oder deren Implikationen sichtbar werden. Ein empirischer Nachweis dazu wäre noch zu führen und die Reflexion, in welchen sprachlichen Bildern die Disziplin über ihre zentralen Themen disputiert, könnte möglicherweise auch manche Missverständnisse aus dem Weg räumen.

Literaturverzeichnis

Abbott, Andrew (1995): Boundaries of Social Work or Social Work of Boundaries? The Social Service Review Lecture. In: *Social Service Review* 69 (4), S. 545–562..

Abbott, Andrew Delano (1988): The system of professions. An essay on the division of expert labor. Chicago: University of Chicago Press.

Abgeordnetenhaus Berlin (2009): Unterbringung von Flüchtlingen in Berlin. 16. Wahlperiode. Berlin (Kleine Anfrage, Drucksache 16/13004).

Abgeordnetenhaus Berlin (2010): Unterbringung von Flüchtlingen in Berlin. 16. Wahlperiode. Berlin (Kleine Anfrage, Drucksache 16/14224).

Abgeordnetenhaus Berlin (2015): Zahlen zur Flüchtlingsunterbringung zu Beginn der kalten Jahreszeit. 17. Wahlperiode. Berlin (Schriftliche Anfrage, Drucksache 17/17085).

Ackermann, Friedhelm (2000): Handlungskompetenz und generative Deutungsmuster in der Sozialen Arbeit. Eine qualitativ-empirische Studie zu Habitualisierungen beruflicher Handlungsvollzüge im Kohortenvergleich. Dissertation. Carl von Ossietzky Universität, Oldenburg. Fachbereich 1 (Pädagogik).

Albrecht, Gary L.; Seelman, Katherine D.; Bury, Michael (Hg.) (2001): Handbook of disability studies. Thousand Oaks, Calif., London, New Delhi: SAGE Publications.

Amas, Neil; Lagnado, Jacob (2010): Failing London's disabled refugees. In: *Forced Migration Review (FMG): Disability and Displacement* (35), S. 27–29.

Aumüller, Jutta; Bretl, Caroline (2008): Lokale Gesellschaften und Flüchtlinge: Förderung von sozialer Integration. Berliner Institut für Vergleichende Sozialforschung. Berlin. Online verfügbar unter http://www.desi-sozialforschung-berlin.de/veroffentlichungen-und-downloads/, zuletzt geprüft am 14.06.2016.

Aurien, U. (1996): „Eine große Bürokratie und wenig Ansprüche". Ein Gespräch mit Nemera Desisa. In: *die Randschau. Zeitschrift für Behindertenpolitik. Schwerpunkt I: Behinderte ImmigrantInnen und Flüchtlinge* 11 (2), S. 10–12.

Baecker, Dirk (1994): Soziale Hilfe als Funktionssystem der Gesellschaft. In: *Zeitschrift für Soziologie* 23 (2), S. 93–110.

Baecker, Dirk (2000): "Stellvertretende" Inklusion durch ein ein "sekundäres" Funktionssystem: Wie "sozial" ist die soziale Hilfe? In: Roland Merten (Hg.): Systemtheorie Sozialer Arbeit. Neue Ansätze und veränderte Perspektiven. Opladen: Leske + Budrich (Lehrtexte Erziehung), S. 39–46.

Bay, Anke; Beck, Magdalene; Teske, Irmgard; Szagun, Bertram (2008): Kohärenzgefühl von Asylbewerber/innen in Deutschland. Eine empirische Untersuchung zur Salutogenese. In: Gesundheit Berlin (Hg.): Gerechtigkeit schafft mehr Gesundheit für alle. Dokumentation 14. bundesweiter Kongress Armut und Gesundheit. Berlin, S. 1–9. Online verfügbar unter http://www.armut-und-gesundheit.de/Kongressarchiv.715.0.html?&no_cache=1#, zuletzt geprüft am 15.06.2016.

Becker, David (2003): Migration, Flucht, Trauma - Der Trauma-Diskurs und seine politischen und gesellschaftlichen Bedeutungen. In: Edgar Forster, Ingo Bieringer und Franziska Lamott (Hg.): Migration und Trauma. Beiträge zu einer reflexiven Flüchtlingsarbeit. Münster: Lit-Verl. (Pädagogik und Gesellschaft, 1).

Becker, David (2006): Flucht: Sequentielle Traumatisierung und Stigma. In: Flüchtlingsrat Schleswig-Holstein e. V. (Hg.): „Traumatisierung und Qualifizierung – ein Widerspruch?". Chancen und Herausforderungen bei der Integration von traumatisierten Flüchtlingen. Dokumentation der Fachtagung am 24. Januar 2006 zusammen mit Refugio. Kiel: Eigenverlag, S. 11–24.

Becker-Lenz, Roland; Müller, Silke (2009a): Der professionelle Habitus in der Sozialen Arbeit. Grundlagen eines Professionsideals. Bern: Lang (Profession und Fallverstehen, 1).

Becker-Lenz, Roland; Müller, Silke (2009b): Die Notwendigkeit von wissenschaftlichem Wissen und die Bedeutung eines professionellen Habitus für die Berufspraxis der Sozialen Arbeit. In: Roland Becker-Lenz, Stefan Busse, Gudrun Ehlert und Silke Müller (Hg.): Professionalität in der Sozialen Arbeit.

Standpunkte, Kontroversen, Perspektiven. 2. Auflage. Wiesbaden: VS Verlag für Sozialwissenschaften, S. 195–221.

Bender, Désirée; Hollstein, Tina; Huber, Lena (2013): Migration, Armut und Agency - Empirische Beispiele und methodologische Reflexionen. In: Gunther Graßhoff (Hg.): Adressaten, Nutzer, Agency. Akteursbezogene Forschungsperspektiven in der Sozialen Arbeit. Wiesbaden: Springer VS, S. 255–273.

Bergmann, Jan; Dienelt, Klaus; Röseler, Sybille; Kanein, Werner; Renner, Günter (2011): Ausländerrecht. Aufenthaltsgesetz und Freizügigkeitsgesetz/EU, Artikel 16 a GG und Asylverfahrensgesetz sowie arbeits- und sozialrechtliche Vorschriften ; Kommentar. 9., neu bearb. und erw. Aufl. München: Beck..

Bethlenfalvy, Peter von (1985): Psychosoziale Arbeit mit Flüchtlingen in der Bundesrepublik Deutschland. Erfahrungen u. Schlussfolgerungen d. psychosozialen Zentren d. Diakonie für Flüchtlinge. Unter Mitarbeit von Hg: Diakonisches Werk des EKD.

Bieringer, Ingo (2003): Schluss: "Jetzt wird es spannend und gefährlich" - Spannungsverhältnisse in der Flüchtlingsarbeit reflektieren. In: Edgar Forster, Ingo Bieringer und Franziska Lamott (Hg.): Migration und Trauma. Beiträge zu einer reflexiven Flüchtlingsarbeit. Münster: Lit-Verl. (Pädagogik und Gesellschaft, 1), S. 169–176.

Boeker, Elvira (2001): Der ärztliche Habitus in Venezuela. Interkulturelle Einblicke in die medizinisch Professionskultur am Beispiel ärztlicher Deutungsmuster über Aids in Caracas. Dissertation. Universität Hamburg, Hamburg. Fachbereich Philosophie und Sozialwissenschaften. Online verfügbar unter https://www.deutsche-digitale-bibliothek.de/binary/.../full/1.pdf, zuletzt geprüft am 26.01.2017.

Bogner, Alexander; Menz, Wolfgang (2009a): Das theoriegenerierende Experteninterview. Erkenntnisinteresse, Wissensformen, Interaktion. In: Alexander Bogner (Hg.): Experteninterviews. Theorie, Methoden, Anwendungsfelder. Wiesbaden: Verl. für Sozialwiss., S. 61–98.

Bogner, Alexander; Menz, Wolfgang (2009b): Experteninterviews in der qualitativen Sozialforschung. Zur Einführung in eine sich intensivierende

Methodendebatte. In: Alexander Bogner (Hg.): Experteninterviews. Theorie, Methoden, Anwendungsfelder. Wiesbaden: Verl. für Sozialwiss., S. 7–31.

Böhnisch, L.; Lösch, H. (1979): Das Handlungsverständnis des Sozialarbeiters und seine institutionelle Determination. In: Hans-Uwe Otto und Siegfried Schneider (Hg.): Gesellschaftliche Perspektiven der Sozialarbeit, Bd. 1. 3. Aufl., unveränd. Nachdr. Neuwied: Luchterhand (Kritische Texte zur Sozialarbeit und Sozialpädagogik), S. 21–40.

Bohnsack, Ralf; Nentwig-Gesemann, Iris; Nohl, Arnd-Michael (Hg.) (2013): Die dokumentarische Methode und ihre Forschungspraxis. Grundlagen qualitativer Sozialforschung. 3., aktualisierte Aufl. Wiesbaden: Springer VS.

Böllert, Susanne (2015): Behinderte Flüchtlinge in Deutschland: Saddads Odyssee. In: *Spiegel Online*, 14.04.2015. Online verfügbar unter http://www.spiegel.de/panorama/gesellschaft/behinderte-fluechtlinge-wie-kranke-asylsuchende-auf-hilfe-hoffen-a-1027700.html, zuletzt geprüft am 21.06.2016.

Bollmann, Ralph; Nienhaus, Lisa; Schipper, Lena (2016): Das Geschäft mit den Flüchtlingen. In: *FAZ*, 18.02.2016.

Bommes, Michael; Scherr, Albert (2000): Soziologie der sozialen Arbeit. Eine Einführung in Formen und Funktionen organisierter Hilfe. Weinheim: Juventa-Verl. (Grundlagentexte Soziologie).

Bonfadelli, Heinz (2015): Von der negativen Marginalisierung und Diskriminierung ... zur positiven Dominanz der Flüchtlingsthematik. In: *Medien Journal* (4), S. 7–11.

Bourdieu, Pierre (2015): Die verborgenen Mechanismen der Macht. Durchgesehene Neuauflage der Erstauflage. Hg. v. Margareta Steinrücke. Hamburg: VSA: Verlag (Schriften zu Politik & Kultur, / Pierre Bourdieu. Hrsg. von Margareta Steinrücke ; 1).

Bourmer, Monika (2012): Berufliche Identität in der Sozialen Arbeit. Bildungstheoretische Interpretationen autobiographischer Quellen. Bad Heilbrunn: Klinkhardt (Klinkhardt Forschung). Online verfügbar unter http://www.content-select.com/index.php?id=bib_view&ean=9783781551763.

Braun, Andrea (2010): Biographie, Profession und Migration. Rekonstruktion biographischer Erzählungen von Sozialpädagoginnen in Deutschland und

Kanada. Univ., Diss--Mainz, 2009. 1. Aufl. Wiesbaden: VS Verl. für Sozialwiss.

Bremer, Helmut; Teiwes-Kügler, Christel (2007): Die Muster des Habitus und ihre Entschlüsselung. Mit Transkripten und Collagen zur vertiefenden Analyse von Habitus und sozialen Milieus. In: Barbara Friebertshäuser (Hg.): Bild und Text. Methoden und Methodologien visueller Sozialforschung in der Erziehungswissenschaft. Opladen: Budrich, S. 81–104.

Brumlik, Micha (1984): Was heißt Integration? Zur Semantik eines sozialen Problems. In: Ahmet Bayaz und Mario Damolin (Hg.): Integration. Anpassung an die Deutschen? Weinheim: Beltz (psychologie heute), S. 75–97.

Brumlik, Micha (1999): Ethik und Moral. In: Woge e.V. (Hg.): Handbuch der Sozialen Arbeit mit Kinderflüchtlingen. Münster: Votum-Verl., S. 516–526.

Brumlik, Micha (2014): Integration und Anerkennung - die Einwanderungsgesellschaft als Handlungsfeld. Professionsethische Implikationen der 'Gegenwart'. In: Martin P. Schwarz, Wilfried Ferchhoff und Ralf Vollbrecht (Hg.): Professionalität: Wissen - Kontext. Sozialwissenschaftliche Analysen und pädagogische Reflexionen zur Struktur bildenden und beratenden Handelns ; [Festschrift für Prof. Dr. Bernd Dewe]. Unter Mitarbeit von Bernd Dewe. Bad Heilbrunn: Klinkhardt, S. 242–262.

Buchholz, Michael B.; Kleist, Cornelia von (1997): Szenarien des Kontakts. Eine metaphernanalytische Untersuchung stationärer Psychotherapie. Gießen: Psychosozial-Verl. (Reihe "Forschung psychosozial").

Buchkremer, Hansjosef (1995): Handbuch Sozialpädagogik. Dimensionen sozialer und gesellschaftlicher Entwicklungen durch Erziehung. 2., überarbeitete Auflage. Darmstadt: Wissenschaftliche Buchgesellschaft (Die Erziehungswissenschaft).

Bündnis gegen Lager (2009): "Sozial"ArbeiterInnen, die auch mal Macht ausüben dürfen. Newsletter Mai.

Burden, Robert; Burdett; Julia (2007): What's in a name? Students with dyslexia: their use of metaphor in making sense of their disability. In: *British Journal of Special Education* 34 (2), S. 77–82.

Classen, Georg (1996): Mangelversorgung und Minimalmedizin für Flüchtlinge und MigrantInnen. In: *die Randschau. Zeitschrift für Behindertenpolitik. Schwerpunkt I: Behinderte ImmigrantInnen und Flüchtlinge* 11 (2), S. 13–17.

Classen, Georg (2008): Sozialleistungen für MigrantInnen und Flüchtlinge. Handbuch für die Praxis. 2. Aufl. Karlsruhe: von Loeper Literaturverl.

Classen, Georg (2013): Wohnen für Flüchtlinge in Berlin - Sammelunterkünfte oder Mietwohnungen? Reader. Hg. v. Flüchtlingsrat Berlin e.V. Flüchtlingsrat Berlin e.V. Berlin. Online verfügbar unter http://www.fluechtlingsinfo-berlin.de/fr/pdf/Reader_Wohnen_Asyl_2013.pdf, zuletzt geprüft am 23.02.2018.

Classen, Georg (2016): Existenzsicherung nach dem Asylbewerberleistungsgesetz als Grundrecht. Update Stand 16.04.2016. Flüchtlingsrat Berlin e.V.

Clodius, Anke (2009): Asyl und Ausländerrecht. In: Eckhardt Koch (Hg.): Asyl und Psychiatrie. Freiburg, Br: Lambertus, S. 65–70.

Cloos, Peter (2006): Beruflicher Habitus. In: Peter Cloos und Werner Thole (Hg.): Ethnografische Zugänge. Professions- und adressatInnenbezogene Forschung im Kontext von Pädagogik. 1. Aufl. Wiesbaden: VS Verlag für Sozialwissenschaften / GWV Fachverlage GmbH Wiesbaden, S. 185–202.

Cremer, Hendrik (2013): Die Asyldebatte in Deutschland: 20 Jahre nach dem „Asylkompromiss". Hg. v. Deutsches Institut für Menschenrechte. Berlin (Essay No. 14). Online verfügbar unter http://www.institut-fuer-menschenrechte.de/fileadmin/_migrated/tx_commerce/essay_Die_Asyldebatte_in_Deutschland_20_Jahre_nach_dem_Asylkompromiss.pdf, zuletzt geprüft am 31.10.2015.

Daigler, Claudia (2008): Biografie und sozialpädagogische Profession. Eine Studie zur Entwicklung beruflicher Selbstverständnisse am Beispiel der Arbeit mit Mädchen und jungen Frauen. Weinheim: Juventa-Verl. (Edition Soziale Arbeit).

Danforth, Scot (2007): Disability as Metaphor: Examining the Conceptual Framing of Emotional Behavioral Disorder In American Public Education 42 (1), S. 8–27.

Dederich, Markus (2006): Inklusion statt Integration? Heilpädagogik als Kulturtechnik. Orig.-Ausg. Gießen: Psychosozial-Verl. (edition psychosozial).

Deimann, Andreas (2012): Die Duldung der Duldung. Ein empirischer Beitrag zur Rekonstruktion unerwünschter Migration und Integration. Bonn: Free-Pen-Verl.

Deimann, Andreas (2015): In Deutschland nur geduldet. Rechtsstaatliche Diskriminierung und Handlungsmöglichkeiten Sozialer Arbeit. In: Thomas Geisen und Markus Ottersbach (Hg.): Arbeit, Migration und Soziale Arbeit. Wiesbaden: Springer Fachmedien Wiesbaden, 415-429.

Der Senat von Berlin (2015): Versorgungs- und Integrationskonzept für Asylbegehrende und Flüchtlinge. Berlin.

Der Spiegel (Hg.) (1991): Der Ansturm der Armen. Flüchtlinge, Aussiedler, Asylanten. vom 9. September 1991 46 (37).

Der Spiegel (Hg.) (2006): Der Ansturm der Armen. Die neue Völkerwanderung. vom 26. 06. 2006 (26).

Despouy, Leandro (1993): Human rights and disabled persons. New York: United Nations (Human rights study series, 6).

Deutscher Bundestag (1993): Stenographischer Bericht der 160. Sitzung (Plenarprotokoll, 12/ 160).

Deutscher Bundestag (2016): Situation von geflüchteten Menschen mit Behinderungen (Kleine Anfrage, Drucksache 18/7831).

Deutscher Bundestag (2017a): Zur Lage von geflüchteten Menschen mit Behinderungen (Kleine Anfrage, Drucksache 18/11603).

Deutscher Bundestag (2017b): Integrationskurse für Geflüchtete mit Sinnesbeeinträchtigung (Kleine Anfrage, Drucksache 18/13348).

Deutscher Caritasverband (DCV) (Hg.) (1987): Sozialdienst der Caritas für ausländische Flüchtlinge. *Unser Standpunkt* (Nr. 20). Freiburg.

Dewe, Bernd (2001): Professionelles soziales Handeln. Soziale Arbeit im Spannungsfeld zwischen Theorie und Praxis. 3. Aufl. Weinheim u.a.: Juventa-Verl.

Dewe, Bernd (2008): Wissenschaftstheorie und Empirie – ein Situationsbild: Reflexive Wissenschaftstheorie, kognitive Identität und Forschung (in) der Sozialpädagogik. In: Bielefelder Arbeitsgruppe 8 (Hg.): Soziale Arbeit in Gesellschaft. Wiesbaden: VS Verlag für Sozialwissenschaften.

Dewe, Bernd; Otto, Hans-Uwe (2002): Reflexive Sozialpädagogik. In: Werner Thole (Hg.): Grundriss soziale Arbeit. Ein einführendes Handbuch. 4. Aufl. 2012. Wiesbaden: VS Verl. für Sozialwiss, S. 197–218.

Dewe, Bernd; Otto, Hans-Uwe (2011): Professionalität. In: Hans-Uwe Otto, Hans Thiersch und Klaus Grunwald (Hg.): Handbuch soziale Arbeit. Grundlagen der Sozialarbeit und Sozialpädagogik. 4., völlig neu bearb. Aufl. München: Reinhardt, S. 1143–1153.

Donauer, Sabine (2015): Faktor Freude. Wie die Wirtschaft Arbeitsgefühle erzeugt. 1. Aufl. s.l.: edition Körber-Stiftung. Online verfügbar unter http://gbv.eblib.com/patron/FullRecord.aspx?p=4343771.

Drake, Robert F. (2001): Welfare States and Disabled People. In: Gary L. Albrecht, Katherine D. Seelman und Michael Bury (Hg.): Handbook of disability studies. Thousand Oaks, Calif., London, New Delhi: SAGE Publications, S. 412–429.

Dresing, Thorsten; Pehl, Thorsten (Hg.) (2015): Praxisbuch Interview, Transkription & Analyse. Anleitungen und Regelsysteme für qualitativ Forschende. 6. Auflage. Marburg: Dr. Dresing und Pehl GmbH.

Dünne, Jörg (2015): Teil IV - Soziale Räume. Einleitung. In: Jörg Dünne, Stephan Günzel und Hermann Doetsch (Hg.): Raumtheorie. Grundlagentexte aus Philosophie und Kulturwissenschaften. 8. Aufl. Frankfurt am Main: Suhrkamp (Suhrkamp-Taschenbuch Wissenschaft, 1800), S. 289–303.

Dünnwald, Stephan (2009): Asyl und Trauma und der Flüchtling als Fremder. In: Eckhardt Koch (Hg.): Asyl und Psychiatrie. Freiburg, Br: Lambertus, S. 33–48.

Ehring, Wally Marianne (2011): Unbegleitete minderjährige Flüchtlinge. Ihre rechtliche Stellung in Deutschland und Anforderungen an die soziale Arbeit. Saarbrücken: VDM-Verl. Müller.

Eichenhofer, Eberhard (2013): Gesundheitsleistungen für Flüchtlinge. In: *Zeitschrift für Ausländerrecht und Ausländerpolitik* 33 (5-6), S. 169–175. Online verfügbar unter http://www.zar.nomos.de/fileadmin/zar/doc/Aufsatz_ZAR_13_5-6.pdf, zuletzt geprüft am 31.10.2015.

Enns, Henry (1988): Disabled Refugees. In: *Vox Nostra* (2).

Esch, Franz-Josef (2000): Begrüßung. In: Deutsche Blindenstudienanstalt e.V. (Hg.): Flucht und Behinderung. In Kontakt kommen. Dokumentation der Konferenz am 8. September 2000 in der Deutschen Blindenstudienanstalt in Marburg im Rahmen des EU-Projektes "SIREN- Disabled Refugees Network" Netzwerk Flucht und Behinderung. Unter Mitarbeit von Rudi Ullrich Susanne Weber Ariane Schwedler. Marburg, S. 3–5.

Espenhorst, Niels; Berthold, Thomas (2010): Ein Raum wie kein anderer. Zentrale Probleme und Bedürfnisse bei der Gleichstellung von unbegleiteten minderjährigen Flüchtlingen. In: *Migration und Soziale Arbeit* (4), S. 290–295.

Etzioni, Amitai (1969): The semi-professions and their organization: teachers, nurses, social workers. New York: The Free Press.

Richtlinie 2013/33/EU (26.06.2013): EU-Richtlinie zur Festlegung von Normen für die Aufnahme von Personen, die internationalen Schutz beantragen (Neufassung).

Filsinger, Dieter (2017): Soziale Arbeit mit Flüchtlingen. Strukturen, Konzepte und Perspektiven. Hg. v. Friedrich-Ebert-Stiftung (WISO Diskurs).

Fischer, Hans Rudi (2003): Metaphern – Sinnreservoire der Psychotherapie. Von Metapherntheorien zur Metaphernreflexion. In: *Familiendynamik* 28 (1), S. 9–46.

Flick, Uwe (1996): Psychologie des technisierten Alltags. Soziale Konstruktion und Repräsentation technischen Wandels in verschiedenen kulturellen Kontexten. Wiesbaden: VS Verlag für Sozialwissenschaften (Beiträge zur psychologischen Forschung).

Flick, Uwe (2011): Das Episodische Interview. In: Gertrud Oelerich und Hans-Uwe Otto (Hg.): Empirische Forschung und Soziale Arbeit. Ein Studienbuch. 1. Aufl. Wiesbaden: VS Verlag für Sozialwissenschaften / Springer Fachmedien Wiesbaden GmbH Wiesbaden.

Flick, Uwe; Kardorff, Ernst von von; Steinke, Ines (Hg.) (2007): Qualitative Forschung. Ein Handbuch. Orig.-Ausg., 5. Aufl. Reinbek bei Hamburg: Rowohlt-Taschenbuch-Verl. (Rororo Rowohlts Enzyklopädie, 55628).

Flick, Uwe; Röhnsch, Gundula (2008): Gesundheit auf der Straße. Gesundheitsvorstellungen und Umgang mit Krankheit im Kontext von Jugendobdachlosigkeit. Weinheim: Juventa-Verl. (Gesundheitsforschung).

Forster, Edgar (2003): Funktionen und Strategien der Professionalisierungsrhetorik in der Flüchtlingsarbeit. In: Edgar Forster, Ingo Bieringer und Franziska Lamott (Hg.): Migration und Trauma. Beiträge zu einer reflexiven Flüchtlingsarbeit. Münster: Lit-Verl. (Pädagogik und Gesellschaft, 1).

Forster, Edgar; Bieringer, Ingo; Lamott, Franziska (Hg.) (2003): Migration und Trauma. Beiträge zu einer reflexiven Flüchtlingsarbeit. Münster: Lit-Verl. (Pädagogik und Gesellschaft, 1).

Foucault, Michel (1992): Andere Räume. In: Karlheinz Barck (Hg.): Aisthesis. Wahrnehmung heute oder Perspektiven einer anderen Ästhetik ; Essais ; [mit 13 Künstlersprüchen]. 4. Aufl. Leipzig: Reclam (Reclam-Bibliothek, 1352), S. 34–47.

Fritz, Florian (2004): Sozialarbeit mit bosnischen und kosovo-albanischen Bürgerkriegsflüchtlingen - eine neue Herausforderung für die Migrationssozialarbeit. In: Florian Fritz und Frank Groner (Hg.): Wartesaal Deutschland. Ein Handbuch für die soziale Arbeit mit Flüchtlingen. Stuttgart: Lucius und Lucius (Dimensionen sozialer Arbeit und der Pflege, Bd. 6), S. 74–88.

Fritz, Florian; Groner, Frank (2004a): Erlaubt? Geduldet? Illegal? Ausländer- und asylrechtliche Grundlagen in Deutschland und ihre Auswirkungen auf die Soziale Arbeit mit Flüchtlingen. In: Florian Fritz und Frank Groner (Hg.): Wartesaal Deutschland. Ein Handbuch für die soziale Arbeit mit Flüchtlingen. Stuttgart: Lucius und Lucius (Dimensionen sozialer Arbeit und der Pflege, Bd. 6), S. 2–15.

Fritz, Florian; Groner, Frank (Hg.) (2004b): Wartesaal Deutschland. Ein Handbuch für die soziale Arbeit mit Flüchtlingen. Stuttgart: Lucius und Lucius (Dimensionen sozialer Arbeit und der Pflege, Bd. 6).

Fuchs, Helmut; Huber, Andreas (2011): Metaphern der Organisation - Organisieren und Führen durch Metaphern. In: Matthias Junge (Hg.): Metaphern und Gesellschaft. Die Bedeutung der Orientierung durch Metaphern. 1. Aufl. 2011. Wiesbaden: VS Verlag für Sozialwissenschaften / Springer Fachmedien Wiesbaden GmbH Wiesbaden, S. 141–164.

Fuchs, Peter (2000): Systemtheorie und Soziale Arbeit. In: Roland Merten (Hg.): Systemtheorie Sozialer Arbeit. Neue Ansätze und veränderte Perspektiven. Opladen: Leske + Budrich (Lehrtexte Erziehung), S. 157–175.

Gall, Rahel; Hitz, Raffaella (1996): Professionelle Identitäten in der Sozialarbeit. Bern: Ed. Soziothek.

Gängler, Hans (2011): Hilfe. In: Hans-Uwe Otto, Hans Thiersch und Klaus Grunwald (Hg.): Handbuch soziale Arbeit. Grundlagen der Sozialarbeit und Sozialpädagogik. 4., völlig neu bearb. Aufl. München: Reinhardt, S. 609–618.

Gardemann, Joachim (2007): Begutachtung von erkrankten Flüchtlingen zur Frage ihrer Krankheit als Abschiebehindernis. In: Gesundheit und Integration. Ein Handbuch für Modelle guter Praxis. 3., Aufl. Berlin: Beauftragte der Bundesregierung für Migration Flüchtlinge und Integration, S. 44–53.

Geffert, Bruno (2006): Metaphern von Schule. Welche Metaphern und metaphorischen Konzepte generieren Benachteiligte von Schule. Hamburg: Dr. Kovač (Schriftenreihe Studien zur Berufspädagogik, 22).

Geisel, Sieglinde (2015): Begriffe drücken Einstellungen aus. Geflüchtete versus Asylanten (Politisches Feuilleton). Deutschlandfunk, 10.09.2015. Online verfügbar unter http://www.deutschlandfunkkultur.de/gefluechtete-versus-asylanten-begriffe-druecken.1005.de.html?dram:article_id=330623, zuletzt geprüft am 25.04.2018.

Geiser, Kaspar (2004): Problem- und Ressourcenanalyse in der sozialen Arbeit. Eine Einführung in die systemische Denkfigur und ihre Anwendung. 2., überarbeitete Auflage. Luzern: Interact.

Gieseke, Wiltrud (1996): Der Habitus von Erwachsenenbildern: Pädagogische Professionalität oder plurale Beliebigkeit? In: Arno Combe und Werner Helsper (Hg.): Pädagogische Professionalität. Untersuchungen zum Typus pädagogischen Handelns. 1. Aufl., [7. Nachdr.]. Frankfurt am Main: Suhrkamp (Suhrkamp-Taschenbuch Wissenschaft, 1230), S. 678–713.

Gildemeister, Regine (1983): Als Helfer überleben. Beruf und Identität in der Sozialarbeit/Sozialpädagogik. Neuwied u.a.: Kommentator-Verl. im Luchterhand-Verl.

Girtler, Roland (2001): Methoden der Feldforschung. 4., völlig neu bearb. Wien [u.a.]: Böhlau. Online verfügbar unter http://www.worldcat.org/oclc/248323220.

Glaser, Barney G.; Strauss, Anselm L.; Bischof-Elten, Gisela (1974): Interaktion mit Sterbenden. Beobachtungen für Ärzte, Schwestern, Seelsorger und Angehörige. Göttingen: Vandenhoeck & Ruprecht (Sammlung Vandenhoeck).

Glöde, Harald (1999/2000): Inszenierung einer Debatte. Zur Kontinuität lügnerischer Ausländerpolitik. In: Komitee für Grundrechte und Demokratie (Hg.): Jahrbuch. Köln: Komitee f. Grundrechte und Demokratie, S. 101–110.

Goffman, Erving (1982): Das Individuum im öffentlichen Austausch. Mikrostudien zur öffentlichen Ordnung. 1. Aufl. Frankfurt am Main: Suhrkamp (Suhrkamp-Taschenbuch Wissenschaft, 396).

Goffman, Erving (2014): Asyle. Über die soziale Situation psychiatrischer Patienten und anderer Insassen. 19. Aufl. Frankfurt am Main: Suhrkamp (Edition Suhrkamp, 678).

Goffman, Erving (2016): Stigma. Über Techniken der Bewältigung beschädigter Identität. Unter Mitarbeit von Frigga Haug. 23. Auflage. Frankfurt am Main: Suhrkamp (Suhrkamp-Taschenbuch Wissenschaft, 140).

Gögercin, Süleyman (2016): Spannungsfelder in der Sozialen Arbeit mit geflüchteten Menschen. In: *Migration und Soziale Arbeit* 38 (4), S. 346–353.

Golsabahi, Solmaz (Hg.) (2008): Von Gemeinsamkeiten und Unterschieden. 1. Kongress der transkulturellen Psychiatrie im deutschsprachigen Raum ; 6.-9. September 2007 Universität Witten/Herdecke. Berlin: VWB Verl. für Wissenschaft und Bildung (Das transkulturelle Psychoforum, 15).

Golz, Sigrun (1996): Ausländische Kinder als sogenannte Lernbehinderte. In: Hans Eberwein (Hg.): Handbuch Lernen und Lern-Behinderungen. Aneignungsprobleme, neues Verständnis von Lernen, integrationspädagogische Lösungsansätze. Weinheim: Beltz (Beltz-Handbuch), S. 231–242.

Goss, Diane (2001): Chasing the Rabbit: Metaphors Used by Adult Learners to Describe Their Learning Disabilities. In: *Adult Learning* 12 (2), S. 8–9.

Gräber, Doris (2007): Menschenrechtsverletzungen und Behinderung - eine folgenschwere Verkettung. In: *Zeitschrift Behinderung und Dritte Welt* 18 (1), S. 4–13.

Graßhoff, Günther; Schweppe, Cornelia (2009): Biographie und Professionalität in der Sozialpädagogik. In: Roland Becker-Lenz, Stefan Busse, Gudrun Ehlert und Silke Müller (Hg.): Professionalität in der Sozialen Arbeit.

Standpunkte, Kontroversen, Perspektiven. 2. Auflage. Wiesbaden: VS Verlag für Sozialwissenschaften / GWV Fachverlage GmbH Wiesbaden, S. 307–318.

Groß, Jessica (2000): Zur Situation behinderter Flüchtlinge. Vortrag. In: Deutsche Blindenstudienanstalt e.V. (Hg.): Flucht und Behinderung. In Kontakt kommen. Dokumentation der Konferenz am 8. September 2000 in der Deutschen Blindenstudienanstalt in Marburg im Rahmen des EU-Projektes "SIREN- Disabled Refugees Network" Netzwerk Flucht und Behinderung. Unter Mitarbeit von Rudi Ullrich Susanne Weber Ariane Schwedler. Marburg, S. 7–12.

Groß, Jessica (2003): Gesundheitsversorgung ohne Aufenthaltsstatus. In: Projekttutorien „Lebenswirklichkeiten von Flüchtlingen in Berlin"/ „Behörden und Migration" (Hg.): Verwaltet, entrechtet, abgestempelt – wo bleiben die Menschen? Einblicke in das Leben von Flüchtlingen in Berlin. AStA der Freien Universität Berlin. Berlin, S. 183–190.

Grue, Jan (2011): Discourse analysis and disability. Some topics and issues. In: *Discourse & Society* 22 (5), S. 532–546.

Guski, Alexandra (2007): Metaphern der Pädagogik. Metaphorische Konzepte von Schule, schulischem Lernen und Lehren in pädagogischen Texten von Comenius bis zur Gegenwart. Bern: Peter Lang GmbH Internationaler Verlag der Wissenschaften (Explorationen, 53).

Hahm, Fabian (2014): Die Unterbringung von Flüchtlingen im deutschen Lagersystem - Ein Thema für Soziale Arbeit? Bachelorarbeit. Hochschule für Angewandte Wissenschaften, Hamburg. Fakultät für Wirtschaft und Soziales. Online verfügbar unter http://edoc.sub.uni-hamburg.de/haw/volltexte/2014/2530/, zuletzt geprüft am 21.06.2015.

Hall, Christopher; Parton, Nigel; Juhila, Kirsi; Pösö, Tarja (2007): Conclusion: Yes, But Is This of Any Use? In: Christopher Hall (Hg.): Constructing clienthood in social work and human services. Interaction, identities, and practices. Printed digitally since 2007. London: Jessica Kingsley Publ, S. 223–233.

Haller, Michael (2017): Die "Flüchtlingskrise" in den Medien. Tagesaktueller Journalismus zwischen Meinung und Information. Hg. v. Otto Brenner Stiftung. Frankfurt am Main (OBS Arbeitsheft, 93). Online verfügbar unter https://www.otto-brenner-stiftung.de/fileadmin/user_data/.../AH_93_Haller_Web.pdf, zuletzt geprüft am 19.01.2018.

Hamburger, Franz (2011): Migration. In: Hans-Uwe Otto, Hans Thiersch und Klaus Grunwald (Hg.): Handbuch soziale Arbeit. Grundlagen der Sozialarbeit und Sozialpädagogik. 4., völlig neu bearb. Aufl. München: Reinhardt, S. 946–958.

Hammerschmidt, Peter; Aner, Kirsten; Weber, Sascha (2017): Zeitgenössische Theorien Sozialer Arbeit. 1. Auflage. Weinheim, Basel: Beltz Juventa.

Harmening, Bjoern (2005): »Wir bleiben draußen«. Schulpflicht und Schulrecht von Flüchtlingskindern in Deutschland. Hg. v. terre des hommes Deutschland e.V. Osnabrück.

Harmsen, Thomas (2004): Die Konstruktion professioneller Identität in der sozialen Arbeit. Theoretische Grundlagen und empirische Befunde. Heidelberg: Verl. für Systemische Forschung im Carl-Auer-Verl.

Harris, Jennifer (2003): 'All Doors are Closed to Us'. A social model analysis of the experiences of disabled refugees and asylum seekers in Britain. In: *Disability & Society* 18 (4), S. 395–410.

Harris, Jennifer; Roberts, Keri (o. J.): Disabled Refugees and Asylum Seekers in Britain: Numbers and Social Characteristics. Research report NLCB 1816 05.01 KR/JHa. University of York, York. Social Policy Research Unit. Online verfügbar unter https://www.york.ac.uk/inst/spru/research/pdf/nlcb1816.pdf, zuletzt geprüft am 21.06.2016.

Harris, Jennifer; Roberts, Keri (2002): Disabled people in refugee and asylum seeking communities in Britain. Bristol: The Policy Press.

Harris, Jennifer; Roberts, Keri (2003): Challenging barriers to participation in qualitative research: Involving disabled refugees. In: *International Journal of Qualitative Methods* (2), Artikel 2. Online verfügbar unter https://ejournals.library.ualberta.ca/index.php/IJQM/article/view/4522, zuletzt geprüft am 21.06.2016.

Harris, Jennifer; Roberts, Keri (2004): "Not our problem": the provision of services to disabled refugees and asylum seekers. In: Beth Humphries, Debra Hayes und Steve Cohen (Hg.): Social work, immigration and asylum.

Debates, dilemmas and ethical issues for social work and social care practice. London, New York: Jessica Kingsley Publishers, S. 151–161.

Heeren, Nick (2006): Inclusion of People With Disabilities in Emergency Situations. The case of the Sierraleonean refugee-camps on the Guinea border. In: *Zeitschrift Behinderung und Dritte Welt* 17 (1), S. 22–28.

Heiner, Maja (2004): Professionalität in der sozialen Arbeit. Theoretische Konzepte, Modelle und empirische Perspektiven. Stuttgart: Kohlhammer.

Heinhold, Hubert (2007): 30 Jahre Flüchtlingssozialarbeit. Flüchtlingssozialarbeit im Wandel der Zeit – Rechtliche Veränderungen in den letzten 30 Jahren. Festvortrag 30 Jahre kirchliche Sozialarbeit in Augsburg. Augsburg. Online verfügbar unter http://www.waechtler-kollegen.de/downloads/20071130_Fluechtlingssozialarbeit.pdf, zuletzt geprüft am 08.10.2010.

Helfferich, Cornelia (2011): Die Qualität qualitativer Daten. Manual für die Durchführung qualitativer Interviews. 4. Aufl. Wiesbaden: VS, Verl. für Sozialwiss.

Helsper, Werner; Krüger, Heinz-Hermann; Rabe-Kleberg, Ursula (2000): Professionstheorie, Profession- und Biografieforschung. In: *Zeitschrift für qualitative Bildung-, Beratungs- und Sozialforschung* 2 (1), S. 5–19.

Helsper, Werner; Tippelt, Rudolf (2011): Ende der Profession und Professionalisierung ohne Ende? Zwischenbilanz einer unabgeschlossenen Diskussion. In: Werner Helsper und Rudolf Tippelt (Hg.): Pädagogische Professionalität. Zeitschrift für Pädagogik (57). Weinheim u.a: Beltz, S. 268–288.

Hemmelmann, Petra; Wegner, Susanne (2016): Flüchtlingsdebatte im Spiegel von Medien und Parteien. In: *Communicatio Socialis* 49 (1), S. 21–38, zuletzt geprüft am 19.01.2018.

Hennig, Claudius (Hg.) (1982): Lager und menschliche Würde. Die psychische und rechtliche Situation der Asylsuchenden im Sammellager Tübingen. Tübingen: AS-Verl.

Hitzler, Ronald (1986): Die Attitüde der künstlichen Dummheit. Zum Verhältnis von Soziologie und Alltag. In: *Sozialwissenschaftliche Informationen* 15 (3), S. 53–59.

Höffe, Otfried (Hg.) (1998): John Rawls, eine Theorie der Gerechtigkeit. Berlin: Akad.-Verl. (Klassiker auslegen, 15).

Honneth, Axel (2010): Kampf um Anerkennung. Zur moralischen Grammatik sozialer Konflikte ; mit einem neuen Nachwort. 1. Aufl., 6. [Dr.]. Frankfurt am Main: Suhrkamp (Suhrkamp Taschenbuch Wissenschaft, 1129).

Honneth, Axel (2015): Umverteilung als Anerkennung. Eine Erwiderung auf Nancy Fraser. In: Nancy Fraser und Axel Honneth (Hg.): Umverteilung oder Anerkennung? Eine politisch-philosophische Kontroverse. 4. Aufl. Frankfurt am Main: Suhrkamp (Suhrkamp-Taschenbuch Wissenschaft, 1460), S. 129–224.

Hopf, Christel (2007): Qualitative Interviews - ein Überblick. In: Uwe Flick, Ernst von von Kardorff und Ines Steinke (Hg.): Qualitative Forschung. Ein Handbuch. Orig.-Ausg., 5. Aufl. Reinbek bei Hamburg: Rowohlt-Taschenbuch-Verl. (Rororo Rowohlts Enzyklopädie, 55628), S. 349–360.

Hotz, Urs (2015): Handeln unter repressiven Bedingungen. Zur Lebens- und Unterbringungssituation von Geflüchteten in bundesdeutschen Lagern und Konflikten der Sozialen Arbeit im Arbeitsfeld der Sozialberatung für Geflüchtete. In: Ellen Bareis (Hg.): Politik mit der Armut. Europäische Sozialpolitik und Wohlfahrtsproduktion "von unten". 1. Aufl. Münster: Westfälisches Dampfboot, S. 275–295.

IFSW; IASSW (2004): Ethics in Social Work, Statement of Principles. Hg. v. International Federation of Social Workers and International Association of Schools of Social Work. Bern, zuletzt geprüft am 30.11.2011.

Internationale Liga für Menschenrechte e.V. (Hg.) (2002): Menschenrechtsverletzungen in der Berliner Behördenpraxis gegenüber Flüchtlingen, Asylsuchenden und MigrantInnen. *Fluchtpunkt* (Sonderheft Mai). Berlin: (Eigenverlag).

Jäger, Margarete; Wamper; Regina (Hg.) (2017): Von der Willkommenskultur zur Notstandsstimmung. Der Fluchtdiskurs in deutschen Medien 2015 und 2016. Duisburger Institut für Sprach- und Sozialforschung. Online verfügbar unter http://www.diss-duisburg.de/wp-content/uploads/2017/02/DISS-2017-Von-der-Willkommenskultur-zur-Notstandsstimmung.pdf, zuletzt aktualisiert am 20.04.2018.

Johnson, Mark (1996): The body in the mind. The bodily basis of meaning, imagination, and reason. [Nachdr,]. Chicago: University of Chicago Press.

Jöris, Lisa (2015): Wider den Begriff „Flüchtling". Zu den Hintergründen eines scheinbar neutralen Begriffes. Diskussionspapier. Hg. v. Heinrich-Böll-Stiftung Sachsen-Anhalt e.V. Halle a. d. Saale.

Junghanss, Thomas (1998): Asylsuchende und Flüchtlinge: Gesundheitsversorgung einer komplexen Minderheit. In: *Sozial- und Präventivmedizin* 43, S. 11–17, zuletzt geprüft am 16.12.2010.

Kappeler, Manfred (2008): Den Menschenrechtsdiskurs in der Sozialen Arbeit vom Kopf auf die Füße stellen. In: Soziale Arbeit und Menschenrechte. Widersprüche. Zeitschrift für sozialistische Politik im Bildungs-, Gesundheits- und Sozialbereich 28 (107). Bielefeld: Kleine, S. 34–46.

Kardorff, Ernst von (1991): Goffmans Anregungen für soziologische Handlungsfelder. In: Robert Hettlage und Karl Lenz (Hg.): Erving Goffman. Ein soziologischer Klassiker der zweiten Generation. Bern etc.: P. Haupt (UTB, 1509), S. 327–354.

Kardorff, Ernst von (2012): Paradoxien der Stellvertretung. In: Karl-Ernst Ackermann und Markus Dederich (Hg.): An Stelle des Anderen. Ein interdisziplinärer Diskurs über Stellvertretung und Behinderung. Oberhausen: ATHENA-Verlag (Pädagogik: Perspektiven und Theorien, v. 20), S. 79–84.

Kemler, Herbert (Hg.) (1988): Behinderung und Dritte Welt - Annäherung an das zweifach Fremde. Frankfurt am Main: Verl. für Interkulturelle Kommunikation.

Kleve, Heiko (2000a): Die Sozialarbeit ohne Eigenschaften. Fragmente einer postmodernen Professions- und Wissenschaftstheorie Sozialer Arbeit. Freiburg im Breisgau: Lambertus.

Kleve, Heiko (2000b): Paradigmenwechsel in der Systemtheorie und postmoderne Sozialarbeit. In: Roland Merten (Hg.): Systemtheorie Sozialer Arbeit. Neue Ansätze und veränderte Perspektiven. Opladen: Leske + Budrich (Lehrtexte Erziehung), S. 47–66.

Klüsche, Wilhelm (1990): Professionelle Helfer - Anforderungen und Selbstdeutungen. Analyse von Erwartungen und Bedingungen in Arbeitsfeldern der Sozialarbeit und Sozialpädagogik. Aachen: Kersting (Schriften des Instituts für Beratung und Supervision, 5).

Koalitionsvertrag (2018): Ein neuer Aufbruch für Europa Eine neue Dynamik für Deutschland, Ein neuer Zusammenhalt für unser Land,. Koalitionsvertrag zwischen CDU, CSU und SPD. 19. Legislaturperiode. Berlin. Online verfügbar unter https://www.cdu.de/system/tdf/media/dokumente/koalitionsvertrag_2018.pdf?file=1, zuletzt geprüft am 14.04.2018.

Köngeter, Stefan (2009): Professionalität in den Erziehungshilfen. In: Roland Becker-Lenz, Stefan Busse, Gudrun Ehlert und Silke Müller (Hg.): Professionalität in der Sozialen Arbeit. Standpunkte, Kontroversen, Perspektiven. 2. Auflage. Wiesbaden: VS Verlag für Sozialwissenschaften / GWV Fachverlage GmbH Wiesbaden, S. 175–191.

Kornmann, Reimer; Klingele, Christoph (1996): Ausländische Kinder und Jugendliche an Schulen für Lernbehinderte in den alten Bundesländern: noch immer erheblich überrepräsentiert und dies mit steigender Tendenz und eklatanten länderspezifischen Unterschieden! In: *Zeitschrift für Heilpädagogik* 1 (48), S. 2–9.

Kornmann, Reimer; Klingele, Christoph; Iriogbe-Ganninger, J. (1997): Zur Überrepräsentation ausländischer Kinder und Jugendlicher in Schulen für Lernbehinderte: Der alarmierende Trend hält an! In: *Zeitschrift für Heilpädagogik* 48 (5), S. 203–207.

Kothen, Andrea (2016): Sagt man jetzt Flüchtlinge oder Geflüchtete? Eine Randnotiz zum alltäglichen Sprachgebrauch. In: *Pro Asyl: Heft zum Tag des Flüchtlings* (Juni), S. 24.

Krappmann, Lothar; Lob-Hüdepohl, Andreas; Bohmeyer, Axel; Kurzke-Maasmeier, Stefan (2009): Bildung für junge Flüchtlinge - ein Menschenrecht. Erfahrungen, Grundlagen und Perspektiven. Bielefeld: Bertelsmann (Forum Bildungsethik, 7).

Kronauer, Martin (2010): Inklusion – Exklusion. Eine historische und begriffliche Annäherung an die soziale Frage der Gegenwart. In: Martin Kronauer (Hg.): Inklusion und Weiterbildung. Reflexionen zur gesellschaftlichen Teilhabe in der Gegenwart. Bielefeld: Bertelsmann (Theorie und Praxis der Erwachsenenbildung), S. 24–58.

Kruse, Elke (2004): Stufen zur Akademisierung. Wege der Ausbildung für Soziale Arbeit von der Wohlfahrtsschule zum Bachelor-/Mastermodell. Wiesbaden: VS Verlag für Sozialwissenschaften.

Kruse, Jan (2011): Einführung in die Qualitative Interviewforschung. Reader. Freiburg.

Kruse, Jan; Biesel, Kay; Schmieder, Christian (2011): Metaphernanalyse. Ein rekonstruktiver Ansatz. 1. Aufl. Wiesbaden: VS Verlag für Sozialwissenschaften / Springer Fachmedien Wiesbaden GmbH Wiesbaden (Qualitative Sozialforschung).

Kruse, Jan; Schmieder, Christian; Weber, Kristina Maria; Dresing, Thorsten; Pehl, Thorsten (2015): Qualitative Interviewforschung. Ein integrativer Ansatz. 2., überarbeitete und ergänzte Auflage. Weinheim, Basel: Beltz Juventa (Grundlagentexte Methoden).

Kühne, Peter (2010): Politisches Versäumnis und humanitäre Katastrophe: Flüchtlinge – in Deutschland und Europa nicht willkommen. In: Gudrun Hentges, Volker Hinnenkamp und Almut Zwengel (Hg.): Migrations- und Integrationsforschung in der Diskussion. Biografie, Sprache und Bildung als zentrale Bezugspunkte. 2., aktual. Aufl. Wiesbaden: VS Verl. für Sozialwiss, S. 79–89.

Kutscher, Nadja (2002): Moralische Begründungsstrukturen professionellen Handelns in der Sozialen Arbeit. eine empirische Untersuchung zu normativen Deutungs- und Orientierungsmustern in der Jugendhilfe. Dissertation. Universität Bielefeld, Bielefeld. Fakultät für Pädagogik.

Laban, Kees J.; Gernaat, H.B.P.E.; Komproe, I. H.; Jong, J.T.V.M. de (2009): Die Auswirkungen eines langen Asylverfahrens auf die Gesundheit von Asylbewerbern. Eine Untersuchung unter irakischen Asylbewerbern in den Niederlanden. In: Eckhardt Koch (Hg.): Asyl und Psychiatrie. Freiburg, Br: Lambertus, S. 79–95.

LAF (2017): Vierteljährlicher Bericht zur Flüchtlingsunterbringung. 4. Quartal 2017. Hg. v. SEnatsverwaltung für Integration, Arbeit und Soziales. Landesamt für Flüchtlingsangelegenheiten. Berlin.

LaGeSo (Mai 2016): Betreibervertrag Flüchtlingsunterkunft Berlin. Anlage 4: Heimordnung.

Lakoff, George; Johnson, Mark (2004): Leben in Metaphern. Konstruktion und Gebrauch von Sprachbildern. 4., Aufl. Heidelberg: Carl-Auer-Systeme-Verl.

Lebenshilfe e.V. et al. (Hg.) (2014): (K)eine Zukunft. Flüchtlingskinder mit Behinderung. Menschenrechtsverletzungen in Berlin. Online verfügbar unter http://www.lebenshilfe-berlin.de/fileadmin/user_upload/Downloads/03_Aktuelles/Pressemitteilungen/HVD_Menschenkind_Fluechtlingskinder.pdf.

Leisering, Britta (2018): Geflüchtete Menschen mit Behinderungen. Handlungsnotwendigkeiten für eine bedarfsgerechte Aufnahme in Deutschland. Hg. v. Deutsches Institut für Menschenrechte. Berlin (Position, Nr. 16).

Lewes, Berenice (2003): Zwischen Kompetenzen und Hindernissen. Die Bildungserfahrungen des afrikanischen Jugendlichen Jacob: Eine erste Annäherung an unsere Forschungsfragen. In: Ursula Neumann, Heike Niedrig, Joachim Schroeder und Louis Henri Seukwa (Hg.): Lernen am Rande der Gesellschaft. Bildungsinstitutionen im Spiegel von Flüchtlingsbiografien. Münster: Waxmann (Bildung in Umbruchsgesellschaften, 3), S. 11–22.

Löw, Martina (2012): Raumsoziologie. 7. Aufl. Frankfurt am Main: Suhrkamp (Suhrkamp-Taschenbuch Wissenschaft, 1506).

Lucius-Hoene, Gabriele; Deppermann, Arnulf (2004a): Narrative Identität und Positionierung. In: *Gesprächsforschung - Online-Zeitschrift zur verbalen Interaktion* (5), S. 166–183. Online verfügbar unter www.gespraechsforschung-ozs.de.

Lucius-Hoene, Gabriele; Deppermann, Arnulf (2004b): Rekonstruktion narrativer Identität. Ein Arbeitsbuch zur Analyse narrativer Interviews. 2. Aufl. Wiesbaden: VS, Verl. für Sozialwiss.

Luhmann, Niklas (1975): Soziologische Aufklärung 2. Aufsätze zur Theorie der Gesellschaft. 4. Auflage. Wiesbaden, s.l.: VS Verlag für Sozialwissenschaften.

Lüssi, Peter (1995): Systemische Sozialarbeit. Praktisches Lehrbuch der Sozialberatung. 3., erg. Aufl. Bern: Haupt (Soziale Arbeit, 9).

Markard, Nora (2015): Wer gilt als Flüchtling — und wer nicht? In: *Sozial Extra* 39 (4), S. 24–27.

Marsch, Sabine (2009): Metaphern des Lehrens und Lernens. Dissertation. Freie Universität, Berlin. Fachbereich Biologie, Chemie, Pharmazie.

Meinefeld, Werner (2007): Hypothesen und Vorwissen in der qualitativen Sozialforschung. In: Uwe Flick, Ernst von von Kardorff und Ines Steinke (Hg.): Qualitative Forschung. Ein Handbuch. Orig.-Ausg., 5. Aufl. Reinbek bei Hamburg: Rowohlt-Taschenbuch-Verl. (Rororo Rowohlts Enzyklopädie, 55628), S. 265–276.

Meinhardt, Rolf; Schulz-Kaempf, Winfried (Hg.) (1994): Dezentrale Flüchtlingssozialarbeit in Niedersachsen. Eine Zwischenbilanz ; ein Projekt des Niedersächsischen Ministeriums für Bundes- und Europaangelegenheiten. Oldenburg: Bibliotheks- u. Informationssystem der Univ. Oldenburg (Informationen zur wissenschaftlichen Weiterbildung, 55).

Merten, Roland (Hg.) (2000): Systemtheorie Sozialer Arbeit. Neue Ansätze und veränderte Perspektiven. Opladen: Leske + Budrich (Lehrtexte Erziehung).

Messmer, Heinz (2008): Profession auf dem Prüfstand. In: Bielefelder Arbeitsgruppe 8 (Hg.): Soziale Arbeit in Gesellschaft. Wiesbaden: VS Verlag für Sozialwissenschaften, S. 177–185.

Meuser, Michael; Nagel, Ulrike (2009): Experteninterview und der Wandel der Wissenproduktion. In: Alexander Bogner (Hg.): Experteninterviews. Theorie, Methoden, Anwendungsfelder. Wiesbaden: Verl. für Sozialwiss., S. 35–60.

Mey, Günter; Mruck, Katja (2007): Grounded Theory Methodologie - Bemerkungen zu einem prominenten Forschungsstil. In: *Historical Social Research, Supplement* (19), S. 11–39.

Mitchell, Kate; Skirton, Heather; Monrouxe, Lynn (2011): Amelioration, regeneration, acquiescent and discordant. An exploration of narrative types and metaphor use in people with aphasia. In: *Disability & Society* 26 (3), S. 321–335.

Motzke, Katharina (2014): Soziale Arbeit als Profession. Zur Karriere "sozialer Hilfstätigkeit" aus professionssoziologischer Perspektive. Opladen: Budrich.

Muenchberger, Heidi; Sunderland, Naomi; Kendall, Elizabeth; Quinn, Hayley (2011): A long way to Tipperary? Young people with complex health conditions living in residential aged care: a metaphorical map for understanding the call for change. In: *Disability and rehabilitation* 33 (13-14), S. 1190–1202.

Müller, Karin (2007): Subjektive Theorien von Erzieher und Erzieherinnen zu Bildung im Kindergarten. In: *bildungsforschung* 4 (1). Online verfügbar unter http://www.bildungsforschung.org/Archiv/2007-01/theorien/, zuletzt geprüft am 14.09.2009.

Muy, Sebastian (2016a): Hilfe zwischen Abschreckung und Profit. Interessenkonflikte Sozialer Arbeit in Flüchtlingssammelunterkünften gewerblicher Träger in Berlin. In: *PROKLA - Zeitschrift für kritische Sozialwissenschaft* 46 (183), S. 229–244.

Muy, Sebastian (2016b): Interessenkonflikte Sozialer Arbeit in Flüchtlingssammelunterkünften gewerblicher Träger in Berlin. Masterarbeit. Alice-Salomon-Hochschule Berlin; Evangelische Hochschule; Katholische Hochschule für Sozialwesen, Berlin. Master of Social Work.

Nadai, Eva; Sommerfeld, Peter; Bühlmann, Felix; Krattinger, Barbara (2005): Fürsorgliche Verstrickung. Soziale Arbeit zwischen Profession und Freiwilligenarbeit. 1. Aufl. Wiesbaden: VS Verl. für Sozialwissenschaften.

Nagel, Ulrike (1997): Engagierte Rollendistanz. Professionalität in biographischer Perspektive. Wiesbaden: VS Verlag für Sozialwissenschaften (Biographie & Gesellschaft, 26).

Nettelroth, Judith (2008): Konfliktpotentiale in der Flüchtlingshilfe. Auf dem Weg zu einer professionellen Theorie und Praxis der Sozialen Arbeit mit Flüchtlingen nach Silvia Staub-Bernasconi. Studienarbeit: Grin - Verlag für akademische Texte.

Neubauer, Martin (1995): Die Unterbringung und Wohnsituation von Flüchtlingen in der Bundesrepublik Deutschland. Inaugural-Dissertation. Universität zu Köln, Köln. Hohe Rechtswissenschaftliche Fakultät.

Neumann, Ursula; Niedrig, Heike; Schroeder, Joachim; Seukwa, Louis Henri (Hg.) (2003): Lernen am Rande der Gesellschaft. Bildungsinstitutionen im Spiegel von Flüchtlingsbiografien. Münster: Waxmann (Bildung in Umbruchsgesellschaften, 3).

Niedersächsischer Flüchtlingsrat e.V. (Hg.) (2002): Defizite in der Gesundheitsversorgung für Flüchtlinge. 1. Dokumentation im Rahmen des Projekts SPuK - Sprache und Kultur: Grundlagen für eine effektive Gesundheitsversorgung.

FLÜCHTLINGSRAT – Zeitschrift für Flüchtlingspolitik in Niedersachsen (Sonderheft 89/90): Förderverein Niedersächsischer Flüchtlingsrat e.V.

Niedersächsischer Flüchtlingsrat e.V. (Hg.) (2004): »Gesundheit von Flüchtlingen – Zwischen Staatsinteresse und Patientenwohl. Erfahrungen aus der Praxis. 2. Dokumentation im Rahmen des Projekts SPuK – Sprache und Kultur: Grundlagen für eine effektive Gesundheitsversorgung. *Zeitschrift für Flüchtlingspolitik in Niedersachsen* (Sonderheft 99). Hildesheim.

Niedrig, Heike (2003): Dimensionen der Fremdbestimmung im Flüchtlingsraum. Der "totale Raum" im Erleben der Jugendlichen. In: Ursula Neumann, Heike Niedrig, Joachim Schroeder und Louis Henri Seukwa (Hg.): Lernen am Rande der Gesellschaft. Bildungsinstitutionen im Spiegel von Flüchtlingsbiografien. Münster: Waxmann (Bildung in Umbruchsgesellschaften, 3), S. 397–410.

Niessen, Anne (2008): Individualkonzepte von Lehrenden – Subjektive didaktische Theorien im Fokus musikpädagogischer Lehr-/Lernforschung. [34 Absätze]. In: *Forum Qualitative Sozialforschung/ Forum: Qualitative Social Research* 9 (1), Art. 7.

Nittel, Dieter (2002): Berufliche Selbstbeschreibungen im Spiegel von Praxisberichten. In: *Hessische Blätter für Volksbildung* 52 (2), S. 137–152.

Nittel, Dieter (2007): Bildhafte Sprache und Sprache der Bilder. Metaphorische Redeweisen in professionellen Selbstbeschreibungen von Zeitzeugen und Zeitzeuginnen der Erwachsenenbildung. In: Barbara Friebertshäuser (Hg.): Bild und Text. Methoden und Methodologien visueller Sozialforschung in der Erziehungswissenschaft. Opladen: Budrich, S. 317–330.

NRC (2008): Protection of Persons with Specific Needs.

Nussbaum, Martha Craven (2000): Gerechtigkeit oder Das gute Leben. Dt. Erstausg., 1. Aufl., [Nachdr.]. Frankfurt am Main: Suhrkamp.

Oevermann, Ulrich (1983): Hermeneutische Sinnrekonstruktion: Als Therapie und Pädagogik mißverstanden. oder: das notorische strukturtheoretische Defizit pädagogischer Wissenschaft. In: Detlef Garz und Klaus Kraimer (Hg.): Brauchen wir andere Forschungsmethoden? Beiträge zur Diskussion interpretativer Verfahren. Frankfurt am Main: Scriptor (Monographien Pädagogik, 33), S. 113–155.

Oevermann, Ulrich (1996): Theoretische Skizze einer revidierten Theorie professionalisierten Handelns. In: Arno Combe und Werner Helsper (Hg.): Pädagogische Professionalität. Untersuchungen zum Typus pädagogischen Handelns. 1. Aufl.; Frankfurt am Main: Suhrkamp (Suhrkamp-Taschenbuch Wissenschaft, 1230), S. 70–182.

Osterkamp, Ute (1996): Rassismus als Selbstentmächtigung. Texte aus dem Arbeitszusammenhang des Projekts Rassismus/Diskriminierung. Orig.-Ausg. Hamburg, Berlin: Argument-Verl. (/Das Argument / Sonderband] Argument-Sonderband, 244).

Otto, Hans-Uwe (2015): Flüchtlinge. Menschenrechte, Menschenwürde, Menschenliebe - zur Rolle der Sozialen Arbeit im Flüchtlingsdrama. Kommentar. In: *neue praxis* (4), S. 328–330.

passage gGmbH (Hg.) (2005): Barrieren brechen, Modelle maßschneidern. Bausteine zur beruflichen Förderung und Qualifizierung von Asylsuchenden und Flüchtlingen. Ein Praxis-Reader. Hamburg.

Pescosolido, Bernice A.; Martin, Jack K. (2015): The Stigma Complex. In: *Annual review of sociology* 41, S. 87–116.

Pfadenhauer, Michaela (2003): Professionalität. Eine wissenssoziologische Rekonstruktion institutionalisierter Kompetenzdarstellungskompetenz. Wiesbaden: VS Verlag für Sozialwissenschaften.

Phillips, Rachel; Benoit, Cecilia; Hallgrimsdottir, Helga; Vallance, Kate (2012): Courtesy stigma. A hidden health concern among front-line service providers to sex workers. In: *Sociology of health & illness* 34 (5), S. 681–696.

Pieper, Tobias (2008): Das Lager als Struktur bundesdeutscher Flüchtlingspolitik. Eine empirische Untersuchung zur politischen Funktion des bürokratischen Umgangs mit MigrantInnen in Gemeinschaftsunterkünften und Ausreiseeinrichtungen in Berlin, Brandenburg und Bramsche / Niedersachsen. Dissertation. Freie Universität, Berlin. Otto-Suhr-Institut für Politikwissenschaften.

Pieper, Tobias (2011): Soziale Arbeit im Ausnahmezustand. Deutsche Flüchtlingslager als potentiell rechtsfreie Räume. In: *Migration und Soziale Arbeit* 33 (2), S. 124–129.

Pieper, Tobias (2013): Die Gegenwart der Lager. Zur Mikrophysik der Herrschaft in der deutschen Flüchtlingspolitik. Freie Univ., Diss. u.d.T.: Pieper, Tobias: Das Lager als Struktur bundesdeutscher Flüchtlingspolitik--Berlin, 2007. 2. Aufl. Münster: Verl. Westfälisches Dampfboot.

Podlech, Katarina (2004): Unbegleitete minderjährige Flüchtlinge mit traumatischen Erfahrungen: Eine Herausforderung für die Soziale Arbeit.

Pro Asyl e.V. (2017): Leerlauf: Bleiberechtsregelung für langjährig Geduldete weitgehend unwirksam. Pressemitteilung vom 17.02.2017. Online verfügbar unter https://www.proasyl.de/pressemitteilung/leerlauf-bleiberechtsregelung-fuer-langjaehrig-geduldete-weitgehend-unwirksam/, zuletzt geprüft am 17.04.2018.

Projekttutorien „Lebenswirklichkeiten von Flüchtlingen in Berlin"/ „Behörden und Migration" (Hg.) (2003): Verwaltet, entrechtet, abgestempelt – wo bleiben die Menschen? Einblicke in das Leben von Flüchtlingen in Berlin. AStA der Freien Universität Berlin. Berlin. Online verfügbar unter http://userpage.fu-berlin.de/~wolfseif/verwaltet-entrechtet-abgestempelt, zuletzt geprüft am 16.12.2010.

Quindel, Ralf (2004): Zwischen Empowerment und sozialer Kontrolle. Das Selbstverständnis der Professionellen in der Sozialpsychiatrie. 1. Aufl. Köln: Psychiatrie Verlag (Forschung fuer die Praxis - Hochschulschriften).

Rauchfuss, Knut (2002): Krankheit kennt keinen Aufenthaltsstatus. In: Niedersächsischer Flüchtlingsrat e.V. (Hg.): Defizite in der Gesundheitsversorgung für Flüchtlinge. 1. Dokumentation im Rahmen des Projekts SPuK - Sprache und Kultur: Grundlagen für eine effektive Gesundheitsversorgung. FLÜCHTLINGSRAT – Zeitschrift für Flüchtlingspolitik in Niedersachsen (Sonderheft 89/90): Förderverein Niedersächsischer Flüchtlingsrat e.V., S. 24–39.

Rauschenbach, Thomas (2006): Ende oder Wende? Pädagogisch-soziale Ausbildungen im Umbruch. In: Angelika Diller und Thomas Rauschenbach (Hg.): Reform oder Ende der Erzieherinnenausbildung? Beiträge zu einer kontroversen Fachdebatte. München: Verl. Dt. Jugendinst (DJI-Fachforum Bildung und Erziehung, 4), S. 13–34.

Rauschenbach, Thomas; Züchner, Ivo (2002): Theorie der Sozialen Arbeit. In: Werner Thole (Hg.): Grundriss soziale Arbeit. Ein einführendes Handbuch. 4. Aufl. 2012. Wiesbaden: VS Verl. für Sozialwiss, S. 151–174.

Reichertz, Jo (2007): Abduktion, Deduktion und Induktion in der qualitativen Forschung. In: Uwe Flick, Ernst von von Kardorff und Ines Steinke (Hg.): Qualitative Forschung. Ein Handbuch. Orig.-Ausg., 5. Aufl. Reinbek bei Hamburg: Rowohlt-Taschenbuch-Verl. (Rororo Rowohlts Enzyklopädie, 55628), S. 276–286.

Reilly, Rachael (2008): Disabilities among refugees and conflict-affected populations. New York: Women's Refugee Commission.

Roberts, Keri (2000): Lost in the System? Disabled Refugees and Asylum Seekers in Britain. In: *Disability & Society* 15 (6), S. 943–948.

Rosenthal, Gabriele (1993): Reconstruction of life stories : principles of selection in generating stories for narrative biographical interviews. In: *The narrative study of lives* 1 (1), S. 59–91. Online verfügbar unter http://nbn-resolving.de/urn:nbn:de:0168-ssoar-59294, zuletzt geprüft am 19.10.2016.

Rosenthal, Gabriele (1995): Erlebte und erzählte Lebensgeschichte. Gestalt und Struktur biographischer Selbstbeschreibungen. Zugl.: Kassel, Gesamthochsch., Habil.-Schr., 1993. Frankfurt/Main: Campus-Verl.

Sagebiel, Juliane; Nguyen-Meyer, Ngan (2012): Einige gegenwärtige Theorien der Sozialen Arbeit im deutschsprachigen Raum. In: Juliane Sagebiel und Ngan Nguyen-Meyer (Hg.): Einige Theorien Sozialer Arbeit in Vietnam und Deutschland. Ho Chi Minh Stadt: Jugendverlag, S. 1–59. Online verfügbar unter https://w3-mediapool.hm.edu/mediapool/media/fk11/fk11_lokal/diefakultt_6/ansprechpartner_8/professoren_2/sagebiel_2/Sagebiel-Nguyen-Meyer-2012-ausgew_Theorien_SozArb_i_Dt.pdf, zuletzt geprüft am 19.01.2017.

Schachtner, Christina (1999): Ärztliche Praxis. Die gestaltende Kraft der Metapher. 1. Aufl. Frankfurt am Main: Suhrkamp (Suhrkamp-Taschenbuch Wissenschaft, 1398).

Schallberger, Peter (o. J.): Soziale Arbeit als Profession – professionelles Handeln in der Sozialen Arbeit. Lehrunterlagen für Modul ES – Einführung ins

Studium. FHS Hochschule für angewandte Wissenschaften. St. Gallen, zuletzt geprüft am 27.11.2015.

Schär Sall, Heidi (1999): Überlebenskunst in Übergangswelten. In: Dorothée Ninck Gbeassor, Heidi Schär Sall, David Signer, Daniel Stutz und Elena Wertli (Hg.): Überlebenskunst in Übergangswelten. Ethnopsychologische Betreuung von Asylsuchenden. Berlin: Reimer, S. 77–107.

Scherr, Albert (2015): Soziale Arbeit mit Flüchtlingen. In: *Sozial Extra* 39 (4), S. 16–19. DOI: 10.1007/s12054-015-0053-1.

Scherr, Albert; Scherschel, Karin (2016): Soziale Arbeit mit Flüchtlingen im Spannungsfeld von Nationalstaatlichkeit und Universalismus. Menschenrechte - ein selbstevidenter normativer Bezugsrahmen der Sozialen Arbeit? In: *Widersprüche. Zeitschrift für sozialistische Politik im Bildungs-, Gesundheits- und Sozialbereich* 36 (3), S. 121–130.

Scherrer, Valerie; Faizul, Kabir; Islam, Rashidul; Maloyan, Sahakanoush; Heeren, Nick (2006): Towards a Disability-Inclusive Emergeny Response: Saving Lives and Livelihoods for Development. In: *Zeitschrift Behinderung und Dritte Welt* 17 (1), S. 13–22.

Scheuerl, Hans (1959): Über Analogien und Bilder im pädagogischen Denken. In: *Zeitschrift für Pädagogik* 5, S. 211–223.

Schiefer, Matthias (2006): Die metaphorische Sprache in der Medizin. Metaphorische Konzeptualisierungen in der Medizin und ihre ethischen Implikationen untersucht anhand von Arztbriefanalysen. Wien: Lit (Ethik in der Praxis Studien, 26).

Schirilla, Nausikaa (2016): Migration und Flucht. Orientierungswissen für die Soziale Arbeit. 1. Auflage (Handlungsfelder Sozialer Arbeit).

Schmegner, Mareile (2011): Berufliche Selbstverständnisse in der Sozialen Arbeit mit jungen MigrantInnen. Dissertation. Universität Hamburg, Hamburg. Fakultät für Erziehungswissenschaft, Psychologie und Bewegungswissenschaft, zuletzt geprüft am 28.11.2016.

Schmid, Stefan (2010): Integration als Ideal - Assimilation als Realität. Vorstellungen von jungen Deutschen und türkischstämmigen Migranten über ein Leben in Deutschland. s.l.: Vandenhoeck & Ruprecht.

Schmitt, Rudolf (1995): Metaphern des Helfens. Freie Univ., Diss.--Berlin, 1993. Weinheim: Beltz Psychologie-Verl.-Union (Fortschritte der psychologischen Forschung, 26).

Schmitt, Rudolf (2003): Methode und Subjektivität in der Systematischen Metaphernanalyse. In: *Forum Qualitative Sozialforschung/ Forum: Qualitative Social Research* 4 (2), S. 41. Online verfügbar unter http://www.qualitative-research.net/index.php/fqs/article/view/714/1546, zuletzt geprüft am 08.03.2016.

Schmitt, Rudolf (2004): Diskussion ist Krieg, Liebe ist eine Reise, und die qualitative Forschung braucht eine Brille. Review Essay: George Lakoff & Mark Johnson (2003): Leben in Metaphern. Konstruktion und Gebrauch von Sprachbildern [54 Absätze. In: *Forum Qualitative Sozialforschung/ Forum: Qualitative Social Research* 5 (2), S. 19. Online verfügbar unter http://nbn-resolving.de/urn:nbn:de:0114-fqs0402190, zuletzt geprüft am 08.03.2016.

Schmitt, Rudolf (2013): Metaphern für Bildungsprozesse im Kontext von Krankheitserfahrungen. In: Dieter Nittel und Astrid Seltrecht (Hg.): Krankheit: Lernen im Ausnahmezustand? Berlin, Heidelberg: Springer Berlin Heidelberg, S. 173–183.

Schmitt, Rudolf (2014): Bilder der Gesellschaft von Studierenden der Sozialen Arbeit: Das Elternmodell und andere Herausforderungen für soziologisches Wissen. In: Ursula Unterkofler und Elke Oestreicher (Hg.): Theorie-Praxis-Bezüge in professionellen Feldern. Wissensentwicklung und -verwendung als Herausforderung. Opladen, Berlin, Toronto: Budrich Uni-Press Ltd, S. 263–283.

Schmitt, Rudolf (2016a): Arbeiten in und mit Metaphern: eine konzeptionelle Anregung. In: *Resonanzen. E-Journal für biopsychosoziale Dialoge in Psychotherapie, Supervision und Beratung* 4 (1), S. 25–44. Online verfügbar unter https://www.resonanzen-journal.org/index.php/resonanzen/article/view/383, zuletzt geprüft am 29.04.2019.

Schmitt, Rudolf (2016b): Wie denken wir? Metaphern zu Beginn einer Beratung. In: *Journal bso* (4), S. 14–19.

Schmitt, Rudolf (2017): Systematische Metaphernanalyse als Methode der qualitativen Sozialforschung. Wiesbaden: Springer VS.

Schmitt, Rudolf; Heidenreich, Thomas (2019): Metaphern in Psychotherapie und Beratung. Eine metaphernreflexive Perspektive. Weinheim: Beltz.

Schorn, Ariane (2000): Das "themenzentrierte Interview". Ein Verfahren zur Entschlüsselung manifester und latenter Aspekte subjektiver Wirklichkeit. [20 Absätze]. In: *Forum Qualitative Sozialforschung/ Forum: Qualitative Social Research* 1 (2), Art. 23. Online verfügbar unter http://qualitative-research.net/fqs-texte/2-00/2-00schorn-d.htm, zuletzt geprüft am 14.02.2018.

Schroeder, Joachim (2003): Der Flüchtlingsraum als ein "totaler Raum". Bildungsinstitutionen und ihre Grenzen. In: Ursula Neumann, Heike Niedrig, Joachim Schroeder und Louis Henri Seukwa (Hg.): Lernen am Rande der Gesellschaft. Bildungsinstitutionen im Spiegel von Flüchtlingsbiografien. Münster: Waxmann (Bildung in Umbruchsgesellschaften, 3), S. 379–396.

Schroer, Markus (2012): Räume, Orte, Grenzen. Auf dem Weg zu einer Soziologie des Raums. Orig.-Ausg., 4. Aufl. Frankfurt am Main: Suhrkamp (Suhrkamp-Taschenbuch Wissenschaft, 1761).

Schulewski, Ute (2002): Handlungsstrategien von SozialpädagogInnen in der beruflichen Qualifizierung benachteiligter Jugendlicher. Berufliche Identität im Kontext von Team, Geschlecht und Institution. Frankfurt am Main, Wien u.a.: Lang (Europäische Hochschulschriften : Reihe 6, Psychologie, 692).

Schütze, Fritz (1992): Sozialarbeit als "bescheidene" Profession. In: Bernd Dewe, Wilfried Ferchhoff und Frank Olaf-Radtke (Hg.): Erziehen als Profession. Zur Logik professionellen Handelns in pädagogischen Feldern. Wiesbaden: VS Verlag für Sozialwissenschaften, S. 132–170.

Schütze, Fritz (1996): Organisationszwänge und hoheitsstaatliche Rahmenbedingungen im Sozialwesen: Ihre Auswirkungen auf Paradoxien des professionellen Handelns. In: Arno Combe und Werner Helsper (Hg.): Pädagogische Professionalität. Untersuchungen zum Typus pädagogischen Handelns. 1. Aufl., [7. Nachdr.]. Frankfurt am Main: Suhrkamp (Suhrkamp-Taschenbuch Wissenschaft, 1230), S. 183–275.

Schütze, Fritz (2000): Schwierigkeiten bei der Arbeit und Paradoxien des professionellen Handelns. Ein grundlagentheoretischer Aufriß. In: *Zeitschrift für qualitative Bildung-, Beratungs- und Sozialforschung* 1 (1), S. 49–96.

Schwalgin, Susanne (2014): Flüchtlinge mit Behinderung: Menschen in einer besonders prekären Situation. bpb - Bundeszentrale für politische Bildung (Migration und Bevölkerung, 09/2014). Online verfügbar unter http://www.bpb.de/gesellschaft/migration/newsletter/197794/fluechtlinge-mit-behinderung, zuletzt geprüft am 21.06.2016.

Schweppe, Cornelia (2003): Wie handeln SozialpädagogInnen? Rekonstruktionen der professionellen Praxis der Sozialen Arbeit. In: Cornelia Schweppe (Hg.): Qualitative Forschung in der Sozialpädagogik. Wiesbaden: Springer Fachmedien (Lehrtexte Sozialpädagogik), S. 145–165.

Sen, Amartya Kumar (2004): Rationality and freedom. Cambridge (MA), London: Belknap Press of Harvard University Press.

Smith, Dorothy E. (1979): K ist geisteskrank. Die Anatomie eines Tatsachenberichts. In: Elmar Weingarten (Hg.): Ethnomethodologie. Beiträge zu einer Soziologie des Alltagshandelns. Frankfurt/M: Suhrkamp (Suhrkamp Taschenbuch Wissenschaft, 71), S. 368–415.

Sommerfeld, Peter (2000): Soziale Arbeit als sekundäres Primärsystem und der "very strange loop" sozialarbeiterischer Profis. In: Roland Merten (Hg.): Systemtheorie Sozialer Arbeit. Neue Ansätze und veränderte Perspektiven. Opladen: Leske + Budrich (Lehrtexte Erziehung), S. 115–137.

Sommerfeld, Peter; Gall, Rahel (1998): Berufliche Identität und professionelles Handeln am Beispiel der Sozialarbeit in der Psychiatrie. Eine Inhaltsanalyse von Wissensbeständen. In: Verein zur Förderung der Sozialen Arbeit als Akademische Disziplin (Hg.): Beiträge zur Theoriebildung und Forschung in Sozialer Arbeit. 4. Aufl. Köniz: Ed. Soziothek, S. 241–275.

Soyer, Jürgen (2004a): Soziale Arbeit mit traumatisierten Flüchtlingen. In: Florian Fritz und Frank Groner (Hg.): Wartesaal Deutschland. Ein Handbuch für die soziale Arbeit mit Flüchtlingen. Stuttgart: Lucius und Lucius (Dimensionen sozialer Arbeit und der Pflege, Bd. 6), S. 90–112.

Soyer, Jürgen (2004b): Wahrheit und Lüge im Flüchtlingsbereich - Wer spricht denn nun die Wahrheit und wer lügt? In: Florian Fritz und Frank Groner (Hg.): Wartesaal Deutschland. Ein Handbuch für die soziale Arbeit mit Flüchtlingen. Stuttgart: Lucius und Lucius (Dimensionen sozialer Arbeit und der Pflege, Bd. 6), S. 56–72.

Staub-Bernasconi, Silvia (1995): Das fachliche Selbstverständnis Sozialer Arbeit - Wege aus der Bescheidenheit Sozialer Arbeit als "Human Rights Profession". In: Wolf Rainer Wendt (Hg.): Soziale Arbeit im Wandel ihres Selbstverständnisses. Beruf und Identität. Freiburg im Breisgau: Lambertus (Schriftenreihe der Deutschen Gesellschaft für Sozialarbeit e.V, 2), S. 57–104.

Staub-Bernasconi, Silvia (2002): Soziale Arbeit und soziale Probleme. Eine disziplin- und professionsbezogene Bestimmung. In: Werner Thole (Hg.): Grundriss soziale Arbeit. Ein einführendes Handbuch. 4. Aufl. 2012. Wiesbaden: VS Verl. für Sozialwiss, S. 267–282.

Staub-Bernasconi, Silvia (2009): Der Professionalisierungsdiskurs zur Sozialen Arbeit (SA/SP) im deutschsprachigen Kontext im Spiegel internationaler Ausbildungsstandards. Soziale Arbeit - eine verspätete Profession? In: Roland Becker-Lenz, Stefan Busse, Gudrun Ehlert und Silke Müller (Hg.): Professionalität in der Sozialen Arbeit. Standpunkte, Kontroversen, Perspektiven. 2. Auflage. Wiesbaden: VS Verlag für Sozialwissenschaften / GWV Fachverlage GmbH Wiesbaden, S. 21–45.

Staub-Bernasconi, Silvia (2014): Macht und (kritische) Soziale Arbeit. In: Björn Kraus und Wolfgang Krieger (Hg.): Macht in der Sozialen Arbeit. Interaktionsverhältnisse zwischen Kontrolle, Partizipation und Freisetzung. 3., überarb. und erw. Aufl. Lage: Jacobs-Verl., S. 363–391.

Steen, Pamela (2011): "wir kriegen alles mit: lauschangriff". Positionierung und Typisierung in der Identitätsherstellung einer urbanen Randgruppe. In: *Gesprächsforschung - Online-Zeitschrift zur verbalen Interaktion* 12, S. 199–222.

Steffen, Wiebke (2004): Flüchtlinge in Deutschland: Kriminalisiert oder kriminell? Polizeiliche Daten zur "Flüchtlingskriminalität" und ihre Konsequenzen für die Sozialarbeit. In: Florian Fritz und Frank Groner (Hg.): Wartesaal Deutschland. Ein Handbuch für die soziale Arbeit mit Flüchtlingen. Stuttgart: Lucius und Lucius (Dimensionen sozialer Arbeit und der Pflege, Bd. 6), S. 28–54.

Steinke, Ines (2007): Gütekriterien qualitativer Forschung. In: Uwe Flick, Ernst von von Kardorff und Ines Steinke (Hg.): Qualitative Forschung. Ein

Handbuch. Orig.-Ausg., 5. Aufl. Reinbek bei Hamburg: Rowohlt-Taschenbuch-Verl. (Rororo Rowohlts Enzyklopädie, 55628), S. 319–331.

Stichweh, Rudolf (2000): Professionen im System der modernen Gesellschaft. In: Roland Merten (Hg.): Systemtheorie Sozialer Arbeit. Neue Ansätze und veränderte Perspektiven. Opladen: Leske + Budrich (Lehrtexte Erziehung), S. 29–38.

Stichweh, Rudolf (2009a): Leitgesichtspunkte einer Soziologie der Inklusion und Exklusion. In: Rudolf Stichweh und Paul Windolf (Hg.): Inklusion und Exklusion. Analysen zur Sozialstruktur und sozialen Ungleichheit. 1. Aufl. Wiesbaden: VS Verl. für Sozialwiss, S. 29–42.

Stichweh, Rudolf (2009b): Wo stehen wir in der Soziologie der Inklusion und Exklusion? In: Rudolf Stichweh und Paul Windolf (Hg.): Inklusion und Exklusion. Analysen zur Sozialstruktur und sozialen Ungleichheit. 1. Aufl. Wiesbaden: VS Verl. für Sozialwiss, S. 363–372.

Stichweh, Rudolf (2013): Soziale Arbeit in der modernen Gesellschaft. In: *Sozialpädagogische Impulse* (2).

Stommel-Hesseler, Doris (2007): In mir ist Freude. Ruppichteroth: Doris-Verl.

Strauss, Anselm L.; Corbin, Juliet M. (1996): Grounded theory. Grundlagen qualitativer Sozialforschung. Unveränd. Nachdr. der letzten Aufl. Weinheim: Beltz.

Streitberger, G. (2004): Flüchtlingssozialarbeit in der Praxis. Das Beispiel des Bürgerkriegsflüchtling Hassan oder „Das ist zum Verrücktwerden". In: Ruth Seifert (Hg.): Soziale Arbeit und kriegerische Konflikte. Münster, Westf.: Lit (Soziologie, 12), S. 229–235.

Strübing, Jörg (2014): Grounded Theory. Zur sozialtheoretischen und epistemologischen Fundierung eines pragmatistischen Forschungsstils. 3., überarb. u. erw. Aufl. Wiesbaden: Springer VS (Qualitative Sozialforschung).

Sucharowski, Wolfgang (2010): Metaphern und die Unternehmenskommunikation. In: Matthias Junge (Hg.): Metaphern in Wissenskulturen. 1. Aufl. Wiesbaden: VS, Verl. für Sozialwiss, S. 87–107.

Sulimma, Stephen; Muy, Sebastian (2012): Strukturelle Rahmenbedingungen Sozialer Arbeit im Handlungsfeld Flucht und Migration. In: Netzwerk MiRA (Hg.): Kritische Migrationsforschung? Da kann ja jedeR kommen, S. 41–72.

Täubig, Vicki (2009): Totale Institution Asyl. Empirische Befunde zu alltäglichen Lebensführungen in der organisierten Desintegration. Weinheim: Juventa Verl.

Terhart, Ewald (1999): Sprache der Erziehungswissenschaft. Eine Einführung in den Thementeil. In: *Zeitschrift für Pädagogik* 45 (2), S. 155–159.

The Sphere Project. Humanitäre Charta und Mindeststandards in der humanitären Hilfe (2011). 3. Aufl. [Bonn]: Köllen.

Thiersch, Hans (2002): Positionsbestimmungen der sozialen Arbeit. Gesellschaftspolitik, Theorie und Ausbildung. Weinheim: Juventa-Verl. (Edition Soziale Arbeit).

Thimmel, Stefan (1994): Ausgegrenzte Räume, ausgegrenzte Menschen. Zur Unterbringung von Flüchtlingen und AsylbewerberInnen am Beispiel Berlin. Frankfurt am Main: IKO Verlag für Interkulturelle Kommunikation.

Thole, Werner (2003): "Wir lassen uns unsere Weltsicht nicht verwirren". Rekonstruktive, qualitative Sozialforschung und Soziale Arbeit - Reflexionen über eine ambivalente Beziehung. In: Cornelia Schweppe (Hg.): Qualitative Forschung in der Sozialpädagogik. Wiesbaden: Springer Fachmedien (Lehrtexte Sozialpädagogik), S. 43–65.

Thole, Werner; Küster-Schapfl, Ernst-Uwe (1996): Erfahrung und Wissen. Deutungsmuster und Wissensformen von Diplompädagogen und Sozialpädagogen in der außerschulischen Kinder- und Jugendarbeit. In: *Zeitschrift für Pädagogik* 42 (6), S. 831–851.

Thole, Werner; Küster-Schapfl, Ernst-Uwe; Schapfl, Ernst-Uwe Küster (1997): Sozialpädagogische Profis. Beruflicher Habitus, Wissen und Können von PägagogInnen in der außerschulischen Kinder- und Jugendarbeit. Opladen: Leske + Budrich (Studien zur Erziehungswissenschaft und Bildungsforschung, 11).

Tietze, Katharina (2009): Flucht und Behinderung. Transkulturalität als Herausforderung für die Behindertenhilfe. Saarbrücken: VDM Verl. Müller.

UNHCR (1996): Assisting Disabled Refugees. A Community-based Approach. 2. Aufl. Hg. v. United Nations High Commissioner for Refugees (UNHCR). Geneva (Community Services Guidelines).

Varchim, Reinhard G. (1990): Rechte und richtige Ansichten über Flüchtlinge oder Antworten für einen "deutschen Ritter". In: Reinhard G. Varchmin (Hg.): Soziale Arbeit mit Flüchtlingen. Asylbewerber in der Stadt ; Erfahrungen, Informationen und Analysen aus der Praxis. Bielefeld: KT-Verl. (Kritische Texte), S. 9–45.

Varchmin, Reinhard G. (1990): Soziale Arbeit mit Flüchtlingen. Begründungs- und Entwicklungsaspekte von Konfliktbündnissen. In: Reinhard G. Varchmin (Hg.): Soziale Arbeit mit Flüchtlingen. Asylbewerber in der Stadt ; Erfahrungen, Informationen und Analysen aus der Praxis. Bielefeld: KT-Verl. (Kritische Texte), S. 227–254.

Vidali, Amy (2010): Seeing What We Know. Disability and Theories of Metaphor. In: *Journal of Literary & Cultural Disability Studies* 4 (1), S. 33–54. DOI: 10.1353/jlc.0.0032.

Voggenreiter, Gudrun (2014): Arbeit zwischen Selbstverwirklichung und Selbstgefährdung. Wiesbaden: Springer VS

Waldschmidt, Anne (2012): Selbstbestimmung als Konstruktion. Wiesbaden: VS Verlag für Sozialwissenschaften.

Ward, Kim; Amas, Neil; Lagnado, Jacob (2008): Supporting disabled refugees and asylum seekers: opportunities for new approaches. Hg. v. Metropolitan Support Trust (MST). Information Centre about Asylum and Refugees. London, zuletzt geprüft am 12.12.2010.

Weber, K. (2003): Recht auf medizinische Behandlung? In: Projekttutorien „Lebenswirklichkeiten von Flüchtlingen in Berlin"/ „Behörden und Migration" (Hg.): Verwaltet, entrechtet, abgestempelt – wo bleiben die Menschen? Einblicke in das Leben von Flüchtlingen in Berlin. AStA der Freien Universität Berlin. Berlin, S. 45–53.

Wendel, Kay (2014): Die Unterbringung von Flüchtlingen in Deutschland. Regelungen und Praxis der Bundesländer im Vergleich. Hg. v. Förderverein Pro Asyl e.V. Frankfurt am Main. Online verfügbar unter https://www.proasyl.de/wp-content/uploads/2014/09/Laendervergleich_Unterbringung_2014-09-23_02.pdf, zuletzt geprüft am 28.02.2018.

Wendt, Wolf Rainer (1995a): Berufliche Identität und die Verständigung über sie. In: Wolf Rainer Wendt (Hg.): Soziale Arbeit im Wandel ihres

Selbstverständnisses. Beruf und Identität. Freiburg im Breisgau: Lambertus (Schriftenreihe der Deutschen Gesellschaft für Sozialarbeit e.V, 2), S. 11–29.

Wendt, Wolf Rainer (Hg.) (1995b): Soziale Arbeit im Wandel ihres Selbstverständnisses. Beruf und Identität. Freiburg im Breisgau: Lambertus (Schriftenreihe der Deutschen Gesellschaft für Sozialarbeit e.V, 2).

Wenk, Conny; Henn, Wolfram (2008): Außergewöhnlich: Väterglück. Kinder mit Down-Syndrom und ihre Väter. Neumünster: Paranus-Verl. der Brücke Neumünster (Edition Jakob van Hoddis im Paranus Verlag, 6).

Wernet, Andreas (2009): Einführung in die Interpretationstechnik der Objektiven Hermeneutik. 3. Aufl. Wiesbaden: VS Verl. für Sozialwiss (Qualitative Sozialforschung).

Wiedenhöft, Simone (2005): Vom Reinziehen, Eintrichtern und Anbohren. Eine Metaphernanalyse über die Alltagssprache des Lernens. Diplomarbeit. Universität Bremen, Bremen. Fachbereich Psychologie. Online verfügbar unter http://hdl.handle.net/20.500.11780/635, zuletzt geprüft am 26.09.2017.

Wießner, Siegfried (1982): Die "Vorläufige Wohnheimordnung". Anmerkungen zum Statut des Sammellagers Tübingen. In: Claudius Hennig (Hg.): Lager und menschliche Würde. Die psychische und rechtliche Situation der Asylsuchenden im Sammellager Tübingen. Tübingen: AS-Verl., S. 77–100.

Witzel, Andreas (2000): Das problemzentrierte Interview. [25 Absätze]. In: *Forum Qualitative Sozialforschung/ Forum: Qualitative Social Research* 1 (1), Art. 22. Online verfügbar unter http://nbn-resolving.de/urn:nbn:de:0114-fqs0001228, zuletzt geprüft am 14.02.2018.

Woge e.V. (Hg.) (1999): Handbuch der Sozialen Arbeit mit Kinderflüchtlingen. Woge e.V. Münster: Votum-Verl.

Wurzbacher, Steffen (1997): Gut beraten. Abgeschoben. Flüchtlingssozialarbeit zwischen Anspruch und Wirklichkeit. Fachhochsch., Diplomarbeit--Fulda, 1996. Orig.-Ausg., 1. Aufl. Karlsruhe: Von-Loeper-Literaturverl.

Zepf, Bernhard (1996): Wo Visionen fehlen, verkommen die Menschen. Sozialpädagogisches Alltagshandeln in der Flüchtlingsarbeit - eine Gratwanderung zwischen persönlicher Nähe und professioneller Distanz. In: *Migration und Soziale Arbeit* (2), S. 28–35.

Ziegler, Holger; Schrödter, Mark; Oelkers, Nina (2002): Capabilities und Grundgüter als Fundament einer sozialpädagogischen Gerechtigkeitsperspektive. In: Werner Thole (Hg.): Grundriss soziale Arbeit. Ein einführendes Handbuch. 4. Aufl. 2012. Wiesbaden: VS Verl. für Sozialwiss, S. 297–310.

Zimmermann, David (2012): Migration und Trauma. Pädagogisches Verstehen und Handeln in der Arbeit mit jungen Flüchtlingen. Orig.-Ausg. Gießen: Psychosozial-Verl. (Psychoanalytische Pädagogik, 38).

Dokumentenverzeichnis

Gesetze und Richtlinien

AsylbLG – Asylbewerberleistungsgesetz in der Fassung der Bekanntmachung vom 5. August 1997 (BGBl. I S. 2022), das zuletzt durch Artikel 4 des Gesetzes vom 17. Juli 2017 (BGBl. I S. 2541) geändert worden ist

AsylG - Asylgesetz in der Fassung der Bekanntmachung vom 2. September 2008 (BGBl. I S. 1798), das zuletzt durch Artikel 2 des Gesetzes vom 20. Juli 2017 (BGBl. I S. 2780) geändert worden ist

AsylVfG - Asylverfahrensgesetz in der Fassung der Bekanntmachung vom 2. September 2008 (BGBl. I S. 1798), das durch Artikel 18 des Gesetzes vom 17. Dezember 2008 (BGBl. I S. 2586) geändert worden ist; außer Kraft

AufenthG - Aufenthaltsgesetz in der Fassung der Bekanntmachung vom 25. Februar 2008 (BGBl. I S. 162), das zuletzt durch Artikel 1 des Gesetzes vom 8. März 2018 (BGBl. I S. 342) geändert worden ist

BRK – UN-Behindertenrechtskonvention: Übereinkommen der Vereinten Nationen über die Rechte von Menschen mit Behinderung. Bundesministerium für Arbeit und Soziales. Stand: Dezember 2011. Unter: http://www.bmas.de/SharedDocs/Downloads/DE/PDF-Publikationen/a729-un-konvention.pdf?__blob=publicationFilewww.bmas.de/portal/41694/property=pdf/a729__un__konvention.pdf [zuletzt geprüft: 22.04.2018]

GFK – Genfer Flüchtlingskovention. Abkommen über die Rechtsstellung der Flüchtlinge vom 28. Juli 1951 verkündet mit Gesetz vom 01.09.1953 (BGB. II S. 559), in Kraft getreten am 22.04.1954 gemäß Bekanntmachung des Bundesministers des Auswärtigen vom 25.04.1954 (BGB 1. II S. 619)

Rat der Europäischen Unioin (2013): Richtlinie 2013/33/EU des europäischen Parlaments und des Rates vom 26. Juni 2013 zur Festlegung von Normen für die Aufnahme von Personen, die internationalen Schutz beantragen (Neufassung)

© Springer Fachmedien Wiesbaden GmbH, ein Teil von Springer Nature 2020
D. Gräber, *Flüchtlingssozialarbeit im Kontext von Krankheit und Behinderung*, https://doi.org/10.1007/978-3-658-28735-1

Rat der Europäischen Union (2003): Richtlinie 2003/9/EG des Rates vom 27. Januar 2003 zur Festlegung von Mindestnormen für die Aufnahme von Asylbewerbern in den Mitgliedstaaten.

SGB IX - Neuntes Buch Sozialgesetzbuch vom 23. Dezember 2016 (BGBl. I S. 3234), das zuletzt durch Artikel 23 des Gesetzes vom 17. Juli 2017 (BGBl. I S. 2541) geändert worden ist

SGB VIII - Das Achte Buch Sozialgesetzbuch – Kinder und Jugendhilfe – in der Fassung der Bekanntmachung vom 11. September 2012 (BGBl. I S. 2022), das zuletzt durch Artikel 10 Absatz 10 des Gesetzes vom 30. Oktober 2017 (BGBl. I S. 3618) geändert worden ist

SGB XII - Das Zwölfte Buch Sozialgesetzbuch – Sozialhilfe – (Artikel 1 des Gesetzes vom 27. Dezember 2003, BGBl. I S. 3022, 3023), das zuletzt durch Artikel 2 des Gesetzes vom 17. August 2017 (BGBl. I S. 3214) geändert worden ist

Gerichtsurteile

Bundessozialgericht (1999): Urteil zum Schwerbehindertenrecht vom vom 1. 9. 1999 (B 9 SB 2/09 R)

Bundessozialgericht (2010): Urteil zum Schwerbehindertenrecht vom 29.4.2010 (B 9 SB 2/09 R)

Bundesverfassungsgericht (2012): Urteil zum Asylbewerberleistungsgesetz vom 18.07.2012 (1 BvL 10/10)

Verordnungen und Verwaltungsdokumente

Bayerisches Staatsministerium für Arbeit und Soziales, Familie und Integration (2016): Richtlinie für die Förderung der sozialen Beratung und Betreuung von Ausländerinnen und Ausländern (Asylsozialberatungsrichtlinie – AsylSozBR) vom 8. März 2016 (Az. V5/6746.01-1/13)

Der Senat von Berlin (2015): Versorgungs- und Integrationskonzept für Asylbegehrende und Flüchtlinge. Berlin, 11. August 2015. Unter: https://www.berlin.de/.../versorgungs-_und_integrationskonzept_fur_fluchtlinge.pdf [zuletzt geprüft am 01.05.2018]

Landesamt für Gesundheit und Soziales (LaGeSo) (2012): Qualitätsanforderungen der Berliner Unterbringungsleitstelle. Stand: 26.10.2012. In: Flüchtlingsrat Berlin e.V.: Wohnen für Flüchtlinge in Berlin - Sammelunterkünfte oder Mietwohnungen?, S. 15-17

Landesamt für Gesundheit und Soziales (LaGeSo) (2015): Allgemeine Leistungsbeschreibung mit Hinweisen zur Angebotserstellung über den Betrieb einer Flüchtlingsunterkunft im Land Berlin. Stand: 31.03.2015. Unter: https://www.schnell-helfen.de/files/Infos-fuer-helfer/berlin/unterkuenfte/Anforderungen-an-Betreiber-und-Unterkuenfte.pdf [zuletzt geprüft am 23.04.2018]

Landesamt für Gesundheit und Soziales (LaGeSo) (2015): Qualitätsanforderungen der Berliner Unterbringungsleitstelle. Stand: 01.06.2015. Unter: http://www.fluechtlingsinfo-berlin.de/fr/pdf/Qualitaetsanforderungen_LAgeSo_Juni2015.pdf [zuletzt geprüft am 01.05.2018]

Rundschreiben Soz Nr. 02/2015 über Leistungen nach § 6 Abs. 1 AsylbLG im Lichte der EU-Richtlinie 2013/33/EU des Rates (Mindestnormen für die Aufnahme) die neue EU-Richtlinie zur Versorgung schutzbedürftiger Flüchtlinge

Gesetzestexte, Urteile, Verordnungen und Verwaltungsvorschriften

Anhang

Anhang A Interviewleitfaden (Themenfelder)

Erzählen Sie doch mal, was Sie so tagtäglich machen in Ihrer Arbeit.

- ➢ Womit sind Sie hauptsächlich beschäftigt?
- ➢ Was sehen Sie so als Ihre Hauptaufgabe hier, als Sozialarbeiter/in, meine ich?
- ➢ Welche Prioritäten setzen Sie? Haben Sie da viel Spielraum? Wie entscheiden Sie?
- ➢ Mit wem arbeiten Sie zusammen?
- ➢ Worauf achten Sie, wenn Sie neue Klienten bekommen?
- ➢ Erinnern Sie sich an eine Situation, in der Sie gleich gedacht haben: Das ist kritisch, da muss ich was machen?

Welche Rolle spielt das Thema Gesundheit bzw. Krankheit?

- ➢ Welche Probleme haben kranke Flüchtlinge?
- ➢ Wie erkennen Sie, ob jemand krank ist/ Hilfe und Unterstützung braucht?
- ➢ Gab es auch schon heikle Situationen mit kranken Klienten?

Wenn Sie mal zurückdenken, gab es hier im Wohnheim auch mal Flüchtlinge mit Behinderung? Wie war das? Welche Erfahrungen haben Sie mit Ihnen gemacht?

- ➢ Erinnern Sie sich an eine Situation, in der Sie gleich gedacht haben: Aha, der oder die hat eine Behinderung?
- ➢ Was bedeutet das für Ihren beruflichen Alltag?
- ➢ Welche Schwierigkeiten und Bedürfnisse haben Flüchtlinge mit Behinderung aus Ihrer Erfahrung?

➢ Schutzbedürftigkeit – was heißt das für Sie in ihrem beruflichen Alltag?

Gibt es auch heikle Themen, Konflikte oder Probleme in der Arbeit mit Flüchtlingen (mit Behinderung)? Wie gehen Sie damit um?

➢ Wie fühlen Sie sich in solchen Situationen?
➢ Was hilft Ihnen in so einer Situation?
➢ Was hat zum Gelingen Ihrer Arbeit in diesen Situationen beigetragen?
➢ Gab es auch Situationen, in denen Sie gut helfen konnten? Wie war das?
➢ Worauf achten Sie, wenn Sie Schutzbedürftigkeit erkennen sollen/wollen?

Weshalb haben Sie sich die Arbeit in einem Flüchtlingswohnheim ausgesucht?

➢ Was finden Sie spannend/ interessant an Ihrer Arbeit?
➢ Was motiviert Sie, hier zu arbeiten?
➢ Wie bleiben Sie am Ball?

Von meiner Seite wärs das jetzt. Möchten Sie noch etwas erzählen, was bisher noch nicht zur Sprache gekommen ist? Haben Sie noch Fragen an mich?

Anhang B Transkriptionskonventionen

(in Anlehnung an GAT 2)

Pausen und verlaufsstrukturelle Notationen

`(.)`	Mikropause(<1 sec.)
`(1), (2), (3), ...`	Pausen in Sekundenlänge
`=`	Verschleifungen, schnelle Anschlüsse, Stottern
`-`	Wort- oder Satzabbrüche
`{{gleichzeitig} }`	gleichzeitige Rede, mit Reichweite

Akzentuierung (Betonungen)

`akZENT`	Primärakzent
`ak!ZENT!`	besonders starke Betonung

Endintonationen

`?`	hoch steigend
`,`	mittel steigend/ schwebend
`;`	mittel fallend
`.`	tief fallend
`:`	Dehnung

Ein- und Ausatmen

`°h / h°`	kurzes Ein- bzw. Ausatmen
`°hh / hh°`	mittellanges Ein- bzw. Ausatmen
`°hhh / hhh°`	langes Ein- bzw. Ausatmen

Lachen und Weinen

`haha hehe hihi`	silbisches Lachen
`((lacht)) ((weint))`	Beschreibung des Lachens/Weinens
`<<lachend> >`	Lachpartikel in der Rede, mit Reichweite

Rezeptionssignale

hm ja nein nee	einsilbige Signale
mhm	Bejahung
hmhm	Verneinung

Sonstige Konventionen

((hustet))	para- und außersprachliche Handlungen und Ereignisse
<<hustend> >	sprachbegleitende para- und außersprachliche Handlungen und Ereignisse, mit Reichweite
[aha], [ach so]	kurzer Redebeitrag des anderen Kommunikanten innerhalb des Redebeitrags des Kommunikationspartners
(???)	unverständliche Wörter oder kurze Passagen
(?termin?)	vermuteter Wortlaut
(also/ ach so)	mögliche Alternativen
[...]	Auslassungen im Transkript

Anhang C Übersichtstabelle Forschungsstand

Autor/in	Jahr	Titel	Untersuchungs-gegenstand	Material	Auswertung	Arbeitsfeld	Theoriebezug	Sonstiges
Gildemeister	1984	"Berufliche Identität" als integratives Konzept sozialpädagogischer Kompetenz	Identität					
Klinche	1990	Professionelle Helfer-Anforderungen und Selbstdeutungen. Analyse von Erwartungen und Bedingungen in Arbeitsfeldern der Sozialarbeit und Sozialpädagogik	Selbstdeutungen	Fragebogen	quantitativ	übergreifend		Arbeitsaufträge Tätigkeitsmerkmale, Selbstverständnis
Heinemeier	1994	Sozialarbeit. Notnagel oder Sinnquelle?	biographische Bedeutung der Berufswahl	autobiographisch-narrative Interviews	strukturelle Beschreibung nach Schütze	Altenarbeit, Sozialpsychiatrie, Aussiedlerarbeit, Jugendarbeit		Biographie
Kersting	1994	Identitätsbildung und Berufsprofile in der Jugendarbeit	Identität			Jugendhilfe		
Gali/Hitz	1996	Professionelle Identitäten in der Sozialarbeit	Identität	Fragebogen		Studierende der Sozialen Arbeit	Identität nach Mead, Habitus nach Bourdieu, Professionstheorien	Orientierung an Persönlichkeit oder Kollektiv der Berufsangehörigen
Thole/Küster-Schapfl	1996	Erfahrung und Wissen	Deutungsmuster					Wissen
Thole/Küster-Schapfl	1997	Sozialpädagogische Profis	Habitus	23 biographisch-narrative Interviews		außerschulische Kinder- und Jugendarbeit		Deutungsmuster und Handlungsstrukturen
Nagel	1997	Engagierte Rollendistanz	Habitus	narrative Interviews		Berufseinsteiger		
Sommerfeld/Gali	1998	Berufliche Identität und professionelles Handeln von Sozialarbeiterinnen in der Psychiatrie	Identität	Interviews	dichte Beschreibung, objektive Hermeneutik	Psychiatrie		
Ackermann/Seeck	1999	Der steinige Weg zur Fachlichkeit	professionelles Selbstverständnis	Leitfadeninterviews	Meuser/Nagel	Studium und Berufsanfänger	???	Identität und Handlungsmuster
Ackermann	2000	Handlungskompetenz und generative Deutungsmuster in der Sozialen Arbeit	Habitualisierung					Habitus und Handeln
Schweppe	2001	Biographie und Studium	Deutungsmuster	30 narrative Interviews		Studium		Biographie
Kutscher	2002	Moralische Begründungsstrukturen professionellen Handelns in der Sozialen Arbeit	Deutungs- und Orientierungsmuster	Gruppendiskussion	Dokumentarische Methode	Jugendhilfe	Bourdieu	
Jünemann	2002	Geschlechtstypische Identitätsbildungsprozesse in der professionellen Sozialen Arbeit. Eine geschlechtsvergleichende Untersuchung	Identität	Leitfadeninterviews	Inhaltsanalyse nach Mayring	Einzelfallhilfe	Identitätskonzepte (Mead, Knappmann, Kohlberg, Hoff)	Biographie, Geschlecht, Berufliche Identität
Schulewski	2002	Handlungsstrategien von Sozialpädagoginnen in der beruflichen Qualifizierung benachteiligter Jugendlicher. Berufliche Identität im Kontext von Team, Geschlecht und Institution	Identität	problemzentrierte Interviews	Grounded Theory	Berufsausbildung benachteiligter Jugendlicher	Identitätskonzept nach Hoff	Kontrollbewusstsein, Handlungsstrukturen
Heiner	2004	Professionalität in der Sozialen Arbeit	Professionalität			verschieden		
Quindel	2004	Zwischen Empowerment und sozialer Kontrolle. Das Selbstverständnis der Professionellen in der Sozialpsychiatrie	Selbstverständnis	Interviews	Inhaltsanalyse	Sozialpsychiatrie	Ethnopsychoanalyse, Foucault	Rahmenmodell zum professionellen Handeln

Autor/in	Jahr	Titel	Untersuchungs-gegenstand	Material	Auswertung	Arbeitsfeld	Theoriebezug	Sonstiges
Harmsen	2004	Die Konstruktion professioneller Identität in der sozialen Arbeit	Identität	problemzentrierte Interviews, Beobachtungen, Dokumentenanalyse	Grounded Theory	übergreifend	Professionstheorien	
Cloos	2006	Beruflicher Habitus	Habitus	ethnographische Studie mit Beobachtungen, Interviews, etc.		Kindertageseinrichtung und Jugendberufshilfe		
Dagler	2008	Biografie und sozialpädagogische Profession	Selbstverständnis	biographisch-narrative Interviews	Rosenthal	Mädchenarbeit		
Becker-Lenz/Müller	2009	Der professionelle Habitus in der Sozialen Arbeit	Habitus	Interviews, Protokolle, Akten, Mitschnitte aus Fallwerkstätten, Studienarbeiten, Dokumente	Objektive Hermeneutik	Studium	Strukturfunk-tionalismus	Handlungspro-bleme
Becker-Lenz/Müller	2009	Die Notwendigkeit von wissenschaftlichem Wissen und die Bedeutung eines professionellen Habitus für die Berufspraxis	Habitus und Wissen					
Braun	2010	Biographie, Profession und Migration	Selbstverständnis	biographische Interviews	Fallrekonstruktion			Biographie, Migration
Vorheyer/Schweppe	2011	Der habituelle Umgang mit den Paradoxien des professionellen Handelns	Habitus und Handeln			Prostitution		
Busse/Ehlert	2011	Kompetenz- und Wissenserwerb im Studium	Identitätsbildung im Studium	Interviews		Studium		
Schnegarz	2011	Berufliche Selbstverständnisse	Selbstverständnis	11 problemzentrierte Interviews	Witzel und Grounded Theory	Jugendhilfe	Systemtheorie	Deutungsmuster
Ebner	2012	Die professionelle Identität von Streetworkerinnen mit recht sesstrenen Jugendlichen	Identität			Streetwork	Mead, Gall und Hitz	
Bourner	2012	Berufliche Identität in der Sozialen Arbeit	Identität	3 Autobiographien				

The manufacturer's authorised representative in the EU is Springer Nature Customer Service Centre GmbH, Europaplatz 3, 69115 Heidelberg, Germany. If you have any concerns regarding our products, please contact ProductSafety@springernature.com

Printed and bound by CPI Group (UK) Ltd, Croydon, CR0 4YY

25/03/2026

02078188-0008